古中医传承书系

# 彭子益医学丛谈

彭子益 ○ 著

张宗祥 ○ 整理

中国健康传媒集团

中国医药科技出版社

## 内 容 提 要

本书是彭子益先生早期的医学著作，也是《圆运动的古中医学》的前身雏形。全书共十编，内容涉及中医原理，承黄元御思想，重视中气的升降旋转，脉法问答，《金匮要略》168方的详细解释，伤寒读法，对黄元御《伤寒说意》《四圣心源》《长沙药解》《玉楸药解》的评注，对温病的病理和治法的阐述及对张锡纯用石膏的解读，收录《庄氏慈幼新书》《四言举要》等，从而指出了古中医复兴的根本所在，创立了圆运动的古中医学，并在对中医人才的培养上提出了独到的见解，全面反映了彭子益先生的学术传承脉络及学术思想。

**图书在版编目（CIP）数据**

彭子益医学丛谈 / 彭子益著；张宗祥整理 . — 北京：中国医药科技出版社，2018.4
ISBN 978-7-5214-0060-1

Ⅰ . ①彭… Ⅱ . ①彭… ②张… Ⅲ . ①中医临床—经验—中国—现代 Ⅳ . ① R249.7

中国版本图书馆 CIP 数据核字（2018）第 049206 号

**美术编辑** 陈君杞
**版式设计** 也 在

出版 **中国健康传媒集团** | 中国医药科技出版社
地址 北京市海淀区文慧园北路甲 22 号
邮编 100082
电话 发行：010 – 62227427 邮购：010 – 62236938
网址 www.cmstp.com
规格 787 × 1092mm $\frac{1}{16}$
印张 36 $\frac{1}{4}$
字数 684 千字
版次 2018 年 4 月第 1 版
印次 2021 年 10 月第 3 次印刷
印刷 三河市万龙印装有限公司
经销 全国各地新华书店
书号 ISBN 978-7-5214-0060-1
定价 **158.00 元**

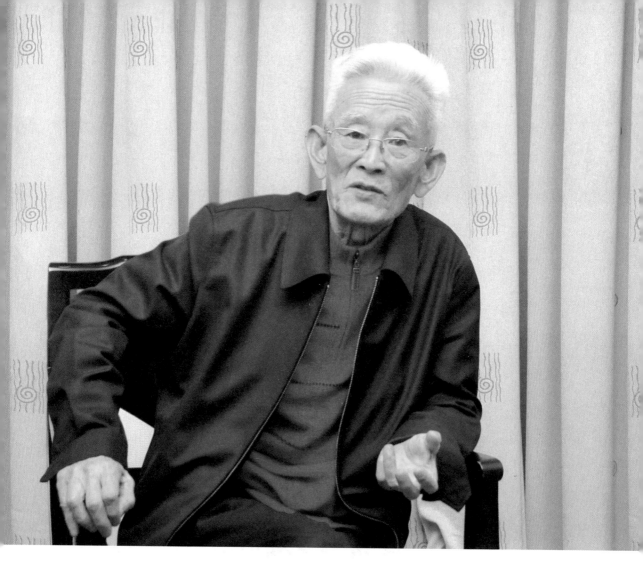

　　我没有创什么派，只是回到汉代以前的中医
之路，一定要冠个名，就用彭子益的古中医吧。

——李可

立大志，受大苦，成
大业，中医复兴，舍我
其谁！

人民儿女，
菩萨心肠，
英雄肝胆，
霹雳手段，

书此与青一代共勉。

李可 庚寅中秋书于军城

# 前言

　　认识古中医，踏入中医之门，当从恩师李可先生的教导开始，由此也开始了对彭子益先生的了解和探索。恩师给我的第一本书就是他千辛万苦整理的《圆运动的古中医学续集》，拿着这本书，我反复地研读，做了多遍的笔记，在恩师的指导下完成了古中医基础理论的学习，使自己走向中医之路的捷径。在日后的临床中我不断地验证了古中医学的伟大与神奇，这也让我痴迷于对古中医的探索并对彭子益先生产生了浓厚的好奇与兴趣。2012年8月陪恩师在北京出差，恩师告知我彭子益先生当年在山西讲学时有一套讲义《医学丛谈》流落于民间。这套丛书是彭子益先生最早的医学著作，也是他后来所出版的《圆运动的古中医学》的前身雏形，要想办法把他寻找出来，造福后代中医学子。恩师的嘱托牢记心中，从此便从各个方面开始了对这套书的搜寻。多年苦苦寻找却一直难觅所踪。恩师于2012年年底不幸离世，但我对彭子益先生这套丛书的寻找一直没有间断，中间也收集到一些线索，都不尽人意。直到2015年国庆节，徒浩杰告知河南某市有人在网上高价出售这套丛书，遂驱车前往重金购得残书8本，但由于该套丛书年代久远保管不善，仅有第八卷《彭子益注释四圣心源》保存最为完整，彭子益先生的理论基础大都来源于黄元御，对黄元御学说极为推崇，继承和发展了黄元御学说的精髓所在，《四圣心源》更是集黄元御一生之大成之作，集理论性、实用性于一体。得到这套书后立刻夜以继日进行校对，并于次年在中国医药科技出版社的大力支持下得以出版奉于读者，对于其他卷册则继续进行整理和寻找。2017年9月，偶然得知山西某市有这套书的线索，即刻与徒浩杰驱车前往。珍藏这套丛书的是一位 30 岁的小伙子，并非学医者，收藏这套书的初衷是因为他对书中印刷精美的字体产生了兴趣。中国文化的神奇与魅力真的是无所不在，精美的字体竟成了这套宝书的护身符。小伙子很热情，他的藏书也不全，但和我 2015 年所购之书却可以互为补充成为全本。至此，彭子益《医学丛谈》全套书稿已经完全收集完整，抚摸书稿禁不住双眼含泪，恩师泉下有知，当会心慰！

在收集这套书的同时，对彭子益先生的足迹也进行了考证。

# 一、彭子益先生生平

彭子益，1871 年生于云南大理鹤庆，清末民国年间著名白族医学家。彭子益先生少年时代就对医道情有独钟。经过不断地精心研读，他对传统中医理论典籍的理解和把握达到了一个比较高的层次。成年后，自荐于吴棹仙创办之重庆巴县国医学校任教，后又到成都的四川国医学院任教。彭子益游学京华时曾在清廷太医院当宫廷医师，从而乘机大量阅读了秘藏在深宫中的珍贵中医典籍，极大地丰富和提高了他的医学造诣。辛亥革命后，山西督军阎锡山聘请他到太原中医学校讲学，并一度担任霍县、介休等地知事，主持创立了山西中医讲习所，其理论雏形也在这个时候逐步形成。他的大半生就此在讲授中医学理论和培养中医人才中度过。抗日战争时期，彭子益一度回云南讲学，为云南医学发展和人才培养作出了极大的贡献。日寇陷山西后，彭子益先生赴南京任国医馆编辑员，在南京期间，彭子益先生被施今墨先生主办的《文医半月刊》聘为特约著者及医药顾问（图 1），并在《文医半月刊》和《国医砥柱》上将自己研究所得不断发表出来，而且这两大期刊专门为彭子益先生

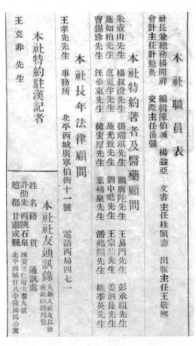

图 1 《文医半月刊》第一卷第八期第二页内容，其中记录了彭子益被聘为特约著者和医药顾问的内容

开设了长篇专著板块来阐述古中医学的学术思想，可见彭子益先生在当时的医学界影响极大，其理论思想得到了中医界的一致认可和推崇。南京沦陷以后，他又返回云南。期间多次赴成都讲学。1942年因其婿抱病桂林，电促往诊，后逗留于桂平、博白、合浦等处讲学数载。1949年病卒，年七十有八，由此可知彭子益先生的《圆运动的古中医学》应该是他在广西逗留期间而成书的。

彭子益先生所处年代，正是中国遭受外来侵略，社会动荡，生灵涂炭，中国文化遭受来自外部与内部双重摧残之时，西方医学的传入对中国的中医学更是造成了极大的冲击与挑战，摒弃和灭绝中医的声音如暗夜鬼嚎不绝于耳，全国中医有识之士愤而抗争，彭子益先生更是承黄元御学说，博览古今，敏锐地抓住了古中医复兴的根本所在，创立了圆运动的古中医学，并在对中医人才的培养上提出了独到的见解，自己更是身体力行活跃在临床一线，这个在《医学丛谈》中都有涉及。在对彭子益先生的追踪过程中，我们获得了彭子益先生个人的一张珍贵照片（图2）和他在山西霍县任知事时的证明材料（图3）。

彭子益先生在1918年到1920年任霍县知事。彭子益先生的照片是上海华安合群保寿有限公司的保寿人，上海华安合群保寿有限公司是新中国成立前中国最大的保险公司。而出版的有彭子益先生照片的《华安》杂志，是在1920年新年增刊出版，而1918年至1920年先生任霍县知事，所以可以确定是彭子益先生无疑。彭子益先生任霍县知事的证明材料来源于《霍县文史资料》第四辑，1988年出版，中国人民政治协商会议山西省霍县委员会文史资料研究委员会编。图3即《霍县文史资料》第四辑160页记载的彭子益先生在霍县的任期情况。

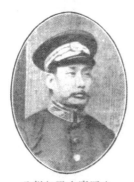

益彭知霍山寿司本
岢子事县西人保公

| | | | 霍县历代行政长官表 | |
| --- | --- | --- | --- | --- |
| 姓名 | 籍贯 | 职务 | 任职时间 | |
| | | | 历史记年 | 公元 |
| 李廷弼 | 山西浑源 | 县知事 | 民国六年 | 1917年 |
| 彭承祖 | 云南鹤庆县 | 〃 | 七年 | 1918年 |
| 姜靖 | 陕西渭南县 | 〃 | 九年 | 1920年 |
| 易焘 | 广西桂林 | 〃 | 十一年 | 1922年 |
| 骆燮 | 浙江诸暨县 | 〃 | 十三年 | 1924年 |
| 戴树升 | 浙江绍兴 | 〃 | 十六年 | 1927年 |
| 陶靖锡 | 浙江绍兴 | 县长 | 十八年 | 1929年 |
| 李秉懿 | 山西浑源 | 〃 | 二十年 | 1931年 |

图2　彭子益先生照片　　　　图3　彭子益先生在霍县任职的证明材料

## 二、彭子益相关著作考证

彭子益先生著作大都以20世纪20年代初《医学丛谈》为基础，由于当时的保存条件，以及先生来往奔波颇多，他在不同地方讲课时的教学资料也有少许的差别，基本情况如下。

1.《医学丛谈》(图4) 成书于1921年，《医学杂志》中“医务纪要门”：中医改进研究会附设医学传习所第一期、第二期同学录序(附表) 一文中，

| | | | |
|---|---|---|---|
| 解剖生理學教員 | 張炳南 | 午亭 | 聞喜縣 |
| 藥物學教員 | 趙蘊臣 | 子忠 | 陽曲縣 |
| 病理學兼內科大意教員 | 孫其潞 | 達生 | 江蘇江都縣 |
| 外科大意教員 | 郝光祖 | 采黃 | 平遙縣 |
| 外科大意教員 | 張彭年 | 介侯 | 江蘇泰興縣 |
| 外科大意教員 | 闞勳 | 成一 | 江蘇泰興縣 |
| 英文教員 | 王世毅 | 健夫 | 臨晉縣 |
| 產科大意教員 | 安壽增 | 介眉 | 太谷縣 |
| 編講醫學叢談 | 彭承祖 | 子益 | 雲南鶴慶縣 |
| 體操教員 | 謝景尙 | 肅遠 | 江蘇溧陽縣 |
| 體操教員 | 安秉鈞 | 叔臣 | 新絳縣 |

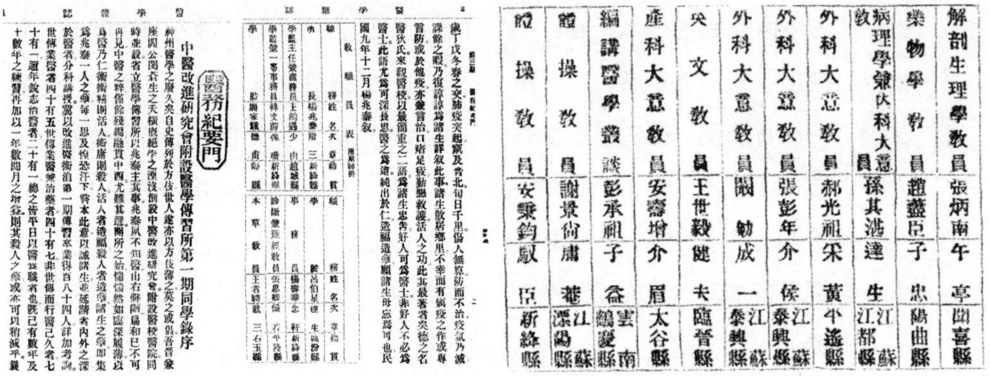

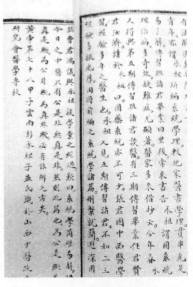

图4　彭子益先生编讲《医学丛谈》证明材料

有彭子益编讲《医学丛谈》，而该篇文章发表于1920年，而在《系统学》的序言里彭子益明确说此书成书于民国十年即1921年。裘沛然2002主编《中国医籍大辞典》(下) 中记载此书约成书于20世纪40年代，现存山西省立医学传习所刊印本。这个记载是错误的。

2.《实验系统学》(图5) 成书于1924年即彭子益在书中自序中所写的黄帝第78甲子年，而且讲明了实验系统学成书于《医学丛谈》之后。

3.《中医常用方附五行解》成书于1927年，任新绛县长。

4.《系统学》比《医学丛谈》晚，成书于

图5 《实验系统学》

1934 年，由《系统学》内容来看，无一不是以《医学丛谈》为基础，有图 6 《系统学》序言为证。

5.《中医系统学》（图 7、图 8）成书于 1935 年，彭子益任中央国医馆编审委员会系统学专任委员，长篇专著发表于《国医砥柱》和《文医半月刊》。

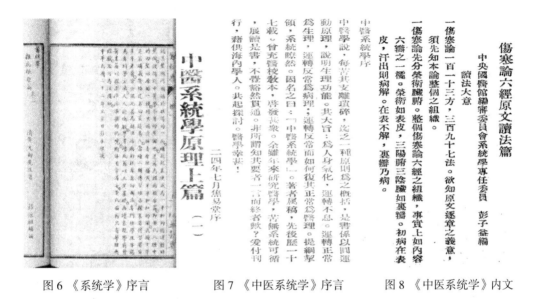

图 6 《系统学》序言　　图 7 《中医系统学》序言　　图 8 《中医系统学》内文

6.《唯物论的系统医学》（图 9）成书于 1936 年夏。此是彭子益 65 岁时于云南昆明池上所作，是云南特别研究班讲义。

7.《系统的古中医学》（图 10）成书于 1938 年夏于四川。

8.《圆运动的古中医学》（图 11）是彭子益先生在广西期间几经修改，成

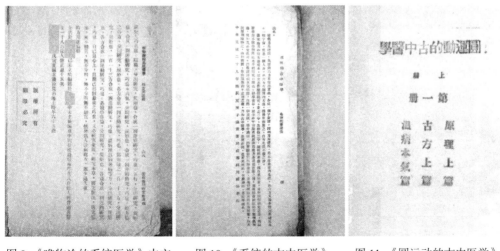

图 9 《唯物论的系统医学》内文　　图 10 《系统的古中医学》　　图 11 《圆运动的古中医学》

书于 1947 年，现在刊行的版本正是依据这个版本而校对出版的。

## 三、《医学丛谈》基本内容

彭子益先生对黄元御学术思想非常推崇，认为是黄元御将倒塌千年的中医大厦重新建立起来的，在他所编写的《医学丛谈》（图 12）中引用黄元御的观点和书籍较多，占到了整个丛书近一半的内容，整个丛书共分十编。

**第一编**包括原理篇和古方证明篇。这一编是彭子益学术最早学术思想的理论雏形，也是后来《圆运动的古中医学》成书的基础，在"原理篇"中彭子益以天人一体的思维和简单形象的比喻将看似复杂的医理简单明了地做了讲解，他承黄元御思想，重视中气的升降旋转，揭示阴阳、五行生克的基本原理，对荣卫、十二经、六气主令与从化做了阐述，并挑选了经方中的三十三个方子，以理中丸为开端，以恢复中气的升降为中心，分上下左右之病，对其所治之病的病因病理、医理治则、药理药性做了详细的分析与讲解，如能真正理解本篇的内容，则基本可以掌握跨入中医之门的钥匙。

**第二编**对《金匮要略》中 168 个方按中气的左旋右转和十二经气的左升右降的原理，逐方解释，揭示仲景经方之医理、药性。医理明，医法则有道。本篇对《金匮要略》中方子的解释相对于后来所出版的《圆运动的古中

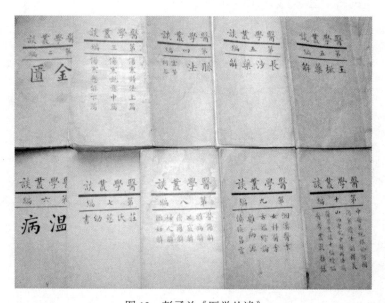

图 12　彭子益《医学丛谈》

医学》要详细，继续第一编中对经方的解释方法，把方子所对应的症状、病机做了较为详细的解读，值得一提的是，他对仲景药量使用的理解存在争议，读者可参考学习。

第三编为《伤寒论》的读法，大多以黄元御《伤寒说意》为基础，其中有彭子益对《伤寒论》的理解，比如"先定八方"的内容，仁者见仁，智者见智，可细读之。另外，原书在本编中有"伤寒读法韵语"一节，但对"读法韵语"的解释放在第十编之中，为了方便读者学习，特将第十编中的释义移至本编之中，特此说明。

第四编以问答的形式阐明切脉的方法、位置、指法以及相应病症的脉象，是彭子益一生之脉学大成，他以脉象来论阴阳，以脉象论五行，以脉象来阐述中气的升降沉浮，其中还收录了宋朝崔嘉彦的《四言举要》，指出切脉为学医治病处方用药之凭据，脉学有了把握，用药才不会有错误。列于本编之后的"虚劳问答"更是精彩至极，读者应悉心领会学习。

第五编收录了黄元御所著的《长沙药解》和《玉楸药解》两部本草书籍，其中彭子益对《长沙药解》中的大部分药物结合自己的临床实践进行了注释，补充了黄元御原书之不足，彭子益重视和继承黄氏学说，却又合理正确地看待黄氏所存在的不足并加以补充和修订，这正是他治学态度的重要体现。

第六编中对温病的病理以及治法做了阐述，并对张锡纯对石膏的用法给予了分析和解读，静读之下，感觉两位先者好像在面对面地讨论，惺惺相惜之情溢于言表，其中有很多医案是现存版本《医学衷中参西录》没有收录的。温病的治疗在日常的临床上都是一个难点和重点，彭子益先生在这篇著作中给我们提供了一个全新的思路和方法。其中，"温病汗泄篇"是根据《实验系统学》补录，作为附录并列放于"温病篇"之后。

第七编收录庄一夔所编著的《庄氏慈幼新书》，分"遂生篇"和"福幼篇"，指出中气为人身之根本，治轻病须顾中气，治重病须回中气，书中小儿痘疹和慢惊的治法列出小儿病用药之准，指出大人、小儿治法无需区别，仅药量变化即可，学者明白了《医学丛谈》第一编"系统学原理"，读后可知慈幼二书亦归系统一贯之内，明白彭子益先生用心之良苦。

第八编为彭子益先生评注黄元御《四圣心源》一书，该书已经于2017年出版，此不再述。

**第九编**为徐灵胎医案原本录入。彭子益先生认为中医医书最好者首推黄氏，其次则徐氏，黄氏好处在于系统，徐氏好处在经验。黄氏系统根于河图得阴阳升降气化之真理而偏于扶阳，其论"纯阳则仙，纯阴则鬼"的论述亦嫌偏颇，徐氏经验极富，知阴阳贵于两平，不可扶阳以抑阴，亦不可助阴以灭阳，其医案所录经验各病足以济黄氏之偏而成黄氏之全，但论理处既不系统又不透彻，学者以黄氏系统之论解徐氏经验之言，以徐氏之长补黄氏之短，自能立于不败之地，徐氏经验方中，虽说不出其所以然，学者但能就徐氏所用之药之性寻得其所治之病之理，凡见效之方皆归黄氏系统一贯之内借鉴，则明医学大道，故将徐氏《洄溪医案篇》《女科医案篇》《舌鉴总录篇》录于黄氏杂病之后，学者前后贯通而明医理、医法。因徐灵胎医案一书已经校对出版，内容与《医学丛谈》所收录一致，所以本书不再加入，读者可自行购买学习。

**第十编**内容较杂，彭子益首先就天人一体的基本思路对古中医的原理再作了进一步的阐述，并结合自然规律提出了论证依据，而后以"答客问"的形式，共计34问，结合易经、天地五行与人体相对应的关系更深一步来证明前面的论断，并补充了仲景在妇人临产时的证治方法。其中原书稿还将第三编中的《伤寒读法韵语》做了详尽的解释，提出学习伤寒必须现寻其理路，有了理路才有系统，有了系统才不被他人解释所误导，看完全篇，一部头绪纷繁、变症莫测的《伤寒论》也就变得简单易读了（为方便读者对照学习，特将本部分内容移至第三编）。十编看似杂乱无章，细读之下仍有理路可寻，即中气的升降，读者可自行体会其中的妙处。


## 四、彭子益学术思想探讨

彭子益先生是近代著名的中医理论家、实践家，更是民国初期的中医活动家，他所处的时代不但是中国饱受列强欺凌的社会动荡时期，也是中国文化惨遭外来文化摧残的悲惨时期。中医作为中华文明几千年来的浓缩结晶，成了首要的攻击对象，灭绝中医的声音不绝于耳，中医被四面围剿，一部分中西汇通派落入了圈套，学成归国的海归派，如余云岫之流成为他们灭绝中医的急先锋。正是在中医生死存废的历史关头，以彭子益先生为首的一大批对祖国优秀文化抱有坚定信念的有识之士，精诚团结，传播古中医学术经典来支撑将倾的中医大厦。彭子益先生更是以坚韧不拔的毅力，足迹遍及大半个中国，所到之处，办学、讲学、为民众义诊，为保护古中医，传承古中医学正统，口传身授，引导学生从事古中医学的临床验证，为祖国培育了大批中医后继人才，恩师李可先生由衷地赞叹彭子益先生"最具中华民族的高风亮节，是骨头最硬、脊梁最直的铁杆中医"。

彭子益先生历经半个多世纪的漫长岁月，博览群书，活跃于临床一线，游学走遍大半个中国，丰富的从医经历，使得他逐步理清了中医传承的脉络。他总结一生的经验学识，呕心沥血，夜以继日，完成了《圆运动的古中医学》的写作，书中的每一句话，都是对余云岫《灵素商兑》义正词严、有理有据的批判。一部承前启后的医学巨著傲然于世，对古中医的传承与发展起到了承前启后的关键转折作用，我们从下面几个方面来探讨一下彭子益先生的学术特点。

## （一）彭子益先生找到了古中医传承断层的脉络

他认为，晋唐之后中医学派蜂起，大多背离了《内经》主旨和医圣张仲景正统。后世儿科、温病学派、时病派均标本倒置，不识人体本气自病之理，误标作本，妄杀许多人命。此习沿袭近千年，贻害非浅。彭子益先生在浩瀚的历史著作中，苦苦寻觅，于黄元御学说中找到了医学的真正面目，结合自己所学，客观地揭示了中医的本来面目，提出了中医根于河图，并利用当时科学理论结合自然现象规律来阐释《易经》中的河图理论，以此来揭示出人体内部各种生理活动的机制与天地运行机制相一致，进而探讨宇宙万物同人类的深层关系，化繁为简，让人明了天人一体、医易同源的基本道理，提出了凡病皆本气自病的论断。自古以来的医书没有将天人一体的基本道理解释清楚，就是《内经》之中也只是提出了所以然，而没有提出为什么所以然，晋唐以后人们对疾病的认识论点说法不一，并且似是而非的杂说一直使中医蒙上了一层神秘色彩，后学者不能认识古中医学本身真相的究竟，大都终身在猜疑摸索之中前行，《圆运动的古中医学》的问世，使原本复杂的中医理论变得简单易学，使中医学者破迷雾而识真医理，由此，古中医的传承脉络清晰可见。

古中医学自四圣以后千年来一直处于断层与散落状态，直到乾隆年间昌邑才子黄元御因目疾而为庸医所伤，毁目残疾后弃文从医，凭借其深厚的文学修为功底，博古通今，融会贯通，一生著作多达 13 部，理清了古中医学的真正含义，以顾护中气为主，模糊地提出了以中气的升降为基础圆运动的雏形，清楚了四圣学说真实意境，将倒塌千年的中医阁楼重新建立（彭子益语意），基本还原了古中医学的真实面目，开启了古中医学理论延续和传承的先河。彭子益慧眼识珠，承黄元御学说，纠黄元御"纯阳则仙，纯阴则鬼"的论断之偏处，著《圆运动的古中医学》一书，以更加通俗易懂的语言将古中医学理论再加以诠释，在社会动荡、中医备受排挤和欺辱之时，掀起了古中医学复兴的序幕，为古中医学的传承起到了承上启下的重要作用。当代大医李可老中医逆境学医，尊经重典，承彭子益思想学说，以天人一体为本，并博采众长，参郑钦安学术思想，在大量的临床实践基础上，提出了"顾肾气，保胃气"的疾病治疗大法，指出了"《伤寒论》113 方，其实只有两方，即理中汤与四逆汤"，以真实的实践案例，还原了《伤寒论》中真正的药量使用，屡起沉疴于须臾之间，纠正了李时珍"古之一两，今之一钱"的错误论断和彭子益对中药药量使用的错误认识，真实展现了古中医学效如桴鼓的疗效，验证了古中医学生生不息的可重复性与实用性，完善了古中医学的理论基础，他肩负起了现代古中医学的传承与复兴，是四圣之古中医学理论的扎实实践者，中医泰斗邓铁涛更是称赞李可是"中医的脊梁"，由他而掀起的古中医复兴之路，必然是中医史上的一座丰碑。自此，古中医理论的传承脉络则已经明了：历代古中医传承者，他们对中医的贡献与付出必将永远载入史册，千古不朽！现在有人错误地认为使用了附子就是火神派，这是不明古中医基本之理而妄下论断而来，不可苟同。先贤已去，但他们所开创的古中医复兴与传承之路在我们这一代将永远继承和发扬下去。

## （二）彭子益先生首次提出了办学培养中医人才的方法

面对西医学的传入，彭子益并没有完全排斥，而是借鉴了西医的长处，取长补短，第一个提出了建中医医院来培养中医学生的思路，而且规划了培养的三期方案，这些建议对如何培养中医学生，直到今天仍然有着极大的指导意义，录于下。

第一期办法先设大医院一处，召集知名医生凡有病症照西医院办法住院医治，承医医生具承医状，担负完全责任。不具状者不得承医。凡治一病一人主治众人参考，看护之役医生分任，一药下咽脉象如何变动，证候如何转移，医案如何应验大家实地研求，如伤寒之脉紧即大家实地研究脉紧之真相，如伤寒用麻黄汤即大家实地研求麻黄汤之药性，如伤寒项强恶寒即大家实地研求项强恶寒之病理，如《金匮》治虚劳用建中汤，建中汤以苦寒之芍药为主即大家实地研求虚劳何以重用芍药之义。互相问难反复证明各就经过事实录成笔记，一病一脉一药务以达到所见皆同所治皆效，明确定一而后已。医生之文理优秀有所发明、治愈之病独多、立论皆验者为上等随时比较，三月一选，一年一大选，尤优者推为院长，上等者副之，不列上等者不得留院，愿在院学习者听之，留院者担负编定教课书的责任。

第二期办法除第一期办法照常外，取最行世之医书以本院经过辨脉辨证辨药正验确定之记录为标准，编订山西医院中医内科教科书两部，文话者一部，白话者一部。白话者一部务取系统一致，说明精准，一洗从前纷杂疑似之陋。仲景《金匮》《伤寒》两经为医方之鼻祖，病症悉备，用药只二百四十品，常用之药不过百品，较后世收入药性一千八百八十品仅十分之二。教科书于药性一门皆取《金匮》《伤寒》所有及近时普通常用者为限，不必遽事繁多，致滋纷歧。文话者以能发古圣妙义为旨，白话者以普通人能看得了者为归。

第三期办法，教科书编就之后，仍由各县考选学生，每县数人住院学习至明白医理娴熟，医法无病不能治愈方予毕业，令其回县组织养病医院，凡向来业医之人就各地医院抽入考验，能造就者留院学习，不堪造就者不准行医。第一期办法最难，如第一期办不到则第二期便无办法，一期、二期办不到则第三期更无办法。不先办第一二期而遽招生，学习何以异于乘无罗针之船航行大海东西南北不知而曰：我能引尔走不错路，走得到家乎？

彭子益先生将这三期办学的方法形象地比喻为：第一期求罗针也，第二期定航线也，第三期教航行也。彭子益先生一生也是秉承这个思想去带学生和教学生的，在临床上每有收获，都会及时传信告知学生来共同进一步地验证，因此彭子益先生所提的方法对今天也有着重要的指导意义，值得我们去探讨和借鉴。

彭子益先生不但是个理论家而且是个实干家，他不分贵贱一视同仁，把解决患者疾苦放在第一位，对自己的安危丝毫没有顾及，特别是山西介休等地发生鼠疫之后，彭子益先生积极上书要求到疫区一线救治患者，在当时的条件下，没有现在所谓的防护而往疫区，几乎是自寻死路，而彭子益先生实实在在地做了，而且是当时被认为是最先进的西医下定论是无法治的一种疾病，彭子益先生以天人一体的圆运动理论详细分析鼠疫的病因和防治方法，且用于救治患者，形成了对鼠疫治疗的一整套的理法方药，并无私地记录传于后世。彭子益先生这样的品质贯穿他一生，影响了许许多多医者，其所作所为当为医者楷范。

### （三）彭子益先生虽然阐明了中医的基本理论和出处，但遗憾的是没有指出中医文化的源头所在

他说出了中医根于河图，而河图如何来？阴阳五行为中医基础，而阴阳五行又从何而来？天干地支、九宫八卦又从何而来？为什么中医经典《黄帝内经》多次使用这些名词来阐述医理而没有说明其出处根源？这些贯穿于中华文化各个时期、各个方面的疑点，不但让后学者无所适从，对中医理论从根本上的解释难以自圆其说，以致于古中医的传承偏离了四圣的真意而迷失方向。更重要的是它成了一些别有用心的人士攻击中国古文化，诋毁古中医的借口。恢复古中医的本来面貌成了当务之急，中国古文明和古中医不是根于玄学，而是根于自然，它与自然规律的发展高度吻合，严格遵照自然规律的变化而发展，有着严格的定量与发展规则，所以具有强大的生命力与活力，这也是世界曾经的四大文明唯独中国文明长青不衰的根源所在。古中医是中国文明的高度结晶，它不但是一门医术，更是自然、天文、哲学、人文、儒学等中国文化多方智慧精髓而构成的一门学科，清末民初出去留学的一些人从本质上是愿意改变中国当时的落后面貌，但是他们失去了对中国千年传统文化的深入了解，把中国落后的原因归于文化的落后，所以错误百出地提出了很多不切实际以及一些极端的想法来攻击中国文化、灭绝中医，比如余云岫之流。中国文化几千年的文明发展肯定离不开中医的保驾护航才得以延续至今，由于失去中医源头的指导，历代医家就书论书，忽略了中医的源头所在，有些不自觉地陷入了玄学的泥潭，给后来大肆攻击中医的民族败类造成了口实，由此看出，传承的迷失和偏离才是落后和被攻击的根源，因此探讨中医的源头所在才是真正的中医基础，也是我们这一代继承者需要去

认真研究和探索的，如此和彭子益先生所提出的圆运动理论、李可老中医的实践理论相结合，才能使中医理论珠联璧合，真正将中国先贤所创造的灿烂文明公之于世，造福于世。

**（四）彭子益先生在书中多次提到药量的问题，承李时珍之说，认为古之一两、今之一钱，犹嫌用量过大的论述确有瑕疵**

中医不传之秘在于量，每个人的体质与病情以及身体各方面的情况不同，药量的使用也是不尽相同，朝代更替，战乱频仍，度量衡又因王朝变迁而几经变换，加之唐以后由于药量使用的变化以及对中医经典理解的缺失，明清时代用药清灵更成了温病学派一时的风尚，寒凉药物使用泛滥，造成了近三百年来国人体质偏于寒凉，甚至将一些救命之药称之为毒药，加以诸多限制。医者失去了手中的武器，弃钢刀而拾木棍，使中医逐渐退出了急危重症领域的阵地，以致于沦落至今日的尴尬局面。一代大医李可突破晋唐以后所形成的多种禁锢，破格用药，数万次挽救垂危患者与顷刻，验证了古中医的神奇，对与药量的使用更是大破千年陈规，使世人真正感受到了中医"一剂知，二剂已"的魅力。《伤寒论》中药量的使用效专而力宏，当时的度量衡与现今的换算方法在李可先生《李可老中医急危重症疑难病经验专辑》中已经考证清楚，柯雪帆教授、四川陈仁旭教授更是做了更为详尽的考证，因此对于药量的使用，医者可仁者见仁、智者见智，量病而用，量体而用，审时度势，根据实际情况变化使用，不要拘泥于一家之言，教条理解。

彭子益先生的遗著既是一本医病之书，更是一册"医医之书"，他对中医的贡献是在中医存亡的历史关头，理清了古中医的传承脉络与基础，在古中医的复兴与传承上起到了承上启下的关键作用，他一生劳苦奔波，讲学、著书立说，为中医的复兴而奋力呐喊。由于时代的限制，他对中医存亡的忧患一直伴随着他的脚步而行走终生，让我们继先生遗志，为古中医的复兴与发展，为古中医的传承尽一己之力，为中华文明的复兴长青而奋斗毕生！

张宗祥

2018 年 2 月 9 日于济水之源

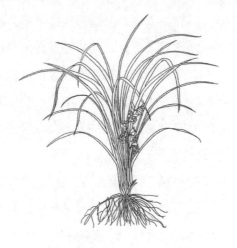

# 总 目 录

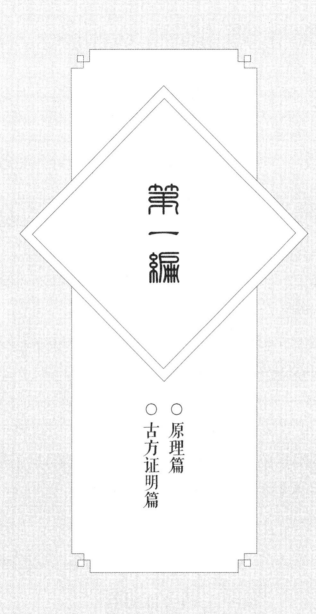

第一编

○ 原理篇
○ 古方证明篇

目<sup>第一编</sup>
录

# 原理篇

# 古方证明篇

# 原理篇

## 有系统学说

讲求医学，本是极难极繁的事，但是一层，只要知道一以贯之之道，也就不难，也就不繁了。譬如一株大树将底下的根干遮住，只求上边的枝叶，自然不知道那枝那叶是从那里生上来的。如果先从根本上求起，自然知道那千枝万叶都是从根本上一个芽儿生器，一分成两，两又分成四，四又分成八，八又分成十六。虽愈分愈多，总是不能离了一个根子，知道根子，自然千枝万叶了。今日所贡献于诸君者即贡献这一贯的意思。一贯者，就是"有系统"三字的意思。

## 生命力与抵抗力

人身有生命力与抵抗力，生命力强足的，寿延必长，精神必足。抵抗力强足的，必不容易受病，受病也容易痊愈。这生命力如树的根，抵抗力如树的枝干，虽说两回事，还是一事。一个在外，一个在内而已。但树的根是在下边，枝干是在上边，人身的生命力却在人身当中，抵抗力却在人身的左右上下。那生命力就如轴，抵抗力就如轮，用药治病，若是把生命力伤着了，那轻病立刻转重，重病立刻就死；若是生命力伤着了，那抵抗力就不能抵抗了。故治轻病须顾着生命力，治重病须恢复生命力。若是生命力无法恢复，这病也就无法治了。

## 中气与经气

所说的生命力、抵抗力在人身上，究竟指什么说呢？那生命力就是人身的中气，抵抗力就是人身的经气。人身结胎之初，先结中气，由中气化生经气，经气完备，十月生产。一结中气之后，中气便左旋右转起来，是为有生之始。中气左旋右转，经气便随着中气的旋转左升右降。旋转升降，无一息停止的，直到天年尽时，中气的旋转终止，然后人死。那解剖学一月的胎形有回纹环绕，就是中气旋转的现象。动干脉、静干脉一升一降，就是经气的升降，不过是气上行血就下行，气下行血就上行，故解剖图动静两脉的大干脉是左降右升，经气是左升右降也。中气如轴，经气如轮，中气左旋右转，经气左升右降，是为平人。若经气当升者不升，当降者不降，是为病人。是百病之作，不因经气当升者不升，即因经气之当降者不降。当升不升名曰下陷，当降不降名曰上逆。上逆下陷皆由中气的旋转不灵之故。治病之法，无非查悉某经下陷用升某经之药以升之，查悉某经上逆用某药以降之。莫伤中气，中气已败，培养中气。因中气之旋转是经气升降之根本，若中气的旋转不衰，经气自然当升者升，当降者降，不病下陷，不病上逆也。

## 阴阳之由来与中气之由来

阴阳二字，不知者多，笑为无根之说。殊不知阴阳之极真确的，极现成的。太阳东升，地面上就有阳气；太阳西降，地面上就有阴气。午前为阳盛之时，午后为阴生之时。因午后则气降，气降则生阴也。子前为阴盛之时，子后即为阳生之时。因子后则气升，气升则生阳也。地球在天空之中，这升的气就是从地下升出地面上来，这降的气是从地面上降入地下去。这气升气降之交，就是制造中气的原素，凡地面上的动物、植物，处于空气升降之交，皆秉着这一升一降中间的气，才能生活。人为万物之灵，秉受造化阴阳升降之中气，所以人身之中也是气降则生

阴，气升则生阳，与造化同体。要知人身的阴阳，须先知造化的阴阳。但造化是由气升气降制造出生物的中气来，人的身体却是先受了造化升降制成的中气，然后中气左旋右转，升降起来。左旋则生阳，右转则生阴，这就是太极的理。那已发芽未出土的核桃，根是由上转下，干是由下转上，作环抱的形象。这就是秉造化中气旋转之气而然。《周易》：天气上地气下为否卦，地气上天气下为泰卦。泰卦者，地气上升于天，天气下降于地，升降交合，中气旋转，是以安泰。否卦者，地气下陷，天气上逆，中间气脱，是以否塞。地气下陷，天气上逆者，中间无气，不能旋转故也。

《内经》有曰：上下者，阴阳之定位也；左右者，阴阳之道路也。后图上为阳位，下为阴位，上为阳极，下为阴极。阳主动，阴主静，动则升，静则降。升极而降，是为阴根；降极而升，是为阳根。不降则阳逆化热阴根以伤，不升则陷，陷化寒，阳根以伤。阳根伤则陷者愈陷，阴根伤则逆者愈逆。盖升者生阳，亦有阳则升，降则生阴，亦有阴则降，彼此互根。无所起止，亦无所先后。升降如环，一气回周而已。降由右行，升由左行，上下左右之升降，根于中气旋转。天道之气化如此，人身之气化亦如此。中气旋转，在胸骨之下，肚脐之上，旋转的中心点，在脾土胃土之间。人身之气，旋转升降，如常如图，便无疾病，便能长生。医家本此旋转升降之理以治病，便能头头是道，滴滴归源，救死回生之妙诀也，亦捷诀也。

# 中气旋转上下左右升降之图

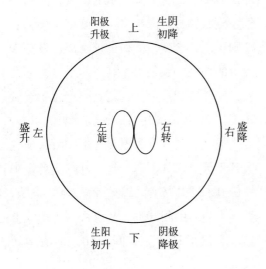

## 五行之真理

中医闹不明白的缘故，一缘于不由中气学起，如寻千枝万叶之木，不见根本，愈说愈纷，愈纷愈乱。一缘于将五行看成五样物质，愈说愈讲不下去，强比喻，愈失其真理，岂知这五行并不是五样东西，乃是一气升降之中五个运行的作用。那金、木、水、火、土者，乃作用的代名词也。造化之气，升降如环，人身之气也是升降如环。这升降如环之中，原有动静二气，这动气是生于下极于上，这静气是生于上极于下。虽是二气，仍是一气，静而极下的气，向左拐弯上升，有成动气；动而极上的气向右拐弯下降，又成静气。所谓动则生静，静则生阴是也。初动之气，其性疏泄；动极之气，其性浮宣。初静之气，其性收敛；静极之气，其

性沉藏。然由疏泄而浮宣，由浮宣而收敛，由收敛而沉藏，由沉藏而疏泄，全由中央之气，左旋右转运化之力。运化作用谓之曰土，疏泄作用谓之曰木，浮宣作用谓之曰火，收敛作用谓之曰金，沉藏作用谓之曰水。故曰五行者，一气升降的运行，五个运行的作用。五个运行的作用仍是一气动静所升降，并非实在物质。宇宙间最佳上浮者莫如火，最佳下沉者莫如水，最能疏泄者莫如木，最能收敛者莫如金，最能运化者莫如土。此五行名词所由来也。

## 五行相生之真理

一年之气，春、夏、秋、冬周而复始，由春而夏，由夏而长夏（夏至后），由长夏而秋，由秋而冬，又由冬而春。春属木，夏属火，长夏属土，秋属金，冬属水。冬气生春气曰水生木，春气生夏气曰木生火，夏气生长夏之气曰火生土，长夏之气生秋气曰土生金，秋气生冬气曰金生水。春气疏泄，由静极而动，夏气浮宣，由动而极，秋气收敛，由动极而静，冬气沉藏由静而极，土气运化，主中央而运四时，为升降动静之枢轴。正月建寅，二月建卯，三月建辰，寅卯属木而辰属土。四月建巳，五月见午，六月建未，巳午属火而未属土。七月建申，八月建酉，九月见戌，申酉属金而戌属土。十月建子，十一月见亥，十二月见丑，子亥属水而丑属土。木、火、金、水四气之中皆有土气，中气左旋则升而化木火，右转则降而化金水，故又曰土为四象之母也。

## 五行相克之真理

克者，制也。火气浮宣，水气沉藏，水克火者，沉藏之气制浮宣之气也。金气收敛，火气浮宣，火克金者，浮宣之气制收敛之气也，木气疏泄，金气收敛，金克木者，收敛之气制疏泄之气也，惟木克土，木郁不能疏泄则盘塞而克土，疏泄太过则冲击而克土，土克水，土燥则挟火以克水，土湿则不克水也。

## 内在的风热暑湿燥寒解

人身疾病，不外风、热、暑、湿、燥、寒这六项，究竟这六项病气是人身本来有的呢？还是外来的呢？是本来有的，人的身体本是五行之气组合而成。五气组合，不单独发见，相生相克，平匀不偏，是曰胃气。胃气者，生气也。若是偏了，就现出这六个字来了。木气为风，组合平匀，木气不单独发见，故不见风。火气为热为暑，组合平匀，火气不单独发见，故不见热见暑。土气为湿，组合平匀，土气不单独发见，故不见湿。金气为燥，组合平匀，金气不单独发见，故不见燥。水气为寒，组合平匀，水气不单独发见，故不见寒。一气偏胜则病，一气独见，不见他气则死矣。故治六气之病，须将组合不平之处，调剂于平；自然病愈，调剂于平，则中气之事也。缘中气旋转则六气之组合乃平匀也。

## 外来的风热暑湿燥寒解

上说风、热、暑、湿、燥、寒六气是人身本来有的，中气调和，六气平匀，一气不至偏见，故不发现风、热、暑、湿、燥、寒的病。但是人身的六气，亦是由造化的六气秉受来的，缘六气者就是五行之气，人秉五行之气也。如春天风气偏胜，人则病风；夏天热气暑气湿气偏胜，人就病热病暑病湿；秋天燥气偏胜，冬天寒气偏胜，人就病燥病寒。所谓天人同气是也。但天时气偏而人就病者，都是人的中气不足的缘故，中气健旺的人必不随天时之偏气以同病。盖中气旺则本身六气就调，不至一气偏胜，故不病也。病者皆中气不足，一气独胜之故，风胜则病风，热胜、暑胜、湿胜则病热、病暑、病湿，燥胜则病燥，寒胜则病寒。病虽起于天时而实生于本身也，此五行所以贵克制也。

## 寒　热

火性炎上，水性润下。《周易》：火卦在上水卦在下，名曰未济。水卦在上火卦在下，名曰：既济。既济为生卦，未济为死卦。这生卦死卦是何说呢？火性本是炎上的，能由上下降以交水。水性本是润下的，能由下上升以交火。火气下降，故不热；水气上升，故不寒。火气之中有了水气，火中有液，所以下降；水气之中有了火气，水中有气，所以上升。既济之卦，上清下温，故称生卦。未济之卦，上热下寒，故称死卦。火降水升，全赖中气。中气右转，火自下降；中气左转，水自上升。既济为生卦者，中气之力也。若火升而不降，水降而不升，是中气先亡，不能旋转。故上热愈炽，下寒愈盛。中气未亡，能复旋转之旧，不降之火仍能下降，不升之水仍能上升。升降复原，病愈人安，可不致死。知火之热，知水之寒，不知火之热由于中气之不能右转，水之寒由于中气之不能左旋，所以热死不解其故也。

## 燥 湿

人有病燥者，有病湿者，有燥湿兼病者，皆中气之虚也。燥湿分离，则既病燥又兼病湿。湿长燥消，则病湿而不病燥。燥长湿消，则病燥而不病湿。土性主湿，金性主燥，若中气旋转，燥能交湿，湿能交燥，燥湿平匀，故不偏病也。

## 风

风者，百病之长，五脏之贼。病热则助热，病寒则助寒，病燥则助燥，病湿则助湿，而贼伤中气，尤为第一。究竟这风是什么东西呢？就是动失其正的动气。木主疏泄，其性为风，本来是动，动得其正，则不病风。动而不得其正，其中有三个原因，木生于水者，生于水中之温气也，水气温则木气和，和则不见风气，水中温气不足，则木枯而病风，是一因也。木主疏泄，金主收敛，金能收敛则木气不过疏泄，故不病风，金气不足，收敛不住，则木气过于疏泄而病风，又一因也。木主左升，中气左旋则能升，中气不能左旋则郁而不升，则乱动而病风。

## 六气自恶

木生风，木恶风。火生热，火恶热。土生湿，土恶湿。金生燥，金恶燥。水生寒，水恶寒。欲养木，贵在息风。欲养火，贵在降热。欲养土，贵去湿。欲养金，贵清燥。欲养水，贵温寒。缘正气与邪气皆一气也。六气偏见者，皆正气失调而成邪气也。邪气愈盛，正气愈竭，故曰：虚者，正其实也；其实者，正其虚也。

## 十二经相表里

脾脏也，属己土，胃土也，属戊土，相表里。肝脏也，属乙木，胆腑也，属甲木，相表里。肺脏也，属辛金，大肠腑也，属庚金，相表里。肾脏也，属癸水，膀胱腑也，属壬水，相表里。心脏也，属丁火，小肠腑也，属丙火，相表里。心包脏也，属相火，三焦腑也，属相火，相表里。表为外，里为内。这"相表里"的意思却非内外的意思。缘一阴一阳乃成一气，这"表"字即"阳"字之意，"里"字即"阴"字之意。脏为阴，腑为阳，腑主化，脏主藏。一化一藏，一气乃周。人秉造化之阴气而生六脉，秉造化之阳气而生六腑。脏者，腑之阴；腑者，脏之阳。故曰相表里。甲乙丙丁云者，分别阴阳之名词也。

**附表**

| 胆、肝 | 小肠、心 | 三焦、心包 | 胃、脾 | 大肠、肺 | 膀胱、肾 |
|---|---|---|---|---|---|
| 腑脏 | 腑脏 | 腑脏 | 腑脏 | 腑脏 | 腑脏 |
| 甲乙<br>木 | 丙丁<br>火 | 相相<br>火火 | 戊己<br>土 | 庚辛<br>金 | 壬癸<br>水 |
| 阳阴 | 阳阴 | 阳阴 | 阳阴 | 阳阴 | 阳阴 |
| 相<br>表<br>里 | 相<br>表<br>里 | 相<br>表<br>里 | 相<br>表<br>里 | 相<br>表<br>里 | 相<br>表<br>里 |

## 十二经气升降

脾经升胃经降，肝经升胆经降，大肠经升肺经降，小肠经升心经降，肾经升膀胱经降，三焦经升心包经降。经者，经过也。又经者，管也。十二经之升降，中气之左旋右转为之本也。

## 十二经升降与主病之轻重

脾经自足走胸，胃经自头走足，肝经自足走胸，胆经自头走足，肾经自足走胸，膀胱经自头走足，大肠经自手走头，肺经自胸走手，小肠经自手走头，心经自胸走手，三焦经自手走头，心包经自胸走手。足经病重，手经病轻，起止细目于铜人图考之。

## 十二经之体用

十二经气，有体有用。阳主升，阳经之降者，阳体阴用也。阴主降，阴经之升者，阴体阳用也。阳经之升者，体用皆阳也，阴经之降者，体用皆阴也。阳体阴用者，以阴体阳用为配偶。阴体阳用者，以阳体阴用为配偶。体用皆阳者，以体用皆阴者为配偶，体用皆阴者，以体用皆阳者为配偶。故曰：阴阳一气，升降如环也。

### 六气主令与从化

| 厥阴风木 | 足厥阴肝乙木 | 升 | 主令 | 子从母化 | 阳盛则从化者少 |
|---|---|---|---|---|---|
| | 手厥阴心包相火 | 降 | 从化 | | |
| 少阴君火热 | 手少阴心丁火 | 降 | 主令 | 夫从妻化 | 阴盛则从化者少 |
| | 足少阴肾癸水 | 升 | 从化 | | |
| 少阳相火暑 | 手少阳三焦相火 | 升 | 主令 | 母从子化 | 阳盛则从化者多 |
| | 足少阳胆甲木 | 降 | 从化 | | |
| 太阴湿土 | 足太阴脾己土 | 升 | 主令 | 子从母化 | 阴盛则从化者多 |
| | 手太阴肺辛金 | 降 | 从化 | | |

| 阳明燥金 | 手阳明大肠庚金 | 升 | 主令 | 母从子化 | 阴盛则从化者少 |
|---|---|---|---|---|---|
| | 足阳明胃戊土 | 降 | 从化 | | |
| 太阳寒水 | 足太阳膀胱壬水 | 降 | 主令 | 妻从夫化 | 阴盛则从化者多 |
| | 手太阳小肠丙火 | 升 | 从化 | | |

## 十二经称手足之解释

手之三阳自手走头（主升），手太阳小肠经，手少阳三焦经，手阳明大肠经。足之三阳自头走足（主降），足太阳膀胱经，足少阳胆经，足阳明胃经。手之三阴自胸走手（主降），手太阴肺经，手少阴心经，手厥阴心包经。足之三阴自足走胸（主升），足太阴脾经，足少阴肾经，足厥阴肝经。

称手足者，以经行之起止，分别升降之记号。升经降经，左右皆同。但升的主干力，升经在左，降经在右。在右者无升的主干力，在左者无降的主干力。

## 五行各一火分君相

相火者，生土之火也。君火者，丁火也。心经丁火，根于壬水，水中温气，升于乙木，乃化丁火，虽化丁火，而癸水却与少阴君火同居一气，常有克火之势。君火所恃者，相火为之辅也。相火主气为手少阳三焦，既有足少阳胆经甲木化气于本宫，又有手厥阴心包相火化气于乙木，是君火之力，不及相火之大，所以能生土者，心包相火胆经甲木皆随心经丁火下降之故也。

三焦相火，居小肠之部，为土气之根。

然受气于心包相火与甲木二气，二气下降，三焦相火乃能生土，二气不降，燔心灼肺，则病上热，三焦无源，则病下寒。下寒则土气无根，于是湿生而土败。中气居脾土胃土之间，为相火下降之枢轴，中气者，温则运，寒则停。三焦者，又中气之根也。所以上热下寒之家，中土必败，以相火不降之故也。中气运则相火降，相火降则中气运，中气与相火，交相为用，其机至速，当心燔肺灼之际，只知上热不知中寒，此仲景先师之学所以失传也。

## 营卫分合

营者，疏泄发营之气。卫者，收敛卫固之气。营气秉于木火，卫气秉于金水。营性上升，其性热；卫气下降，其性寒，此营卫之分也。营气疏泄有卫气之收敛以交之，卫气收敛有营气之疏泄以交之，则营气不见热，卫气不见寒。然营卫之相交，必由中气之旋转，盖中气为营卫之根本也。如见营卫之分病，必由中气旋转之偏衰。胃土者，金水之原；脾土者，木火之原。胃土右转，则气化降而金水生。脾土左旋，则气化升而木火生，脾升胃降中气冲和。营卫相交，金水木火升降调和。不见为热，不见为寒，无所谓营病，无所谓卫病。中气不足，升气偏胜，于是营气离却卫气，而现其本性。降气偏胜，于是卫气离却营气，而现其本性。营现本性则发热，卫现本性则恶寒。当营病见热之时，腑阳未动，则营之气热只病在表，而不入腑。当卫病见寒之时，脏阴未动，则卫气之寒只病在表，而不入脏。中气复原，营卫相交，一汗而解。营病热盛而卫不收敛，卫病寒盛而营不疏泄，是以不交。营气之疏泄后则交卫而寒退。卫气之收敛复则交营而热退也。如营病发热而腑阳动，营热内陷，由表入里，脏阴尽则人死，脏阴复则人生。卫病恶寒而脏阴动，卫寒而内陷，由表入里，腑阳尽则人死，腑阳复则人生。营病入腑者，半死半生，卫寒入脏者，九死一生。半生半死者，去热救阴，阴复则生，九死一生者，因中气在二土之交，土生于火，寒气灭火，易于消亡也。这营卫的道理，不可不明白。如不明白，便不能学伤寒温病时症了。伤寒等症只分表里，在表者营病卫病，在里者腑病脏病。仲景伤寒六经的"经"字，须分别营卫脏腑去看。仲景的伤寒之乱于后人者，未将表证全属之营卫，里证全属之脏腑也。

**五脏分主表**

|  | 色 | 声 | 志 | 臭 | 味 | 液 | 形体 | 五官 |
|---|---|---|---|---|---|---|---|---|
| 肝 | 青 | 呼 | 惊 | 臊 | 酸 | 泪 | 主筋营爪 | 目 |
| 心 | 赤 | 笑 | 喜 | 焦 | 苦 | 汗 | 主脉营色 | 舌 |
| 脾 | 黄 | 歌 | 思 | 香 | 甘 | 涎 | 主肉营唇 | 口 |
| 肺 | 白 | 哭 | 悲 | 腥 | 辛 | 涕 | 主皮营毛 | 鼻 |
| 肾 | 黑 | 呻 | 恐 | 腐 | 咸 | 唾 | 主骨营发 | 耳 |

# 总　结

木火土金水，名曰五行。木气者，疏泄之称，火气者，宣发之称。土气者，运化之称。金气者，收敛之称。水气者，固藏之称。甲乙丙丁云云者，分别为五气阴性阳性之称。只须将五行的"行"字，认为"气"字，便明白五行也。只须将六气主令从化表查记明白，便知气化的本原也。六气者，五行之所生也。木生风，君火生热，相火生暑，土生湿，金生燥，水生寒。五行六气不可不玩味明白。明白之后，即可按着上说升降如环的圈之，贴着自己身子的上下左右，将各经升降切实体会。体会之法，有分开体会、合并体会两法。分开体会者，将各经升降一一分开去想。合并体会者，将各经升降共同组合，合并去想。其中又须先将某经与某经相表里，一经一经的想，再将主令从化按照六气主令从化表，一气一气的想。由升体会降，由降体会升，由分体会合，由合体会分。守住中气的旋转，以看四维的升降。气合则无病，气分则有病，能将五行六气明白之后，仍然将五行六气摆开，只归到中气的旋转十二经的升降上说话，然后论病论方药论脉象，自然根着系统，无一系统落空，无一系统错乱，自然处处皆知其所以然。什么叫所以然？就是中气旋转十二经气的升降而已，就是中气旋转之力足，升降自然调和。中气旋转之力不足，十二经气当降者不降，当升者不升而已。以上说话如法学家的总则、明白则。以下分则自然了解，故曰：医学知一贯之道，就简而易也。

# 古方证明篇

## 方药应遵仲景的理法

仲景理法中气为主，中气左旋右转，十二经气左升右降，内外感伤百病系根于此。病名虽多，无非旋转升降四字之病。下列理中丸明揭中气之功用，大黄黄连泻心汤泻心气以复中气，附子泻心汤泻心气下降、温肾气上升以旋转中气，大承气汤寒下土气之实以承中气之复，命此四方，仲景理法之根本得矣。甘草干姜汤温补中气以降肺气之寒逆，麦门冬汤清补中气以降肺气之燥逆，葶苈大枣泻肺汤泻肺气之实兼顾中气，厚朴麻黄汤、橘皮汤正泻肺气之逆，泽泻汤补土燥湿以泻肺之逆，厚朴大黄汤下胃间之实以降肺气之逆，降肺气之法备矣。小建中汤、桂枝龙骨牡蛎汤升肝木降胆木补中气，肝胆并治之法备矣。小柴胡汤专降胆经之法备矣。当归生姜羊肉汤、当归四逆汤专温补肝经之法。薯蓣丸明中气旋转，经气升降，全体之治法。大黄䗪虫丸明磨化瘀积以复中气而升

降经气之法。肾气丸明治肾之法。能将此数方理法明白了解融会贯通，一切百病之理法皆可推而用之。仲景之传如此而已。盖十二经气六升六降，降经者虽有六，胆肺胃三经不降之病多此，三经能降他经之应降者，自无不降也。升经虽有六，肝脾肾三经不升之病多此，三经能升他经之应升者，自无不升也。故仲景之传如是已也。

仲景《金匮》《伤寒》两书，为中医内科方书之祖。不遵仲景的理法来变通，所以医家各持各论，门户愈分，理法愈乱也。上回所说的上下左右中阴阳动静升降如环的圈子、五行的作用、六气的从化、营卫的分合，即是仲景理法的根据。兹将仲景各方择其容易证明者，按照人身气化运行的次序，详细说明于后。

## 理中汤 亦名人参汤

党参一钱　白术一钱　炙甘草五分
干姜五分，土炒

理中汤治胸痹心痞气结在胸，胸满胁下逆抢心。

此等病证，医家大概好用破气的药，轻者用香附、橘皮，重者还要用枳实、大黄、川楝子、三棱、莪术等类，殊不知此病是由中气不运之故乎。平人中气左旋右转，上焦之气随中气右转，降了下去，交于下焦；下焦之气随中气左旋，升了上来，交于上焦。气化通调，上焦清虚，故无胸痹胸满心痞气结在胸等症。人身左右，为阴阳升降的通道，这道路通与不通，亦是由中气运与不运而来。中气不运，然后胁下气逆，上抢于心，此等痞结的证候，必有寒气凝结。仲景理中汤的理法，即是用参草以补中，干姜以运中，中气在脾胃之交，脾胃属土，土气本湿，中气不运者，土气必湿，故有用白术以去湿气而补土气。名曰理中者，即是理中气之旋转也。若是用破气的药，这病必定要加重的，还有就治死了的。因中气既虚，又遭攻伐，必定益法不能旋转了。但是一层也有那中气甚虚的人，吃了理中汤后，胸间发胀、肚腹觉热者，这却有两个原因，一由于平日胃间必有一部分发硬，一由于平日阴分偏虚、木气枯涩的缘故。那胃部发硬必是伤酒伤色的人，缘脾升胃降，全赖津液（注意）涵濡，气机乃能活泼，伤酒的人，胃脘受伤，津液亏损，所以发硬。伤色的人，阴分的津液一定亏耗的了，木本生火，津液亏耗者，木气必枯，木枯而遇干姜、炙甘草温补的药，所以肚腹发热，此等津液亏耗中气又虚的人，如有必要理中时，可改用丸药，加以养津液磨积滞之品，少用干姜或去干姜改用神

曲，徐徐调理，庶乎有益无害。那用理中汤丸，还有地理上的关系，也是要知道的，山西的空气多风多燥，在山西的人，中气虚者偏于风燥居多，虽不可一概而论，若是在春秋两季的时候，却是偏于风燥无疑。中气虚者，偏于湿寒者易治，偏于风燥者不易治。若是治风燥的中虚，须息风（注意）敛燥与理中兼而用之，不可单独猛进也。此理中气以降上逆之法，非极寒之症不可轻于用汤，以其力大，易伤津液滞木气也。

## 理中丸 即理中汤作丸

理中丸治霍乱上吐下泻，头痛、身疼、发热恶寒、不渴者。

夏月之时，井水极寒，空气极热，地面之上，湿气极盛。当此下寒上热之时，人能中气健旺，旋转升降，无所停滞，上焦火气降而交于下焦，下焦水气升而交于上焦。上清下温，不病霍乱。平人不吐者，胃气右降也，平人不利者，脾气左升也。平人夏月不头痛身疼者，中气旋转不生湿气也，平人不发热恶寒者，中气健旺营卫调和也。病霍乱之人，中气不旺，食寒饮冷，凝滞不化，再感暑湿之气，于是中气不能旋转，胃气上逆而作吐，脾气下陷而作利。伤于暑湿于是头痛身疼，营卫不和于是发热恶寒。此霍乱之由来也。此等病症，医家好用藿香正气散，不知此方多系辛散之药，少有顾中之品。中虚之人，辛散最忌。服藿香正气散后，汗出而脱者，即是中气亡脱之故。

仲景以理中丸为治霍乱之主方，全

是除中焦之湿寒，复脾胃之升降。营根于脾，卫根于胃，脾胃之升降复，中焦之湿气去，是以吐利止身疼愈而寒热不作也。但是一层，理中丸只能治寒多不渴的霍乱，不能治热多而渴的霍乱。遇着干姜、炙甘草，必定益吃益渴了。而人治热渴霍乱者，见其热渴，又往往好用清凉之药，这也是不对的。须知热渴霍乱的缘因与寒霍乱都是中气停滞、脾陷胃逆的缘故，不过是热渴霍乱胃气上逆得很，湿气较重，逆火较盛。其热者，胃逆而火不降；其渴者，湿气逼住火气也。所以仲景治热渴霍乱用五苓散（白术、茯苓、猪苓、泽泻、桂枝），以除湿培土。湿气一除，土气一复，于是胃降而吐与渴俱止，脾升而利亦收。升降复原，上焦浮逆之火自随胃气右降，而热亦退，其实并无清凉之药，如用清凉，中气立刻就脱了，所以日本认此证为虎列拉，言其极凶猛也。其实照仲景之法治之，立刻就好，不过此等证候在盛夏暑湿生之时，病一发作，中气脱得很快，再不知道顾中，所以死人甚多且速也。热渴霍乱，也有吃井中新吸凉水而好者，此理亦是降胃逆的缘故。盖逆则气热，凉则气降，无非使胃气凉降，中气旋转复原而已，但吃新汲井水的热渴霍乱，一定是吐而不利，如其下利，是中寒必矣，中寒再遇寒凉，不死者甚少也。

还有一事，可以互相发明，夏月热蒸之时，吃了寒凉的东西就病霍乱，为何能吃西瓜，还有泻肚吃西瓜而好者，此又何说呢？凡夏月泻者，由于湿气者多，人身上焦如雾，中焦如沤，下焦如渎。气上升则为雾，水下注则为渎；沤者，气中有水，水中有气，水气将化未化，将分未分之意也。如渎之水下注于下焦，而降于上焦，肺主皮毛而司收敛，肺气收敛则上焦如雾之气乃能下降而为水，肺与大肠相表里，本是一气所升降，湿热熏蒸，肺气不能下降，大肠之气遂不上升，升降倒行，中焦如沤之水遂入大肠而为热泻。肺气清降，收敛令行，汗泄于皮毛，小便注于膀胱，气水分清，热泻自止。西瓜极清肺气，解热润燥而不寒中，炎暑之时，常吃西瓜而神爽者，清肺之力也。中气之理，右降则左升，西瓜直接助右降之气，即间接助左升之气，升降相维，中气乃治，以广义言之，谓西瓜能调中气亦无不可。理中丸之理中，由内而外也。西瓜之调中由外而内也，由外而内者，助肺金之降敛，金敛则气收，气收则水道调而土气去，土湿去则中调也。

理中汤丸为中气脾胃之主方，中气在脾胃之间，脾胃不虚不寒不湿，中气不病，故此方中气与脾胃并治，惟兼木热金燥则干姜、白术便不可用。

此方乃理中气以升陷降逆之法，须防伤津滞气。

# 四 逆 汤

炙甘草三钱　干姜三钱　附子三钱

治伤寒太阴脏病，腹满而吐，食不下自利，时腹自痛者。

此乃中气虚寒，脾陷胃逆，又兼肾水寒生之病也。腹满自利，脾土败而下陷也。吐而食不下，胃土败而上逆也。又兼腹自痛，是水寒灭火，木气失根，木郁克土中土将绝也。木郁则升降不遂，横击直冲，故腹痛。

方中用炙甘草、干姜温补中气以回脾胃之陷逆，以复脾胃之土气也。用附子温肾水之寒以救火，土生于火，火存则土气复也。此病较理中汤丸之证重大危险，因理中汤丸之病，中土虚寒，寒水尚未灭火之证病，此则中土虚寒，寒水已在灭火，火将立刻消灭，土将立刻败亡之病。

伤寒病致死最速，有得病二三日即死者，皆此病也，中气虚寒之人最怕下寒，中下皆寒，土火俱败，故死甚速也，如此重大危险，死在顷刻之病，只用炙甘草、干姜温补中气，用附子温水气，即能起死回生，经方中气之理大矣哉。

此理中气兼升下陷之法，此下陷乃中虚而肾水寒者，附子乃惟一升肾寒之药，大补元阳之品也。

## 附 子 汤

附子三钱　苟药三钱　白术四钱　茯苓三钱　人参二钱

治少阴手足寒，蜷卧，但欲寐，骨节痛，脉沉而微细者。

四肢秉气于中土，土中阳实则手足热蒸而汗出，土中阳灭则手足寒也，阳降入阴则寐，水寒无阳则蜷卧，但欲寐而不能寐也，肾主骨，水寒土湿木郁风生则骨节痛也。肝主血，脉者血之波也，肝木寒陷而风生，生气沦亡，故脉沉而微细也。凡少阴厥阴之死皆火土双败之故，太阴土湿而兼用附子，土生于火也，少阴水病而兼用术苓苟药，寒水侮土，水寒木郁也。人

身六经六气，少阴君火，其气为热，五行之理，病则见其本气，少阴本应病热，惟癸水与丁火同在少阴，病在癸水现其本性，水性为寒，寒水灭火，故少阴病寒也。平人癸水不灭丁火者，中气旋转，癸升丁降而水火交也。土生于火，火灭则土败，土败则中气亡，故人死也。少阴病火灭土败，木无生机，郁而克土，此时土气有克无生，故少阴土败人死较太阴速也。

此升下陷回肾阳而兼培土疏木之法也。

## 黄 土 汤

灶中黄土一两　生白术三钱　附子三钱　阿胶三钱　地黄三钱　黄芩三钱　炙甘草二钱

治便血。

人身气血上下循环，在上焦者无一息不降，在下焦者无一息不升。上焦能降故不吐衄，下焦能升故不便血。上焦之降，胆、胃、肺三经之责；下焦之升，肝、脾、肾三经之责。脾湿、肾寒、肝郁，此下焦不升之根源也。湿则不运，寒则下沉，郁则疏泄妄行，疏泄之气为湿所阻，既升不上来，故随大便下泄，肝主藏血，故血随疏泄之气而下也。肝属木，其气为风。升降顺遂，则木气为生气；升降不遂，则木气为风气。生气者，动而得其正之气；风气者，动而不得其正之气也。木郁风动，虽因土湿不运，亦由于肾水之寒，因水中阳气乃木气之根，水寒而木气无根，故生气变为风气。盖有根则动得其正也，土湿、水寒、木郁，中气必虚，中气为升降之枢轴，中气旋转，下焦不至下

陷至于如此之甚也。黄土汤用灶中黄土除湿气以升肝经也，用白术补脾经、除湿气而固脱也，用附子温水寒以培木气上升之根也，用阿胶、地黄息风气平疏泄也，用黄芩清木热，因木动疏泄必生热也。用炙甘草补中气以复升降也。木气一病，内则寒水，外则风热，中则土湿而中虚，此方为治风木面面俱到之方，世谓灶中黄土能摄血，不知其为除土湿升木气也，亦如世谓黄芩能安胎，不知胎之动者乃因木热，气热则动，黄芩清木热，所以能安胎也。诸家本草，罗列验方，不可胜数，而其治验之所以然，无不概括于系统原理之内，而诸家多不能道出，离系统而言医，此中医之所以纷乱至今，欲解此纷乱者，仍陷于纷乱之中，而莫知其非也。便血之病，亦有因热者，如《伤寒》白头翁汤证是，亦有因滞者，滞之一字，白头翁汤证与黄土汤证皆含有之。盖升降不自然，无有不滞者，不必实家乃滞，虚家之滞更多，加道滞之法，于黄土汤中黄土汤之法愈尽。此病亦有吃猪皮汤而愈者，则仅木燥风动，猪皮滋润风木也。便血而致多年不愈者，其中必兼有瘀血，平日以养中润木磨瘀之药缓缓服之，至每年病发之时，必能不发，以瘀去气通，升降复原于不觉也。

此升陷之中温水润木燥土之法，润木者平疏泄也。

## 乌梅丸

乌梅三十枚　附子六钱　蜀椒四钱　黄连六钱　黄柏六钱　干姜八钱　人参六钱　桂枝六钱　当归四钱　细辛六钱

治伤寒厥阴病，脉细，厥热往还，消渴，气上冲心，心中热痛，饥不欲食，食则吐蛔。

脉细者，厥阴木气之生气微也，木主疏泄，其脉为弦，由弦而细，津液耗伤，则疏泄之至也。厥热往还者，厥阴乃阴极阳生之脏，病则或见母气之寒或见子气之热也。平人之厥不病厥热者，中气旺而水火交济也。厥阴一病，风木克土，中气早败，水火分离，于是厥而复热，热而复厥，厥热往还，热多则中土复而人生，厥多则寒气灭火，火土俱败而人死也。消渴者，风木疏泄，津液消耗，渴而欲饮，饮而仍渴也，气上冲心者，风木之气因水寒脱根而上冲也。心中热痛者，风气上冲，冲则生热，则心中热痛也。饥不欲食者，风热消耗津液，土气早败，则饥而不欲食也。食则吐蛔者，木气坏则虫生，虫喜温而恶寒，厥阴之病，虫避寒而上，食则胃中温暖，虫上寻暖处，故吐蛔也。此病水寒火热，土败木枯而风作，方用乌梅生津液敛疏泄以息风，附子、蜀椒温水寒，黄连、黄柏清火热，干姜、人参温补中土，桂枝、当归温养木气而达肝阳，细辛温降冲气也。阳明病燥，太阴病湿，少阴病寒，厥阴病风，风者木气也，木气主动，水温土运，升降互根，春风和畅，则木气之动为生气。水寒土败，升降无根，摧崩残折则木气之动为风气，风者百病之长，五脏之贼。乌梅丸厥阴诸证风气之性情所发现也。

此升乙木之陷复降乙木之冲，温清并用收敛疏泄之法。

## 大黄黄连泻心汤

大黄一钱　黄连五分

麻沸汤渍，少顷去渣取汁温服。

治伤寒误下后又误发汗，心下痞，按之濡有上热者。

上回说理中汤治心痞，何以大黄黄连泻心汤亦治心痞呢？缘理中汤所治的心痞是由渐而来，属于中气虚寒、旋转无力之故，这大黄黄连泻心汤所治的心痞是由误下误汗中气骤然被伤，热逆不降，因而痞塞之故，中气的旋转升降，本是极平习的，中气被汗下伤了，逆而作痞，君相二火无路下行，故生上热，这痞是骤然而成，其经气已有结塞之象，若仍用理中汤温补之药，结塞必加，痞将更甚，上热更逆，中气益发不能旋转矣，所以用大黄以通其结，黄连以降其热，热降结通，中气旋转复元，是以痞去而人安也。中气如轴，经气如轮，轴运轮就行，却轮滞轴亦停。理中汤之治心痞，轴运轮行之义。大黄黄连泻心汤之治心痞即去轮之滞以复轴运之原之义也。医道极易偏执，各说各有理。知轴轮的意思平心体会，自然不偏了，此方渍而不煎，又只渍须臾，取味最轻，便见运轮复轴之意。若是取味重了，中气必被攻破了。因痞系中气被伤旋转不灵，因而上逆之故，与大承气汤之攻下完全实证不同也。

此方乃泻心非泻中，乃泻中气以上所结之经气所积之经热，故药味极清，重则邪着中气，危哉！如服此方后欲大便者，即系泻着中气也。

此方亦治热霍乱。热霍乱者，发热干呕，心腹绞痛，渴而不利，脉沉实者，亦泻心上热结以复中气之义，不泻肠胃也。若取味过重，又不热服，泻动肠胃，必生危险。

## 附子泻心汤

大黄一钱　黄连五分　黄芩五分

以麻沸汤渍须臾，去渣取汁，附子二钱另煎取汁合和温服。

治伤寒误下误汗之后，心下痞硬、恶寒汗出者。大黄黄连泻心汤治中气被伤、热逆不降而下寒未生的心痞。此方系治中气被伤热逆不降而下寒已生的心痞。何以知道下寒已生呢？因上热而下寒未生的心痞，痞而濡，按之不硬，不恶寒。上热而下寒已生的心痞则痞而硬，又恶寒也。痞濡者脉必浮，痞硬者脉必沉。缘中气旋转，上焦之火降入下焦，故上焦不热下焦不寒。痞而硬者之心痞即由痞而濡者之心痞而来。盖上热不降则下焦水中无火，水中无火，于是寒生而硬现。此病汗出者，上热之蒸腾，恶寒者，寒水之本气，非表证也。故轻取大黄、黄连、黄芩之味以降上热，重取附子之味以温下寒。温则升，清则降，升降复原，中气治而痞硬消，热退于上而汗收，温气复于下而寒去。痞濡者上热而寒未生，痞硬者上热而寒已生。

## 大承气汤

大黄二钱　芒硝一钱　枳实一钱　厚朴二钱

治伤寒阳明病，胃家实，日暮潮热，

谵语，手足濈然汗出，六七日不大便，小便清长，次数加多，以小承气汤一合试探，矢气大便硬者。

承气者，承中气也。中气左旋化阳，右转化阴，阴阳平匀，中气乃治。阴进则阳退，阳盛则阴消。阴阳偏胜则中气伤而人病。阴阳偏绝则中气亡而人死。死者死于阴阳偏绝中气不复也。大承气汤证，阳气偏胜，阴气将绝。当此之时，阴阳平匀的中气，几乎有阳无阴了。日暮潮热者，阳明燥金盛，申酉之时，燥金司令也。谵语者，胃经燥极，君相二火不能下降，烧灼燔蒸，神志不清也。手足濈然汗出者，四肢秉气于脾胃，胃热之极，故手足热而汗出也。此时如不用大承气汤，下燥粪以回阴液，则燥极阴亡也。中气无回复之机，人遂死矣。但是一层，大承气汤不可随便轻用。须俟六气日不大便，又须小便清长，次数加多，大便方硬，便硬乃可言下。又须先以小承气汤少许试探。如大便已硬，服小承气汤（大黄一钱、枳实五分、厚朴一钱）必然矢气，乃可言下。若前日昨日小便长而多，今日小便减少，是津液续复，自将大便，即不可下。如服小承气汤试探不矢气，是大便必先硬而后溏，不可言下，如轻于攻下，中气随之亡脱矣。

理中汤去中土湿寒，以理中气的旋转也；承气汤下中土之燥结，承中气之续复也。但承气汤证，除伤寒阳明腑病全属于实证外，其余外感内伤绝无仅有。缘伤寒纯是气化之病，阳明燥金一气独胜，则诸气皆并入燥金，故燥热如此之烈，燥粪如此之硬，非下燥粪不能复阴以回中气也。

后世医家一见大便燥结，即用寒下，不知先硬后溏，乃是中虚使然。先硬者，大肠之燥；后溏者，脾家之湿。平人燥湿调停者，中气之旋转旺也。肠燥脾湿，中气已虚，再遇寒下，中气亡脱则人死矣。此等错误实在太多，不可不猛醒。

若非完全阳明实证，则虽大便燥结，先后皆硬，亦不可下，因只系大肠的燥结，脾胃之间并无燥结，轻下伤中，亦易致人死也。

此证之大便燥结，乃中气实者，中气者土气也。火土实故中气实，此"实"字并非充实之实，乃填实之实，乃病也，非好字眼。如中虚而大便燥结者，有三个原因，因于下寒者用附子、肉桂，因于津液少者用当归，因于气虚者重用党参，大便自下，寒而便燥者，无阳气则津液不生故也。

如肠胃有热，并无燥屎，数日不大便者，可用猪胆汁少许灌入肛门，少时即下，如平日数日一大便，并无所苦，亦无他病，此寿考之征，不必用药，听其自然可也。

理中四逆皆中气虚寒危险之证病，此方乃中气实热危险之病，既是实热，自当用寒下之药，然必多察清楚，又须先用小承气试探，方可决定，可见寒下之药，仲景亦不敢轻用，此方与理中四逆合看，中气之理得矣。

此下胃实有燥屎之法。

# 大陷胸汤

大黄二钱　芒硝四钱　甘遂一钱，研末

煮大黄去渣，入芒硝煎化，入甘遂末，分二次服，服后得快利，结去止后服。

治伤寒结胸不按亦痛。

阳明腑热本应下也，但表证未罢，腑热未实，亦解表清热，方是正理。乃遂下之，表里紊乱，经热腑热混结不分，必协热下利，今下后不协热下利，经气与腑气陷而复升，中气骤伤而不降，遂结于胸位。结胸者，经腑邪热与痰涎水气结聚不散也。胸有实邪，故关上脉沉，胸中石硬，不按亦痛，按之其痛如攻，方用大黄、芒硝下其结热，甘遂下其痰水也。结去而病愈者，结去则中气旋转，经气升降复旧也。若脉浮而不沉，虽见结胸外证，而里气离根，下之则中气亡而人死。如结胸证悉具，迁延日久，忽生烦躁，中气将亡，不下亦死，下之必死，须用温补中气之法，中气复旺，旋转有力，升降气活，结胸自消。如中复而仍不消，再下可也。但陷胸下法，只下胸间痰水结热，不下肠胃，慎之。误用则死，当用而迟用亦死。

此下结水之法，乃寒下之法。

## 二 白 散

桔梗三分　贝母三分　巴豆一分

为散，白水送下。

治太阳中风寒实结胸。

因营卫表郁未解，里气素寒，乃以冷水须使饮下，水结在胸，阻碍升降，是以心下痞结不开，实者水也。此方桔梗、贝母降其痰涎，巴豆逐水而攻实也。

此下结水之法，乃温下之法，用散者，亦泻心之意也。

## 甘草干姜汤

炙甘草二钱　炮干姜一钱

治湿寒之肺痿，吐涎唾，不饮不渴，头眩，遗尿，小便数者。

平人肾水温升则上腾而化气，肺气清降则下行而化水，水升化气，故不便数遗尿。气降化水故无涎唾，肺气清降故不头眩。那交秋之后，天气清肃者，金气收敛而下降也。肾气上升，肺气下降，全由中气旋转脾升胃降而来，盖中气旋转而为各经升降之根，而脾胃则又为各经升降之门。胃气不降肺气亦无降路，脾气不升肾气亦无升路。病此病者，全由中气虚寒，不能旋转，脾胃凝滞。肺气不能下降，故肺气上逆，水郁而成涎唾；肾气下陷，水不化气而便数遗尿。气郁涎生，肺气不能降敛，浊气上逆，故觉头眩。方用炙甘草、干姜温补中气，复旋转升降之旧，故下则尿不遗便不数，上则涎唾不生，头不眩也。此方并无除痰止眩收缩小便之药，而见效如此，可见仲景理法，不过根据中气的旋转推及脾胃的升降。由脾胃的升降推及各经的升降而已。若是只用降痰之药收涩之药，不用中气之药，一定要将病治重了的。因中气虚的人最忌重坠，最忌收涩，盖收涩则中气更难旋转，重坠则中气更易脱亡。如知中气旋转升降的道理，便不轻易单独用重坠与收涩的药了。

## 大 半 夏 汤

半夏一两　人参一两　白蜜一两

以水和蜜扬之二百四十遍，并二味。

治胃反呕吐者。

胃反之病，大便若羊矢，数日不一行，肠胃枯燥，津液不通，浊气填塞，升降不运，饮食入胃无法消化，乃复吐出。平人消化饮食，全赖脾升胃降；脾升胃降，全赖中气充足，津液滋润。此方用人参补中气，白蜜滋津润燥，半夏降胃气也。中旺津生，下焦气升，大便自行，升降通调，胃自不反，凡呕吐、痰喘、不寐、惊悸、眩晕、吐衄、心痞一切虚劳之病，无不由中虚胃逆而来，半夏重坠，极伤津液，以参蜜补之，此仲景化裁之妙也。

此降胃之法。

## 麦门冬汤

麦冬六钱　半夏二钱　党参一钱　粳米二钱　大枣三枚，去核　炙甘草一钱

治咳嗽火逆上气咽喉不利者。

前方治的系肺逆不降，此方治的也是肺逆不降，但前方系肺气湿寒之病，此方是肺气燥热之病。医家治肺气燥热的病，多半用养阴清肺汤，养阴清肺汤重用凉药以清燥热，本来极好，但是一层，只知清肺气之燥热，不知凉药伤了中气，尝见有肺燥之人，服了养阴清肺汤，热反增加，腹泻神昏而人死。这是不知道肺燥的根源之故。平人肺气清降不生燥热，肺气清降全赖中气之右转，肺金本气为阳明燥金，又化气于太阴湿土，故肺金曰手太阴肺经。金主燥，土主湿，五行之理，病则现其本气，肺气逆则病燥也。此方治肺燥而

多补中之品，正是因肺逆由于中虚之故。参草米枣补中生津，半夏降逆，麦冬润燥。咳嗽、火逆上气、咽喉不利皆上焦之气不能下降之故，上焦不降，由于中气虚弱旋转无力之故，此仲景立方之微旨也。

肺气燥咳故于补中药内用麦冬，如系肺气寒咳，则当于补中药内干姜、细辛、五味子矣。麦冬寒中湿脾，不可轻用。

## 人参白虎汤

生石膏一两，研碎　知母三钱　炙甘草三钱　粳米一两　人参五钱

热服。

治伤寒汗后烦渴，脉浮滑，里有热者。

汗伤津液，肺气燥热，故烦而渴。浮滑者，肺燥不降，阳郁于上之脉也。

石膏专能清降肺燥，味辛气寒，肺燥而得石膏，登时清润下降，津液立刻复生，直透膈膜而下，故心气清而烦止，胃气润而渴消。有如炎暑久干，田禾枯槁，空气之中，燥气填塞，令人坐卧不宁，烦闷无耐，忽然大雨下降，暑气全消，雨过天清，禾苗勃起，清爽之气令人怡然。

凡温病之闷热神昏、谵语，服石膏而热退神清者即是此理。

然世之治白虎证者一服石膏往往腹泻热加，以至泻不止而人死者，何也？此非石膏之过，不善用石膏之过也。盖用石膏之病，燥气只在肺家，中气未有不虚者，并无火土实热之事，而世之医方既用石膏，又用黄芩、黄连、栀仁、连翘、麦冬、生地、荆芥、桔梗、枳实、大黄以乱之，败

火、寒中、滋湿、腻脾、耗气、滑肠诸凶齐起，此方下咽，病立加重，腹泻频频，人遂死矣，以致石膏之能无由显者，且将连芩等药之罪，都坐在石膏名下，遂致酿成不可用石膏之风气，此皆未曾将人参白虎汤的理法考究明白之故也。

白虎汤用炙甘草补中气也，用粳米生津液顾上气也。补中顾土，然后用石膏以清肺金之燥，然后用知母清热而不湿脾之品以助石膏之力，汗后气伤，气乃津液之源，故又加人参以补气，此是何等的理法，补中、补土、补气以助石膏成清燥之功，此经方之定法也，后人清燥而又用败中、败土、败火、滋湿、耗气之药，焉得不将轻病治成重病，重病治死也。譬如房屋顶上有秽浊之物，必须用坚固之高梯，选轻捷之能人，升梯上房而除之，又须用可靠有力之人，将梯扶稳，而后升梯之人，安稳上去，安稳下来，屋顶秽物既得除去，屋亦不伤，人死不死，此人参白虎之正义也。今也不然钩杆齐施，东拉西拆，将屋顶秽物连物带人一齐掀倒，此今人用石膏之大概也。呜呼！中气之理，不明久矣，医家能知人参白虎之法，必不致肆用寒凉以杀人也。

石膏专清肺燥，研碎生用，但分两不可太轻，轻则无力，如中下有寒，切不可用。忌用熟者。暑天汗出热烦用生石膏加参煎汤热服，益气生津，令人登时神爽，神品也。

奉天大东关立达医院张寿甫先生用人身白虎汤治脉虚气弱之温病，以生山药易粳米，以玄参易知母，甚见奇效。盖知母过寒，粳米偏于利水故也。山药善补土金

之阴气，性收敛而多津液。张君可谓真知石膏者也。

作者于温病初起惟用乌梅八枚、白糖一勺，脉气尚强者，于汤中酌加苏叶，一服即得汗而愈。如服后热仍不减，将乌梅加重至二十枚，如再不减，然后用白虎汤一服汗出而愈。凡用石膏治温病，先用乌梅最妥，因乌梅虽误服亦不坏事，石膏误服便能死人也。

至温病被医治坏，热而昏迷，无论兼何病象，以乌梅白糖汤频频与之，自然汗出热退，此作者经验之方也。义详温病汗泄篇。

此寒降肺燥之法，此证较麦门冬汤证危险。

## 桂苓五味甘草<br>去桂加干姜细辛汤

茯苓四钱　五味子五钱　甘草三钱　干姜三钱　细辛三钱

治痰饮咳逆胸满者。

咳有风、火、燥、湿、寒之分，此湿寒之咳也。痰饮者，清痰之中夹有水饮也。咳逆者咳而气逆上抢也。胸满者中气虚寒气逆不降也。方用茯苓泄水湿，五味降肺逆，干姜、炙甘草温中逐寒，细辛降寒水之上冲也。寒则下沉，不应上冲，其冲者乃冲脉之力，挟寒水而上行也，人身十二经之外，又有奇经八脉，任脉由鼻下行，冲脉由少腹上行，奇者，单独一经，无偶之谓也。

奇经八脉另详杂病根源篇。

此降肺经寒逆之法。

## 葶苈大枣泻肺汤

葶苈三钱，熬令黄色，捣　大枣五枚，去核

先煮枣去渣，纳葶苈煎服。

治肺痈喘不得卧，口燥，胸痛，脉数而实者（肺痿脉虚）。

肺主下降，平人肺气下降，痰涎不生，气降生津，故不发喘，口亦不燥，气降胸舒，故安卧而胸不痛。要皆中气之治也。中气旋转，肺胃右降，故不病肺痈。病肺痈者中虚而肺胃上逆，逆久瘀塞，气不降而发喘，津不生而口燥，气郁不降，故不能卧而胸痛，此方葶苈下肺家之逆气停痰，用大枣大补中气以生津液，不用炙甘草而用大枣者，葶苈下痰力猛，极伤津液。大枣津液最多也。古人谓此方用大枣以和药力，这句话与"甘草和百药"的话是一样的意思。其实甘草并非和百药也，人身十二经皆根于中气，中气左旋右转，经气左升右降，升降不乖，是为平人。当升者不升，当降者不降，是为病人。经气的升降失常，由于中气的旋转不旺，要升降经气必调助中气，所谓中气如轴、经气如轮是也。甘草、大枣补益中气，治各经的药有中气的药在内，则轴运轮行，气化自和。"甘草和百药"的话，其实就是"甘草和中气"的话。如葶苈大枣泻肺汤，不用大枣，单用葶苈，一定能将人泻死了，何也？中气泻脱了也。仲景方中，凡是炙甘草皆此意也。大凡肺病总要调中补土，与肝肾之病不同。肝肾病者，水涸木枯，津液耗亡，中土之药，最助木热，而增木滞。甘草、大枣颇不易受，若肺病而肝肾未病，湿气方盛，津液未伤，甘草等调补中气之药，实为治肺病之主药，缘肺为手太阴经，与太阴湿土同气，胃土之气降则肺气亦降，湿盛中虚则胃逆而肺亦逆也。土金兼治，此经方之妙方也。

此方治肺家痰水积结之实证，亦不能离中气之药，与白虎汤之清肺燥而用粳米、炙甘草同义，今之用白虎汤者，只知有石膏，不知有炙甘草矣，哀哉！

此泻肺之法。

## 厚朴麻黄汤

厚朴二钱　麻黄二钱　杏仁四钱　半夏三钱　石膏五钱　干姜一钱　细辛五分　五味子二钱　小麦一两

治水气咳喘脉浮者。

平人肺胃右降，水气下行，胸膈清虚，不病咳喘。肺胃不降，水气停瘀，胃阳被格，是以咳喘。胃为阳明戊土，阳明本属燥金，胃阳逆则见燥，故用石膏、小麦以清肺燥。胃之燥由于逆，胃逆由于中寒，水气停瘀，故用干姜温中，细辛逐水。胃逆则肺气郁阻，故用麻黄、杏仁以舒肺郁，五味以降肺气，厚朴、半夏以降胃气。脉浮者，水气阻住胃阳也。

## 泽泻汤

泽泻三钱　白术六钱

治心下有水饮，其人苦冒眩者。

平人心神清虚，不病冒眩。而心神之

清虚由于心气之清降。心下有了水饮，中气旋转不灵，阻格心气清降之路，浊气上逆，是以冒眩。白术补土燥湿，泽泻利水下行，水去则中气旋转升降调和，心气降而神清，故冒眩愈也。

## 厚朴大黄汤

厚朴三钱　大黄一钱　枳实一钱

治水饮胸痛者。

平人中气旋转，水气下行，胸无停水，故胸不痛，中气旋转不旺，水停于胸，久而不下，则气结而胸痛。方用厚朴、枳实以下气，大黄以下水。水去气舒，中气旋转，胸痛自止。此病始因中气之旋转不灵，故水停在胸。而到此时间则非先将积水滞气去了，中气之旋转不能复原。故用厚朴枳实以去滞，大黄以去积水也。但用此方须徐徐而进，中病则止，如过用伤中变生不测，非药之咎也。

## 橘 皮 汤

橘皮四钱　生姜八钱

治干呕哕而手足厥者。

手足秉气于脾胃。中气虚，肺胃逆，浊气痞塞，故干呕而哕。脾胃之气不能达于四肢，故手足厥冷。橘皮、生姜降肺胃浊逆而理中气，肺胃之逆浊降，则呕哕自止。胃降脾升，则气达四肢手足复温也。

## 小 建 中 汤

饴糖一两，炒焦　炙甘草二钱　生姜三片

大枣三枚　桂枝尖二钱　炒杭芍四钱

治虚劳里急，悸，衄，腹中痛，梦失精，四肢痛，手足烦热，咽干口燥，脉数不咳者。

此病若是咳嗽，便成痨瘵，一成痨瘵便无法医了。何也？缘人身不病虚劳者，第一要水气温，木气和。水气温者，相火下藏于肾水也。相火下藏，全赖肺气之收敛。肺气收敛然后胆经甲木之气下行，交于水位。木生于水，水中有了相火，水气温和，木气得根，然后肝经乙木之气，舒畅温升，胆降肝升，不克二土，中气调和，不病虚劳，即或木土不和，而病虚劳，但不咳嗽，肺气能行收敛下降之令，水气有源，相火易于归根，只调土木二气，亦能痊愈。建中汤者，木枯克土，津液亏伤，中气被贼。专调土木之方也。人身中气，居脾胃二气之中，肝胆二气，行脾胃二气之外。木本克土，胆病则克胃土，肝病则克脾土。脾胃为肝胆升降之关门。肝胆既病，则肝气下郁于左，胆气上郁于右，土被木克，中气败矣。此病里急而腹中痛者，肝木之郁也。悸者，胆木不降，木气拔根也。衄者，胆胃俱逆也，肺气不降也。梦中失精者，木主疏泄，胆经不降，相火不能归根，肝木不能升达，木郁则益肆疏泄，子半阳生，阳生则动，木本动气，故疏泄而失精也。四肢痛者，脾胃土气之困也。手足烦热者，胆气不降，手足阴相火上逆，故手心热。肝气不升，木气下陷，故足心热也。火不归根，上逆而耗津液，故咽干口燥也。然使土气之津液不枯，中气损伤不甚，病亦不至如此之重。故用桂枝以调木气而升肝经，用芍药以调木气而降胆经。芍药重于桂枝者，但逆之过较肝陷之过多。相火外泄而耗津液，芍药降相火滋津液也。炙甘草、枣补调中气之旋转以复肝胆之升降也，饴糖能生中土津液，炒过则不凝滞，和以降胆经之芍药，舒木培土，恰到好处。此病所以能治者，不咳之故也，不咳则肺金收敛，未被火刑，金收则水藏，水藏则阴平而阳秘，阳秘则木气得根，和营不郁，木不克土，中气自复也。如其加咳，金气不收，水气不藏，相火全泄，木气拔根，枯涩盘塞，津液干涸，木枯土败，四维瓦解，中气无复旋转之望，故人死也。此种病症，后世医家多用寒凉之药，又用收涩之药，用意未尝不善，孰知愈治愈坏，这就是不从中气旋转升降学起之故。浮逆之热，乃水中生木之温气，乃土气之母，不知降之使其下藏，只知清而去之，火去则水寒而木更枯，土更败也，中气不能旋转，再用涩剂，木枯而用涩药，木气愈滞，中气愈不能旋转也。

当归四逆乃中虚而肝木寒陷之病，此方乃中虚而胆木热逆之病。里急腹中痛者，胆木不降则肝木不升，郁而不舒也。衄者，胆木不降相火逆腾，肺金被刑，不能收敛也。手足心烦热者，甲木不降则心包相火逆行，故手心热。乙木不升则郁生下热，故足心热也。咽干口燥者，甲木不降，风热耗伤津液也。梦中失精者，甲木不降相火拔根，水气不藏，子半阳生，则阳动而梦中遗精。四肢痛者，四肢秉气于脾胃，土困木贼津液干枯也。

此病全由甲木逆热克伤中气相火外泄烧灼津液，故方中重用芍药以降甲木而敛相火，重用甘味而多津液之品以补中气，甲乙本是一气，甲木不降，乙木亦不升，故轻用桂枝以升乙木，木调土运，火降金清，中气之旋转旺，经气之升降复，于是虚劳诸病皆愈。

此方名曰建中者，调木之力也。中土生于相火，相火降于甲木，所以芍药重用。但木火右降，又非中气旋转不为功，所以重用饴糖于炙甘草、姜、枣之中，此经方治虚劳之大法也。

后世治虚劳不然，见其咽干、舌燥、衄血则用生地、麦冬；见其手足心热，则用黄芩、黄连；见其梦中失精则用金樱子。不知地、冬、芩、连极寒中气，金樱子性涩，中虚木逆者，性涩之品更不相宜，其知照顾根本之医生，则又用八珍汤，参、术、苓、草、归、芎、芍、地，大补气血，此两种医家，只有愈治愈坏者。

因其不知虚劳之病全系中气虚而胆木逆，相火泄而津液干也，中虚木逆，经气无不滞塞者，不可再用寒中败土之药，亦不可呆补以增其滞气也。

此方加黄芪便能治诸虚不足者，补肺金以助降敛之气也。若其人肺气素足，必定不病虚劳，因肺气足之人，收敛之气旺，相火不泄于外，甲木不逆于上，中土如何能亏乎？

中土之气为生命之根本，而土生于火，火生于木，木生于水中之火。水中之火者，甲木下降之气也，故甲木不降为虚劳极重要之关系，然使肺金能收，下降而生水，使木气能藏则下部之火，不至尽泄，土气不至无根，中气当能旋转，则胃土右转于前，肺金降敛于后，胆木自亦随之下行，土气愈舒，中气愈旺，使乖戾之场仍复太和之象，不难也。仲圣加黄芪之义，可见虚劳之要，全在木气过于疏泄，金气不能收敛两事。

但此方多有用之不效者，其中有种种原因，芍药味苦性寒最败脾胃，如相火不旺，脉象甚弱者，服之则大便滑溏，脾胃最败。

虚劳之人，脉络干枯者多，炙甘草、大枣性极壅满，不知加减，服后必有滞塞之弊。

桂枝之性偏于上升，如遇胆木过于上逆之人，服之反增水中之动气而遗精更甚，足心更热。

饴糖炒焦则润脾而不腻脾，而用此方者，往往因其不便，遂用不炒者，服之往往生中满之象。

总之皆医家不明系统学理脉法不精之过。仲圣立方，原以示人以标准，以待后人之变通，不独此一方为然，《伤寒》《金匮》诸方莫不然也。必须知系统学理者，遇病乃有解决之法，而于古方乃有运用之法。

## 桂枝龙骨牡蛎汤

桂枝二钱　炒芍药二钱　炙甘草一钱
生姜三片　大枣三枚　龙骨三钱　牡蛎三钱

治梦中失精，少腹弦急，阴头寒，目眩，发落。

遗精之病，人多以为肾虚，肾本藏精，谓为肾虚，本来不错，但是一层，肾为何不能藏精，则是木气疏泄之过也。木气为何过于疏泄，胆经甲木之气郁而不

降，肝经乙木之气郁而不升之故也。肝木升于肾水，而肝木之根却在胆木，水中温气为木生之根，而温气之来源全在胆木之下降，缘胆经以阳木而化气于相火。胆经甲木之气降，则相火下蛰于水气之中，此水中温气所由来也。中气为甲乙二木升降之枢轴，而甲乙二木又为水火之中气，相交则治，相离则病。水交火由于乙木之左升，火交于水由于甲木之右降也。遗精之病，多在半夜，子半阳生，阳生则动，动则上升，升则精不下遗而水以交火，乙木不升，则动气下郁，所以遗精，乙木不升于左必由甲木不降于右。桂枝龙骨牡蛎汤，桂枝以升肝经乙木之下郁，芍药以降胆经甲木之上郁，甲木降则相火下蛰于水位，而乙木得根，乙木升则精化气，气化神而不下遗。治遗精之大法也。甲乙不能升降，由于中气之虚，故用炙甘草以补中，姜、枣以和中，用龙骨、牡蛎者，镇胆经甲木之逆气，助肾经癸水之脏气也，木气之升降和，故少腹之弦急愈。目者，肝所开窍，肝木上升，故不目眩。阴头寒者，肾为宗筋而筋属肝，胆木不降，肝木寒生，阴头乃寒。胆降肝温，故阴头不寒。发属肾，精亡则肾气败，故发落也。小建中汤治虚劳失精，不用龙骨、牡蛎者，木气已枯，枯则滞涩，故不再用龙骨、牡蛎以益木气之枯涩，以妨害中气之旋转也。此方用龙骨、牡蛎者，木气未枯也。何以知木气未枯？木枯者，手足心热，口干咽燥；木气未枯者，手足心不热，口不干咽不燥也。此病之遗精轻，建中汤之遗精重耳，大概虚劳之病，总不离小建中汤之理，而医家之治虚劳，以为虚

则用呆补，以为火则用寒凉，以为精泄则用滞涩，轻病治重，重病治死。如知仲景小建中汤调和中气升降木气之理，自当药到回春也，此方须与小建中汤合看。

遗精之病，须审其肝胆二经之升降偏多偏少，以定桂枝、芍药用况。虚劳之家，肝木不升由于胆木不降者尤多乎，此方即小建中去饴糖加龙骨、牡蛎，饴糖性润，龙骨、牡蛎性涩，可见小建中之木气已枯也。

小建中即桂枝汤加饴糖，桂枝汤乃伤寒论风伤卫气，营郁发热汗出用以解表之方，而加饴糖一味，便治血痹虚劳诸不足，可见木气之为害实较他气为多。医家果将桂枝汤之理研究精确，仲圣理法得过半矣。

此方治遗精须多服，又须随时斟酌加减，如遗精一月一二次且已过一年者，便难见效，因遗成惯性故也。可于此方加醋炒柴胡二钱，如素日津液亏者，可去桂枝日日服之，亦能见效，因柴胡能入三焦少阳之经，此经微丝血管极多，此经不通，相火之气便滞，柴胡去少阳之滞以达少阳之郁，故加柴胡甚效。如服此方仍不见效，可于遗精日期之前二三日自然交合一次，便能永不再发，因遗精之木气疏泄，系出于命门之外；交合之木气疏泄，系行于督脉之中。出于命门之外者，精去而木气之升降愈乖，行于督脉之中者，精去而木气之升降自和也。

此病习极认真之器械体操，将升降不遂之循环完全取消，另行极畅通之循环，多获效者，但不认真则循环仍如旧惯，必不见效。大概以去滞清热不伤中气之品，治多年遗精必有效也。

此升肝经、降胆经两平之法。

# 五苓散

茯苓一钱　猪苓一钱　泽泻二钱　白术一钱　桂枝一钱

白水送下。

治太阳中风，内有水气，渴欲饮水，水入仍吐者。又治太阳伤寒汗后脉浮，小便不利，热微消渴者。前之一病乃胃间旧有宿水未消，因外感表郁，水气内动，阻碍相火下行之路。相火逆升是以发渴，宿水未消，新水不容，是以水入仍吐，此方用二苓、泽、术以泄水，桂枝以助疏泄，行小便而解表郁也。

后之一病，乃汗泄脾阳己土湿陷，抑遏乙木，不能疏泄水道，故小便不利，土湿木郁，木郁风生，肺津耗伤，是以消渴，湿气最伤津液，土既生湿即不生津，消渴者饮而仍渴也。此方用二苓、泽、术祛湿以生津，桂枝以疏泄小便而开祛湿之路也。

此治水湿之法。

# 麻黄连翘赤小豆汤

麻黄二钱　杏仁四钱　连翘二钱　赤小豆一两　炙甘草一钱　生姜二钱　大枣六枚　生梓白皮一两

治无汗无尿，身面黄如橘者。

凡治黄病，须先寻湿气出路。小便与汗皆湿气出路也。湿去则热无所瘀，亦自去。如小便不利又不出汗则黄且肿矣，宜麻黄、杏仁泄卫气以出汗，连翘、小豆泄湿热而利小便。炙甘草、姜、枣补中气保脾精而行升降，生梓白皮清热而疏木气，此方汗尿兼通，全赖中气之力。故重用中气之药，兼用梓白皮之清调也。此发汗利尿、补中清热以去黄之治法也。黄病原因于土湿木热、汗尿不通，故郁而为黄，木主五色入土为黄也。如内热懊憹则用茵陈蒿汤之法。

此祛热湿之法。

## 炙甘草汤

炙甘草四钱　人参二钱　大枣四枚　阿胶三钱　生地一两　麻仁一钱　麦冬四钱　生姜三钱　桂枝三钱

治少阳伤寒，脉结代心动悸者。

足厥阴与足少阳相表里，病则厥阴生风，少阳生火，以足少阳病则不降，足厥阴病则不升也。此病之厥阴不升乃由于少阳不降。足少阳之经，自头走足循胃口而下，两胁逆而不降，胃口填塞，阻碍厥阴生路，是以心下悸动。悸动者，风木郁冲心，气失根也。少阳火气逆而不降，灼伤津液，血脉干枯，往来艰涩，是以脉来结涩而代止也。而足少阳之逆行，又缘于中气之虚，此方参、甘、大枣益中气而降胆经，胶、地、麻仁滋津液而活血脉，麦冬清肺气之燥，生姜行经脉之滞，桂枝达厥阴而宁风气也。

此润木燥息风气之法。

## 白头翁汤

白头翁二钱　黄连一两　黄柏五分　秦皮一钱

治厥阴病热利下重，渴欲饮水者。

造化之气，热则上浮，寒则下沉，人身之气，热则上逆，寒则下陷，此自然之理也。然陷亦有病热者，则白头翁汤证是也。厥阴风木生于癸水而生丁火，母气则寒，子气则热，厥阴阴脏之气，又当阴极之时，故病则寒，而阴极阳生，人与造化同体，故厥阴阳复往往生热，以木本生于火故也。热而至于渴欲饮水，则热已伤心经心包之阴，不比中虚火逆之属虚热也。利而下重，此为木陷，既陷而生热，此热不清，陷将益甚。方用白头翁、秦皮以清木热，黄连、黄柏以清心经心包之热也。下陷之郁气既通心经，心经心包之阴气得复，手厥阴降于上，足厥阴升于下，是以病愈也。但厥阴阳复化热，阳既化热于外，阳之存于内者必微，此方须消息用之，如过用则脾肾之寒又将续起矣！

此清下热之法，无中气药者，以木气下热，中土药滞木气也。

## 小柴胡汤

柴胡三钱　黄芩一钱　半夏二钱　党参一钱　炙甘草一钱　生姜三片　大枣五枚，去核

治伤寒少阳证。目眩、耳聋、口苦、呕吐、胁痛、寒热往来者。

小建中汤治中气虚，胆气逆，肝气陷，相火不降，灼伤胃液而成虚劳者。小柴胡汤治中气虚，胆气逆，无肝经病者。足少阳胆经，自头走足，其性本降，其经自目循耳挟舌本环胃口下胁肋，降则

不病，病则不降。目眩、耳聋皆胆经之不降也。胆属甲木而化气于相火，火味为苦，胆气逆则口苦也。胆经循环胃口。胆气逆则胃气亦逆，故呕吐也。胆经循胁肋下行，胆经逆，故胁痛也。寒热往来者、胆附于肝而通于胃，肝为厥阴，胃为阳明，阳莫胜于阳明，阴莫胜于厥阴，足少阳居半阴半阳之间，病则阳盛而发热，阴盛而恶寒，阴阳互为消长，故寒热往来、热往寒来也。然胆经之不降，实由中气之虚，中气旋转则胆经右降，自不病此。小柴胡汤，用柴胡降胆经之逆，胆逆则相火不降而发热，故用黄芩以降热，胆木克胃土，胆逆则胃逆，故用半夏以降胃逆，参、草、姜、枣所以补中宫而复旋转之旧也。少阳居半表半里之间，此古训也，但"表"字易认为表证之表，于脏腑相表里之"表"字同一，易生误会。此曰半阴半阳即是古训半表半里之真义也。

柴胡与芍药同是降胆经之药，芍药性重多走胆经之内部，柴胡性轻多走胆经之外部。柴胡系由颠顶降下，性轻而散；芍药系由胃部降下，性重而敛；小建中汤于胆经关系内伤之病完全负责，再加小柴胡汤，胆经之义尽矣。能本小建中汤加减以治内伤病证，此良医也。小柴胡乃胆木已化少阳相火之方，故用黄芩清木热，小建中乃胆木无力化相火之方，故不用黄芩，而中气皆虚则一也。柴胡亦入三焦，能降能升。

## 当归生姜羊肉汤

当归一两　生姜二两　羊肉半斤

治寒疝、胁痛、腹痛、里急及产后腹痛。

肝经木气者，生气也。温暖滋润则生气充足，条达上升。如不温暖滋润，则生气下郁而病生焉。足厥阴肝经，下络睾丸。肝木寒郁，故病寒疝。胆经循右胁下降，肝经循左胁上升，肝家生气郁而不升，是以胁痛，肝木之气生于左而发于右，循行腹部全体，生气郁而不舒，故病里急腹痛。产后腹痛者，产后血中温气消失，肝经生气不足也。当归生姜羊肉汤，温润肝经以益生气，加生姜以行寒滞，故诸病愈也。

肺金应乎秋气，清凉则降；肝木应乎春气，温暖则升，此方所治各病，皆肝木虚寒之故，所以服温暖之药诸病皆愈。

当归补血而性窜，如兼上逆之病与木枯血热者忌之，羊肉亦能补中。羊肉之补中，乃间接非直接，因木郁克土，中气必伤，羊肉温补肝经而达木郁，木不克土，中气复安，凡降胆经、降肺经之药，皆间接与中气有益，皆此义也。

## 当归四逆汤

当归三钱　芍药三钱　通草三钱　细辛五分　炙甘草一钱　生姜二钱　大枣五枚，去核

治厥阴伤寒脉细手足冷者。

厥阴肝木，喜温恶寒。厥阴脏病，温气消亡，中气亏伤，故脉细而手足逆冷。当归、芍药温调木气，通草、细辛通经逐寒。炙甘草、姜、枣温补中气也。

# 薯蓣丸

薯蓣即山药，三十分　麦冬六分　桔梗五分　杏仁六分　干地黄十分　当归十分　阿胶七分　芍药六分　川芎六分　桂枝十分　大枣五十枚，熬膏　党参七分　白术六分　茯苓六分　炙甘草二十分　神曲十分　干姜三分　柴胡五分　白蔹二分　豆黄卷十分　防风六分

蜜为丸。

治虚劳诸不足风气百疾。

虚劳须早治，如日久不治，干咳不已，一成痨瘵，便是无药可治的死证。此方是治未成痨瘵之虚劳也。此方要点，即在风气百疾的"风"字。这"风"字并非伤风咳嗽的风，这"风"字就是木气不和，动而不得其正之气。但容易看见的只有口眼歪斜，手足抽搐，筋肉瞤动，觉得是风。此外的风都就看不见了。其实只要归到根子上"肝木不和动失其正之气"的一句话来，就知道风气百疾"风"字的理了。动失其正之原，皆是郁而不舒之故。木主疏泄，其气本动，郁而不舒，故动而风生也。风木一动，第一克土气，第二耗水气，第三煽火气，第四侮金气。第一克土气者，木本克土，土气旋转须木气调和，木郁风生，则盘塞冲击，土气便不能旋转了。第二耗水气者，就同有水气的物件，一被风吹，水就干了。肾主藏精，精者，津液所成。风木动则肾气不藏，津液枯耗矣。所以遗精之病，只责木气不调也。第三煽火气者，乙木上升则化君火，甲木下降则化相火，火下降则藏于水气之中，木郁则乙

木不升、甲木不降，不升不降，君相火气飞腾外越。火气者，动气也，再遇风气煽动，愈不下藏，故愈煽愈热了。第四侮金气者，金本克木，木主疏泄，金主收敛，金气能收敛，木气疏泄，然后得宜，金气之收敛虽随中气之右转，亦须木营风静，方能行其收敛之令。今木郁风动，横击直冲，金气虽欲收敛而有所不能矣。故曰风者，五脏之贼也。虚劳之病，其初皆由于木气之妄动，其后皆成于金气之不收。盖金收则水藏，金收则甲木下降，相火归根，水藏则相火下蛰，乙木温和，甲降乙升，土气松和，中气旋转，病去人安。是"金收"二字，责任实在不小。金气能收，则风木四害，皆可自然消除。所以虚劳之病，最忌咳嗽也。此方重用山药，山药最补肺金而助收敛，加桔梗、杏仁以降肺逆，麦冬以润肺燥，则金气收敛也。当归、地黄、阿胶养血润木。芍药、柴胡降甲木。川芎、桂枝升乙木。甲降乙升，枯木得润，则风自息也。金木之病，全由中土旋转之衰，故用参、枣、术、苓、炙甘草以补中土。金逆木动，经气不和，乃生积滞，故用曲、姜以行中土之滞。用白蔹、豆黄卷、防风以疏木气之滞也。此病此方，于中气旋转、阴阳升降、五行生克、一气回环之理，可以概括。苟深思而明之，便入仲景之室矣。

虚劳病皆是风木为殃，故曰风气百疾。

水火交济则人生，水火分离则人死，分离少则病轻，分离多则病重。虚劳之病，水火分离，此方只有金木与中土之法，而无水火之法，何也？缘肺金下降则生水，胆木下降则生火，故此方只有金木

与中气之法，水火之法即在其中。甲木下降乃生相火之法，不言君火之法，何也？乙木上升自生君火，非甲木下降乙木不能上升，故不言君火而君火即在其中。火之关系，相火重而君火轻，以生土者，相火而非君火，乙木之根亦水中之相火也。君火如草木之花，相火如草木之根，故仲景医经于劳伤各病皆是相火之法。

此治虚劳之偏于肺金不敛者，治木病而重肺金，此仲圣之法也。

## 瓜 蒂 散

瓜蒂一分，熬黄　赤小豆一分

为散取一钱匕，以香豉一合，用热汤煮作稀糜，去滓，取汁和散，温服。取吐，不吐者，少少加，得快利乃止。

治伤寒胸有寒痰，病如桂枝证，头不痛，项不强，寸脉微浮，心中痞硬，气上冲咽喉，不得息者。

又治厥阴病邪结胸中，心下烦，饥不能食，手足厥冷，脉乍紧者，又治宿食在上脘。

此病胸间有寒痰瘀结，阻碍营卫升降之路，故觉发热恶寒，状如外感之桂枝汤证，而营卫并未受伤，营卫未病，故项不强头不痛。寒痰阻格，上焦阳气不得下降，阳气上浮，故寸脉微浮，胸有寒痰，肺胆胃各经不能下行，互相盘结，故胸中痞硬，气冲咽喉不得呼吸也。此方用赤小豆、香豉调补中气而行瘀浊，瓜蒂涌吐痰涎也。

第二病乃寒痰结胸，心胆二经不能下行，君相火逆，故觉心烦，甲木不降乙木不升，风木上冲，消耗津液，风木克土，故饥不能食，痰涎在胸，闭塞血道，故脉来乍紧，此方吐痰涎，故诸证愈也。

第三病宿食在上脘，阻碍各经升降，证亦似第一病，以此方吐去宿食，中气运而浊降清升，故治也。宿食外证，发热恶寒，头痛心烦，而项不强，卧尚瘥，起则眩晕也，但有宿食，必嗳酸，舌上必有一块黄厚而干之苔，恶闻食臭也。

## 大黄䗪虫丸

大黄三钱　炙甘草四分　杏仁一钱　芍药一钱　干地黄二钱　桃仁一钱　干漆三分　䗪虫一钱　水蛭十枚　蛴螬一钱　黄芩一钱

蜜丸，小豆大，黄酒调，每服五丸。

治劳伤羸瘦腹满不欲食，两目黯黑，肌肤甲错，内有干血者。

中气旋转，经气升降，灵通流利，一气回环，百病不生，是曰平人。若是内有干血则血脉不通，脾不能升，胃不能降，故腹满而食少。血干不润故羸瘦而肌肤甲错。肝开窍于目，肝血干枯，故两目黯黑，此时中气滞涩极矣，如不将干血磨化，则中气愈滞愈减，中气消尽，人遂死矣。但磨化干血宜缓不宜急，更宜顾着中气。方中用炙甘草顾中气也，大黄、桃仁、干漆、䗪虫、水蛭、蛴螬磨干血也。血干则气滞，杏仁以疏气滞也。血干则生热，黄芩、芍药以清血热也。血干则枯结，地黄以润枯结也。干血磨去，经脉自和，中气旺而升降复其常，斯病去而人安也。治病之药，不可偏补，不可偏攻。不当补而补，固然不合，当攻而不攻，亦必误事。惟在审慎明确，然后定方，既服之后，尤宜随时诊视，以定加减，庶乎可也。若药已中病尚不停药，中气又伤，他病又起矣。

当归羊肉两方[1]为木病之温补治法，此方为木病之攻下治法，攻下而用蜜丸，方中亦用炙甘草，炙甘草与蜜皆补中之品，可见仲景无处不顾着中气，如不用丸而用汤，病未磨去，中气先伤，杀人多矣。

大黄黄连泻心汤仅取极轻之味以治心痞，此方大黄不为汤而为丸，以磨干血，皆虚证用大黄之法，不学经方者，不知也。即伤寒阳明承气汤之完全实证亦只可下一便，若无燥屎而连下二三便，中气一伤，大祸起矣。

此去干血之法，虚证用大黄之法。

## 甘草泻心汤

炙甘草四钱　大枣六枚　干姜三钱　黄芩三钱　黄连一钱　半夏五分

治太阳伤寒中风误下后，下利完谷不化，心下痞硬，干呕心烦，腹中雷鸣。表证误下，肝脾下陷，遂下利不止，完谷不化，胆胃上逆，遂心下痞硬而干呕，甲木逆则火飘而心烦，乙木陷则木郁而腹中雷鸣，此中气虚寒，升降不通而胆胃有瘀热也。草、枣、干姜温补中气以升降上下，芩、连、半夏清热降逆以升陷也。生姜泻心汤、甘草泻心汤皆下利而雷鸣，皆于温补中气之中而加芩、连、半夏，是下利雷

鸣虽系肝木郁陷，亦胆胃之热使然，热性主散主泄，泄而不通，故冲击而雷鸣，热性散漫，散则不收，故水走肠间而泄利，此肝脾之陷亦由胆胃之逆，可见中气如轴、经气如轮之义。

此温中清上之法。

## 桂 枝 汤

芍药三钱　桂枝三钱　炙甘草一钱五分　生姜三钱　大枣五枚，去核

水四杯，煎成二杯，温服一杯，饮热粥一杯，覆衣取微汗，不汗，再服一杯，如仍不汗，再煎一剂，服如前法，禁生冷、黏滑、肉面、酒酪、五辛、臭恶诸物。

治太阳病中风，头痛，身疼，发热汗出，恶风，脉缓者。

此中气素虚，风伤卫而营郁之病也。营郁故发热，营气疏泄，故汗出，风性缓，故脉缓。营卫行身之表，卫伤营郁，营卫不和，故头痛身疼，营气疏泄，与风同性，风盛，故恶风。

此方用芍药敛营气之疏泄，用炙甘草补中气，汗出耗伤中气之津液，故用生姜、大枣和中气以养津液。用桂枝者，桂枝善调营卫也。服此汤后，中气复而营卫和，故汗出而病解。

## 麻 黄 汤

麻黄三钱　杏仁三钱　炙甘草二钱　桂枝二钱

---

[1]　当归羊肉两方：当归即当归四逆汤，羊肉即当归生姜羊肉汤。

水五杯，先煎麻黄，减二杯去沫，入诸药，煎二杯，温服大半杯，覆衣取汗，不用啜粥，余如桂枝汤。

治太阳伤寒头痛身疼，发热无汗，恶寒，脉浮紧者。

此中气素虚，寒伤营而卫郁之病也。卫郁故恶寒，卫性闭敛，故无汗，寒性急，故脉紧，营卫行身之表，营伤卫郁，营卫不和，故头痛身疼，卫气闭敛与寒同性，寒盛，故恶寒。

此方用麻黄泄卫气之闭敛，用炙甘草补中气，卫气闭敛，肺逆作喘，用杏仁降肺气以平喘，用桂枝者，桂枝善调营卫也，服此汤后，中气复而营卫和，故汗出而病解。

营卫者，十二脏腑之经气公共结合以行一身之外之气也。脏腑主里，营卫主表，营秉木火之气，卫秉金水之气，而皆根于中气。外感之病，伤在营卫，病亦只在营卫，故发汗以和营卫，病即解也。如在营卫，不速汗解则脏腑之气内动，营卫之气即内陷而入里，入里之后，只分入脏、入腑两路。入脏则用温补，四逆汤证之属是也。入腑则用寒下，承气汤证之属是也。治法不差，病即能愈。然总不如在表之时，汗解之顺，此二方为外感之大法，总以"疏泄闭敛中虚"六字为主。

麻黄汤用麻黄开泄卫气以取汗，何以桂枝汤用芍药敛营气亦以取汗？盖桂枝汤证，原来之汗乃营气偏郁疏泄而出之汗，此汗乃偏病之气，服桂枝汤后汗出病解之汗，乃营卫复合之正汗也。

芍药敛营气，既敛便不应出汗，何以服芍药却能汗出而病解？盖营卫和乃出正汗，然须营卫平而后营卫和，桂枝汤乃疏泄偏胜之病，芍药敛疏泄则营与卫平，平故和，和故汗出病解。芍药乃敛营以与卫平之药，麻黄者乃泄卫以与营平之药也。

桂枝汤的桂枝，系中风伤寒共用之药，其作用系和经络，调营卫。桂枝汤的主要药系芍药，与麻黄汤的麻黄系对等的作用。古人命名稍有未到之处，即遗后学之误，其实皆后人不善学之故，知芍药的作用与麻黄的作用是对等的，然后知营卫寒热也是对等的；知营卫的寒热是对等的，然后知入腑又入脏之理路亦是对等的，对等之间中气也。陈修园医书为近时医家人人都看之书，而《伤寒串解》将桂枝汤证之有汗认为虚证，将麻黄汤证之无汗认为实证，于营气疏泄，卫气闭敛，疏泄生热，闭敛生寒之理，一丝不解，令读《伤寒论》者，起头便错。麻黄汤证，卫寒内陷入脏，而用附子干姜者不少。桂枝汤证，营热内陷入腑，而用石膏、大黄者不少，不于营卫之本性上取义，乃以"虚实"二字，定营卫表病之理。后人读其书乃深信而不疑，何也？伤寒之病只分表里，里者脏也腑也，表者，营也卫也。初病在表，桂枝汤、麻黄汤发汗即愈，如其不汗，自必陷入脏腑，无论何腑，总不离阳明胃；无论何脏，总不离太阴脾，伤寒大纲如是而已。伤寒之病，里气动而营卫内陷则凶，里气和平而营卫外发则吉，中气旺则里气平而营卫外发，中气虚则里气动而营卫内陷，陷入腑而用寒下，陷入脏而用温补，亦不至死。如在表之时，治法错乱，则坏病迭出，生死莫卜矣。仲圣《伤寒论》坏病各方，皆起死回生之方也。

凡初病桂枝汤证、麻黄汤证之时，名为太阳证，其实系营卫证。病在太阳之经，其实系营卫之事，因营卫行身之表，太阳经亦行身之表，故也。发热者，营气之郁；恶寒者，卫气之郁。营热者木火之本性，卫寒者金水之本性。五行之性，分则郁，郁则各现其本性，后人乃谓热为太阳之标，寒为太阳之本，不从营卫上立论，而从太阳标本立论。营卫之理乱，全部《伤寒论》皆乱，引《内经》以注释仲景《伤寒》，此仲景《伤寒》之所不明于世也。

麻桂二方之理，乃外感各病之准则，二方明，则伤寒外感以及温病之要领均得矣。

此外感发表之法也，凡天气燥热雨少风多，无论四季，皆易感桂枝汤证，不过春夏空气偏于疏泄之时，桂枝偏助疏泄，须减少或忌用，世行乌苏丸一方，凡雨少风多天气燥动之时，偶感风寒，身强痛，无论有汗无汗，但发热恶寒热多寒少者，用此丸二三两，开水煮化，连渣服下，立刻表解病愈。盖乌梅专敛疏泄，性平不寒，较芍药有功无过，苏叶温降而疏卫郁，白糖调养中气，亦与桂枝汤义同。梅苏丸乌梅不寒，白糖不温，桂枝汤芍药性寒，炙甘草、姜、枣性温，轻重之间，各适其宜。如桂枝汤证，服桂枝汤不见效者，服梅苏丸必见效也。凡温病皆疏泄伤津而中虚，古人以桂枝汤为治温病之开首一方，甚得空气偏于疏泄之旨，惟服之多不见效者，盖温病多有内热，姜、枣、炙甘草、桂枝皆不相宜，温病多属中虚，芍药极清相火，沉重下行，中虚亦不相宜，如以梅苏丸化之必汗出而病解也。梅苏丸

作者于四时雨少风多空气疏泄偏胜之时，治一切感冒无不立刻见效。温病之为医治坏，无论如何现象，只要烧热不退者，作者以乌梅白糖汤时时饮之，多能安睡微汗，转危为安者。世以银翘散治温病初起，十有九坏，因此方多疏泄伤津之药，又无养中之品故也。凡温病之不宜桂枝汤者，其病理仍系桂枝汤，不过药品有未洽合耳。盖外感之理总不出桂枝汤、麻黄汤外也。如天时则有雨无风降气偏多，便不可用乌梅，因空气既降而又吃敛药则生寒也。

麻黄汤证凡雨多风少或寒气过甚，无论四季，皆易感病，故用麻黄以泄闭束，但空气偏燥之地即寒冬之时，亦多有麻黄汤证服麻黄汤遂汗多生变者，至春夏之感麻黄汤证而服麻黄更危险矣。但麻黄汤证恶寒多而无汗，不泄卫闭，病焉能愈，如不宜用麻黄汤可用葱头汤，葱白三根、生姜一块、豆豉一把、白糖一勺，如无豆豉，可用葱白生姜绿豆芝麻红糖汤，即能发表出汗而病愈。盖葱白散寒亦泄卫闭；绿豆、芝麻养中生津，红糖温中以散寒也；豆豉补中气养津液，惜北地人家不备此物；如无生姜，葱白可多用一根也。空气偏于疏泄，便不宜用桂枝；空气偏于闭敛，亦须慎用麻黄，可见正气外泄之危险。

梅苏丸、葱头汤，本桂枝麻黄汤之理，而济桂枝麻黄汤之穷，皆不出仲圣麻黄、桂枝二方之义者也。但不知中气营卫之理，虽欲研究亦不明白，世之医家不知中气营卫之理者，十九不止，可悲夫！

# 肾气丸

干地黄八钱　山茱萸四钱　粉丹皮三钱　薯蓣四钱　茯苓三钱　泽泻三钱　桂枝二钱　附子一钱

治虚劳少腹拘急、小便不利、消渴、小便反多者。

此方名曰肾气，其实全是木气的事，只附子一味，是肾气之事耳。缘木气生于水者，生于水中之温气，木气之郁者，郁于土中之湿气。风木之敛而不妄动者，敛于肺金之收气，而肺金之收气，又为水中温气之来源。盖辛金收则甲木相火随之下降，金收则水藏，水藏则木气和，木气和则疏泄适宜，不病少腹拘急小便不利，亦不病消渴，小便反多也。小便不利者，木气之疏泄无力；小便太多者，木气之疏泄太过。皆木气失根、郁而不舒也。少腹拘急者，亦风木之郁；消渴者，津液为风木耗伤，渴欲饮水，水气为风气消去，故愈消愈渴、愈渴欲消也。此方重用地黄以息风，丹皮以清风，茱萸以敛风，薯蓣以助肺金之收气，苓、泽以泄土湿。盖土不湿则中气旋转而木不郁也。用桂枝以调木气，用附子以温水气，木静风恬，疏泄适宜，故小便不过长，亦不过短，故病愈也，此丸以肾气为名，肾主藏精，风木动则水不藏，水不藏则津液枯耗，木枯贼土，中气消亡，所以人死矣。世以此方去桂附加黄柏知母为阴八味，在土燥火炽之人，服之润燥滋阴甚为相宜。如火炽而土不燥者，服之，则寒凉伤中，未有不生他变者也。盖火炽土不燥者，乃中虚不能旋转，上部之火降不下去，火逆既因中虚又用寒凉以败中气，中气亡，故人死耳。尝见中虚火逆之病，医家用黄连、黄芩以清火，并无培中扶土之药，连、芩下咽，热反大加，大便滑泻，医家见了热加，以为药轻病重，又将连、芩加重用之，热又更加，昏迷而亡，医家谓黄连系苦从热化之性，所以愈吃愈热，此真古今奇冤。中虚火炽之家，服了黄连，中气更败，未服黄连之先，火虽上逆，尚未全然上逆之火，还在下降，以生土，所以上虽热而不泻，一服黄连，寒凉伤了中气，中气到此益发不能旋转，在先尚在下降之火，到此全然上逆，所以连、芩加重，热益大增，火全上逆，下部成了寒凉，大变滑泻，中气无根，故人死也。服黄芩、生地等寒凉之药而热反加者，全是此理。中气旋转，水升火降本是惟一无二、现现成成的医理。人都不大往中气学起，所以此理都就沦亡了。

世以地黄为补肾水之药，不知经方理法故也。明白此方，然后能明白地黄。缘肾水之伤耗，乃被风木盗泄之故，地黄息风润木，木静风平，肾水自然存在，又以薯蓣补肺金以生肾水，又以附子温水以培木气之根，桂枝达木气之郁，使金能生水而木不耗水，此肾气丸之理也。世之以寒润药补水者亦如以寒凉药清火是一般的眼光，可悲矣！

此治肾气之法，重在收金敛木，其燥土暖水尚系兼顾。

# 总　结

人身十二经惟脾、胃、肝、胆、肺之

病最多，肾经次之。此外大肠、小肠、膀胱、三焦、心与心包六经之病，皆有脾、胃、肝、胆、肺、肾六经直接、间接而来。如大肠病寒者，脾肾之阳虚也；大肠病热者，实证由于火土之盛，虚证由于肝木之陷也。三焦与小肠之病热者，实证由于土气之燥，虚者由于木气之枯也。三焦与小肠之病寒者，脾肾之阳虚也。心与心包之病热者，由于胃土与胆木肺金之不降，皆虚证无实证也。心与心包之病寒者，水气寒胜而克火，皆虚证无实证也。膀胱之病热者，肝木下陷，郁而生热，皆为虚证，其有实证，惟伤寒大肠膀胱腑证，热结膀胱，抵当汤证一症也。膀胱之病寒者，肾中之火虚也。故仲景方中，大半皆中气，脾、胃、肝、胆、肺、肾之病。心火之病为伤寒误下误汗，中气被伤，火逆不降，大黄黄连泻心汤一证。至于内伤杂病，心火单病者，亦惟大黄黄连黄芩泻心汤一证。治心气不足，吐血、衄血者，心气虚而不足，不能下降，故火上逆，火恶热，泻热以养火也。然泻心汤取味极轻，只降心火，不下大便，如遇中虚胃逆而亦用之，益泻益热，火尽人死矣。此外泻热之药，多与养中培土调木之药同用，盖中气旋转，木主升降则心火下降，归于水位，故不病热，名曰心火，其实皆心包相火。因胆经甲木不降合并为映耳。心经丁火，根于肾水，由肝木左升所化，只见不足，不见有余也。这泻心汤亦治干呕、汗出、发热、胸腹绞痛而不大便的霍乱，缘胸腹气结胆胃与心包之气上逆而生热，故用大黄以泻结而降胃，黄连、黄芩以泻胆经心包之相火，胃降则中气和舒。是以病愈。但只将上焦逆

气泻到中焦，断不可重用，将中焦之气泻动为要。先知理中丸之义，自知泻心汤之义也。至于肾经的药，惟附子、细辛二味，附子温肾气，细辛则降寒水之上冲也，并无滋补肾水之药，盖水源在肺，金降则水生，水耗于风，阿胶、地黄皆可息风以救水，并非滋水之药。仲景之法，自知降肺金息风木以生水，自不用熟地等药以滋水。仲景之法失传已久，故非先明五行生克旋转升降之理，不能言仲景经方之法也。仲景各方，凡方中有炙甘草、姜、枣者，皆兼中虚之证；有术、苓者，皆兼土虚土湿之证；有黄芪、山药者，皆兼肺虚之证；有橘皮、生姜、杏仁者，皆肺气逆滞之证；有当归、阿胶者，皆肝枯生风之证；有地黄、黄芩者，皆肝热、胆热之证；有芍药者，皆降胆木之证；有桂枝者，皆调达肝木之证；有干姜者，皆中寒之证；有附子者，皆水寒之证；有黄连者，皆心包相火上逆之证；有大黄、厚朴、枳实者，皆土实之证与经络气结塞之症也。上列各方，系取中气脾、胃、肝、胆、肺、肾六经之病，以明旋转升降之理，以揭仲景之法。方虽不多，仲景先师之道已可概括，深思熟记，应用无穷矣。《金匮》方全部，下编解释。

人身十二经，六经升六经降，升降无乖是为平人。当降不降、当升不升是为病人。脾经升、胃经降，肝经升、胆经降，大肠经升、肺经降，肾经升、膀胱经降，小肠经升、心经降，三焦经升、心包经降。这升降已经说明白了。而说脾必要说足太阴脾己土，说其他各经也是如是，是已经说明白的话，又反说不明白了，殊

不知这医学之坏，就是坏在只愿说脾，不愿说足太阴己土之故。十二经不过十二句话，一句话不过六七个字，并非难事，这六七个字的十二句话，就是百病的根子，后人都不愿从根子上深求所以然，反将根子看成末梢去了。学医学单学末梢已大错误，又将根子也看成末梢，更是坏上加坏，就如现在学国语的不学字母，只学拼音，当然办不好也。

## 脾——足太阴脾经己土

如单言脾是指肉体而言，曰己土，已为阴土，是兼五行作用生克而言，曰太阴，太阴气湿，是兼六气主令从化而言，曰足太阴经，脾经自足走胸，是兼升降而言，故曰足太阴脾经己土也。

## 胃——足阳明胃经戊土

如单言胃是指肉体而言，曰戊土，戊为阳土，是兼五行作用生克而言，曰阳明，阳明气燥，是兼六气主令从化而言，曰足阳明经，胃经自头走足，是兼升降而言，故曰足阳明胃经戊土也（他经仿此）。

大概吾人学医的心理，只想记个汤头，记个药性，何病吃何药才好，至于此病的所以然，此药能治此病的所以然，大概都不去考求。所以同是一病，同吃一方，有吃了好的，有吃了不好的。原因为何，就莫名其妙了，这就是不将十二经六七个字的那一句话研究个清楚之故也。这六七个字的一句话，本是上古三皇考求明白传下来的一个医学的根子。既学黄帝之学，反将他的学理根子当做闲话，几乎举世同风，可叹也。夫这十二句话与那旋转升降、回环一气的一个圆圈子，黄帝、岐伯、越人、仲景之传，不过如此，将这十二句话安放圈子里头，旋转升降起来，医家之能事毕矣。费半天工夫，便可将十二句话记熟；费一天工夫，便可将十二句话与那个圈子旋转升降记熟。古今所视为极繁极难闹不明白的道理，由这十二句话与一个圈子简简易易、明明白白地揭出，此医学复明之机会也。

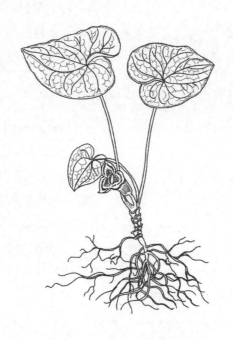

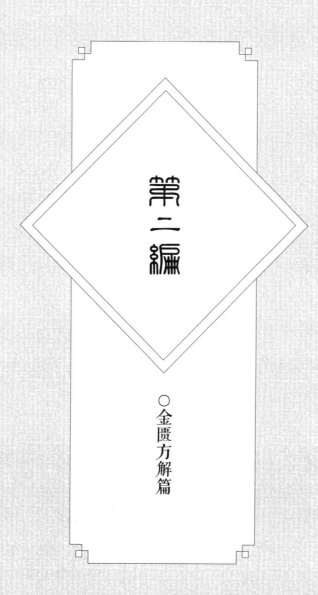

第二編

○金匮方解篇

# 目录

**第二编**

## 金匮方解篇

# 金匮方解篇

## 《金匮》方全部根源解释

医理根于河图，阐于《内经》《难经》，而医方则传自汉长沙太守张仲景先师。仲景本河图、内、难之旨，著《伤寒论》《金匮玉函经》，《伤寒》《金匮》，经方也。但方中只言某病用某方，至于某病因何而起，某方因何能治某病，却未曾明白说出，所以后人明知经方最好。苦于无法去学。经方的分两是汉朝分两，比如今的分两更大三倍，见分两太重，更不敢学，遂都去学时方，反将医学弄得乱了。人生之初先结中气，由中气化生十二经气，中气左旋右转，经气随着中气的旋转，左升右降。中气在人身脐之上心之下，十二经气在人身上下左右，中气如轴，十二经气如轮，中气旋转，经气升降，当升不升为陷，当降不降为逆，升降反常则人病，中气亡脱则人死。脾属己土，胃属戊土。脾经之气主升，胃经之气主降，一升一降合为一气。肺属辛金，大

肠属庚金，大肠经之气主升，肺经之气主降，一升一降合为一气。肾属癸水，膀胱属壬水，肾经之气主升，膀胱经之气主降，一升一降合为一气。肝属乙木，胆属甲木，肝经之气主升，胆经之气主降，一升一降合为一气。心属丁火，小肠属丙火，小肠经之气主升，心经之气主降，一升一降合为一气。心包、三焦皆属相火，三焦之气主升，心包之气主降，一升一降合为一气。十二经气升降如环，根于中气之旋转，故曰中气如轴、经气如轮也。仲景先师的经方不离十二经气的升降与中气的旋转。这十二经气的升降，是极容易知道的，后世医书虽多，论理虽杂，而十二经气的升降总是惟一无二无有歧义的。兹将《金匮》各方按着中气左旋右转、十二经气左升右降的理，逐方解释。如欲精而进之，可将上编所说的中气由来，五行生克，六气从化，细玩明白，便得仲景先师的真传。仲景经方，为医方之祖，非学仲景经方，医理不能昌明，医法不能统一也。

# 血痹虚劳方

### 黄芪桂枝五物汤

治血痹、阴阳俱微、寸口关上微、尺中小紧，外证身体不仁，状如风痹。

黄芪三钱　桂枝二钱　芍药三钱　生姜三片　大枣三枚，去核

此肺胆二经不降，肝经不升，中气虚弱之病也。血痹者，气血凝滞而痹闭也。身体不仁者，营卫之滞涩也。脉法关上为阳位，关下为阴位。关上为阴根，关下为阳根，关上之脉升极而降，关下之脉降极而升。关者，升降之枢轴。平人中气旋转，营升而畅其疏泄之令，卫降而行其收敛之权。肺主卫，肝主营。升降调和，故关上不微。尺中不小不紧，紧者阴中阳弱而生寒也。此病营气不升，卫气不降，胆木克土，中气不和，营卫之升降不调，经气滞涩，故血痹而身体麻木不仁，此方用黄芪补卫气而助其降敛，用桂枝达营气以助其升发，升降调和则血行流通，不仁自愈。然营卫之不和，由于中气之虚滞，中气之滞，必有胆木上逆之邪，故用姜、枣以和中气，用芍药以降胆木，胆木降则邪去而中气不滞，相火归根而关下不紧也。此方补中而不用炙甘草者，炙甘草味甘性缓，易于壅满，营卫滞涩之病，壅满之药不宜也。

### 桂枝龙骨牡蛎汤

治失精家，少腹弦急，阴头寒，目眩，发落，脉极虚，芤迟为清谷亡血失精，脉得诸芤动微紧，男子失精女子梦交。

桂枝三钱　芍药三钱　生姜三片　大枣三枚，去核　炙甘草一钱　龙骨三钱　牡蛎三钱

此中气之旋转不旺，胆经不降，肝经不升。阳气不藏，相火飞越之病也。胆经甲木化气于相火，胆经降则相火下藏于水位，水气下温，肝阳上升，故阴头不寒。肝经乙木由水上升而化君火，循行少腹全部，肝经上升，故少腹不弦急，心君清宁，不病梦交。肝经开窍于目，胆经起于目眦，胆降肝升，故目不眩。阳气下藏，肾水温和，相火不逆，故发不落，相火下藏以生脾土，故大便不清谷。肝脾之气上升，血不下陷，肺胃之气下降，血不上逆，故不亡血。相火下藏，肝木上升，故不遗精。脉虚者，中气虚也。芤者，精失亡血，阴中之阳弱也。动者中气虚滞也，微紧者，阳弱而寒生也。此方炙甘草、生姜、大枣补调中气以助旋转。芍药降胆经，桂枝升肝经，龙骨、牡蛎镇越阳、敛相火，故诸病皆愈也。此病脉未细数，故用龙骨、牡蛎，若由虚芤转细，由迟转数，是木气已经枯涩，龙骨、牡蛎性极滞涩，不可用也。

### 小建中汤

治虚劳里急、悸、衄、腹中痛、梦失精、四肢酸痛、手足烦热、咽干口燥者。

芍药三钱　桂枝二钱　炙甘草二钱　生姜三钱　大枣五枚，去核　饴糖一两，炒

此中气虚，胆经不降，肝经不升，相火不藏，而脾胃津液被火灼伤之病也。肝

经郁于下则里急而腹痛，胆经郁于上，心经不能下降，木气离根，心神不宁则悸，胆经上逆，相火不藏，肺气不能收敛则衄，脾胃困败则四肢酸痛，相火上逆，故手心热，肝木上升则生心火，肝经不升陷而生热，故足心热，相火不降，脾胃津液被伤，故咽干口燥。胆经不降，肝经不升，则木郁风动，而肾水不藏，故梦中失精。此方重用芍药降胆经敛相火也，重用饴糖养脾胃津液也，用桂枝达肝经也，用炙甘草、姜、枣调补中气以助旋转而复升降也。木本生火，升降合宜则火归于水位，木调水和，水藏火秘，火不灼津，木不克土，中气畅旺，虚劳自愈。此治虚劳之大法也。建中云者，木气克伤中土，故病虚劳，此方升降木气以建中气也。

### 黄芪建中汤

治虚劳里急、诸不足，即小建中汤加炙黄芪三钱。气短胸满者加生姜，胸中满者去大枣加茯苓三钱。及疗肺虚损不足，补气加制半夏三钱。

此中气虚，胆经逆，肝经陷肺气虚而不降之病也。虚劳之病，由于中虚木郁，相火不藏，津液干枯，加以肺气虚弱，不能收敛，则干咳不已，遂成无法可治之痨瘵。盖肺气足则降而生水，金收水藏，胆降肝升，木气自和，相火自秘，中气自旺，虚劳自愈。炙黄芪所以补肺气之降敛以益水源而藏相火也。生姜最降肺气，肺气不降，故气短而胸满。枣性凝重，苓性疏条，腹满故去枣而加苓也。制半夏为降胃逆、除痰涎之要药。血生于肝脾，气生于肺胃，生于肺胃者，生于肺胃之降也。

肺胃不降则气虚，故加半夏降肺胃补气源也，半夏最耗津液，此方如无饴糖之养津液，恐半夏未必有功而无过，是不可以不审慎者。

### 八味肾气丸

主治虚劳、腰痛、少腹拘急、小便不利者。

干地黄八钱　山药四钱　山茱萸四钱　茯苓三钱　泽泻三钱　丹皮三钱　制附子一钱　桂枝一钱

此肝肾两经不能上升，肺金不能降敛，水寒土湿，木郁风动之病也。肝木生于肾水，腰为肾位，水寒木陷故腰痛，肾寒不升木枯风动，故少腹拘急，木主疏泄，木枯风动，疏泄无力，故小便不利。此方干地黄润木息风，山茱萸敛风气，丹皮清木热以去滞，桂枝升木陷而达木郁，附子温水寒升肾气以培木气之根。水寒木枯，脾土必湿，故又用苓、泽以祛土湿。盖土气一湿，木气升达无路，故下郁而生风。用山药者，山药本是大补肺金而助降敛之职，金本克木，肺金能行降敛，风木自易平息。风息木和，疏泄乃畅，小便自利，少腹自不拘急。肾水温升，肝木营达，腰自不痛。风者，木枯不和之邪气也，邪气愈旺，正气愈虚，此方敛风平邪以养肝木之正气。木枯生风，极耗肾精，地黄息风以保精，非补肾精之药也。此方无中气药，而润木息风即以保中，如木枯生热则克土而耗津液，以致中气败而病重矣。

### 薯蓣丸

治虚劳，诸不足，风气百疾。

薯蓣即山药，三十分 麦冬六分 桔梗五分 杏仁六分 干地黄十分 当归十分 阿胶七分 芍药六分 川芎六分 桂枝十分 大枣五十枚，熬膏 党参七分 白术六分 茯苓五分 炙甘草二十八分 神曲十分 干姜三分 柴胡五分 白蔹二分 豆黄卷十分 防风六分

上二十一味研末蜜丸如弹子大，空腹黄酒服一丸，一百丸为一剂。

此肺经虚而不降，肝经下陷，胆经上逆，中气虚滞，脾胃有湿，木枯风生，耗津克土之病也。平人肺金降敛则肾水下藏，水气下藏则相火蛰秘，水藏火秘则木气根深，胆降肝升，风气不作，既不克土，亦不耗精，中气太和，不病虚劳。此方重用山药，补肺金以助降敛，用麦冬以益肺津，用桔梗、杏仁以下肺气，用当归、阿胶、地黄以润枯木，用芍药、柴胡以降胆木之逆，用桂枝、川芎以升肝木之陷，用大枣、党参、炙甘草以补中气，用白术、茯苓以培土而除湿。木枯生风，中土与木气必滞，用干姜、神曲以行土气之滞，用白蔹、豆黄卷、防风以行木气之滞。金收、木和、土运、中调，此治虚劳之大法。木气不和则生风，风者百病之长，五脏之贼，金逆遇风则愈逆，土困遇风则愈困，水弱遇风则愈弱，火泄遇风则愈泄。故曰：风气百疾也。

### 酸枣仁汤

治虚劳虚烦不得眠。

酸枣仁一两，研 川芎一钱 茯苓二钱 炙甘草一钱 知母二钱

此胆经不降，中虚土湿，相火上热之病也。平人肝经左升，胆经右降。胆经右降则相火下行，交于肾水，故得眠睡。然肝升胆降，必由中气之旋转。虚烦不得眠者，中虚土湿。胆经不降，相火浮逆也。此方重用枣仁以补胆经而助右降之气。炙甘草补中，茯苓泄湿，知母清降相火，使之下交水位，轻用川芎，微升肝经以助胆降，因肝升胆降，一气如环故也。

### 大黄䗪虫丸

治五劳虚极、羸瘦、腹满不能饮食、食伤、忧伤、饮伤、房室伤、饥伤、劳伤、经络营卫气伤。内有干血，肌肤甲错，两目黯黑，缓中补虚者，此方主之。

大黄一两 䗪虫四钱 虻虫五钱 水蛭五钱 蛴螬五钱 干漆二钱 桃仁五钱 杏仁五钱 黄芩二钱 芍药四钱 干地黄三两 炙甘草三钱

蜜炼为丸如小豆大小，每服五丸，日三服。

此胆胃不降，肝脾不升，木枯克土，经络干涩之病也。平人中气调和，肝脾左升，胆胃右降，经络流通，不生积滞，故无干血。胃主容纳，脾主消磨，脾升胃降，故不腹满而能饮食。肝开窍于目，胆降肝升，肝经阴中之阳上达，故两目不黯黑，内无干血，故肌肤不甲错，亦不羸瘦。一有干血，则升降塞窒，土木枯涩，故诸病作也。此方䗪虫、水蛭、蛴螬、干漆、桃仁以磨干血，大黄以去土滞，杏仁以行气滞，芍药、黄芩清降胆木以助其降气，干地黄润肝木以助其升气。炙甘草以缓中气而扶土气，所谓补虚者，去滞之功效也，干血磨去，升降复原，经络流通，

故病愈也。丸如小豆大，只服五丸，可见不可急攻之意，如服之过急则中气受伤，必生他变。

# 惊悸方

## 桂枝去芍药加蜀漆龙骨牡蛎救逆方

治火邪惊悸者。

桂枝三钱　炙甘草二钱　生姜三钱　大枣六枚，去核　蜀漆即常山根，洗，三钱　龙骨四钱，研　牡蛎五钱

此胆经不降，肝经不升，中虚而阳气不归根之病也。阳位于上而根于下，肝经上升则清阳上达，胆经下降则阳气归根。肝升胆降，全赖中气之旋转。平人阳气归根，不生惊悸，此方本是伤寒太阳证，以火熏发汗，发生坏证之方。曰火邪者即系火熏之火，非本身之火也。伤寒太阳表证当以汗解，医以火熏发汗，致令汗出太多，阳气拔根，浮越于上，中气被伤，胆逆肝陷。下之清阳不能上升，上之浮阳不能下降，故心神不宁而作惊狂。悸者，摇摇不安，将惊未惊之意也。此方龙骨、牡蛎降胆经以收敛浮阳使之归根，用桂枝升肝经以升清阳使之上达，用炙甘草、姜、枣补中气旋转以维升降之本。中虚胆逆则浊气停瘀胸膈，故用蜀漆以去浊瘀而清心气，故惊悸止而人安。芍药苦寒之性，最败阳气，阳气拔根则中下皆寒，故去而不用也。

## 半夏麻黄丸

治心下悸者。

半夏制　麻黄各等份

炼蜜为丸，小豆大，每服一二丸，日三服。

此肺胃不降，浊瘀心下，阻碍肝胆二经升降之病也。心经之气为君火，心包经之气为相火，君火胎于肾水而升于肝木，相火者，水中阳气之根。胆经者，相火下降之路，肺气下降则化水而胃经实为肺经下降之门。胃气不降则肺气亦无降路。肺胃俱逆则水停心下，相火熏灼而成浊瘀。浊瘀填于心下于是胆经不能降，肝经不能升，心君之气无根，相火之气上摇，所以心下悸也。此方用半夏降胃逆而去浊瘀，用麻黄泻肺逆而清气道，胸膈清虚，肝胆之升降有路，故心悸愈也。惊悸之证只责二木，此方不用升肝降胆之药而用降肺胃之药者，其病原只在肺胃也。

## 柏叶汤

治吐血不止者。

柏叶五钱　干姜一钱，炮　艾叶五钱　白马通汁（白马通即白马粪水泡取汁同煎）一合

此肺经不能降敛，中气湿寒之病也。血生于肝而降于肺，肺气降敛故不吐血，肝升肺降，全由中气之旋转。中气湿寒不能旋转，故肺金不能降敛，血停上焦，是以吐血不止。此方用柏叶以降敛肺气，艾叶以温升肝经，用干姜以温中气助其旋转，中气右转则肺气降，中气左旋则肝木升，肝木能升血乃归经。升降回环，故吐血自愈。白马通汁专主摄血，此方温中敛肺为主，而兼温升肝血者，使血归经也。

## 泻心汤

治心气不足、吐血衄血者。

大黄一钱　黄连五分　黄芩五分

此心与心包二经不能下降之病也。心经属君火，心包经属相火，火性炎上，平人火不炎上者，心经与心包经之降气足也。二经不降，故血随火腾而病吐衄。此方用三黄以降心气，心气下降，吐衄自愈。泻心汤宜轻用，徐徐服。只将心气泻归中焦，不可将大便泻下，下则中气泻伤，中气不能右转则心气愈逆，吐衄加而烧热作。相火金逆，下部成了寒，水中无根，便关生死。此病如用生地、麦冬等药，病必加重，缘地、冬系息风润燥之药，最助土湿。土气一湿，旋转不灵，上逆更甚之故也。

## 黄土汤

治下血，先便后血，此远血也。亦治吐衄。

炙甘草二钱　白术三钱　制附子三钱　干地黄三钱　阿胶三钱　黄芩三钱　灶中黄土三两

此脾肾湿寒，肝经下郁，肝脾肾三经均不上升之病也。气生于肺而降于胃，血生于肝而升于脾。血升则不病便血。肝木之气，水母而子火，本易寒标易热。木主疏泄，肾寒脾湿，木郁生风则疏泄于下，肾寒脾湿不能上升是以便后血下也。此方炙甘草补中，白术燥土湿，附子温肾寒，地、胶、黄芩息风清热以调疏泄之宜。灶中黄土燥湿摄血，肾中阳复，则肝木之母气充足，故不下陷，湿寒除去，肝木亦随

脾土左升即不下郁而生风热，故便血自愈。便血之症，全不与大肠相干。惟不知升降之义，只见血由大肠下来。故世人皆谓肠风下血也。此等症亦有单吃阿胶而痊愈者，则病只在木气之风热，脾胃尚未湿寒。如无阿胶，吃猪肉汤不着盐亦可。此证肛门发热，即木气下郁所生之风热也。此方亦主治吐衄，缘吐衄之病，发于热者，由于中虚而火逆，发于寒者由于中寒而肺胃不降，火逆虽发于热，亦肺胃不降也。如肺胃能降则胆经甲木与相火二气，皆由右下行，火自不逆也。此方所治之吐衄乃中虚土湿水寒木燥，风木上冲，虽无降敛之肺胃之药，而息风即能降肺，盖金主静、木主动，动气进则静气退，动气退则静气进。木家之风息，则动气自退，肺金自能降敛。炙甘草补中气也，白术祛土湿也，地黄、阿胶润风木也，附子暖水寒也，黄芩清木热也，灶中黄土除湿而摄血也。所谓摄血者，并非灶中黄土能将血摄住，盖其除湿之力大，土气不湿，肝脾升而肺胃降，自然血不下陷，亦不上逆耳。治血证敢用热药者，须知仲景温水燥土、润风清热之法。如不知而懵然用之，必至灼烧津液，木枯金燥，阴竭中亡，以至人死。此方附子、白术与胶、地、黄芩同用，既温水寒亦清木热，既除土湿亦润木枯，各得其宜，自无偏害。后人见仲景方中有寒热并用者，每每思之不解，盖未从中气旋转五行气化学起故也，只知用寒药者，下咽热加不解其故，亦未从中气旋转五行气化学起故也，此方须与泻心汤合看。

### 赤小豆当归散

治下血，先血后便，此近血也，此方主之。

赤小豆四两，晒干，水浸发芽晒干　当归一两，同研为散

日三服。

此肝木虚寒不能上升之病也。大小二便之行，皆秉肝木疏泄之气，先便后血者，肝木疏泄之气郁于土气之中，先血后便者，肝木之气郁于土气之外，肝阳不足，疏泄气动，故将便而血先下。此方当归补肝阳以助升气，赤小豆芽性极条达，能除湿而助肝木之上升也。

# 奔 豚 方

### 奔豚汤

治奔豚气上冲胸，腹痛，往来寒热者。

炙甘草二钱　制半夏四钱　生姜四钱葛根三钱　芍药二钱　黄芩二钱　川芎二钱当归二钱　甘李根白皮一两

煎服。

此胆经不降，肝经不升，中气虚弱，木气妄行之病也。奔豚之病俗谓为母猪疯，发作之时，由少腹直冲胸际，势若奔狂之豚，痛楚异常，上窍火闭，昏不知人，气过则仍安好。此病之状在肝胆二经，其病之源则在肾寒之故，五行之气，惟木气最动，凡口眼歪斜，手足抽搐，疼痛冲击，皆木气之事，人谓奔豚为肾气上冲，其实乃木气也。胆经甲木化气于相

火，胆经下降交于肾水，肾水温暖，乃生肝木，胆降肝升，回环一气，和煦条畅，故不冲击，如其胆经不降，相火上越，肾水必寒，肾寒则肝木无根，升不能升，降不能降，动气发作，是以冲击，又如奔豚。治奔豚之法，本应以温肾气为主，但当二木冲击之际，火气上发，温肾之药，性热易动是以欲治其病之本反以增此病之标矣。此方用芍药、黄芩降胆经以清甲木之热，用川芎、当归温升肝经，用李根白皮以清乙木之热。乙木失根，则木热上冲，乙木上冲之力大，故李根白皮分量较多，用半夏升降葛根者，木气上冲则胃逆而生热，故用之以降胃逆，用炙甘草以补中气之旋转而调木气之升降，故病止也。上升与上冲不同，升者得其正，冲者凡其常，乙木之根气温固则上升，根气脱离则上冲。欲温肾寒，以治病本，须俟病退之后，徐徐温之，一面调和肝胆二经则病根可去而病可不再复发也。

### 桂枝加桂汤

治伤寒发汗后，复烧针以发其汗，针处被寒，核起而赤，必发奔豚气，从少腹上至心，炙其核上一壮，此汤主之。

桂枝三钱　芍药二钱　炙甘草一钱　生姜二钱　大枣三枚，去核

此汗亡肾中之阳，中虚水寒，木气失根，胆经不降，肝经不升，将作奔豚之病也。木生于水者，生于水中之温气，汗亡肾阳，肾水寒生，针处核起者，寒气之凝聚，核起而赤者，营热外逼也。金水之气为卫，木火之气为营，营卫行于经络，发于脏腑而根于中气。脏腑之气主里，营卫

之气主表，伤寒表病，营卫不和，过汗烧针，故营热外逼。此病针处核起即知肾寒之已甚，肾寒则木气必失根，故知必发奔豚。此方炙甘草、姜、枣以调补中气而助升降，芍药降胆，桂枝升肝，加桂枝者，补肝木根本之温气以达于经络之表也。

### 茯苓桂枝甘草大枣汤

治发汗后脐下悸者，欲作奔豚，此方主之。

桂枝三钱　茯苓四钱　炙甘草二钱　大枣三枚，去核

此汗亡肾中之阳，肝木失根，不能上升，土湿中虚，欲作奔豚之病也。胆木不能下降则生惊，肝木不能上达则生悸。肝木不能全升，则悸在心下，肝木欲升不能则悸在脐下。悸在心下轻，悸在脐下重，过汗伤亡，一见脐下悸动，乙木郁生冲击，故知将作奔豚，此方用桂枝以达肝木，用茯苓祛土湿以遂木升之路，用炙甘草、大枣补中气以调木气之升降也。

# 水　病　方

### 防己黄芪汤

治风水、脉浮、身重汗出恶风者，此汤主之。腹痛者加芍药三钱。

防己三钱　黄芪三钱　炙甘草一钱　白术三钱

此肺气虚而不降，中虚土湿之病也。人身上下全是气与水耳。水升化气，气降化水。水升化气则汗孔通，气降化水则水道利。气水分清，不病水肿，气水分清，

全赖土气不湿，中气旋转脾升胃降之力，尤赖肺气收敛下降，而后汗孔始通，水道始利。风水之病，其脉自浮，外证汗出身重，肿而恶风，缘肺经之气为风邪所伤，不能收敛下降，故汗出而恶风。脉主皮毛，病气在外故脉自浮，水郁湿生，故觉身重，虽然汗出，却非汗孔疏通之汗，乃肺虚不降，毛孔开张之汗，故汗出水气并不见消。此方用黄芪补肺气以助降敛，用防己以逐水，白术以去土湿，炙甘草以补中气，中气旋转，肺气不降，水道通调，所以肿愈。如其腹痛，是胆木横逆不能下降以交肝木，木郁作痛，故加芍药降胆经以和木气也。

### 越婢汤

治风水恶风，一身悉肿，脉浮不渴，续自汗出，无大热者。恶风甚者加附子三钱。

麻黄三钱　石膏一两　炙甘草二钱　生姜三片　大枣八枚，去核

此中气虚弱，风伤肺气，肺燥不降，水郁为肿之病也。

麻黄发汗极猛，石膏极败胃阳，此病既系中虚汗出，并无大热，而复用之何也？缘风水之出汗，乃肺气不降，郁生燥热，大热者，为火逆，热不大者乃肺燥，故虽汗泄，仍是郁燥，肺气清降，则水道通调，今肺郁汗出，外内格阻，故用麻黄以泄肺气之郁，用石膏以清肺气之燥，肺气不郁则降，不燥则清，肺气清降，水道通调，皮毛闭敛，内外合和，水肿乃愈，此麻黄、石膏之法也。炙甘草、姜、枣补中气之旋转以助肺气之下降而益化水之

源，气水化分之源乃中气也。恶风甚者，肾阳虚败，故加附子也。

### 防己茯苓汤

治皮水为病，四肢肿，水气在皮肤中，四肢聂聂动者，此汤主之。

防己三钱　茯苓六钱　黄芪三钱　桂枝三钱　炙甘草二钱

此肝经不升，肺经不降，土湿中虚，营卫不调，皮间水肿之病也。脾为己土，胃为戊土，肝主营，肺主卫。脾经升则肝经升，胃经降则肺经降。土湿中虚，脾胃不运，故肺逆肝陷，而营卫不调，气水不分，而肿作矣。四肢秉气于脾胃，皮者，营卫之所司，土湿水停故四肢肿而聂动，水在皮肤间也。此方用防己以逐水气，茯苓以泄土湿，桂枝温升肝经以调营，黄芪补降肺经以调卫，炙甘草补中气之旋转以助肝肺之升降，肝升肺降，营卫调和，水去湿消，故病愈也。营卫者，气血之在经络之称。营主疏泄属于肝木，卫主收敛属于肺金，肺肝二气之升降调和，金敛于外，木泄于内，然后水道清通，不病水肿，故水肿之病，多责脾胃与肝肺四经也。

### 越婢加术汤

治里水一身面目黄肿，其脉沉，小便不利，故令病水。假如小便自利，此亡津液，故令渴也，此汤主之。

麻黄三钱　石膏六钱　生姜三片　大枣八枚，去核　白术四钱

此中虚，肺气郁燥不降之病也。里水者，其水在里，与风水皮水水气在外不同也。风水皮水脉浮为顺，里水脉沉为顺。

肺气清降，水气下行，中气旋转，下注膀胱，身无停水，不病水肿，肺郁不降，溢于经络，故成里水。黄为土色，土败则现黄色，如肿而小便复利，是肺郁不降，而水气疏泄，疏泄伤津，必肿而发渴，故加白术以保津液，姜、枣补中气，麻黄泻肺郁，石膏清燥也。肺气郁而不降，为造成水肿之结果，麻黄最泻肺郁，故水肿方多用之也。

### 蒲灰散

治厥而皮水者，此方主之。

蒲灰七钱　滑石三钱

杵为散。每服一钱，日三服。

此肝经不升，木热郁于膀胱之病也。厥者，冷也。厥有内寒、内热之分，内寒而发厥，是肝脾之阳虚，内热而发厥，是肝家之阳郁。肝阳上升则化心火，阳气通达，故不发厥。皮水之病，土湿遏阻肝阳，肝木下陷于膀胱而生热，内热为皮水所格，于是内则热生，外则厥见。此方用蒲灰以清膀胱之湿热，用滑石以清水道，水去热消，肝阳上达，所以厥愈。若将发厥亦认为阳虚而用干姜、附子，则木热更加，厥将更甚也。

### 甘草麻黄汤

治里水，越婢加术汤主之，此汤亦主之。

炙甘草二钱　麻黄三钱

此中气虚而不运，肺气郁而不降之病也。里水之病，中虚肺郁，一定之理，此方用炙甘草以补中气，用麻黄发汗以泻肺郁也。

## 麻黄附子汤

水之为病，其脉沉小者属少阴，脉浮者为风水，虚胀者为气水，发其汗即已。脉沉者，宜麻黄附子汤，浮者宜杏子汤。

麻黄三钱　炙甘草二钱　制附子三钱

脉浮者，肺燥不降，脉沉者，肾寒而阳不升也。少阴肾脉沉小，故水肿之病，脉沉小者属肾寒，如脉浮者，浮为风水，如虚胀者为气水，气不化水，故觉气胀，皆发其汗即愈。沉者，宜麻黄附子汤。麻黄以泻肺郁，炙甘草以补中气，肾寒则阳陷，故水道不利，附子温肾阳以通水道也。

## 杏子汤

杏仁五钱　麻黄三钱　石膏八钱　炙甘草二钱

脉浮属于气分，故用杏仁、麻黄以泻肺气，肺气郁则生燥，故用石膏以清燥，用炙甘草以补中也。

## 黄芪桂酒芍药汤

治黄汗为病，身体肿，发热汗出而渴，状如风水，汗沾衣，色正黄如柏汁，脉自沉，以汗出浴水中，水从汗孔入得之，此汤主之。

黄芪五钱　芍药三钱　桂枝三钱　苦酒三分

苦酒即陈醋。水七分，煎服，若服后心烦者，服之六七日自解，以苦酒阻故也。

此肺胆二经不降，肝经不升，营卫双郁，卫郁为肿，营郁为热之病也。水肿之病本是卫郁所成，卫者，肺气收敛之能也，肺气不降于是卫气郁阻，不能收敛，气水不分，然后病肿，黄汗者，营气郁于卫气之中也。卫根于金水，营根于木火，营郁于卫，于是发热，入于脾经，是以汗黄如柏汁，黄为土色故也。凡肝木不升化热之病，胆木必亦上逆而化火，故此方用芍药降胆，桂枝达肝，以和营气而退木热，用黄芪补卫气，用苦酒以助收敛也。

## 桂枝加黄芪汤

黄汗之病，两胫自冷，假令发热，此属历节，食已汗出，又身常暮卧，盗汗出者，此营血也。若汗出已反发热者，久之其身必甲错，发热不止者，必生恶疮。若身重汗出已辄轻者，久之，必身瞤瞤，即胸中痛，又从腰以上汗出，腰以下无汗，腰髋弛痛，如有物在皮肤中，状剧者，不能食，身痛重，烦躁，小便不利，此为黄汗，此汤主之。

桂枝三钱　芍药三钱　炙甘草二钱　生姜三钱　大枣六枚，去核　生黄芪三钱

服后吃热稀粥，取微汗。

此中气虚弱，肺胆二经不降，肝经不升，营卫郁阻，变生之病也。内伤之病，外寒者多内热，内热者多内寒。因中气虚弱，脏腑营卫之气，阻格不能调和之故也。黄汗之病，其热在里，热郁于里，不能外达，故两胫自冷。假令两胫发热，是寒在内而热在外，此为历节之病——历节之病俗称为鹤膝风。若食后出汗与暮卧盗汗者，此营分之血为热所逼，化汗外出。若营分之血化汗外出，热仍不退，营血日枯，其身体之皮肤必如鳞甲之错落，如发

热不止，热血内郁，必生恶疮。如本来身重，汗后忽轻，血随汗亡，木枯生风，身体必生腘，风木上冲，必生胸痛，如从腰以上出汗，腰以下无汗是木气疏泄于上，不能疏泄于下，欲泄不能，则郁而生冲击，故腰髋弛痛，似皮中有物，如其剧者，则风木克土，必不能食，而身体痛重，木郁不达，则烦躁而小便不利，此皆黄汗之病也。方用芍、桂降胆经升肝经，以调营气；用黄芪补降肺经，而调卫气；炙甘草、姜、枣调补中气，以复营卫之升降。卫能降敛则水不外溢，营能升达则小便通利，而木热不生，故黄汗愈也。水肿之病，肺气不降而闭塞者，用麻黄，肺气不降而虚弱者用黄芪。必先明营卫之理，然后知治黄汗之法也（营卫之理详见初编营卫分合）。

### 桂甘姜枣麻附细辛汤

治气分心下坚如大盘边如旋杯者。

桂枝三钱　麻黄二钱　炙甘草二钱　生姜三钱　大枣六枚，去核　附片三钱　细辛六分

服后汗出如虫行皮中则愈。

此营陷卫逆肾阳不升，中气虚而寒水上凌之病也。心下为气分之位，本应清虚，水肿之病，土湿水寒，肾阳不能上升，以化心火，寒水之气上凌心位，故心下坚大如盘，边如旋杯。人身之气温则运，寒则凝，寒水之气上凌凝结不散，故有形如此。方用桂枝达营，麻黄泄卫，炙甘草、姜、枣以补中，附子、细辛下寒气之冲，以温补肾中之阳，肾中有阳则温气上升，心下之坚结自散，营升卫降，中气

旋转，故病愈。

### 枳实汤

治心下坚大如盘，边如旋杯，水饮所作，此汤主之。

枳实二钱　白术三钱

服后腹中软即当散也。

此水气积结，胃经不降之病也。胃气下降，胸膈宽舒，如水饮停积在胸，胃气不能下降，则心下结聚，坚大有形。此方枳实以消积结，白术除湿以补中土，湿消土旺，则脾升胃降，积结乃消，如单用枳实不用白术，则中气伤亡，愈下愈坚矣。

## 消渴小便不利方

### 白虎加人参汤

治渴欲饮水，口干舌燥者。

石膏一两　知母三钱　粳米六钱　炙甘草一钱　党参三钱

此肺经燥而不降之病也。平人肺气清降，降则生津是以不燥不渴。此病石膏、知母清肺经之燥，粳米养津，炙甘草补中气之旋转以助肺经之降气。气生于肺而降于胃，肺经清降则气足。燥而不降则气虚，故加参以益气。渴有燥湿之不同，燥家之渴，白虎加参，清燥益气之法也。

### 文蛤散

治渴欲饮水不止者。

文蛤一两

杵为散，白水下，每服一钱。

此肺胃二经被水阻格不降之病也。肺

胃气降则不发渴，人之夏日行动则渴而思饮者即肺胃被热不降之故。坐定即不觉渴者即肺胃气降之故。此病肺胃之气被水格阻，不能下降是以渴欲饮水不止。文蛤散利水下行，水去则肺胃气降，故不渴也。此病饮水不止，不过因水气格阻肺胃下降之气，不比白虎加参之真渴，名虽饮水不止，所饮却不见多也。

### 五苓散

治渴欲饮水，水入即吐，名曰水逆。此方主之。

茯苓二钱　猪苓二钱　泽泻三钱　白术二钱　桂枝一钱

研为散，白汤送下。

此肺胃二经被水格阻不能下降之病也。平人不渴者，肺降生津也。平人不吐水者，肺胃右降水气下行，胸无停水也。此病胸有停水，肺胃之气不能下降，肺不生津，是以作渴，停水阻格，新水难消，是以水入仍吐。二苓、泽、术泻水除湿，桂枝调木气之疏泄以通水道，水消肺降，故病愈也。

### 五苓散

主治脉浮，小便不利，微热，消渴者，宜利小便，发汗，此方主之。

方见上。

此肺胃二经为湿所阻，不能下降之病也，肺胃不降，故脉浮。肺气不降不能化水，故小便不利，肺胃不降，火逆刑金，故有微热。湿气阻格，肺不生金，火又上行，是以消渴。此方二苓、泽、术除湿祛水，桂枝调达木气，通水道而知营卫，故

能利小便又能发汗也。

### 猪苓汤

主治脉浮发热渴欲饮水，小便不利者。此方主之。

猪苓二钱　茯苓二钱　泽泻二钱　滑石二钱　阿胶二钱

此湿气郁阻，肺胃不降，肝经不升之病也。平人上焦之气能降，则脉不浮，上焦火气下行，则不发热，须中土不湿而后旋转升降各遂其性。此病湿气中阻，肺胃不降，风热上冲，故脉浮发热，渴欲饮水。湿气中阻，肝经不能升达，肝主疏泄，疏泄不畅，故小便不利。此方苓、泽泄湿，滑石清木气之瘀热以利水道，阿胶润木息风，上则平其热冲，下则调其疏泄，消渴之病，有单病燥者，单病湿者，有燥湿兼病者。人参白虎汤治燥渴之法也。五苓散治湿渴之法也。猪苓汤治燥湿兼病之法也。然猪苓汤系治风木之枯燥，其燥在木不在金也。

### 肾气丸

主治男子消渴，小便反多，以饮一斗小便亦一斗，此方主之。

干地黄八钱　丹皮三钱　山药即薯蓣，四钱　山茱萸四钱　茯苓三钱　泽泻三钱　附片一钱　桂枝一钱

共研细末，蜜炼为丸，如梧子大，每服十五丸，一日服两次。

此肺经不降，肝经虚寒，不能升达，郁生风燥之病也。金主收敛，木主疏泄，肺经下降，则能收敛。肝经上达，则疏泄适宜。肺经收敛气旺，气降津生，故不发

渴，肝经疏泄得宜，故小便不至过多，平人饮水入胃，胃降而纳之，脾升而磨之。经中焦之升降旋转而后精华上输于肺家，由肺家灌输于全体。其余糟粕经肾家之渗化肝木之疏泄，乃成小便。小便者，精华之糟粕。如其渴而饮水。饮一斗小便亦一斗，是精华糟粕一齐都下，津去木枯，生风克土，故消渴之病，死者甚多，其实皆肝经疏泄之太过也。肝属风木，所谓风者，即是疏泄之偏气。平人肝经疏泄何以不偏，缘肺经下降，金收水藏，水藏则相火蛰秘于水气之中，水气温暖，木气得根，木静风平故疏泄不偏，所以不病消渴也。此方用山药补肺气之降敛也，用干地黄润木枯以息风也，用丹皮清风热也，用山茱萸敛风气也，用附子温水寒也，用桂枝达木气也，用苓、泽者，水寒木郁，肺金不降之病，四维之升降不和，中土之气必难旋转，土气停滞，必生湿气，而木气之生风，虽因水寒亦由土湿。盖脾胃为升降之关门，脾湿不升，肝经亦郁而不升，郁而不升，故风气动而疏泄作，用苓、泽所以祛土湿而复升降之常也。地黄本是滋木息风之药，并非滋补肾水之药，风动疏泄，耗伤肾水，故服地黄之后，肾水得以不伤。如风木不动而肾水微弱者，此缘土金之气不足，金不生水之故，土金不足，再服地黄以寒滞中气，则升降失常，百病皆起矣。大概滋润之品，皆系风燥之药，如认定木气确有风燥，自当用之，如认定确系水弱，不可不调中土而大补肺金也。

---

① 蒲灰散：此三字底本无，据文义补。

## 栝楼瞿麦丸

小便不利者，有水气，其人若渴，此方主之。

茯苓三钱　山药三钱　瞿麦一钱　栝楼根三钱　附片二钱

上五味研末炼蜜为丸，梧子大，每服五丸，日三服。不知增至七八丸，以小便利、腹中温为知。

此与肾气丸主治同一病也。彼则小便偏多，此则小便不利。土湿水寒，木郁风动，疏泄失宜。偏多不利皆疏泄失宜也。栝楼、山药、瞿麦清肺金以助降敛，附子暖水，茯苓祛湿。此方金燥偏胜，肾气丸为风木偏胜。至土湿水寒则一也。

## 蒲灰散、滑石白鱼散、茯苓戎盐汤

### 蒲灰散①

小便不利，此方主之。

蒲灰七分　滑石三分

共研为散，每服一钱，日三服。

### 滑石白鱼散

滑石一两　白鱼一两　乱发一两，洗净烧灰

共研为散，每服一钱，日三服。

### 茯苓戎盐汤

茯苓四钱　白术二钱　戎盐一钱，即青盐

煎服。

此土湿木郁，木热陷于膀胱之病也。木本生火，乙木上升则生丁火，不升而陷，则生邪热。凡小便黄赤之病，皆木陷生热，名虽为热，而木陷则由于虚，木陷生热，尿道热瘀则生痛楚，既系虚证，只可滑尿道以祛瘀热，不可用寒凉之药，致伤中气。缘中气为乙木上升之根本，中气旋转则乙木上升，自不下陷以生邪热。蒲灰散、滑石白鱼散治尿道已有之瘀热之小便不利，蒲灰、滑石、白鱼、乱发皆能滑窍去瘀，急则治表之意也。茯苓戎盐汤治土湿之小便不利，苓、术除湿培土，青盐善收湿气，以利水道，缓则治本之意也。后世医家，不知小便黄赤由于木陷生热，木陷生热由于土湿中虚，一见小便黄赤，便用凉药，降中气败尽而不悟则多也。

# 黄 疸 方

## 茵陈蒿汤

治寒热不食，食即头眩，心胸不安，久久发黄为谷疸，此方主之。

茵陈蒿三钱　栀子五枚　大黄一钱

上三味先煎茵陈，后入二味，分温三服，小便当利，尿如皂角汁状，色正赤，一宿腹减，黄从小便去也。

此胆胃不降，肝脾不升，土湿木郁，热瘀中土之病也。木主五色，土色为黄。此病发寒发热者，营卫不和也。不食者，土为湿困也。食即头眩者，脾胃热瘀，食则热增也。心胸不安者，土湿热瘀，胃气不能下降也。久久发黄者，土木郁困，不能升降，脾热郁久，土败而色见也。平人

胆胃二经下降，肝脾二经上升，中气旋转于内，则营卫调和于外，升降流通，湿热不留，不病黄疸，如其升降不灵，土湿木郁，木郁热生，瘀于脾土，遂病黄疸。此方茵陈蒿专祛脾土湿热，栀子寒凉为除脾经黄热要品，大黄推荡陈郁也。曰谷疸者，为谷所伤，见谷则热增而病重故也，发寒热而不用营卫之药者，因营卫之不调，由于木郁土困而中虚。此方除去脾经湿热则升降调而中气复，中气复则营卫和，故病愈黄消，寒热不作也。服药后，小便利而尿如皂角汁者，黄从小便去故也。一宿腹减者，土湿木热，中气受伤，升降不灵，必见腹满，今湿热去而升降和，故腹减也。

## 栀子大黄汤

治酒疸心中懊侬或生热痛，此方主之。

栀子五枚　香豉五钱　枳实三钱　大黄一钱

此病与茵陈蒿汤同义，但湿热熏蒸浊瘀填塞较重，故加枳实以下浊瘀，加香豉以洗胃中之湿热而养胃气也。

## 硝矾散

治黄家日晡所发热而反恶寒，此为女劳得之。膀胱急，小腹满，身尽黄，额上黑，足下热，因作黑疸，其腹胀如水状，大便必黑时溏，此女劳之病，非水也，腹满者难治，此散主之。

硝石　白矾各等份

二味为散，大麦粥汁和服一钱或五分，日二服或三服。病随大小便去，小便正黄，大便正黑，是其候也。

此病亦与茵陈蒿汤同一病义。但此病肝脾肾三经亏败较甚耳。黄疸之病，本因土湿木郁，热气瘀留，如其肝脾肾三经不见亏败，则大黄、栀子、茵陈蒿等药，扫而去之可也。此病伤于女色，肝脾肾三经亏败已甚，日晡之时，湿动而发热，阳虚而恶寒。膀胱急，少腹满，足下热，额上黑，大便亦黑，黑者，土败水侮。水色为黑，肾气败则见黑色。肝阳下陷，相火泄于肾水之外，则足下热也。脾肾阳弱，则大便时溏也。腹胀满者，木枯土败，水寒克火，中气之旋转无力也，此病如用大黄、栀仁，则中气益虚，肝脾肾三经之阳益败，如用干姜、附子以补肝脾肾三经之阳，则黄热益增，病必益重，所以难治。方用硝石清热祛瘀，矾石除湿。麦粥养中，祛瘀而不攻下，除湿而不燥热，补中而不横滞，湿去中调，俟其徐徐自转，并非此方能愈此病也。

### 茵陈五苓散

统治黄疸病。

茵陈蒿末十分　五苓散五分

饭后和服一钱。

五苓散、茯苓、猪苓、泽泻、白术、桂枝等份为散。

此病与茵陈蒿汤同一病义，但湿热尚未瘀积，病势尚轻耳。方用五苓散除土湿、达木郁，重用茵陈以清脾经之热也。

### 大黄硝石汤

治黄疸腹满，小便不利而赤，自汗出，此为表和里实，当下之，此汤主之。

大黄二钱　硝石二钱　栀子一钱　黄柏一钱

此病亦与茵陈蒿汤同一病义。土湿木郁瘀热不行，故病黄病。黄病之人，腹满而小便不利，皆土湿木郁之外证，此病自然汗出，此为表和，热瘀不行，此为里实，故须下其里实。大黄、硝石、栀子、黄柏下瘀而清热，瘀热去则升降通，木达土运，中气复而人安也。

### 桂枝加黄芪汤

诸病黄家但利其小便，假令脉浮，当以汗解，此汤主之。

桂枝三钱　芍药三钱　炙甘草二钱　大枣三枚　生姜一钱，去核　黄芪三钱

服后须臾，饮热粥，覆衣取微汗，不汗再服。

黄病皆土湿木郁瘀热不通，故利小便以祛湿热，即为治黄病之大法。然黄病之湿热，在肝脾之部，脉沉者多，如其脉浮，湿热只在经络不在脏腑，故用桂枝加黄芪汤以取汗，湿从汗出，热随湿去，则病愈也。芍药降胆经，桂枝达肝经，黄芪补肺气以助降敛，炙甘草、姜、枣补中气以达营卫。芍药能清木热，故黄病取汗亦宜之。如湿热系在脏腑，自非大黄下之不可矣。

### 小半夏汤

治黄疸病小便色不变，欲自利腹满而喘，不可除热，热除必哕，哕者，小半夏汤主之。

半夏四钱　生姜三钱

黄疸之病，土湿木郁，热瘀不行，故发黄色，小便之黄者，肝脾之湿热也。既

有湿热，故用凉药以除热，如病黄疸而小便仍是清白，不病黄色，且欲自利。腹满而喘，是脾肾下陷，肺胃上逆，不可仍用除湿之药。脾肾下陷者，脾肾二经阳虚寒盛，如用凉药除热，中气更伤，胃逆而哕矣。此方用半夏、生姜降胃逆而理中气也。黄疸之病，有阴黄、阳黄之分，阳黄为热，阴黄为寒。《金匮》无阴黄之方而有阴黄之症，此病即阴黄之症也。脾肾寒盛阳虚，自当用求附之类，惟阴黄之病不可发渴，渴则燥生。热药能回脾肾之阳而亦能增渴家之燥，寒药能减渴家之燥而亦能损脾肾之阳，黄病到此，不易治也。

### 小柴胡汤

治诸黄腹痛而呕者。

柴胡三钱　黄芩二钱　党参三钱　炙甘草一钱　大枣五枚，去核　生姜二钱　半夏三钱

腹痛者，木郁也。呕者，中虚而胆胃逆也。柴、芩清降胆经以疏木郁，半夏降胆胃之逆，参、草、姜、枣补中气以助旋转也。黄疸之病，土湿木郁升降不通，热瘀不行，此为病本。但土湿之原多由肾寒，不过热正盛时不可温肾寒以增热。故大黄、硝石、枳实、茵陈等药祛热除瘀，其效立见，如热不大，不可用大黄。茵陈五苓散最妥当之方矣，除湿调木清热兼而有之。如见阴寒，术、附不能不用矣。大概茵陈五苓散一方为寒热均不偏胜之方，亦为黄病中之治法矣，明白此方，然后可言阴黄宜温、阳黄宜清之法也。

## 呕吐哕逆方

### 大半夏汤

胃反呕吐者，大半夏汤主之。

半夏五钱　白蜜五钱　人参三钱

此病胃逆肠结而气虚也。大肠主出，胃脘主入，肠燥闭结则庚金之气不升而戊土之气不降，故下则大便艰结，上则食入呕吐，此方用半夏以降胃逆，白蜜以润肠结，人参以补肠胃之气也。

### 茯苓泽泻汤

胃反吐而渴欲饮水者，此方主之。

茯苓四钱　泽泻四钱　桂枝四钱　白术四钱　炙甘草二钱　生姜三钱

此病中虚土湿，水停上脘，胃经与相火不降也，胃不降故吐，相火不降故渴。此方炙甘草、白术、苓、泽、桂枝补土除湿、调木祛水，生姜降胃气之逆也。此方降胃不用半夏，盖水湿之病最伤津液，半夏伤津液也。疏泄无力、水湿不行用桂枝者，调木气助疏泄也。

### 文蛤汤

吐后渴欲得水而贪饮者，此方主之。

文蛤五钱　石膏五钱　麻黄三钱　杏仁十五枚　炙甘草三钱　生姜三钱　大枣五枚

此病肺胃俱逆，湿郁燥动而中虚也。吐伤津液，肺胃俱燥，湿盛郁阻，燥气不降，此方文蛤、石膏泄湿清燥，麻黄、杏仁降肺泄郁，生姜降肺胃之逆，草、枣补中气以助降气也。

## 猪苓散

呕吐而病在膈上后思水者解，急与之。思水者，猪苓散主之。

猪苓　茯苓　白术各等份

研末，每服一钱，日三服。

此病呕吐之后，津液被伤，思饮水者，津液伤故思水。思水者，胃气复，病将解也。但思水者，湿将复生，此方所以祛湿也。

## 大黄甘草汤

食已即吐者，此汤主之。

大黄四钱　炙甘草一钱

此病能食是胃气不虚，食入即吐是胃间有湿热瘀阻，食故不下。此方重用大黄以泄湿热，轻用炙甘草以顾中气也。

## 四逆汤

呕吐而脉弱，小便复利，身有微热，见厥者难治。

炙甘草二钱　干姜一钱　附片一钱

此病中下阳虚里阴旺而阳不归根也。中脘阳虚故呕，而脉弱肾阳亦虚，故小便清利。厥者，里阴之旺；微热者，阳不归根也。此方温补中气，回阳以抑阴邪也。此病见厥，恐其阳亡，故难治。

## 小半夏汤

治呕吐谷不得下者，此方主之。

半夏四钱　生姜四钱

胃气上逆，浊气不降，故呕吐而谷不得下，此方半夏、生姜以降胃逆，胃气不逆，方能进食不吐也。

## 小柴胡汤

柴胡三钱　黄芩三钱　半夏三钱　人参三钱　炙甘草二钱　生姜三钱　大枣三枚

此中虚胃逆阻住少阳相火也。此方用炙甘草、枣补中土也，半夏、生姜降胃逆也，柴胡、黄芩降少阳清相火也。

## 半夏泻心汤

呕而肠鸣，心下痞者，此方主之。

半夏八钱　黄连一钱　黄芩三钱　干姜三钱　人参三钱　炙甘草三钱　大枣四枚，去核

此中寒胃逆而上热也。此方半夏降胃逆，黄连清降君火，黄芩清降相火，姜、参、草、枣温补中宫以复旋转之旧，中寒去而肠鸣止，逆热降而心痞消也。

## 吴茱萸汤

干呕，吐涎沫，头痛者此方主之。呕而胸满者此方亦主之。

吴茱萸六钱　人参三钱　大枣六枚　生姜六钱

此病中寒胃逆，故吐涎沫，气不降故头痛胸满。此方吴茱萸、生姜温中降逆，参、枣补其土气也。

## 半夏干姜散

干呕吐逆，吐涎沫，此方主之。

半夏　干姜各等份

为散，每服一钱，米粥饮下，日二三服。

此病中寒胃逆。此方半夏降逆，干姜温寒以回中气也。

## 黄芩加半夏生姜汤

干呕而利者，此方主之。

黄芩三钱　芍药三钱　炙甘草二钱　大枣三枚　生姜三钱　半夏五钱

此病胆胃上逆，中虚而相火不降也。胃逆之病不应下利，如其下利必兼脾陷，胃逆脾陷不可用黄芩、芍药以寒中气，此病当是外感少阳证也。少阳之经逆而不降，胃腑容纳失职，故呕而下利。黄芩、芍药降甲木清相火，姜、夏降胃逆，草、枣补中气也。

### 生姜半夏汤

病人胸中似喘非喘，似呕不呕，似哕不哕。彻心中愦愦然，无奈者，此方主之（有物无声曰吐，有声无物曰哕，有物有声曰呕）。

生姜汁一两　半夏一两

此即小半夏汤而分两不同。

水一碗，先煎半夏，取三分之一入姜汁，分四次冷服，日三服、夜一服。呕止停后服。

此病胃逆浊瘀。姜、夏降胃逆祛浊瘀也。

### 橘皮汤

干呕哕、手足厥者，此方主之。

橘皮四钱　生姜八钱

此病胃逆浊瘀，清阳不能四达。橘皮、生姜行瘀降浊以宣达清阳也。

### 橘皮竹茹汤

哕逆者，此汤主之。

橘皮一两　竹茹一两　生姜一两　人参二钱　炙甘草五钱　大枣六枚

此病中虚胃逆。橘皮、生姜降胃逆，参、草、大枣补中以助降气。肺胃逆则生热，竹茹以清热也。

# 下 利 方

## 四逆汤

下利，腹胀满，身体疼痛者，先温其里乃攻其表。攻表宜桂枝汤，温里宜四逆汤。

炙甘草二钱　干姜一钱五分　附片二钱

此病身体疼痛系伤寒太阳表证，下利腹满系兼太阴里证也。如先发汗以解太阳表证，里气既虚，汗出必脱，故先以四逆汤温其里阴以复其里阳，利止胀消，然后解表，里气既足，表邪方能解也。下利腹胀为中下虚寒之证也，此方炙甘草、干姜温补中土，附片补肾中之阳以驱寒也。

## 通脉四逆汤

下利清谷，里寒外热，汗出而厥者。

炙甘草二钱　干姜三钱　附片二钱

通脉四逆汤即四逆汤而分两不同。

此病义详《伤寒》少阴、厥阴二篇。

## 诃黎勒散

气利此方主之。下利矢气兼而有之曰气利。

诃黎勒五枚，煨

上一味为散，稀粥送下。

此肝脾下陷，大肠气滞，诃黎勒行滞

气收滑脱也。

### 紫参汤

下利肺痛此方主之。

紫参八钱　炙甘草三钱

先煎紫参，后煎炙甘草。

此病中虚，肠陷而肺逆，紫参清金破滞，炙甘草补中以复肺肠升降之旧，痛者，肺气逆滞也。

### 栀子豉汤

下利后更烦，按之心下濡者，虚烦也，此方主之。

栀子三钱　香豉六钱

煎服，得吐止后服。

此病义详，伤寒厥阴阳复。

### 小承气汤

下利谵语者，有燥屎也，此方主之。

大黄二钱　枳实二钱　厚朴一钱

此病义详伤寒阳明。

### 大承气汤

下利，三部脉皆平，按之心下坚者，急下之。此方主之。下利脉迟而滑者，实也，利欲未止，此方主之。下利脉反滑者，当有所去，下之乃愈，此方主之。下利已瘥，至其年月日时复发者，其病不尽故也，当下之，此方主之。

此病义详伤寒可下中。

### 白头翁汤

热利下重者，此方主之。

白头翁二钱　黄连一钱　黄柏二钱

秦皮二钱

此病义详伤寒厥阴。

### 桃花汤

下利便脓血者，此方主之。

干姜一钱　粳米三钱　赤石脂五钱

此病义详伤寒少阴。

下利之病有虚、有实、有寒、有热，虚则宜补，实则宜攻，寒则宜温，热则宜清，不可偏也。

## 痰　饮　方

### 苓桂术甘汤

心下有痰饮，胸胁支满，目眩，此方主之。

茯苓四钱　桂枝三钱　白术三钱　炙甘草三钱

此病肝经不升，不能行水，脾胃湿瘀，故成痰饮，痰饮阻住肺、胃、胆三经，不能下降，故胸膈支满而目眩。苓、桂、术、炙甘草补土祛湿，桂枝达肝木以行水也。

### 肾气丸

短气有微饮，当从小便去，此方主之，苓桂术甘汤亦主之。

肾气丸方在消渴。

此病肝木不达，不能行水，饮停胸膈，阻住肺气不能下降又兼木郁风生，故短气。肾气丸、苓、泽泄湿，薯蓣、地黄、丹皮、茱萸敛肺，清金养土息风气，附子暖水以培肝木之根，桂枝以达肝木之郁，小便通利，饮去病愈也。

## 甘遂半夏汤

病者脉伏，其人欲自利，利反快，虽利心下续坚满，此方留饮欲去故也。此方主之。

甘遂五分　半夏一钱　芍药一钱　炙甘草一钱　白蜜一两

此病内有留饮，故脉伏而自利反快，利后胃胆俱逆，故心下续坚，方用甘遂、半夏逐水降痰，芍药、炙甘草和土木以止利。甘遂逐水极伤津液，白蜜养津液也。

## 己椒苈黄丸

腹满口舌干燥，此肠间有水气，此方主之。

防己　椒目　葶苈　大黄各等份

研末，蜜炼为丸，如梧子大，饭前服一丸，日三服。口中津液而渴者，加芒硝。

此病肠间有水，中气不运，不能升降，故腹满，火不下降故口舌干燥。方用防己、椒目以泄水湿，葶苈、大黄以逐水也。水去而中气复其旋转，经气还其升降，故病愈也。

## 十枣汤

脉沉弦者，水饮内痛，此方主之。

芫花熬　大戟　甘遂各等份

上三味研末，大枣十枚煮汤送下药末一钱，平旦服之得快利，止后服。不下者明日再服，不可同日再服。

此病饮悬肠胃之间，肝阳不能上升，故脉沉弦而内痛，方用芫花、大戟、甘遂以逐水，水去则肝阳上达，故病愈也。逐水之药极伤津液，大枣保脾胃精也。

## 大小青龙汤

病溢饮者，当发其汗，此方主之。

### ❧ 大青龙汤

麻黄六钱　桂枝二钱　炙甘草二钱　石膏一两　杏仁四两　生姜三两　大枣六枚

### ❧ 小青龙汤

麻黄三钱　桂枝三钱　芍药三钱　半夏五钱　炙甘草三钱　细辛三钱　干姜三钱　五味子三钱

此病水溢四肢不发汗，必肿，若水郁燥动，大青龙汤发汗兼清肺金之燥，水湿寒生，小青龙发汗兼下寒水之冲逆也。

## 木防己汤

膈间支饮，其人喘满，心下痞坚，面色黧黑，其脉沉紧，得之数十日，医吐下之不愈，木防己汤主之。虚者即愈，实者三日复发，复与之不愈者，宜木防己汤去石膏加茯苓芒硝汤主之。

木防己三钱　人参四钱　桂枝三钱　石膏一两

## 木防己去石膏加茯苓芒硝汤

木防己三钱　人参四钱　桂枝三钱　茯苓四钱　芒硝一钱

此病水停胸膈，故喘满而心下痞坚，肺阴逆而化热津涸木枯，故面色黧黑，水气格阻肝阳不能上达，故脉沉而紧，木防己汤防己泄水益气生津，桂枝达木，石膏清肺金之逆热也。若仅肺家之虚热，石膏清之必愈，若系实热，不仅在肺即肠胃之间亦有热，是非用芒硝寒下之，热不能去矣。既用芒硝下之，上热自去，故去石膏也，加茯苓助防己以泄水也。

## 五苓散

瘦人脐下悸，吐涎沫而颠眩，此水也，此方主之。

茯苓二钱　猪苓二钱　泽泻二钱　白术二钱　桂枝一钱

上为散，白水服二钱，日三服，多服暖水，汗出即愈。

凡病水者，多有肿胀之态，今人瘦而脐下悸动且吐涎沫又发颠眩，是水气未至，溢于皮肤而聚于脾胃，水气阻格，乙木不升，辛金不降，相火浮越之故。乙木不升故脐下悸动，辛金不降故吐涎沫，相火浮越故颠眩，方用二苓、术、泽泄湿，桂枝行水也。

## 小半夏加茯苓汤

卒呕吐心下痞，膈间有水气，眩悸者，此方主之。

半夏一两　生姜一两　茯苓五钱

此病水气阻格，胃气不降，浊阴上逆，故卒然呕吐，心下痞而眩，肝阳不升，故悸。方用半夏、生姜降逆开痞，茯苓以泄水也。

## 泽泻汤

心下有支饮，其人苦冒眩，此方主之。

泽泻五钱　白术二钱

此病水饮阻格，浊阴不降，方用泽、术祛水燥土也。

## 小半夏汤

呕家本渴，渴者为欲解，今反不渴，心下有支饮，故也。此方主之。

半夏一两　生姜一两

此病呕吐之后，并不发渴，是水饮未去，方用姜、夏降逆而行水。呕后作渴为欲解者，水去津伤也。

## 小半夏加茯苓汤

先渴后呕者为水停心下，此属饮家。此方主之。

方见前。

此病先渴者，水饮格阻相火，后呕者，水多不降也。方用姜、夏、茯苓降逆泄水也。

## 厚朴大黄汤

支饮胸满者，此方主之。

厚朴三钱　大黄二钱　枳实二钱

此病水饮停积上脘不舒，如降逆泄水之药不能奏功，须用攻下之剂也。

## 葶苈大枣泻肺汤

支饮不得息，此方主之。

方见肺痈。

此病水饮格阻肺气不能下降，故不得息。方用葶苈泄水，大枣保脾肺之精也。

## 痰饮咳嗽方

### 十枣汤

咳家其脉弦为有水，此方主之。有

支家咳烦胸中痛者，不卒死或一百日或一岁，此方主之。

方见前。

此病咳因水逆，水饮格阻木气，木郁不达，故脉弦，方用芫花、大戟、甘遂逐水，大枣保其中气，养其津液也。支饮家咳烦胸中痛者，水饮格阻肺、胆、胃三经降路，亦宜此方也。

## 小青龙汤

咳逆倚息不得卧，此方主之。

方见前。

此病水饮阻格胆肺俱不得降，故不得卧，咳而倚物布息，方用麻黄泄经络之水，细、姜、五味泄脏腑之水，炙甘草保中，半夏降逆，芍药降甲木相火，甲木不降，故不卧也。

## 茯苓桂枝甘草五味汤

青龙汤汗已多唾，口燥，寸脉沉，尺脉微，手足厥逆，气从少腹上冲胸咽，手足痹，其面翕然如醉状，因腹下流阴股，小便难，时复冒，此方主之。

茯苓四钱　桂枝四钱　五味子三钱　炙甘草三钱

此病多唾者，肺津之逆，口燥与风从少腹上冲咽者，风木之冲。脉沉微与手足厥痹者，中气之虚。面色翕然如醉状时复冒眩者，中气虚阳明不降，热流阴股与小便难者，肝阳之下陷，皆水湿阻格升降颠倒也。方用茯苓泄湿，桂枝达木行水，五味降敛肺气，炙甘草补中气也。

## 苓甘五味姜辛汤

冲气即低而反咳胸满者，用桂苓五味甘草汤去桂枝加干姜细辛以治其咳满。

茯苓四钱　干姜三钱　五味三钱　炙甘草三钱　细辛三钱

此病服桂苓五味甘草汤后，冲气即低反更咳满，此桂枝升达之性上冲肺逆之过，方用去桂枝之上冲加干姜、细辛温降肺气也。

## 茯苓甘草五味加干姜五味细辛半夏汤

咳满即止而更复渴，冲气复发者，以细辛、干姜为热药也，服之当逐渴而渴反止者为支饮也。支饮者，法当冒，冒者必呕，呕者复，纳半夏以去其饮，茯苓甘草五味加干姜五味细辛半夏汤主之。

茯苓四钱　炙甘草二钱　五味三钱　干姜二钱　细辛二钱　半夏一两

此病服苓甘五味姜辛汤，姜辛温降肺胃，咳满故止。但姜辛热药服后，恐当更渴，冲气更冲，如其不渴必有支饮，水饮之病温药相宜，何以知其有支饮？支饮法当昏冒，冒者胃阳上逆不能化阴下降，必呕。呕者，复用半夏以降胃，茯苓桂枝五味甘草汤去桂枝加细辛、干姜、半夏，去桂枝之冲，加姜辛之温降、加半夏之燥以去饮也。

## 苓甘五味加姜辛半夏杏仁汤

水去呕止，其人形肿者，加杏仁主之，其证应纳麻黄，以其人逆痹故不纳，若逆而纳之者，必厥，所以然者，以其人血虚，麻黄发其阳故也。

茯苓四钱　炙甘草三钱　五味子三钱　干姜三钱　细辛三钱　半夏一两　杏仁四钱

此病服苓甘五味姜辛半夏汤后，水已去，呕已止，其人形肿者，是胃气之郁也，宜加杏仁、麻黄以泄卫郁，如其手足厥逆而麻木便不可入麻黄，何也？因其人血虚不能流行，麻黄发汗伤阳，血中无阳更不流行，逆痹将益甚，故只加杏仁利肺气以解卫郁也。

### 苓甘五味加姜辛半杏大黄汤

若面热如醉，此为胃热上冲熏其面，加大黄以利之。

前方加大黄三钱。

此病服小青龙汤后，若面色如醉，为胃热上冲，小青龙姜辛助热之过，宜于苓甘五味姜辛杏仁半夏汤之中加大黄以清胃热，既用姜、辛又用大黄者，胃中有寒胃上有热也。

## 肺痿方

### 甘草干姜汤

肺痿吐涎沫而不咳者，其人不渴必遗尿，小便数，所以然者，以上虚不能制下也。此为肺中冷，必眩多唾涎，甘草干姜汤以温之，若服汤已，渴者，属消渴。

炙甘草二钱　干姜二钱

此病中上气寒，下部气虚，方用姜、草温补中气，土旺金生，肺气下行，下焦之气自然收纳，故愈，如服姜、草而渴，则此病乃风木疏泄属于消渴，应照消渴法治之也。肺痿有病寒者，有病热者。病寒者，此方是也，病热者系阴液亏伤，须用清润药，忌用温燥药，肺热而痿者，两腿软不能立，能食。病寒者，食当日减也。

## 肺痈方

### 桔梗汤

咳而胸满振寒，脉数，咽干不渴，时出浊唾腥臭，久久吐脓如米粥者，为肺痈，此方主之。

桔梗二钱　炙甘草三钱

服后当吐脓血而愈。

此病脉数系中虚，咽干系肺家津液去，化为脓，胸满振寒者，中虚肺败，肺主卫，卫郁故振寒也。方用炙甘草补中气，桔梗行瘀破脓也。

### 葶苈大枣泻肺汤

肺痈喘不得卧，此方主之。

葶苈子二钱，熬黄，捣　大枣六枚

先煎枣，汤成去枣入葶苈，顿服。

此病肺郁痰凝，方用葶苈泻气行痰，大枣养中保津也。

## 咳嗽上气方

### 越婢加半夏汤

咳而上气，此为肺胀，其人喘，目如脱状，脉浮大者，此方主之。

麻黄三钱　石膏一两　炙甘草三钱　大枣六枚　生姜三钱　半夏五钱

此病肺气胀满不能下降，故咳喘上气，目如脱状。肺郁热逆故脉浮大，方用麻黄泄肺气之郁，石膏清肺家之热，半夏降逆，炙甘草、姜、枣补中以助肺胃降气也。

### 小青龙加石膏方

肺胀咳而上气，烦躁而喘，脉浮者，心下有水气，此方主之。

麻黄三钱　桂枝三钱　甘草三钱　芍药三钱　半夏四钱　细辛三钱　干姜三钱　五味子三钱　石膏三钱

此病喘而烦躁，脉浮而不大是心下有水气阻格，肺、胆、胃三经不能下降，故用芍药以降胆经，半夏以降胃，辛、姜、五味降肺泄水，桂枝以调水道，麻黄、石膏泄肺经郁热以平喘，炙甘草补中气也。

### 厚朴麻黄汤、泽漆汤

咳而脉浮者，此方主之。脉沉者，泽漆汤主之。

#### 厚朴麻黄汤

厚朴五钱　杏仁五钱　半夏五钱　干姜二钱　细辛二钱　五味子二钱　小麦三钱　麻黄三钱　石膏五钱

#### 泽漆汤

泽漆五钱　人参三钱　炙甘草三钱　生姜五钱　半夏五钱　白前五钱　紫参五钱　桂枝三钱　黄芩三钱

此病咳而脉浮。咳者，肺胃之不降；脉浮者，肺气之郁逆，是为中寒上热。方用麻黄、石膏泄肺家之郁热，厚朴、杏仁、半夏、五味子降逆气，干姜、细辛温寒逐水，小麦养津润肺而保中。此脉虽浮必无虚象，故不用炙甘草、大枣也。泽漆汤治脉沉者，脉沉者，病在里。里气虚寒，脉故沉。方用参、草、桂、姜以温补里气，泽漆泄水，半夏降逆，黄芩清浮热，白前、紫参清金去滞也。咳病金不降敛，相火易于浮逆上焦，燥热者多，故前方用石膏，此方用黄芩也。然前方用干姜，此方用参草，总须顾中，此仲景之法也。

### 射干麻黄汤

咳而上气，喉中水鸡声，此方主之。

射干三钱　紫菀三钱　款冬三钱　五味子三钱　细辛二钱　生姜四钱　半夏三钱　大枣三枚　麻黄三钱

此病风寒外闭，肺气郁阻，气中有水，不能顺降，故上气而喉间有声，方用麻黄、射干、紫菀、款、味、辛、姜、夏下冲逆而开壅塞，大枣生津保中也。

### 麦门冬汤

火逆上气咽喉不利，此方主之。

麦门冬三钱　半夏三钱　人参三钱　炙甘草二钱　粳米三钱　大枣三枚

此病中气虚而肺气逆燥，方用麦冬润肺燥，半夏降胃逆，参、草、米、枣养中生津也。

### 皂荚丸

咳逆上气，时时浊唾，但能坐不能卧，此方主之。

皂荚

研末，蜜为丸，如绿豆大，以枣肉煎

浓膏和汤，服之，每服二丸。

此病肺气逆阻，至于壅闭，卧则肺闭愈甚，但能坐不能卧，方用皂荚利气破壅闭也。

# 胸痹心痛短气方

## 栝楼薤白白酒汤

胸痹之病喘息咳唾，胸背痛，短气，寸口脉沉而迟，关上小紧数，此方主之。

栝楼实三钱　薤白三钱　白酒一杯

三味同煮温服。

此病上焦寒故胸痹，肺津凝瘀，气不下行，故喘息咳唾，胸背痛而短气。肺寒故寸脉迟，中虚故关上小紧，肺津被相火熏蒸故脉数，方用薤白、白酒辛温下行，栝楼荡浊祛瘀也。

## 栝楼薤白半夏汤

胸痹不得卧，心痛彻背者，此方主之。

前方加半夏三钱。

此病胸前寒浊凝塞，气不能降，背亦胀满，故不得卧而胸痛彻背，方用薤白、白酒辛温下行，栝楼荡浊祛瘀，加半夏降胃逆以开肺气下降之路也。

## 枳实薤白桂枝汤、人参汤

胸痹心中痞，气结在胸，胸满，胁下逆抢心，此方主之。

### 枳实薤白桂枝汤

枳实三钱　厚朴三钱　栝楼三钱　薤白

三钱　桂枝二钱

### 人参汤

人参三钱　白术三钱　甘草三钱　干姜三钱

此病肺、胆、胃俱不下降，枳实薤白桂枝汤用枳实以降胃，栝楼、薤白以降肺，桂枝达肝阳以复升降也。人参汤补土温中助旋转以复升降也。枳实薤白桂枝汤治浊阴填塞者，人参汤治中虚胸痹结者。

## 茯苓杏仁甘草汤、橘枳生姜汤

胸痹胸中气塞短气，此方主之。

### 茯苓杏仁甘草汤

茯苓三钱　杏仁三钱　甘草一钱

### 橘枳生姜汤

橘皮五钱　枳实三钱　生姜五钱

此病湿盛气塞，肺气不降，故觉短气。方用茯苓泄湿，杏仁、橘皮、枳实利气，生姜降逆，炙甘草补中也。

## 薏苡附子散

胸痹缓急者，此方主之。

薏苡仁一两　附子五分

共为散，每服一钱。

此病胸痹有时觉缓有时觉急者，湿寒所为。薏苡祛湿，附子温寒，附子性热沉重下行，寒痹妙药也。

## 桂枝生姜枳实汤

心下痞，诸逆心悬痛，此方主之。

桂枝三钱　生姜三钱　枳实三钱

此病升降闭塞，故瘀逆而痛。方用枳实、生姜开闭降浊，桂枝升清阳也。

### 乌头赤石丸

心痛彻背，背痛彻心，此方主之。

乌头一钱 蜀椒二钱 干姜一钱 附片一钱 赤石脂一钱

共研末蜜为丸，如小豆大，饭前服一丸，日三服，不知稍加。

此病下寒凌心，火气将灭，方用椒、姜、乌、附以温寒，赤石以护心气也。

# 腹 满 方

### 附子粳米方

腹中寒气雷鸣切痛，胸胁逆满呕吐，此方主之。

附子三钱 粳米五钱 半夏五钱 甘草一钱 大枣三枚

此病乙木寒郁，故腹中雷鸣切痛，寒气凝塞，胆胃不降，故胸胁满而呕吐。方用附子逐寒，粳米、草、枣补中气以复其旋转，半夏以降浊逆也。

### 大建中汤

心胸中大寒，痛呕，不能饮食，腹中寒，上冲皮起，出见有头足，上下痛不可触近者，此方主之。

干姜四钱 蜀椒三钱 人参二钱

此病寒水偏胜，火土双败，寒凝不散，故皮起如有头足上下。方用姜、椒逐寒，人参补气也。

### 赤丸

寒气厥逆，此方主之。

茯苓四钱 半夏四钱 细辛一钱 乌头二钱

研末为丸，麻子大，朱砂为色，饭后酒下三丸，以知为度。

此病火土负而寒水胜，故厥逆。方用辛、乌逐寒水以扶土，半夏、茯苓降浊泄湿以通阳气也。

### 大黄附子汤

胁下偏痛，发热，其脉弦紧，此寒也。以温药下之，此方主之。

大黄三钱 附子三钱 细辛二钱

分三服，一服痛止，止后服。

此病寒湿凝结，木气不舒，故胁下偏痛而脉弦紧，其发热者，木郁而火不归根也。方用附、辛、大黄以温下其寒凝而达木郁也。

### 厚朴七物汤

病腹满发热十日，脉浮而数，饮食如故，此方主之。

厚朴四钱 大黄三钱 枳实二钱 桂枝二钱 甘草三钱 生姜三钱 大枣五枚

下利者去大黄，寒多者加生姜。

此病发热而脉浮数是外感也。腹满者里实也，饮食如故里实非寒。方用厚朴、枳实、大黄以复里，桂枝、甘草、姜、枣以解表邪而顾中气也。

### 厚朴三物汤

痛而闭者，此方主之。

厚朴八钱　枳实三钱　大黄四钱

分温三服，得利止后服。

此病痛而闭必有热结，此方下之，闭通痛自止也。凡满痛有宜温下，有宜寒下，面色脉象均有分别，宜多加参考定之。

## 大承气汤

腹满不减，减不足言，当须下之，此方主之。

方见伤寒阳明。

此病腹满不减，此内实也，故宜大承气汤下之。腹满如系虚寒必定时满时不满也。

## 大柴胡汤

按之心下满痛者，此为实也，此方主之。

方见伤寒少阳。

此病心下按之满痛，少阳经气之结也。满痛在心下故知为胆经之结，以少阳之经循胃口而下胁肋也，方用柴胡、芩、芍药清降胆经，生姜、半夏降胃，大黄、枳实下其结也。

# 寒 疝 方

## 大乌头煎

腹痛，脉弦而紧，弦则卫气不行，即恶寒，紧则不欲食，邪正相搏，即为寒疝绕脐痛，若发则白汗出，手足厥冷，其脉沉紧者，此方主之。

乌头三枚

水一碗，煮取少半碗，去渣，纳蜜一两煎，令水气尽，分三次服，一日只服一次。

此病系寒气凝结，木气失养，疝发而白汗出者，木郁疏泄，湿气下注也。方用乌头泄湿温寒，白蜜润木缓痛也。

## 乌头桂枝汤

寒疝腹中痛，逆冷，手足不仁，若身疼痛，灸刺诸药不能抵挡，此方主之。

乌头一枚　桂枝三钱　芍药三钱　甘草二钱　大枣五枚　生姜三两

上五味以水一大碗，微火煮取多半碗，去渣入乌头一味，白蜜一两煎，分三次服，初服两次，不知再服一次，知者如醉状，得吐者，为中病。

此病经络脏腑无处不寒，故灸刺不能抵挡，方用乌头逐寒，白蜜缓急，桂枝汤调营和中，使肾肝之阳上达，木邪去而人自安也。

## 当归生姜羊肉汤

寒疝腹中痛及胁痛里急者，此方主之。

当归三钱　生姜五钱　羊肉半斤

寒多者加生姜，痛多而呕者加橘皮二钱、白术一钱。

此病木气寒郁而生风。方用当归、生姜温寒行郁，羊肉补肝经之虚而息风也。

# 宿 食 方

## 大承气汤

人病有宿食，何以别之？师曰：寸口

脉浮而大，按之反涩，尺中亦微而涩，故知有宿食，此方主之。脉浮而滑者，实也，此亦宿食，下之愈，此方主之。下利不欲饮食者，有宿食也，当下之，此方主之。

方见伤寒阳明。

此病义详伤寒可下中。

### 瓜蒂散

宿食在上脘，当吐之，此方主之。

瓜蒂熬黄　赤小豆煮

各等份，杵为散，以香豉煮汤送下一钱，得吐止后服，虚家及亡血家忌服。

## 手指臂肿方

### 藜芦甘草汤

病人常以手指臂肿动，此人身体瞤瞤者，此方主之。

藜芦二钱　甘草二钱

此病胸中有痰，阻格手经升降之路，故经气郁而为肿动，方用藜芦吐胸中浊痰，甘草保其中气也。

## 转　筋　方

### 鸡屎白散

转筋之为病，其人臂脚硬直，脉上下行，微弦，转筋入腹者，此方主之。

鸡屎白

上一味为散，温水服一钱。

此病肝经湿寒，筋不舒畅，方用鸡屎

白，燥湿温寒也。

## 狐　疝　方

### 蜘蛛散

阴狐疝气者，偏有大小时时上下，此方主之。

蜘蛛五钱　桂枝五钱

研末，饮服，或蜜丸亦可。

此病肝肾二经寒陷结聚也。方用蜘蛛破结，桂枝升陷也。

## 肠　痈　方

### 大黄牡丹皮汤

肠痈者，少腹肿痞，按之即痛，如淋，小便自调，时时发热，自汗出，复恶寒。其脉迟紧者，脓未成，可下之，当有血，脉洪数者，脓已成，不可下之。

大黄四钱　芒硝四钱　瓜子一两　丹皮二钱　桃仁三钱

此病痈在少腹，营卫郁阻，故少腹肿痞，按之即痛；而如淋水道无阻，故小便自调；阳气郁蒸，故汗出；营卫裹束，故恶寒，脉迟紧者。脓未成乃闭结之象，非寒也，可下其闭结，方用大黄、芒硝下热闭结，瓜子、丹皮、桃仁以排脓血，若脉洪数是营卫已通，热盛脓成，并无结塞，便不可下以伤中气也。

### 薏苡附子败酱散

肠痈之为病，其身甲错，腹皮急按之

濡如肿状，腹无积聚身无热，脉数，此为伤中，有痈脓，此方主之。

薏苡十分　附子二分　败酱五分

败酱即苦菜，南方名青菜，如无此菜，可以芥菜叶代之。

共为散，每服一钱。

此病血郁为痈，营气枯败，故身如鳞甲之错落，营败卫郁，故腹皮视之如胀，按之不硬，此病腹中应有积聚，身应发热，若无积聚，身亦不发热而脉反数，此是寒湿所为，见数非热，乃阳气之虚而经气之郁，方用附子温寒而散结，薏苡除湿生津，败酱破血排脓也。

### 排脓汤

甘草二钱　桔梗三钱　生姜一钱　大枣五枚，去核

### 排脓散

枳实六分　芍药六分　桔梗二分

三味共为散，取鸡子黄一枚，以药散与鸡子黄相等，搅匀白水送下。

此二方前方治脉虚寒者，后方治脉不虚者。

## 金 疮 方

### 王不留行散

病金疮此方主之。

王不留行（八月八日采）十分　甘草十八分　厚朴二分　蒴藋细叶（七月七日采）十分　黄芩二分　芍药二分　干姜三分　川椒（除目及闭口者）三分　桑东南根白皮（三月三日采）十分

上九味桑皮、蒴藋、王不留行烧灰存性勿令灰过，各别捣筛，合为散，每服一钱，日二服，小疮即粉之，大疮但服之，产后亦可服。

此病金疮失血，中寒，木燥，瘀血凝结。方用姜、椒、炙甘草补中下，芍药清木气之燥，厚朴行滞，王不留行、蒴藋、桑皮行瘀而通经脉也。

## 浸 淫 疮

### 黄连粉

浸淫疮从口流向四肢者，可治。从四肢流来入口者，不可治。此方主之。

## 妊 娠 方

### 桂枝汤

妇人得平脉，阴脉小弱，其人渴不能食，无寒热，名妊娠，此方主之。

即《伤寒》桂枝汤。

平脉者，平人无病之脉也。受胎之初，气血凝结，故肾脉小弱，不能食者，胎气阻碍胃气不降也。渴者，胃气既不顺降，相火亦逆也。胃气不降必发呕吐，若有不适之态，却又不发热恶寒，又系无病平脉此为妊娠也。方用桂、芍升乙木而降甲木以舒中气，炙甘草、姜、枣以培中气而和经气，中气调而升降复，自能食也。

## 桂枝茯苓丸

妇人宿有癥瘕，经断未及三月而得漏下不止，胎动在脐上者，为癥瘕害。妊娠六月动者，前三月经水利时胎也，下血者后断三月衃也，所以血不止者其癥不去故也，当下其癥，桂枝茯苓丸主之。

桂枝　芍药　桃仁　丹皮　茯苓各等份

共研末为丸，如兔矢大，每日饭前服一丸，不知加至三丸。

妇人妊娠则经断不来，如经断未及三月，血漏不止，此宿有癥瘕，胎气与癥瘕相碍，血不归经，脐上必动，此非半产之象，乃癥瘕为害也。如妊娠已有六月而胎动下血是前三月经水流利通调，直到后三月，经血为癥瘕阻碍，故六月始见胎动下血也。须下之，方用桃仁、丹皮以行癥瘕之瘀血，桂枝、芍药以调木气，茯苓除湿以培土气也。此亦非半产之象，盖半产者，腰必痛，此者腰不痛，故须祛瘀血使胎气无癥瘕阻碍之害，胎自安也。

## 附子汤

妇人怀娠六七月，脉弦发热，其胎愈胀，腹痛恶寒，少腹如扇，所以然者，子脏开故也，此方主之。

附子三钱　茯苓三钱　人参二钱　白术四钱　芍药三钱

木郁不达，疏泄不藏，故脉弦，发热腹痛，恶寒而子脏开张，少腹如扇，阳气下陷，故胎胀也，方用附子暖肾脏以培土气之根，苓、术、人参培补土气，芍药清木气以止疏泄也。

## 胶艾汤

妇人有漏下者，有半产后因续得下血不绝者，有妊娠下血者，假令妊娠腹中痛为胞阻，胶艾汤主之。

阿胶二钱　艾叶三钱　甘草二钱　川芎二钱　干地黄六钱　当归三钱　芍药四钱

妇人之病有不到经期而血漏自下者，有半产之后下血不绝者，有怀孕而下血者，皆木郁生风，过于疏泄而中虚血滞也。假令妊娠腹中痛者，是胞气阻碍。胞气之病亦木郁风动，方用胶、地、归、芍以润木而清风，艾叶、川芎以遇木而达郁，甘草补其中气也。

## 当归芍药散

妇人怀娠，腹中疠痛者，此方主之。

当归二钱　川芎三钱　芍药六钱　茯苓四钱　白术四钱　泽泻六钱

土湿木郁，胎气阻碍木气，故腹中痛。方用苓、泽、白术补土燥湿，川芎、芍药升降甲乙之气，当归补血以养木气也。

## 干姜人参半夏丸

妊娠呕吐不止，此方主之。

干姜一钱　人参一钱　半夏二钱

上三味研末以生姜汁糊为丸，如梧子大（如小豆大），饮服十丸，日三服。

中虚胃逆，湿寒凝滞，方用姜、参、半夏补中温寒、燥湿而降逆也。

## 当归贝母苦参丸

妊娠小便难，饮食如故，此方主之。

当归四钱　贝母四钱　苦参四钱

研末，蜜炼为丸，如小豆大，饮服三丸至十丸。

肺热不能降气化水，木虚不能疏泄水道，方用贝母以清肺热，当归补木气之虚，苦参泄湿以行水也。

### 葵子茯苓散

妊娠有水气，身重，小便不利，洒淅恶寒，起则头眩，此方主之。

葵子一两　茯苓三钱

为散，服后小便利即愈。

妊娠身重、小便不利是胎水过盛，水气阻格，营卫不和，故卫郁恶寒，上焦阳气被水阻格，不能下降故起即头眩，方用葵子滑窍、茯苓泄水也。

### 当归散

妊娠宜常服，此方主之。

当归三钱　芍药五钱　川芎三钱　黄芩五钱　白术三钱

妊娠之后，凡有病痛皆土虚木郁，方用白术以补土，芍药、川芎、当归、黄芩调木清热，黄芩善去木热，有木热则胎动而失养也。

### 白术散

白术　蜀椒　川芎　牡蛎各等份

为散。

但苦腹痛加芍药，心下毒痛倍加川芎，心烦吐痛，不能饮食加细辛、半夏。

当归散因土虚木郁，白术散亦土虚木郁，但当归散多系木燥而生风，白术散多系水寒而木结，故用蜀椒温水寒、牡蛎散木结也。

# 产 后 方

### 小柴胡汤

产妇郁冒，其脉微弱，呕不能食，大便反坚，但头汗出，所以然者，血虚而厥，厥而必冒，冒家欲解，必大汗出，以血虚下厥、孤阳上出，故头汗出。所以产妇喜汗出者，亡阴血虚，阳气独盛，故当汗出，阴阳乃复。大便坚，呕不能食，此方主之。

方在伤寒少阳并见前。

产妇血虚阴弱，阳气独盛于上，阴弱则降令不行，故阳郁于上而冒眩，郁而外泄故头上汗出而冒，解大便坚者，血虚也，呕不能食者，胆经与胃土俱逆而中气虚也。厥者，血中阳弱也。汗出之后阴阳乃复者，阴弱阳盛汗出阳泄，阳气与阴气平复也。方用人参、炙甘草、生姜、大枣补中气而生肝血，柴胡、黄芩降甲木而清逆火，半夏降胃逆也。胃胆降而中气调即能生血，故虽便干不必滋润。胆胃俱降，相火归根，阴中生阳，故厥自愈。血生阴复与阳气平均，故冒自止。此病用小柴胡汤其义精矣。

### 大承气汤

病解能食七八日更发热者，此为胃实，此方主之。

方在伤寒阳明。

产后得病，病已解，能食病解。能食是胃气足也，至七八日复又发热，别无他病，先因能食而后发热，此必宿食阻格，胃实之故，此方下宿食以降胃气也。

### 当归生姜羊肉汤

产后腹中疼痛，此方主之，并治腹中寒疝，虚劳不足。

当归三钱　生姜三钱　羊肉半斤

产后血中温气消亡，木气枯寒，是以腹痛。方用羊肉、当归补益肝血之温气，生姜以行郁滞也，寒疝虚劳亦肝血温气消亡之故，故此方亦主之。但此方偏于补肝，恐肝经疏泄太过反伤津液，如服后小便加多，即须停服，改理中汤一剂为妥，因中气不足，疏泄乃偏也。

### 枳实芍药散

产后腹痛，烦满不得卧，此方主之。

枳实炒焦　芍药各等份

共为散，饮服一钱，日三服，并治痈脓以麦粥下之。

腹痛而满，此为土木二气结而不散，烦而不卧因中气不能旋转也。方用枳实、芍药攻泄土木之结，结散中调自然安也。

### 下瘀血汤

产后腹痛，法当以枳实芍药散，假令不愈者，此为腹中有瘀血着脐下，此方主之。

大黄三钱　桃仁三钱　䗪虫二钱

上三味，研末蜜炼为丸，约重五分，酒（黄酒）煎服，瘀血当下如豚肝，亦主经水不利。

产后血去，木枯郁而克土，土木结

实，故腹痛而满痛，满之病必是实证，脐上有瘀血着而不去，亦见痛满。故枳、芍不效，则用大黄、桃仁、䗪虫下其瘀血也。

### 大承气汤

产后七八日，无太阳证，少腹坚痛，此恶露不尽，不大便，烦躁发热，切脉微实，更倍发热，日晡时烦躁者，不食，食则谵语，至夜即愈，此方主之，热在里结在膀胱也。

方见前。

产后七八日，少腹坚痛，此恶露不尽，不大便发热烦躁，日暮热烦更甚，此时阳明腑热，腑热故不食，食则胃阳益阻，故发谵语，无太阳表证，脉微见实象，此热在胃腑而恶露结在膀胱，所以少腹坚痛，大承气汤下其腑热，下其恶露自愈也。

### 阳旦汤（即桂枝汤）

产后风续续数十日不解，头微痛，时时有热，心下闷，干呕汗出，虽久而阳旦证续在者，可与阳旦汤。

阳旦汤即桂枝汤。

产后中风，此中风即《伤寒》之桂枝汤证，非半身不遂之中风，阳旦汤证即桂枝汤证，言中风为日虽久，桂枝汤证犹在，仍与桂枝汤也。

### 竹叶汤

产后中风发热，面正赤，喘而头痛，此方主之。

竹叶四钱　葛根三钱　桔梗一钱　桂枝

一钱 人参一钱 防风一钱 甘草一钱 附子一钱 生姜一钱 大枣五枚

于桂枝汤证之中，又加面色正赤喘而头痛，此中虚阳逆，肺热熏腾之故，用桂枝汤去芍药之寒泄加人参以补中，防风燥湿达木，竹叶、桔梗清降肺热，葛根清降胃热，附子温下寒而回阳根也。此病脉象必浮洪而虚软，故竹叶、葛根与附子、人参并用也。

### 竹皮大丸

妇人乳中虚烦乱呕逆，安中益气，此方主之。

生竹茹二分 石膏二分 桂枝 甘草七分 白薇一分

共研末，枣肉和丸，弹子大，白开水服一丸，日三服，夜二服。有热倍白薇，烦喘加柏实一分。

子时血气化乳，胃经气旺，如胃气偏旺而不降，相火上逆则生烦呕，此虽胃热之逆而实中气之虚。方用甘草以补中，竹茹、白薇、石膏清降肺胃之热以止烦呕，桂枝以通经也。

### 白头翁加甘草阿胶汤

产后下利虚极，此方主之。

白头翁二钱 黄连二钱 黄柏二钱 秦皮二钱 阿胶二钱 甘草二钱

产后血亡中虚，木枯生热，因病热利。方用白头翁汤，白头翁、黄连、黄柏、秦皮以清木热，但产后病此是为极虚，宜加阿胶润枯木、甘草以培中土也。

# 妇人杂病方

### 小柴胡汤

妇人中风七八日续来寒热，发作有时，经水适断者，此为热入血室，其血必结，故使如疟状，发作有时，此方主之。方见前。

妇人经水适断而病伤寒之中风七八日，后见少阳寒热往来之证，是为热血入室，其血必结，故使如疟状。方用小柴胡汤，柴、芩清解少阳之经热，少阳经逆，胃气必逆，半夏以降胃逆，参、草、姜、枣补中气以降少阳也。少阳经热既解，血结自下，如其不下，然后用大黄等下剂以下之也。经水适来适断而病外感，凡热入血室而用下剂，总以勿伤胃气为要。

### 旋覆花汤

寸口脉弦而大，弦则为减，大则为芤，减则为寒，芤则为虚，虚寒相搏，其名曰革，妇人则半产漏下，此方主之。

旋覆花三钱 葱白三钱 新绛少许（新绛即帽纬新染者，能入血分）

弦大之脉是为虚寒，虚寒相搏如鼓皮，外实中空是为革脉，妇人得此脉必半产或漏下，病为阳气湮郁、血脉凝瘀之故，故方用旋覆花通经行血、新绛引入血分、葱白宣通阳气也。

### 姜胶汤

妇人陷经漏下黑不解，此方主之。

阿胶二钱 干姜二钱

经陷而漏黑，此肝脾阳虚而木气疏泄也。方用干姜温升肝脾，阿胶养木气而止疏泄也。

### 抵当汤

妇人经水不利，此方主之。

水蛭三钱　虻虫三钱　桃仁三钱　大黄三钱

经水不利有因瘀血，此方下瘀血也。

### 温经汤

妇人年五十岁，下利数十日不止，暮即发热，少腹里急，腹满手掌烦热，唇口干燥何也？师曰：此病属带下，何以故？曾经半产，瘀血在少腹不去，何以知之？其证唇口干燥故知之。此方主之。

当归二钱　川芎二钱　芍药二钱　阿胶二钱　桂枝二钱　吴茱萸三钱　丹皮二钱　半夏三钱　人参二钱　甘草二钱　生姜二钱　麦冬二钱

亦主妇人少腹寒久不受胎，治崩中去血或月水来，过多及至期不来。

年五十而下利数十日不止者，肝脾阴虚，木气偏于疏泄也。暮即发热者，暮则阳入于阴而疏泄偏胜，脏气受伤，木火之气泄也。少腹里急，手掌烦热，唇口干燥皆木气疏泄而精枯，此其人必有带下之病，因曾经半产瘀血在少腹不去，木气被阻，往下疏泄，带下伤精血，血不养木，故现以上种种现状。方用生姜、吴茱萸、桂枝、当归、川芎以温达乙木，芍药、阿胶、丹皮滋风气以平疏泄，参、草以补中，麦冬、半夏降肺胃以助收藏之令也。

### 土瓜根散

带下经水不利，少腹满痛，经一月再见者，此方主之。

土瓜根三分　䗪虫三分　桂枝三分　芍药三分

酒服一钱，日三服，阴癫肿亦主之。

木郁不能疏泄则经水不利，少腹满痛，木郁而疏泄太过则一月而经再见，皆因有带下之病。病带下之病由于腹中有经血停瘀阻碍阴精上济之路，阴精不能上升则化浊淫而为带下，方用桂、芍以调木气之郁使疏泄适宜，用土瓜根、䗪虫行血而通络也。阴癫肿之理同。

### 矾石丸

妇人经水闭不利，脏坚癖不止，中有干血下白物，此方主之。

矾石三分　杏仁一分

上二味，研末炼蜜和丸，如枣核大，纳子藏中，剧者再纳之。

经水闭涩又下白物，此必腹中有干血阻住阴精不能上行，停瘀化湿之故，方用矾石收涩，杏仁理滞，滞通湿散，上下调和，病自愈矣。

### 半夏泻心汤、小青龙汤

妇人吐涎沫，医反下之，心下即痞，当先治其吐涎沫，小青龙汤主之。涎沫止乃治痞，泻心汤主之。

小青龙汤方在痰饮。

半夏泻心汤方在呕吐。

吐涎沫者，有水气也，痞者，下伤中

气，下寒上热也，小青龙汤泄积水，半夏泻心汤，姜、甘、参、枣温补中气，芩、连清泄上焦之热逆，半夏降其浊气以消痞也。

## 甘草大枣汤

妇人脏躁喜悲伤欲哭，像如神灵所作，数欠伸，此方主之。

甘草三钱　小麦一两　大枣三枚

中气虚则数，数欠伸，肺主悲，中虚肺燥而风生则悲伤欲哭，甘草补中气，小麦润肺燥，大枣滋乙木以息风也。

## 半夏厚朴汤

妇人咽中如有炙脔，此方主之。

半夏五钱　厚朴三钱　生姜三钱　干苏叶三钱　茯苓三钱

湿气停瘀，浊气闭塞，故炎中有物不下，夏、朴、姜、苏降浊行瘀，茯苓泄其湿气也。

## 当归芍药散

妇人腹中诸疾，此方主之。

方在妊娠。

土湿木郁为妇人诸疾之本，方用芎、归、芍药以和木气而达木郁，苓、泽、白术燥土而泄湿也。

## 小建中汤

妇人腹中痛，此方主之。

方在虚劳。

风木克土，故腹痛，方用桂、芍以调木，饴、草、姜、枣以培中土而息风气也。

## 红蓝花酒

妇人六十二种风及腹中血气刺痛，此方主之。

红蓝花酒煮

血瘀则木郁，木郁则风生，而腹中刺痛。此方养血行瘀而安风木也。

## 大黄甘遂汤

妇人少腹满如敦状，小便微难而不渴，产后者，此为水与血俱结在血室也，此方主之。

大黄四钱　阿胶二钱　甘遂一钱

服后血当下。

产后而腹满、小便难，此为水与血俱结在血室，方用大黄逐血，甘遂逐水，阿胶滋木气以消满而通小便也。

## 肾气丸

妇人病饮食如故，烦热不得卧而反依息者何也？师曰：此名转胞不得溺也，以胞系了戾，故致此病，但利小便则愈，此方主之。

方在消渴。

胞系了戾，木气之郁也。木郁不能疏泄，故不得溺，木郁而疏泄太过，相火上炎，故烦热不得卧，风木冲击，肺金不能降敛，故气逆而倚息。方用地黄润木以息风，茱萸、薯蓣助金之降敛，苓、泽泄湿而燥土，附子暖水而培木气之根也。曰但利小便者，调木气也。

## 猪膏发煎

胃气下泄，阴吹而正喧，此谷气之实

也，以猪膏发煎导之。

方在黄疸。

浊气下泄，魄门矢气，此其常也。今谷气充实，魄门不得矢气则泄于前阴而喧吹有声，方以猪膏滑大肠以泄谷气之实，乱发利水以通前阴之气也。

## 蛇床子散

妇人阴寒温阴中坐药，此散主之。

蛇床子为末，以白粉少许和合为枣大，绵裹之纳阴中，自然温。阴寒者，肝肾之阳虚也，以此散坐温阴中以益肝肾之阳，自不寒也。

## 狼牙汤

少阴脉滑而数者，阴中即生疮，阴中蚀疮烂者，此汤洗之。

狼牙三两

煮以绵裹筋如茧，浸汤沥阴中，日四遍。

阴中生疮者，湿气郁阻乙木不能上升也，所以少阴尺脉脉滑且数，狼牙善除阴中湿气，湿气去，木升，故疮愈也。

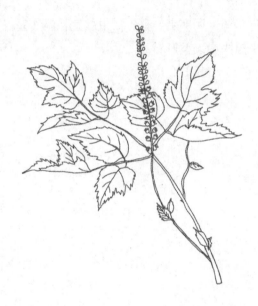

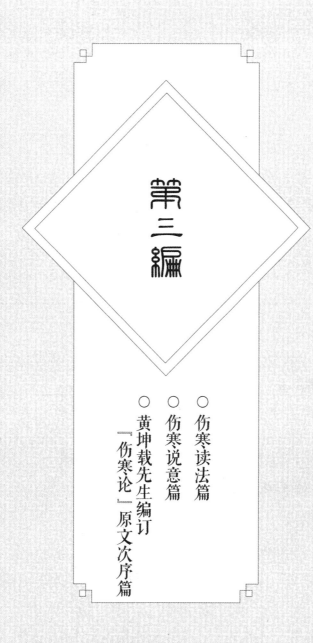

第三编

# 目录

第三编

## 伤寒读法篇

## 伤寒说意篇

## 黄坤载先生编订《伤寒论》原文次序篇

# 伤寒读法篇

## 伤寒读法

仲景《伤寒论》为外感内伤之金科玉律，自经王叔和编辑之后，已失原书次序，历代名家各持一见，误解甚多，人谓《伤寒论》难学，就是这个缘故，其实只要将一百一十三方的药性考究清楚，由方求病，由病求理，由理求路，理路者，系统也。得了理路，那叔和章次如何错法，名家注解如何误法，自然明白。这人身腑阳而脏阴，营热而卫寒，病在表者，营卫之病，病入里者，脏腑之病，在表宜汗，在脏宜温，在腑宜清，理路本不甚多，只因不知读法，随着前人的见解，作了自己的见解，所以欲求解欲不能解了。兹将读法先括之以韵语，后释之以浅文，不必高谈《灵枢》《素问》也，只就《伤寒论》解释《伤寒论》，一看明白可也。

## 读法韵语

伤寒之病　只分表里　表曰营卫

里曰脏腑　恶寒头疼　营卫表证
一汗而解　别无余事　在表不解
里气内应　营卫内陷　脏腑乃病
营热卫寒　腑阳脏阴　相应入里
辨别温清　入里之时　表有连带
缓急轻重　须分限界　伤寒经方
一百十三　虽多不多　八方变焉
伤寒六经　六经六病　再加营卫
八方是定　表里病情　有主有兼
再加坏病　故百十三　表应汗解
为医治误　太阳之篇　坏病多数
太阳一经　名实须分　营卫其实
太阳其名　太阳本病　曰抵当汤
腑病属表　太阳的方　阳明承气
少阳柴胡　入脏入腑　少阳所独
太阴四逆　少阴附子　厥阴乌梅
三阴如此　腑不病寒　脏不病热
腑寒脏热　别有关涉　营卫风寒
桂枝麻黄　八方认明　依据酌量
传经二字　后人滋疑　须问见症
莫泥日期　表郁里动　责在中气
中气调和　不郁不动　表郁汗解

中气之力　　误治伤中　　坏证迭出
抑阴救阳　　抑阳救阴　　中气复元
起死回生　　温病热病　　伤寒之别
营卫脏腑　　一病皆热　　外感之初
清表忌热　　入里之后　　始可言下
始终救阴　　温热定法　　攻伤胃气
欲救反杀　　伤寒不难　　要知读法
依方解释　　一看明白

## 韵语解释[①]

### 伤寒之病　只分表里
### 表曰营卫　里曰脏腑

最看不明白者是伤寒的医书，治病最难靠住者是伤寒的病症，都只因头绪纷繁、变症莫测的缘故，其实头绪并不纷繁亦无变症莫测的事，都只因未曾分别清楚，所以就觉得纷繁，所以觉得变症也，今有一个分别的法子就是先将"表里"二字分清，表病全是营卫的事，里病全是脏腑的事，分清表里就不觉得头绪繁多，亦不觉得变病莫测了。营卫者之外之气也。

### 恶寒头疼　营卫表证
### 一汗而解　别无余事

凡一个好人，忽觉得恶寒、头疼、项强、腰脊强疼，不能起立，继而发热，眼红，这就是营卫证，营卫主表病，在表一出汗就解了，就无别的事了，如是不出汗，以后的事就多得很了。

### 在表不解　里气内应
### 营卫内陷　脏腑乃病

若是病在表时，不得汗解，表郁里动，自然之理，若表病的寒多，里气的脏气就动，表病的热多，里气的腑气就动，营卫的病不能由汗外发，自然就陷入里去，但脏腑和平，里气不见偏动，营卫的病气一定陷不进去，里气偏动了，营卫就内陷了，既陷之后，营气陷就入腑成了腑病，卫气陷就入脏成了脏病，既成脏腑的里病，营卫的表病就罢了。

### 营热卫寒　腑阳脏阴
### 相应入里　辨别温清

营卫在表，脏腑在里，表病不得汗解，里气何以内应，只因营秉木火之气，其性热。卫秉金水之气，其性寒。腑属阳，腑性热，脏属阴，脏性寒。营卫脏腑同气相应，所以表病不解，一定入里，后入腑则用清下之药，入脏则用温补之药，便不可用在表时之发汗药矣，因发汗须无里证，如有里证一经发汗便将里气发伤外脱，故里证忌发汗。

### 入里之时　表有连带
### 缓急轻重　须分限界

伤寒的病症不过分个表里而已，表是营卫的病，里是脏腑的病，并不纷繁，并不变化，营卫用发汗的方药，脏腑用温清的方药，但是由表入里之时，已见表证，还带有表证，此时处方用药，其中就有缓急轻重的关系，不比纯是表证，易于发汗，不比纯是里证，易于温清，其中情形颇觉复杂，其实只要将表里病症的界限分别清楚，并不复杂也，看明这表证里证孰多孰少，孰重孰轻，界限既清，医法自易，并不复杂也。

---

① 韵语解释：此伤寒读法"韵语释义"原在第十编，为方便阅读，特移到此处。

伤寒经方　一百十三
虽多不多　八方变焉

伤寒一百一十三方，都说多得很，真难学也，其实只是八个方子变动出来的，只要知道八个方子，就自然知道一百一十三方。只要能记得八个方子的病理药性，就不必再记一百一十三方的病理药性，自然记得这一百一十三方的病理药性，而且自然能运用这一百一十三方，如不从这八方下手，纵然记得这一百一十三方也是无法使用也。

伤寒六经　六经六病
再加营卫　八方是定

八方是哪八方，就是六经的六个主方，再加营卫两个方也。

表里病情　有主有兼
再加坏病　故百十三

何以八方就变成一百一十三方论，伤寒的病本是六经六方营卫两方，只因表病里病虽然是分开的，但是有表病未解，表病为主兼现里病的，有已成里病，里病为主兼现表病的，这一主一兼之中，就变出多少方子来了，故当汗过汗，不当汗而汗是为误汗，当下过下，不当下而下是为误下，这名坏病，坏病的方子也是由这八方变的一共并来就是一百一十三方，这一百一十三方说来就是一百一十三个病理，病理虽是一百一十三个，方中药性却只是那八个方子的药性，因一百一十三个的病理都由八个方子的病理变来，总是用的那八个方子的药故也。

表应汗解　为医误治
太阳之篇　坏病多数

病在营卫，应当发汗便是，余事乃

医误治，病遂出乎八方本病之外，成了坏病。仲景《伤寒论》太阳篇病最多，太阳本病并不多见，多见的都是坏病，名为太阳篇，其实各经脏腑的病都因系太阳误治，所以坏病都列在太阳篇也。

太阳一经　名实须分
营卫其实　太阳其名

曰：《伤寒论》难得明白分不清楚之处甚多，"太阳经"三字尤为里扰，现在分清楚的法子就是要将六经六病的六方与营卫的二方认定分清，是第一要着。此一要着的工夫用到全部《伤寒论》都是一目了然。那各家的注释如何不合也，能立即判断了。太阳这一经，须分出来太阳之名与太阳之实来，仲景曰太阳证，凡太阳证即是营卫证，因营卫行脏腑以外主表，太阳行身之表，统属营卫。故仲景说营卫证曰太阳证，因太阳证的事都是营卫的事，仲景已于"脉治篇"详细说明，以后即以"太阳证"三字概括之。"太阳篇"用麻黄汤、桂枝汤解表之方皆解营解卫之用，所以名为太阳实是营卫也。

太阳本病　曰抵当汤
腑病传里　太阳的方

伤寒之病，只分表里，表曰营卫，里曰脏腑。《伤寒论》中凡用桂枝汤的病皆系解营分之郁，凡用麻黄汤的病皆是解卫分之郁，此表病也。凡是用附子、干姜的病都是温脏阴之寒，凡是用大黄、芒硝、枳实的病皆是下腑阳之热，此里病也。伤寒六经三阳三阴，阳经病者，腑热之病，阴经病者，脏寒之病。脏腑属里。既将太阳麻桂汤的病划归营卫属于营卫，那太阳经的抵当汤系寒下的药，攻下太阳腑热之方，乃太阳本病的方，乃腑病属里的方，与那麻桂汤走营卫发表邪的方自然一表一里，一目了然。盖太阳只能变太阳本经，不能六经都变，若营卫六经都变，营卫系脏腑以外之气，由营卫内陷能入各脏各腑，若太阳便不能内陷而入各脏各腑了，《伤寒论》的里扰甚多，有了此法，界限明显里路出来了。

### 阳明承气　少阳柴胡
### 入脏入腑　少阳所独

三阳腑病皆属于里，太阳的腑病是抵当汤，阳明的腑病是承气汤，少阳的病是大小柴胡汤。少阳只有经病，少阳经病有由少阳入三阴脏，有由少阳入阳明腑两条路。小柴胡汤是由少阳入脏之方，大柴胡汤是由少阳入腑之方。由本经入别脏别腑者独有少阳为然。若是太阳阳明则只入本腑便终止了。若是太阴、少阴、厥阴则只入本脏便终止了。

### 太阴四逆　少阴附子
### 厥阴乌梅　三阴如此

三阳三方，三阴三方。太阴脏病是四逆汤，少阴脏腑是附子汤，厥阴脏腑是乌梅丸，乌梅丸亦有附子，三阴的病的方不过三方而已。

### 腑不病寒　脏不病热
### 脏热腑寒　别有关涉

腑为阳，故只病热不病寒。脏为阴故之病寒不病热。若腑病而寒生则阴复而病愈，若脏病而热生则阳复而病愈。若腑病见寒而病不愈，若脏病热生而病不愈，此其中便有别的关涉，非腑热脏寒之常理矣。这关涉最宜分别清楚，如《伤寒论》"阳明下篇"所有温补的方子本是治太阴

的病，阳明病系腑病热病，太阴病系寒病，阳明病只用寒下不用温补，今"阳明篇"而曰"阳明篇"用温补，此名为阳明实系太阴，万不可因文言义。又如"少阴篇"之咽痛，用凉药。"厥阴篇"之便脓血用凉药。"太阴篇"之发黄用凉药。少阴厥阴系阳复生热，并非少厥本来病热。太阴系湿郁不通，木气生热，并非太阴本来病热。又少阴之急下三证是燥土克水应归"阳明篇"，而"少阴篇"亦列此方者，因克及少阴水也，盖少阴之水火同气，五行之理病则克其所胜而侮其所不胜，火败土湿乃为常理，盖非少阴本来病热也。此一节如不明白则八方之主脑摇动，《伤寒论》之理路不清，便复入五里雾中矣。

### 营卫风寒　桂枝麻黄
### 八方认明　依据酌量

伤寒一百一十三方由八方变来，前述的太阳抵当、阳明承气汤、少阳柴胡汤、太阴四逆汤、少阴附子汤、厥阴乌梅丸，为六经主病的主方。那是里病的六方，还有中风用桂枝汤治营病，伤寒用麻黄汤治卫病。这是表病的两个方子，共系八方。此八方的病理药性认明就能分清表里，分清寒热虚实，在里则腑病实脏病虚，在表则无所谓虚实，总是营卫郁而已。依据八方视病情之所在，酌量变通，治伤寒之能事毕矣，并不繁难也。至于中风用桂枝汤、伤寒用麻黄汤二义尤须研究明白。盖寒不伤卫只伤营，寒伤营，营气不能交卫，于是卫郁而恶寒，卫秉金水，病则见其金水之本性，故恶寒。麻黄汤以卫气之郁以交营，金水之气得木火之热气，营卫一调，故汗出表解而病愈也。风不伤营只

伤卫，风伤卫，卫气不能交营于是营郁而发热，营秉木火，病则见其木火之本性，故发热。桂枝汤泄营气之郁以交卫，木火之气得金水之寒气，营卫一调，故汗出表解而病愈也。寒因何不伤卫，因太空的寒气主收敛与人身的卫气同是一气故只伤营。营性疏泄，收敛之气伤疏泄之气也。风因何不伤营，因太空之风气主疏泄与人身的营气同是一气，故只伤卫，卫性收敛，疏泄之气伤收敛之气也。

### 传经二字　后人滋疑
### 须问兼症　莫问日期

一日太阳、二日阳明、三日少阳、四日太阴、五日少阴、六日厥阴，这是传经一定的日期，但二日不见阳明，三日不见少阳证，四日、五日、六日不见太阴、少阴、厥阴证者却是常事（还有别的里扰详见《伤寒读法》），若是拘定日期，那就无法解决了，故只须向现在所见的病象，见表证就是太阳（此"太阳"二字即营卫也），其他各经皆有提纲，但见哪经提纲的病象就是哪经，见营卫证即是在表，见脏腑证即是在里，照病处方，莫问今日是第几日就以为应在第几经也。

### 表郁里动　责在中气
### 中气调和　不郁不动

人因何病伤寒，病伤寒因何表郁，表郁因何里动，此中有个根本，根本者中气也。脏阴腑阳营热卫寒，阴阳寒热两相交济，一不偏多，一不偏少，全赖中气旋转方能调和。营卫者中气之标也，中气者营卫之本，脏腑中气所化生者也。中气左旋生阳，右转生阴。左右旋转冲和泰然而后营卫脏腑寒热阴阳之气乃不偏多偏少。如

其偏了，就是中气旋转之力弱了。营气偏多卫气必偏少，卫气偏多营气必偏少。营气偏多不能交于卫，于是乎营郁而发热，卫气偏多不能交营，于是乎卫郁而恶寒。凡营卫表病发热恶寒服药之后汗出病解之先，病人必觉胸腹之间有温和充满之意，然后四肢百体由困转舒而后汗出。如胸腹之间无温和充满之意，反觉渐加紧闷是中气更馁，营卫必定不能外发出汗，此时已有内陷之势，脏腑里气即相应而动矣。脏阴偏多则脏阴动，腑阳偏多则腑阳动，里气已，营卫便往内陷矣。既往内陷，此时中气已难旋转，阴阳寒热偏少偏多，中气便不中了。盖中者，阴阳寒热两平之根本也。中气愈虚，病即愈重，中气完了，人遂死了。如腑阳偏多应服承气汤证而人死者，死于有阳无阴，中气不中也。如脏阴偏多应服姜附之证而人死者，死于有阴无阳，中气不中也。如其病重用药不错，中气渐复则偏少之气转多起来，那偏多之气自然少了下去，多少两平，在脏腑则里病愈，在营卫则表病解也。所以仲景麻桂解表两方皆用炙甘草以补中气也。所以仲景曰少阴负跌阳者顺少阴水气。跌阳者，土气也。中气在二土之间，土气不亡中气乃能望复也。学仲景伤寒知道中气之理，便知病之所由来与病之所由愈，起死回生之法在此矣，凡外感之病皆如此。

### 抑阴扶阳　抑阳救阴
### 中气复元　起死回生

中气为表里之根本，表曰营卫，里曰脏腑，五脏以脾为主，六腑以胃为主。营根于脾、卫根于胃而皆本于中气。阴寒阳热偏胜则病，一到偏胜之后中气便无力调

和而日处败亡之地。故之病用药无非抑其多扶其少，一抑一扶，阴阳寒热之多少平匀，中气方能复元，然后不死。表病之桂枝汤营气以扶卫气，麻黄汤抑卫气以扶营气。里病之承气汤抑腑阳以扶脏阴，四逆附子汤抑脏阴以扶腑阳，然后中气复于在表之时，汗出病解不致入里，然后中气复于在里之时，阴阳平复病愈而人不死。学医不从中气学起，此仲景之法所以失传。所以俗语云医生有割股之心而庸医杀人之叹，乃古今一辙，天下同气也。

### 温病热病　伤寒之别
### 营卫脏腑　一病皆热

尝闻人说：某医善医伤寒而不能医温病，某医善医温病不能医伤寒。此话可谓不通也。不知伤寒如何能知温病，果知温病如何不知伤寒，如仅知伤寒不知温病是伤寒并不知也。如仅知温病不知伤寒是温病更不知也。盖温病之义亦是营卫脏腑之气偏胜，中气虚亏与伤寒无异，但伤寒系营热偏胜则腑阳内动而感热证，卫气偏胜则脏阴内动而感寒证，在表不解然后入里，阳胜灭阴，阴尽中亡而人死，阴胜灭阳，阳尽中亡而人死。温病则营气偏胜，卫气偏衰，一病之后，全是营热之气，在表不解，里气内动，里气一动，脏腑皆热，但伤寒里证的热是实证，温病里证的热证是虚证也。温病热病本是一病，春为温、夏为热都为外感病与伤寒同理，其与伤寒有别者就是内外皆热也。

### 外感之初　清表忌泻
### 入里之后　始可言下

时医治温病见其热盛就用凉药，服药后一见泄泻多致不救。不知初病系营卫之事，只宜解表，但解表之药，只宜轻清之品，苦寒之药甚不相宜，若是已病数日，不见大便是病入里，此时方可言下也。

### 始终救阴　温热定法
### 攻伤胃气　欲救反杀

伤寒入脏病，寒则用温补以救阳，入腑病热则用寒下以救阴。温病不然，并无用热药之时，自始至终，总须用轻清之品以救阴。若有数日不大便，热气甚炽，须用下时，亦用甘寒之品润之便下，不可用攻下之药，伤了胃气，伤了胃气就变症百出，以致不救也。此但说个大概耳，其详细处在《丛谈》六编。

### 伤寒不难　要知读法
### 依方解释　一看明白

读法就是分表里定八方，知道表里路就自然不错，定明八方，那一百一十三方就不嫌多，因一百一十三方皆不出八方之法也。历来注释《伤寒论》之家说得了不得的难，理论纷纷，寻不出各着落，说道药方反轻轻抹过，真是叫隔靴搔痒，今日所谈读《伤寒论》的法子就是要明白了真真药性，由药性求病理，由病理求《伤寒论》的理路，自然一看明白也。

# 先定八方

原方分两减轻，用之余方同。

于一百一十三方中，先定八方。此八方者，《伤寒论》之系统也。先明系统，头头是道矣。表证二方，里证六方，表证者营卫，里证者脏腑也。

# 太阳桂枝汤、麻黄汤[①]

## ❀ 桂枝汤

芍药三钱　桂枝三钱　炙甘草一钱五分　生姜三钱　大枣五枚，去核

水四杯，煎成二杯，温服一杯，饮热粥一杯，覆衣取微汗，不汗，再服一杯，如仍不汗，再煎一剂，服如前法，禁生冷、黏滑、肉面、酒酪、五辛、臭恶诸物。

## ❀ 麻黄汤

麻黄三钱　杏仁三钱　炙甘草二钱　桂枝二钱

水五杯，先煎麻黄，减二杯去沫，入诸药，煎二杯，温服大半杯，覆衣取汗，不用啜粥，余如桂枝汤。

## 桂枝汤、麻黄汤证原文

寸口脉浮而紧，浮则为风，紧则为寒。风则伤卫，寒则伤营。营卫俱病，骨节烦疼，当发其汗也。

太阳之为病，脉浮，头项强痛而恶寒。

太阳病，发热汗出，恶风，脉缓者，名为中风。

太阳病或已发热，或未发热，必恶寒，体痛，呕逆，脉阴阳俱紧者，名曰伤寒。

太阳病头痛发热、汗出恶风者，桂枝汤主之。

太阳病头痛发热，身疼，腰痛，恶寒无汗而喘者，麻黄汤主之。

## 解释

中风的"中"字，伤寒的"伤"字，都是"伤"字的意思。风者，空气中疏泄之气。寒者，空气中收敛之气。营者，人身中疏泄之气，根于中气而化于木火，其性热。卫者，人身中收敛之气，根于中气，而化于金水，其性寒。营卫之气通于脏腑，行于经络，主一身之表，居于太阳之经。人身六经，太阳在外，次则阳明，次则少阳，次则太阴，次则少阴。次则厥阴。厥阴之经，近于骨矣，《伤寒论》中，凡曰太阳证者，皆营卫之病也。

伤寒之病只分表里，里者腑也脏也，表者营也卫也。初病在表，桂枝麻黄汤发汗即愈，如其不汗，营卫不和，于是营热由表内陷而入腑，卫寒由表内陷而入脏，入里之后，如太阳证已罢者，则纯是腑热脏寒之病，如已入里而太阳证在者，则于清腑热温脏寒之中兼以解表，如腑证脏证未见，全属太阳表证者。汗出脉浮、发热恶寒体痛者为中风，桂枝汤主之；无汗脉紧、发热恶寒体痛而喘者为伤寒，麻黄汤主之。

桂枝汤的桂枝，系中风伤寒共用之药，其作用系和经络、调营卫，这桂枝汤的主要药系芍药，与麻黄汤的麻黄系对等的，桂枝汤证营郁为热，偏于疏泄，疏泄

---

① 太阳桂枝汤、麻黄汤：此八字底本无，据文义补。

则汗出，故用芍药以泄营郁，平其疏泄之偏，使之交卫，则疏泄之气得了收敛之气，营分热气得了卫分寒气，于是营卫调和，以汗出而病解。

麻黄汤证，卫郁为寒，偏于收敛，则无汗。故用麻黄以泄卫郁，平其收敛之偏，使之交营，则收敛之气得了疏泄之气，卫分寒气得了营分热气，于是营卫调和，所以汗出而病解。汗者，营卫离而复合，离则病，和则合，和者液生，是以汗作也。

桂枝汤证，疏泄汗出，汗出中虚，津液内竭，故用姜、枣以调补中气而复津液。麻黄证，收敛无汗，正当闭束之时，中气未见大亏，故不用姜、枣。卫郁则肺气上逆而发喘，故用杏仁以降肺郁而平喘。伤寒中风之病，皆中气虚而营卫不和，故桂枝、麻黄两方皆用炙甘草以补中，皆用桂枝以和营卫。古人命名稍有未到之处，即遗后学之误，其实皆后人不善学之故。知芍药的作用与麻黄的作用是对等的，然后知营卫寒热也是对等的；知营卫的寒热是对等的，然后知入腑又入脏之理路也。陈修园医书为近时医家人人都看之书，而《伤寒串解》将桂枝汤证之有汗认为虚证，将麻黄汤证之无汗认为实证，于营气疏泄，卫气闭敛，疏泄生热，闭敛生寒之理，一丝不解，令读《伤寒论》者，起头便错。麻黄汤证，卫寒内陷入脏，而用附子、干姜者不少，焉可以"虚实"二字，定营卫表病之理也。

芍药疏泄营郁，麻黄疏泄卫郁，中风用桂枝汤，伤寒用麻黄汤。中风者，风伤卫也，何以风伤卫不伤营而桂枝汤用芍药以泄营郁？伤寒者寒伤营也，何以伤寒不伤卫而麻黄汤用麻黄以泄卫郁？此不可不求个明白者也。缘人身中气左旋右转，十二经气左升右降，营卫根于中气用于各经而主一身之表，中气左旋则化营气，中气右转则化卫气。左旋之气，木火之气也；右转之气，金水之气也。木火热而金水寒，故营气热而卫气寒，左旋右转一气环周，左旋之气即是右转之气，右转之气即是左旋之气，所以营气交卫、卫气交营，营交卫则不热，卫交营则不寒也。桂枝汤因风伤卫气，卫伤则收敛之气减而疏泄之气增，故风伤的是卫气而病的是营郁，营郁热增，故用芍药以泄营也。麻黄汤寒伤营气，营伤则疏泄之气减而收敛之气增，故寒伤的是营气而病的是卫郁，卫郁寒生，故用麻黄以泄卫也。风气与营气同是疏泄，故风不伤营；寒气与卫气同是收敛，故寒不伤卫也。人当营气疏泄之时，忽然冒着寒气之收敛，则病伤寒；人当卫气收敛之时，忽然冒着风气之疏泄，即病中风也。营卫交合，本极平匀，营伤卫郁者，营气偏少，卫气偏多也；卫伤营郁者，卫气偏少，营气偏多也。偏少则交不过来，偏多则交不过去。交不过去，是以郁也，桂枝汤、麻黄汤，一泄营郁以交卫，一泄卫郁以交营，病则营卫分离，交则营卫调和，表气外离则里气内动，表里本是一气，表气离则里气动。里气动者，里气亦将离也。营偏热则腑阳动，腑阳将离脏阴也。卫偏寒则脏阴动，脏阴将离腑阳也。里气动而营卫内陷，便与生死有关。营热内陷入腑阳盛而用承气等汤，卫寒内陷入脏阴盛而用四逆等汤，尚为逆中之顺。若营卫表病未解之时，误汗误下而内陷，遂成坏证也。

夫初病桂枝汤证、麻黄汤证之时，名为太阳证，其实系营卫证，病在太阳之经，其实系营卫之事，桂麻二方乃表证营卫之方也。发热者，营气之郁，恶寒者卫气之郁。热者木火之本性，寒者金水之本性。五行之理，理则郁，郁则各现其本性，不知营热卫寒之理，而谓热为太阳之标，寒为太阳之本，后人引《内经》以注释仲景《伤寒》，此仲景《伤寒》之所以乱也。

伤寒之病，里气动而营卫内陷则凶，里气和平而营卫外发则吉，中气旺则里气平而营卫外发，中气虚则里气动则营卫内陷也。

伤寒之病，只分表里，入里者腑病脏病，在表者营病为病。桂枝、麻黄之方，在表之事。足太阳经自头走足，营卫郁病，经气郁阻，故头痛身痛。故太阳提纲曰太阳之为病，脉浮头项强痛而恶寒也。

### 太阳桂枝汤、麻黄汤病理简明解释

风伤卫而离营，故营郁。寒伤营而离卫，故卫郁。营气郁故发热，营气疏泄故汗出。卫气郁故恶寒，卫气收敛故无汗，病在表故脉浮，风性缓故脉缓，寒性急故脉紧，足太阳自头走足，行身之表，营卫不和，故头项强痛，卫郁不降则肺胃俱逆，故呕吐发喘。

### 桂枝汤、麻黄汤药性简明解释

桂枝性温，和营卫，调经络。炙甘草性温，补中气。芍药性寒，泄营热平疏泄。麻黄性平，开卫闭，通腠理。生姜性温，大枣性温，调补中气，滋养胃液，调和经络。杏仁性平，降肺气，平喘逆。

# 太阳抵当汤

此太阳腑证之方也，伤寒表病，营热卫寒，伤寒里病，腑热脏寒，仲景《伤寒论》凡曰太阳证皆表证，皆营卫证；抵当汤证，太阳腑证，里证也。腑阳而脏阴，腑热而脏寒，故桂枝、麻黄二方名为太阳经证之方，实为营卫证之方也。

#### ✿ 太阳抵当汤

大黄三钱　水蛭八枚　蝱虫八枚　桃仁三钱

### 太阳抵当汤证原文

太阳病六七日，表证犹存，脉微而沉，反不结胸，其人发狂者，以热在下焦，少腹当硬满，小便自利者，下血乃愈。所以然者，以太阳随经，瘀热在里故也，抵当汤主之。

### 解释

太阳证者皆营卫之事，表证也。营卫表证未经汗解，营热郁盛，随太阳之经，内陷入里，于是成抵当汤证，脏阴腑阳，故太阳腑证热加膀胱，必须寒下也。

伤寒至六七日，应当汗解。未经汗解，表证犹存在。表证在，脉应浮，乃脉反微沉。无表证之脉，脉既微沉，应见结胸，乃又不见结胸之病，其人忽然发狂，是下焦血分有热瘀结，如其少腹硬满，小便自利，是膀胱血热，已有证明，故用抵当汤下其血热。表证不解，太阳膀胱腑气内动，营热内陷，故成抵当汤证，如里气和平不动，膀胱不热，则表证汗解，不病抵当汤证，既病则腑气阳实，脏气阴虚，自当下其腑阳之实，以和脏阴之虚，阴阳和平，中气复旧，故病愈也。

### 太阳抵当汤病理简明解释

表证不解，营热郁蒸，太阳膀胱腑气内动，营热陷入膀胱，营属血而卫属气，血热瘀结，心神不清，故发狂。血结膀胱，故少腹硬满。气主清降，血主温升，血结膀胱，反升为陷，小便应当不利，今小便自利，是阳热实证，并非下陷虚证，故以抵当汤下其瘀血乃愈也。

### 抵当汤药性简明解释

大黄性寒，破瘀血，下坚积，去燥结。水蛭、蝱虫性寒，善破瘀血。桃仁性温，通经行血。

# 阳明大承气汤[①]

### ❀ 阳明大承气汤

大黄四钱　芒硝三钱　枳实三钱　厚朴六钱

先煎枳朴，后入大黄，煎成，入芒硝，上火微一两沸，分三次服，得下止后服，勿尽剂。

### 阳明提纲

阳明之为病，胃家实也。

### 阳明大承气汤原文

病人烦热，汗出解，又如疟状，日晡所发热者，属阳明也。脉实者，宜下之，与大承气汤。二阳并病，太阳证罢，但发潮热，手足漐漐汗出，大便难而谵语者，下之则愈，宜大承气汤。

### 解释

病热烦热汗出，则太阳表证必解，乃既已汗出而日暮之时，又如疟状，这便属阳明证，如其脉实，宜大承气汤下之，若太阳证未罢，到日暮之时，又发潮热，是为太阳、阳明二阳并病。二阳并病者，表病之营热与阳明之腑热合并也。手足漐漐汗出者，胃腑热实，蒸腾于外也。大便难者，有燥屎也。谵语者，胃阳化热，阻于心下，火盛血热，心气不清也。日暮潮热者，申酉之时，金气当旺，阳明为燥金之气也，若太阳证已罢，可与大承气汤下之，阳明大承气汤证，阳明胃腑病也。表证不解，阳明胃腑里气内动，营热内陷，而入胃腑，故成胃家实之承气汤证，如里气和平不动，胃腑不热，则表证汗解，不病承气汤证，既病则腑气阳实，脏气阴虚，自当下其腑阳之实，和其脏阴之虚，阴阳和平，中气复旧，故病愈也。

### 阳明大承气汤病理简明解释

胃阳热盛，故烦热而手足汗出，日暮金旺，故发潮热而如疟状。火热熏心，故

---

① 阳明大承气汤：此六字底本无，据文义补。

发谵语。肠胃有燥屎，故大便难。如有燥屎，小便必清而长，津液内枯，屎乃燥也。

### 阳明大承气汤药性简明解释

大黄见前。芒硝性大寒，泄火救焚，开结软坚。枳实性寒，泄痞破结，荡浊消痰。厚朴性温，降逆下气，破壅消积。

# 少阳小柴胡汤、大柴胡汤[①]

### ❀ 少阳小柴胡汤

柴胡四钱　黄芩二钱　半夏三钱　党参三钱　炙甘草二钱　生姜二钱　大枣四枚，去核

### ❀ 少阳大柴胡汤

柴胡四钱　黄芩二钱　芍药三钱　半夏三钱　生姜三钱　大黄二钱　枳实二钱

### 少阳提纲[②]

少阳提纲，少阳之为病，口苦咽干，目眩也。

### 少阳小柴胡汤证原文

伤寒五六日，中风，往来寒热，胸胁苦满，默默不欲饮食，心烦喜呕，或胸中烦而不呕，或渴，或腹中痛，或胁下痞硬，或心下悸，小便不利，或不渴，身有微热，小柴胡汤主之。

### 少阳大柴胡汤证原文

伤寒发热，汗出不解，心下痞硬，呕吐而下利者，大柴胡汤主之。

伤寒五六日，头汗出，微恶寒，手足冷，心下满，口不欲食，大便硬，脉细者，此为阳微结，必有表复有里也。脉沉，亦在里也，汗出为阳微，假令纯阴结，不得复有他证，悉入在里，此为半在表半在里也。脉虽沉紧，不得为少阴病，所以然者，阴不得有汗，今头汗出，故知非少阴也，可与小柴胡汤，设不了了者，得屎而解。

### 解释[③]

#### 小柴胡汤证解释

欲知少阳之作用，须先将少阳居半表半里之间的"表里"二字认识清楚。缘伤寒的病只分表里，那营卫就是表，脏腑就是里，这少阳居半表半里之间，那"表"字系指腑气而言，"里"字系指脏气而言。对于伤寒表证、里证说来，都是里也。其寒热往来者，脏腑阴阳之气内动，脏属阴，腑属阳，脏阴进则寒来而热往，腑阳进则热来而寒往，少阳之气，居阳明之后，太阴之前，故少阳一病，则阳明太阴二气逼迫而见寒热往来之象，足少阳经自头走足，起于目锐眦，循耳，挟咽，环胃口，循胁肋，故少阳病则目眩耳聋，少阳为相火之经，火逆故口苦也。少阳经病则

---

① 少阳小柴胡汤、大柴胡汤：此十字底本无，据文义补。

② 少阳提纲：此四字底本无，据文义补。

③ 解释：此二字底本无，据文义补。

不降，故胸胁苦满，嘿嘿不欲饮食，相火上逆，故觉心烦，甲木克戊土，胆胃上逆，故呕。相火灼金，故渴。甲木上逆不能下交乙木，木气不和，故腹痛胁痞，甲木不降，则乙木不升，故悸，小便之行，乃木气疏泄之事，木气失调，疏泄不行，故小便不利，营卫未和，故身有微热，此小柴胡汤之义也。

**大柴胡汤证解释**

大柴胡汤证文义首条言心下痞硬而又下利者，本是太阴脏病，法当温之，但见于发热汗出而又呕吐之后，汗出热应退，汗出而热不退，便是腑热已作，并非阴证，再加呕吐，胆木克胃土，胆胃俱热当用大柴胡汤解少阳之经气而下阳明之腑热也。

第二条系问答之意，言伤寒到五六日应传少阴之时，见恶寒手足冷，心下满，不能食，脉又沉细，此少阴之里证也，但又见头汗出，大便硬。头汗出，大便硬，此阳明表证（此"表"里二字，表指腑言，里指脏言）也。此头汗出为腑阳微结，况又便硬，虽恶寒脉沉细，实非阴证，假令纯是阴证，如何尚有汗出便硬之证？必定全成了脏阴里证也。就病状来看，此为有半表之腑证，又有半里之脏证也。其实不然，若是少阴里证，不得有寒，今头上有汗，故知非少阴，乃阳明也。但治之之法，不可遽然认为阳明而下之，须先与小柴胡汤。如有少阴里证，服小柴胡汤之炙甘草、党参、大枣，病必了了，如服小柴胡汤不能了了，参、草之温补不受，是无少阴寒病，是有阳明燥病，

可去炙甘草、党参、大枣之温补，加杭芍以泄胆热，大黄、枳实以泄胃热也。缘脉沉细与微恶寒、手足冷，为少阳少阴共有之证故也。仲景之审慎如此，可见少阳入脏入腑不易辨认，此大柴胡汤证之义也。

柴胡汤为双解表里之方，因少阳之气在阳明胃腑、太阴脾脏之间。少阳不解，表则胃腑之气郁动而作热，里则脾脏之气郁动而作寒，脏腑之气离则郁动，与营卫之气理同。寒胜热消则太阴胜，由少阳之经而入太阴之脏，热胜寒消，则阳明胜，由少阳之经而入阳明之腑。

太阳表证不解而传少阳之经，少阳经病，外逼胃腑之阳气，内逼脾脏之阴气。小柴胡汤，柴胡、黄芩以解少阳之经，半夏以降胃逆，参、甘、姜、枣和中气，扶脾阳而杜其入太阴脾脏之路。大柴胡汤，柴胡、黄芩以解少阳之经，半夏以降胃逆，芍药以泄胆热，枳实、大黄以下胃热，生姜以宣达中气，用大黄、枳实、芍药而去参、甘者，泄胆胃之热以杜其入阳明胃腑之路也。

太阳表证不解，营卫内陷，营热内陷则入腑，卫寒内陷则入脏。入脏入腑，有由太阳入者，有由少阳入者。有太阳入者，人谓之直中，其实伤寒中风之初，无不恶寒发热身痛者，这就是营卫之郁，太阳之证，断未有离营卫而直入脏腑者，不过腑阳脏阴素来偏胜之人，一经外感，郁阻营卫，里气即动，腑气偏动则即曰入腑，脏气偏动则即曰入脏，不循一日太阳、二日阳明、三日少阳、四日太阴、五日少阴、六日厥阴之次序。故人谓之直中耳。其由少阳入腑入脏者即大小柴胡汤之

义是也。

入腑之后即不转而入脏，入脏之后即不转而入腑。入腑入脏者，伤寒之终。营郁卫郁者，伤寒之始，始终一气而已。如其入脏阴胜而腑阳亡则死，如其入腑，阳胜而脏阴亡则死。如其入腑阳胜而脏阴复则生，如其入脏阴胜而腑阳复则生。大承气汤泻腑阳以复脏阴，四逆汤、附子汤温脏阴以复腑阳也。小柴胡之参、甘、四逆之初气，大柴胡之枳实、大黄、大承气之初气也，此由少阳入脏入腑之义也。

### 少阳小柴胡汤病理简明解释

足少阳胆经自头走足，起于目锐眦，循耳，挟咽，环胃口，循胁肋，足少阳病则不降，故目眩、耳聋、咽干、胁痛、苦满不欲食。足少阳以甲木而化相火，故口苦心烦。甲木克胃土，故呕。甲木上逆则乙木下陷，木气不舒，故腹痛而心悸。木气不舒，疏泄不行，故小便不利。相火上逆而刑肺金，故发咳。营热外郁，故身有微热。

### 少阳小柴胡汤药性简明解释

柴胡性凉，专降胆经解少阳。黄芩性寒，专清相火，并舒木郁。半夏性燥，专降胃逆，扫除痰涎。党参补中气，炙甘草补中气，生姜、大枣和中气、调营卫。

### 少阳大柴胡汤病理简明解释

心下痞硬，呕吐而下利，本是阴寒之证，但又发热汗出，此系阳明腑热也，胆经木气横克胃土，胆胃皆热，是以心下痞硬，而又呕吐。下利者，胆胃不舒，水谷不化，中脘气滞，非太阴下陷之下利也。

头汗出者，胃热也。微恶寒者，少阳经邪也。手足冷者，热结于内不能外达也。便硬者，为燥屎也。脉细者，此"细"字当有力，少阳之脉也，以上诸证，兼头上汗出，便非少阳病，乃少阳入阳明之病，故须解少阳之经，兼下阳明之腑也。大柴胡不用炙甘草、党参、大枣，而加芍药、大黄、枳实与小柴胡之温补各别。此少阳入腑入脏之理路也。

### 少阳大柴胡汤药性简明解释

柴胡降胆经解少阳。黄芩清相火，舒木郁。半夏降胃逆。芍药降胆经，滋相火，和木气。生姜降逆止吐。大黄、枳实寒下胃热。

## 太阴四逆汤、少阴附子汤、厥阴乌梅丸[①]

### ❀ 太阴四逆汤

炙甘草三钱　干姜二钱　附子二钱

### ❀ 少阴附子汤

附子三钱　茯苓三钱　白术四钱　党参二钱　芍药三钱

### ❀ 厥阴乌梅丸

乌梅十八枚　细辛一钱　干姜一钱　附子一钱　黄连五分　黄柏五分　党参一钱桂枝二钱　当归二钱　蜀椒一钱

为丸如梧子大，先食后服，每服十丸，日三服。梧子有小豆大。

---

① 太阴四逆汤、少阴附子汤、厥阴乌梅丸：此十五字底本无，据文义补。

### 太阴提纲

太阴之为病，腹满而吐，食不下，自利益甚，时腹自痛，若下之，则胸下结硬。

### 少阴提纲

少阴之为病，脉沉细，但欲寐也。

### 厥阴提纲

厥阴之为病，消渴，气上冲心，心中热疼，饥不欲食，食则吐蛔，下之利不止。

### 太阴四逆汤证原文

病发热头痛，脉反沉，若不瘥，身体疼痛，当温其里，宜四逆汤方。

自利不渴者，属太阴，以其脏有寒故也，宜服四逆汤。

### 少阴附子汤证原文

少阴病，身体痛，手足寒，骨节痛，脉沉者，附子汤主之。

### 厥阴乌梅丸证原文

伤寒脉微而厥，至七八日肤冷，其人躁无暂安时者，此为脏厥，非为蛔厥也。蛔厥者，其人当吐蛔。今病者静，而复时烦者，此为脏寒。蛔上其膈，故烦，须臾复止，得食而呕，又烦者，蛔闻食臭出，其人常自吐蛔。蛔厥者，乌梅丸主之。

### 解释

伤寒之病，只分表里，表病不解，营郁则热，卫郁则寒，营卫虽郁，里气不动，自然汗解，如不汗解，里气必动，腑气为阳，腑阳动则营热内陷而入腑，腑阳胜而脏阴败，脏阴败尽而人死。故三阳腑证必用凉下以救脏阴。脏气为阴，脏气动则卫寒内陷而入脏，脏阴胜而腑阳败，腑阳败尽而人死。故三阴脏证，必用温补以救腑阳，盖腑病则热，脏病则寒也。三阴脏病，太阴脾脏，少阴肾脏，厥阴肝脏。太阴脾以湿土为令，土生于火，脾脏一病，则寒胜灭火，土败湿生，阳退阴进，木来克土也。脾升胃降，原是一气，湿生则腹满，胃逆则吐，脾陷则利，肝木乘虚而克之，则腹痛也。四逆汤干姜、炙甘草温补中气，附子以回阳气也，手少阴心丁火，足少阴肾癸水，同居一气，不病则水火相交，水不克火。少阴一病，水即克火，五行之性，本来如此。故少阴肾脏证，手足寒，体痛，脉沉微细，但欲寐也。欲寐者水火不交，欲寐而实不寐，脉沉而微细者，阴寒胜而阳气弱，手足寒而体痛者，水胜克火，土败木贼也。附子汤附子温水寒以复肾阳，茯苓、白术泄湿而培土，人参补中气，芍药调木气也。厥阴脏病，厥阴者，风木也，厥阴之母气为水，子气为火，病则风木冲击，下寒上热，故乌梅丸蜀椒、附子温其母气，黄连、黄柏清其子气，干姜、人参温补中气，当归、桂枝润木通经，细辛逐寒水，乌梅敛风气而安蛔虫也。寒热相逼，木气郁则虫生，故厥阴之病，必有脏寒，脏寒而躁烦者，阳微欲脱之象也。三阴脏病，虽各有异处，然同为脾阳之虚，故合并释之，以见温补脾阳为三阴脏病同一治法，即知清下胃阳为三阳腑病同一治法也。

### 太阴四逆汤病理简明解释

太阴脾脏与阳明胃腑，升降一气，脾经升则阴中有阳，而脾不病寒，胃经降则阳中有阴，而胃不病热，太阴二病，则湿寒并作而腹满，下陷而自利，胃逆而吐，食不下。

### 太阴四逆汤药性简明解释

干姜性热，温脾胃，降胃逆，升脾陷，祛寒湿，补火土，化水谷，消饮食。炙甘草性温，补中土，回阳气。附子性热，回阳，温寒，升陷。

### 少阴附子汤病理简明解释

足少阴肾经癸水，与手少阴心经丁火，同居一气，五行之气，不病则水火交济，病则水胜克火。水胜寒生，寒生阳败，阳败湿起，肾主骨，故身体痛，骨节痛，四肢寒。里气寒生，故脉沉。阳气弱，故脉微细。阳根不旺，水不交火，中气虚弱，故欲寐而不能寐。

### 少阴附子汤药性简明解释

附子回阳温寒。白术性平，补土，除湿。茯苓性平，利水，健脾。党参性温，大补中气，扶土回阳。芍药性寒，调木息风。少阴之病，寒水克火，风木克土，故用附子以温水寒，术、苓以培土，芍药以息风木也。

### 厥阴乌梅丸病理简明解释

厥阴肝木，胎于癸水而生丁火，水中阳足，则木营风静而生丁火。水寒阳弱则厥阴木气温气无根不生丁火，风气冲动而化邪热。风者木气之失其正也。消渴，气上冲心，心中热痛，饥不欲食，皆风热上冲之故。饥因于风动，故饥不欲食。木气失根，寒热交逼，则郁而风生，蛔虫因下寒不能自安，故来上焦以避寒。蛔动不安，故人烦躁。蛔闻食臭，愈往上行，故呕而吐蛔也。厥阴之病，本气则寒，标气则热，水火分离于上下，土气败亡于中央，阳复则生，阳绝则死也。

### 厥阴乌梅丸药性简明解释

乌梅性平，生津液，止疏泄，养木气，安蛔虫。干姜温中，逐寒，补益火土。附子暖水回阳。蜀椒性温，暖下焦，安蛔虫，温肝肾。桂枝温肝木，和升降。当归性温，滋肝养木。党参补中气。黄连、黄柏性大寒，清木热。细辛性温，下冲逆，逐寒水。厥阴病下寒上热中虚，故补中温下清上均不可偏也。

# 中 气

一部伤寒之法，系统于上述之八方。八方之理，系统于中气。缘人身中气居脾土胃土之间。中气左旋则阴升而化阳，中气右转则阳降而化阴，左旋右转，一气如环，阴升化阳，此营气之根也。阳降化阴，此卫气之本也。中气调和之人不病外感，盖营卫相交，不偏于疏泄，不偏于收敛，故风寒之气，无隙可乘。营卫一病，中气必伤。营卫感伤风寒，如其发热之时，中气左旋之气必偏盛，右转之气必偏衰。中气右转则生阴，右转之气衰，于是阴退阳进而腑阳动，腑阳动乃入里。如其恶寒之时，中气右转之气必偏盛，左旋之气必偏衰，中气左旋则生阳，左旋之气偏衰，于是阴进阳退而脏阴动，脏阴动乃入里，故感伤营卫发热恶寒之时，服桂枝、麻黄汤后，必先由胸腹之间，渐有和舒之意，而后温气外发，汗出而解。胸腹之间有和舒之意者，即中气被伤而又复原也。营卫主一身之表，行于经络，通于脏腑而根于中气，所以表病之初，中气必病，中气复元，表病乃能汗解。太阳坏病之发生，皆误于汗下而伤及中气之故也。至于入里之后于中气关系更加密切。缘胃土主乎清降，脾土主乎温升，中气左旋右转之气调和，胃土乃能清降，脾土乃能温升。胃降脾升，阴阳和平，病不入里，中气偏虚，病乃入里。入腑之病，无论入太阳膀胱之腑，入阳明胃腑皆是胃阳实。胃实阳胜，故仲景于膀胱腑证、胃家腑证皆用大黄、枳实而寒下之。腑阳胜则脏阴败，寒下腑阳以复脏阴，脏腑之阴阳得复其平，中气复原，是以病愈而人不死。入脏之病，无论太阴、少阴、厥阴皆是脾阳虚，寒水侮土而灭火，故仲景于三阴脏病皆用干姜、附子、炙甘草以温补之。脏阴胜而腑阳败，温灭脏阴以复腑阳。脏腑之阴阳得复其平，中气复元，是以病愈而人不死。少阴、厥阴之死证，无不由于下利。下利者，脾家阳虚，火土气败而中气亡也。至于三阴热证，在太阴则土湿木郁之热，在少阴、厥阴则有阳气回复之热。然其生热之原因，无不先由于脾阳之虚，故仲景于三阴提纲，皆火土俱败之义也。盖火土俱败，则中气易亡，所以人死也。

# 传经疑问

伤寒传经，仲景《伤寒论》中未尝明白立法，后世学者有谓传经者，有谓不传经者，有谓只传三阳不传三阴者，有谓循经传越经传者，有谓太阳总统六经，传经到他经仍不离太阳者，有谓太阳不能总统六经者，此各种说法，如不解决明白，是学伤寒之人，都从开首错起，开首既错，以后更无头绪矣。

《内经》曰：伤寒一日巨阳受之，二日阳明，三日少阳，四日太阴，五日少阴，六日厥阴。《伤寒论》病有发热恶寒，发热者发于阳也，恶寒者发于阴也，发于阳者七日愈，发于阴者六日愈，此谓伤寒传经之理由也。

伤寒六经提纲：太阳提纲曰发热恶寒体痛，阳明提纲曰胃家实，少阳提纲曰口苦目眩耳聋，太阴提纲曰腹满吐利不欲食，少阴提纲曰脉微细但欲寐，厥阴提纲曰消渴气上冲心饥不欲食、食则吐蛔。此六经病证也。而伤寒之病二日不见阳明证，三日不见少阳证，四日不见太阴证，五日不见少阴证，六日不见厥阴证，比比皆是，二日为传阳明之期，何以不见阳明证？五日应传少阴之期，何以不见少阴证？且《伤寒论》曰：伤寒二三日不见阳明少阳证者为不传，此谓伤寒不传经之理由也。

一日太阳，二日有见阳明证者，三日有见少阳证者，有二日不见阳明证，三日不见少阳证，四日而见太阴证，五日而见少阴证，此谓传经有循经传越经传之理由也。

三阴证多忌汗，三阳证多见桂枝汤者，此谓传经只传三阳不传三阴之理由也。

太阳证头痛恶寒七日以内未经汗解，一日一经，七日经尽，头痛恶寒仍属太阳，此谓太阳总统六经，传到他经，仍不离乎太阳者之理由也。

人身十二经，手经六经，足经六经，伤寒之病，重在足经。六经即六气也。太阳在外，阳明次之，少阳又次之，太阴又次之，少阴又次之，厥阴又次之。太阳证只是太阳，绝无传至他经，亦是太阳证之理由，既曰传经，必有传经之证据，今只有太阳证据，无他经证据，而曰六经统于太阳，此必无之事，谓太阳先病则可，谓太阳证即统六经则不可，此谓太阳不能总统六经之理由也。

## 传经解决

据以上各种理由观之，是传经问题，真实无法解决矣。且更有以三阴证为直中，三阳证为传经者，又更有谓三阴三阳皆有直中者，各说各有理，所以传经问题遂成古今疑案，其实皆未从根本上研究解决之法之故。如由根本上解决，一言便可明白。如从根本上解决，岂止《伤寒论》之传经问题解决，即温病时疫亦解决矣。

营卫者根于中气，发于脏腑，行于经络，主一身之表之气也。此"表"字对"里"字而言，里者，脏腑也。凡脏腑之气皆为表，即凡经络之气皆为营卫之所司。营行脉中，卫行脉外，营秉木火，其性疏泄；卫秉金水，其性收敛。中气左旋则木火之气上升，中气右转则金水之气下

降。上升则化阳，下降则化阴。降而仍升，阴中生阳，则卫气交营。升而复降，阳中生阴，则营气交卫。营卫相交是以不见发热，不见恶寒。营秉木火，病则离却卫气而见其木性，于是发热。卫秉金水，病则离却营气而见其本性，于是恶寒。发热者营气偏郁，恶寒者卫气偏郁，营卫之气离则郁而合则通，郁则病作，通则汗出而病解，故伤寒中风皆营卫之自病。不过作病之因，因于风伤卫而寒伤营。伤则离，离则郁，营郁则发热，卫郁则恶寒耳。自来注解伤寒之家，不闻注意于营卫者，可怪也。

仲景《伤寒论》首言营卫，一曰脉浮而紧，浮则为风，紧则为寒，风则伤卫，寒则伤营，营卫俱伤，骨节烦痛，当发其汗也。又曰：脉浮而数，浮则伤胃，数则伤脾，此非本病，医特下之所为也。营卫内陷，又曰阴阳相抱，营卫俱行，刚柔相得，名曰强也。又曰假令尺中迟者，不可发汗，何以知之？以营弱故也。又曰病人脏无他病，自发热自汗出而不愈者，此为卫气不和也。先于其时发汗则愈，桂枝汤主之。又曰：病常自汗出者，此为营气和。营气和，外不谐。以卫气不共营气和谐故耳，以营行脉中，卫行脉外，复发其汗，营卫和则愈，宜桂枝汤，此外言营卫者，尚不少。

是仲景所称太阳病者皆营卫病也，明矣。营卫不和则表病，发汗则营卫和而表解。六经六气，太阳在外，阳明较深，少阳又较深，太阴又较深，少阴又较深，厥阴又较深。故表证称太阳证，太阳其名，营卫其实耳。营行脉中，卫行脉外，凡脏

腑以外以至皮肤皆有经脉，故营卫俱伤骨节烦痛也。如太阳证非营卫之事，仅系太阳一证，则恶寒发热只在皮肤而已，何至痛及骨节哉！

营卫者，根于中气，发于脏腑，行于经络。主一身之表，伤寒之病，一日一经，只要在七日以内，并无脏腑之里证发见，完全是营卫表证。七日经尽，自然汗解，七日来复，此人身气化之常也。故无论第几日应传何经，凡所见者皆营卫证，即皆论中所称之太阳证，不得曰二日阳明，不见阳明证亦曰二日阳明也。不得曰三日少阳，不见少阳证亦曰三日少阳也。不得曰四日太阴，不见太阴证亦曰四日太阴也。五六日少阴、厥阴亦复如是。缘六经之本证不见，便皆营卫之事。营卫行于经络，故无论何日何经，皆是营卫。如六经之本证一见，营卫不能外发，将有内陷之意，表气内陷，里气即动，腑气动则见三阳热证，脏气动则见三阴寒证，是为入里。"入里"二字与"传经"二字有天渊之别。传经者，一日太阳，二日阳明，三日少阳，四日太阴，五日少阴，六日厥阴，虽不见各经本证，仍是按日按经。虽是按日按经，只要不见各经本证，仍是营卫之事，以六经经络皆营卫也。入里者，阳盛则入腑，阴盛则入脏，营卫之表证未罢，或腑证连经或脏证连经，营卫之表证既罢，则全成腑证全成脏证也，如此划清，则传经之理路显，伤寒之理路明矣。

## 营卫寒热之乘除

卫伤营郁则热盛，营伤卫郁则寒盛。

营郁而卫复，复之过盛则营热退而卫寒起。卫郁而营复，复之过盛则卫寒退而营热起。故恶寒发热同时见者不少也。

## 八方总结

麻黄桂枝汤在表之方，承气四逆汤在里之方，大小柴胡汤少阳入脏入腑之方，腑证皆用大黄、枳实，脏证皆用干姜、附子，腑证皆胃家实，脏证皆脾阳虚，胃家实故用大黄、枳实以清下之，脾阳虚故用附子、干姜以温暖之。如胃阳不实，不惟胃腑本病不用大黄、枳实，即膀胱腑证亦不可用大黄、枳实矣。如脾阳不虚，不惟脾脏本病不用干姜、附子，即少阴、厥阴脏证亦不可用干姜、附子矣，所以凡腑病皆以寒下而始生，凡脏病皆以下利不止而后死也。盖人身脏腑之气，脾胃为主，中气在脾胃之间，中气左旋则脏阴升而化阳，中气右转则腑阳降而化阴，腑本阳也，降而化阴，故胃腑不热，不用承气。脏本阴也，升而化阳，故脾脏不寒，不用四逆。脾胃之气，本于中气，其他脏腑之气，本于脾胃，所谓太极生两仪，两仪生四象是也。太极者中气也，脾胃者两仪也，四象者金木水火也，故凡腑证皆本于胃阳实，脏证皆本于脾阳虚，故凡《伤寒论》一书，凡宜于温补之方，无不由太阴之四逆而来，凡宜于清下之方，无不由阳明之承气而来，虽各方有各方之主义，断未有胃阳不实而可用寒下者，断未有脾阳不虚而可用温补者，故八方可括为四方，胃阳实之承气，脾阳虚之四逆，凡脏病腑病之方也。少阳之大小柴胡，少阳入脏入腑之方也。太阳之麻黄桂枝汤，营卫表病之方也。

# 表证去路

明麻黄桂枝汤之理，便明白表证之理。明承气四逆之理，便明白里证之理。由表入里，是谓去路，如麻桂方中有石膏者，即是由表入腑之去路。麻桂方中有干姜、附子者，即是由表入脏之去路。在表之时，按麻桂之法，一汗而解，自无余事。如未经汗解之时，里气不动，表证虽郁，无入里之去路，终必郁而汗解。腑阳动，故麻桂方有石膏，脏阴动故麻桂方中附子也。所谓去者，表病不由汗解向里去也。

# 里证来路

表证不解，里气内动，由表入里，是谓表证去路，知表证之去路，自知表证治法，不可犯里。如治表证之时，里本不热，误用寒凉，则动脏寒之里气。如治表证之时，里本不寒，误用温补，则动腑热之里气。表病之去路者，即里病之来路也。里病之来路，一来于太阳，一来于少阳。里证已成犹有太阳之表证，里证已成而犹有少阳之经证是也。其实表病之去路，里证之来路，皆由中气之虚。中气不虚，里气之阴阳和平，表气之营卫外发，何至脏寒而用四逆，腑热而用承气也？惟其中气素虚，阳偏胜则腑阳动，阴偏胜则脏阴动。腑阳即动而不早清则腑证成，脏阴即动而不早温则脏证成。名曰来于太阳，实中气虚太阳去而入里也。名曰来于少阳，实中气虚少阳去而入里也。使中气不虚，里气和平，太阳无路可去，自然在表而解；少阳无路可去，自然在经而解也。

# 本病与坏病

腑病热脏病寒，腑病轻则白虎、重则承气，脏病轻则五苓、重则四逆，应药而愈，是为本病，以腑本病热、脏本病寒也。坏病者为医治误，腑病不成脏病不是，表里寒热，混杂不清是也。欲知坏病之根源，须先知本病之真相，故读法先定八方，所以明本病之真相也，《伤寒论》中惟太阳坏病最多，少阳亦有坏病，知八方之真相，乃能读《伤寒论》之坏病也。

# 伤寒说意篇

## 黄氏《伤寒说意》原本

经云知其要者一言而终，不知其要者流散无穷。仲景《伤寒论》既经各家注释，读者犹难明白，何也？注释者未得其要领也，惟黄坤载先生《伤寒说意》一书得仲景之要领，表里分明，营卫脏腑之义一目了然，先将上述八方之义认明，然后读黄氏《伤寒说意》，万殊一本，举重若轻矣。明白黄氏《伤寒说意》，然后可读仲景《伤寒论》，既明白黄氏《伤寒说意》即无异已明白仲景《伤寒论》。《伤寒说意》分两系按原论扣合者，如今用时可减去十分之七八为妥。况山西空气偏于疏泄，人身气化应之，凡病用药不宜过重，盖偏于疏泄则腠理易开，中气易伤故也。黄氏学说偏于扶阳抑阴，炙甘草、大枣、干姜、桂枝等药甚喜用之，学者不知其偏，往往将阴阳平和之人治成阴亏阳亢之体。扶阳抑阴之说，黄氏不过因时医好用阴药伤了中土，以致变生不救，不解其故，故不觉出此过激之说，而所用方药亦遂多刚燥之品，不免矫枉过甚耳。河图升降之妙，中气旋转之理，自唐以后惟黄氏能知之，亦惟黄氏能言之，第以偏于扶阳，故世人虽知其书，不敢去学，学其书者，亦流于扶阳抑阴而不知其误，夫阴阳本贵平匀，阳者何可扶？阴者何可抑者？可惜也。

# 卷一 太阳经上篇

## 提纲经病

太阳以寒水主令，外在皮毛，卫护周身，为六经之纲领，故其脉浮。一被风寒，则皮毛闭塞，此经先病。其经起两目之内眦，自头下项，行身之背，挟脊抵腰，由外踝而走小指。风寒外束，经脉不舒，故头项、腰脊、骨节疼痛。其脉连于督脉之风府，穴在头后，其窍常开，风寒伤人，皆自风府之穴传之太阳。肝司营血，行于经络，肺司卫气，行于皮毛，而皆统于太阳。风则伤卫，寒则伤营，营卫感伤，太阳所以病也。

## 太阳中风桂枝汤证

卫秉金气，其性清肃，清肃则窍闭，闭则无汗。风以泄之，卫气不敛，则汗出。卫以收敛为性，风愈泄而卫愈闭，闭而不开，故郁遏营血，而为内热。风性疏泄，孔窍不秘，是以恶风。风性浮散，是以脉缓。卫司于肺，肺窍于鼻，卫郁不能外达，逆行鼻窍，则见鼻鸣。卫统于阳明，卫气裹束，阳明不降，则生干呕。桂枝汤，桂枝行经脉之郁，芍药泻营血之热，甘草培中，大枣补其脾精，生姜泻其肺气，此中风之法也。

### 桂枝汤

桂枝一两　芍药一两　甘草七钱，炙

生姜一两，切　大枣十二枚，劈

水七杯，煎三杯，温服一杯，饮热稀粥一杯，覆衣取微汗。不汗，再服一杯。又不汗，尽服之。又不汗，再煎一剂，如前法。禁生冷、黏滑、肉、面、酒、酪、五辛、臭恶诸物。

## 太阳伤寒麻黄汤证

营秉木气，其性温散，温散则窍开，开则有汗。寒以敛之，营血不达，则无汗。营以发达为性，寒愈敛而营愈发，发而不透，故裹束卫气，而生表寒。寒气闭藏，卫阳郁陷，是以恶寒。寒性闭涩，是以脉紧。经气迫束，则见体痛。胃主降浊，阳明不降，浊气上涌，则生呕逆。卫司于肺，肺气阻逆，故作喘促。麻黄汤，麻黄泻卫气之郁，杏仁降肺气之逆，桂枝通经，甘草培土，此伤寒之法也。

### 麻黄汤

麻黄一两　桂枝七钱　杏仁七十枚，去皮尖　尖甘草七钱，炙

水九杯，先煎麻黄，减二杯，去上沫，入诸药，煎二杯，温服大半杯，覆衣取汗，不用饮粥。余如服桂枝法。

## 太阳风寒两感桂麻各半汤证

伤寒营闭卫郁，则生表寒。中风卫

闭营郁，则生里热。风寒双感，营卫俱伤，则寒热往来，形状如疟。盖寒伤营则营欲泄，泄而不透，故敛束卫气而为寒，风伤卫则卫欲闭，闭而不开，故遏逼营血而为热。营郁热发，及其卫衰而营血外乘，又束卫气而寒来，卫郁寒生，及其营衰而卫气外乘，又遏营血而热来，此先中于风而后伤于寒，营卫交争，迭为胜负之故也。若其人便调不呕，寒热频发，日二三度，脉微缓者，是正气颇旺，不久将发，病为欲愈，无用治也。若脉浮而紧，面热身痒，是阳为阴郁，欲发而未能也。仲景脉法：寸口脉浮而紧，浮则为风，紧则为寒，风则伤卫，寒则伤营，营卫俱伤，骨节烦疼，当发其汗。宜桂枝麻黄各半汤，双泻营卫也。若其寒热不频，日仅再作，是其正气之虚，不能频发，而风多寒少，卫郁不盛，宜桂枝二麻黄一汤，重泻其营而轻泻其卫也。如其发热作渴、脉浮而洪大者，是兼有里热，宜桂枝二越婢一汤，稍清其内热也。

### 桂枝麻黄各半汤

桂枝五钱　苁药三钱　甘草三钱　生姜三钱　大枣四枚　麻黄三钱　杏仁二十四枚

水五杯，先煮麻黄，去上沫，入诸药，煎杯半，分温服。

### 桂枝二麻黄一汤

桂枝五钱　苁药四钱　甘草三钱，炙生姜四钱　大枣五枚　麻黄二钱　杏仁十六枚，去皮尖

水五杯，先煮麻黄，去上沫，入诸药，煎二杯，温服一杯，日再服。

### 桂枝二越婢一汤

桂枝二钱　苁药二钱　甘草二钱　生姜三钱　大枣四枚　麻黄二钱　石膏二钱，碎，绵裹

水五杯，煎二杯，温服一杯。

## 太阳风寒大青龙汤证

中风，脉浮缓而有汗，伤寒，脉浮紧而无汗，若中风脉紧身疼，发热恶寒，无汗而烦躁者，是卫气闭敛，风不能泄，营热郁遏，莫由外达，故证似伤寒，而加以烦躁。经热不解，内传于胸，则见燥渴。宜大青龙汤，麻黄泻其卫郁，石膏清其肺热，经热清散，燥渴自止。然青龙发汗，最善亡阳，必无少阴证者，而后可用。若脉微而弱，汗出恶风者，是肾阴盛而卫阳虚，风能疏泄而卫不闭敛，慎勿服此。服之汗多阳亡，遂入少阴之脏，则四肢厥逆，筋惕肉瞤。此为逆治，宜以真武汤救之。盖四肢秉气于脾胃，汗泻中焦温气，阳亡土败，寒水上凌，四肢失秉，故手足厥逆。水寒土湿，木郁风动，经脉撼摇，故筋肉动惕。真武汤燥土泻湿，温寒水而滋风木也。

### 大青龙汤

麻黄二两　桂枝七钱　甘草七钱，炙杏仁五十粒　石膏鸡子大，研　生姜一两大枣十二枚

水九杯，先煮麻黄，减二杯，去上沫，纳诸药，煎取三杯，温服一杯。取微汗。一服汗者，停后服，汗出多者，温粉扑之，恐其阳亡，烦躁，不得眠也。

## 衄血

伤寒皮毛外闭，卫气莫泄，经脉郁隆，而傍无透窍，势必上寻出路，发于鼻孔。卫气升腾，冲逼营血，随而上逆，是为衄证。衄则卫泄病除，亦同汗解。但营血上流，损伤稍重，此麻黄、青龙之证，失不早服，故至于此。将衄之时，必先脉浮头痛，鼻燥口干。此际早以麻黄发表，则无衄理。若卫郁热盛，宜加石膏、生地，发卫气而凉营血也。

## 太阳伤寒小青龙汤证

太阳表证不解，阳虚之人，积水郁动，或热渴饮冷，新水不消，乘表邪外束，泛滥逆行，客居心下，阻阴阳交济之路，致令胃气上逆，而为呕噫；肺气上逆，而为咳喘；胆火上逆，而为燥渴；土湿木贼，而为泄利；土湿木郁，而少腹胀满，小便不利。里水外寒，缠绵不解，是为异日内传三阴之根。小青龙汤，麻、桂，发汗以泻积水，半夏降逆而止呕噫，姜、辛、五味，下气而平咳喘也。

### ❀ 小青龙汤

麻黄一两　桂枝一两　甘草七钱　芍药一两　半夏一两　细辛一两　干姜七钱　五味一两五钱

水十杯，煎三杯，温服一杯，覆衣。若微利者，去麻黄，加芫花如鸡子大，熬令赤色。若渴者，去半夏，加栝楼根一两。若噫者，去麻黄，加附子一枚，炮。若小便不利，少腹满者，去麻黄，加茯苓一两四钱。若喘者，去麻黄，加杏仁二两八钱，去皮尖。

## 太阳风寒白虎汤证

太阳经病，而兼内热，是大青龙证。经病已解，内热未清，肺津消耗，续成燥渴，宜白虎汤，知母、石膏，清其肺金；甘草、粳米，培其脾土。盖辛金化气于湿土，戊土化气于燥金，太阴旺则辛金化气而为湿，阳明旺则戊土化气而为燥，燥胜其湿，则辛金亦化而为燥，湿胜其燥，则庚金亦化而为湿。阳明承气汤证，是庚金主令而戊土化气，两腑俱燥者。如此则己土亦且化燥，辛金必不化湿，辛金一燥，定生燥渴。然则太阳白虎证，即阳明承气证之初气也，此宜白虎早清金燥，莫使燥气传腑，致用承气。若气虚者，宜白虎加人参汤，保其中气，恐其寒中而阳败也。

### ❀ 白虎汤

石膏五两，研　知母三两　甘草七钱　粳米二两

水十杯，煮米熟汤成，温服一杯，日三服。

### ❀ 白虎加人参汤

于前方加人参一两，煎服同前。

大青龙乃中风之方，白虎乃伤寒之方，表病不同，而里证则同。伤寒卫郁之病，而卫气化于胃土，胃阳不足，则传脾脏而病寒湿者，较多于中风，而内热渴燥者颇稀，中风营郁之病，而营血化于脾土，脾阴不足，则传胃腑而病燥热者，较多于伤寒，而脉紧无汗者颇少。是青龙之

麻黄，究为伤寒所宜，白虎之石膏，究为中风所宜。然中风非无青龙证，故大青龙汤举中风以立法而概伤寒，伤寒非无白虎证，故白虎汤举伤寒以立法而概中风。其实，青龙、白虎，乃风寒共享之方，但须识得中风而有青龙证，伤寒而有白虎证，则仲景心法，此日犹传矣。

## 太阳伤寒五苓散证

太阳经病不解，或阳虚之人，宿水郁动，或热渴饮冷，新水不消，水邪阻隔，相火不降，烦渴思饮，而以水投水，莫能容受，入口则吐，名为水逆，是为表里不解。宜五苓散，桂枝外通其经，白术、苓、泽，内泻其水也。膀胱者，津液之府，水道藏焉，气化则能出。盖水入于胃，脾阳蒸动，化为雾气，以归于肺，肺气清降，化为雨露，而归膀胱，所谓气化也。而水之化气，气之化水，全缘土燥，土湿不能蒸水化气，注积脏腑，一遇表邪外束，泛滥逆行，是名水逆。五苓燥土泻水，通经发汗，多饮暖水助之，使积水化气，泄于汗孔，表里双解。此后水饮气升露降，而归水府，不至呕吐矣。若伤寒汗出而渴者，亦用此方。以汗后阳泄湿动，相火逆升，而刑肺金，故作渴燥也。若汗出而不渴者，湿气稍轻，茯苓甘草汤主之。凡太阳中风，理应发表者，若以冷水灌濯，致令汗孔闭塞，烦热弥增，卫气欲发，郁于孔窍，不能透泄，因而皮肤粟起。其相火上逆，意欲饮水，而内无燥热，其实不渴。是缘表邪之外束而水气之内作也，轻者，用文蛤散，重者，必用

五苓泻水。如水湿上泛，寒实结胸，内无热证，宜用三物小陷胸汤，破其凝结。重者，小陷胸汤不能奏效，二白散亦可服也。小陷胸汤在结胸。

### 五苓散

茯苓二钱四分　猪苓二钱四分，去皮　泽泻四钱　白术二钱四分　桂枝一钱七分

上为末，白饮和服一汤匙。多饮暖水，汗出自愈。

### 茯苓甘草汤

茯苓七钱　桂枝七钱　生姜七钱　甘草三钱，炙

水四杯，煎二杯，分温三服。

### 文蛤散

文蛤一两七钱

为末，沸汤和服。

### 二白散

桔梗三分　贝母三分　巴豆一分，去皮心膜煮，研如脂

二物为末，入巴豆，白中捣匀，白饮和服，强人半钱，羸者减之。在胸上必吐，在膈下必利。不利，食热粥一杯，利下不止，食冷粥一杯。身热，皮粟不解，欲引衣自覆者，或以冷水灌濯，闭其皮毛，增热无汗，弥生躁烦者，水气一升，必生寒结，宜用此方。若汗出而腹痛者，血亡而木燥也，加芍药一两，清其风木。

## 太阳风寒抵当汤证

太阳表寒不解，经热内传，结于膀

胱。膀胱者，太阳之腑，经腑合邪，热结血分，则其人如狂，以心主血而藏神，血热则神乱也。其结血自下者愈，结血不下，必须攻之。若经证未解，不可攻也，攻之恐卫气内陷，当先解其表，表解后，但觉少腹急结者，乃可攻之。宜桃核承气汤，破其结血。如日久病重，身黄而脉沉结，其人发狂者，此热在下焦，少腹必当硬满。其血海结燥，桃核承气不胜其任，非抵当汤不能开。须验其小便，小便不利者，是膀胱湿热，非血证也，若小便自利，则血证无疑。宜抵当汤、丸，相其缓急治之，少腹石硬者，用汤；满而不硬者，当用丸药缓攻也。

### 桃核承气汤

桃仁五十枚，去皮尖　大黄一两四钱　芒硝七钱　甘草七钱，炙　桂枝七钱，去皮

水七杯，煎二杯半，去渣，入芒硝，微沸，温服半杯，日三服。当微利。

### 抵当汤

水蛭三十枚，熬　虻虫三十枚，去足翅　桃仁三十粒，去皮尖　大黄一两，酒浸

共为末，水五杯，煎三杯，温服一杯。不下，再服。

### 抵当丸

水蛭二十枚　虻虫二十五枚　桃仁二十五枚　大黄一两

按：水蛭、虻虫必熬过方可用。

共为末，和分四丸，水一杯，煎一丸，至大半杯服之。晬时当下血，不下再服。

# 太阳传经

太阳经外在皮毛，感冒风寒，皮毛闭塞，营卫郁遏，不得外发，自当内传，二日阳明，三日少阳，四日太阴，五日少阴，六日厥阴。六经既遍，若脏寒不生，腑热不作，营卫无内陷之路，势必外发皮毛，泄而为汗。其感之重者，六日经尽表解，而病不遽除。中风之家，营郁热盛，多有六日表解之后，余热未消，犹不霍然，俟至十二日，经热全消，而后悉愈。甚者经尽表解，又必再经。凡汗解之后，头痛又作，是病复而欲再传也。以经热未清，但遇一切风寒、饮食、喜怒、劳倦，营卫一郁，余热即发。阳莫盛于阳明，是宜清阳明以泻经热也。

六七日中，经尽汗解，是里气之平者，里气非平，阳盛则入腑，阴盛则入脏。传无定期，解无定日，视其脏腑寒热，郁动之早晚也。凡太阳病，颇欲作呕，或躁烦不宁，脉候急数，此腑阳素旺，因表郁而内发，必将传里。若二三日不见阳明、少阳证，脉又安静而不急数，则尔至传腑。入脏之脉证，反此推之。脏腑有传有不传，经则无不传之理也。

# 卷二 太阳经中篇

## 提纲坏病

太阳经病，中风用桂枝，伤寒用麻黄，风寒双感用桂麻各半。中风而火郁，用大青龙；伤寒而水郁，用小青龙。表解而内燥，用白虎；表解而里湿，用五苓；表退而热结血分，用桃核承气、抵当汤丸。治之不误，则经邪汗解，必无坏事。若太阳病三日，经发汗、吐、下、温针诸法，仍然不解，此非入阳明之腑，即入三阴之脏。是为太阳坏病。是缘汗下补泻，治法错误而然。盖阳盛而亡其阳，则入于腑；阴盛而亡其阳，则入于脏。虽太阳表证未解，然不可作太阳病治。相其脉证，知其所犯何逆，随证治之也。

## 太阳坏病入阳明腑证

### 汗下后脉浮

太阳经病，阳盛亡阴，则入阳明胃腑，中风之家，营热内郁，多传阳明之腑。其脉浮者，则病在表而宜汗。汗之不愈者，汗未透也，其脉必犹浮，虽内有下证，必当先解其外。医见汗之不愈，遽用下药，不知浮脉犹存，表证未解，病必不愈。此仍当解外乃愈，宜桂枝汤，解其表邪也。

### 汗下后小便不利

汗下后小便不利者，亡津液也。津液续复，必当自愈。重者用润燥养津之法，人参白虎（方在太阳）、竹叶石膏（方在伤寒类证），俱可中用。

### 汗下后汗出发喘

中风汗下之后，外无大热，汗出而喘者，此表邪未解，营热里郁，肺气阻逆而不降也。不可再用桂枝，宜麻杏石甘汤，泻热而降逆也。喘有寒热不同，汗后里热未清，或生外烦，因以凉水浇之，冀除其热，皮毛寒闭，郁其内热作喘，此热喘也。汗后阳虚津涸，或生渴燥，因而饮冷不消，隔其肺气作喘，此寒喘也。

### ❧ 麻黄杏仁甘草石膏汤

麻黄一两四钱　杏仁五十枚　甘草七钱
石膏二两八钱

水七杯，煎二杯，温服一杯。

### 汗下后烦渴

服桂枝汤，大汗出后，烦渴不解，脉又洪大者，汗亡津液也。津液虽耗，而汗泄阳虚，宜人参白虎（方在太阳），滋其枯燥。凡吐下之后，七八日不解，发热恶风，舌燥心烦，大渴饮冷，欲得数碗而后快者，概宜人参白虎也。

### 汗下后昏冒

凡汗下之后，阳气既泄，阴液亦亡。阳气内陷而阴气外束，因生昏冒。冒家汗出则愈，缘皮毛既开，阳气外达，故神明慧爽。若汗出表和，而燥热内郁，里气未和，然后下之。

### 汗后恶热

阳虚之人，汗则亡阳；阴虚之人，汗则亡阴。汗后恶寒者，阳亡而表虚也；不恶寒而恶热者，阴亡而里实也，宜早以调胃承气，清其里热也（方在阳明）。

### 火劫亡阴

风家营郁发热，宜凉营发表，泻其淫蒸。若以火劫发汗，风火合邪，逼蒸营血，其身必病发黄。阳盛于上，则营血必衄。阴虚于下，则小便为难。阴分阳分之津俱竭，则皮肤枯燥不润。热无泄路，熏蒸头上为汗，颈下全无。胃气郁遏而腹满，肺气阻逆而作喘，口干咽烂，或大便不行。久而谵妄不明，甚至恶心呕哕，手足躁扰，捻衣摸床。此其昏迷烦乱，阳亢极矣。若小便利者，水源未竭，尚可救药。营生于太阴，太阴湿土，一得热气郁蒸，必发黄色。宜泻热而渗湿，用猪苓汤加石膏、知母、生地、丹皮。湿热退而阴气复，可以生也。

### 火熨亡阴

太阳病二日，方传阳明之经，遽见烦躁，是胃阳素盛，将欲入腑。不知者见其烦躁，以为阳郁欲汗，反熨其背，以发大汗。火气入胃，水竭土燥，烦躁愈加。燥热熏心，必发谵语。火气升腾，所熨之汗，但见上焦，从腰以下绝无，大便干硬，小便不利，上热欲呕而足下厥冷，反

恶风寒，以其火升而不降也。其燥火郁蒸，微阴内败，阴绝则死，阴复则生。

若十余日间，忽战摇振栗而自下利者，此欲解也。盖阳气欲发，而微阴外束，不能遽发，是以振栗。阳气一发，则阴复而利下。胃热后泻，是以解也。利下之后，忽觉头痛足热，则中脘郁火，上下通达，谷气四周，霍然愈矣。

### 火逆伤血

风家营郁热发，而热未入腑，其脉必浮，脉浮便宜汗解。若以火灸之，热因火盛，以致血海瘀结，腰下重痹，此名火逆。凡被火熏，不得汗出，必生烦躁。经尽不能汗解，伤其厥阴之经，则病下血，此名火邪。脉浮发热，此是阳气之实，实证而以虚治，误用灸法，热因火盛，必动其血，非从便下，则自口出也。大抵微数之脉，皆阴虚血热，慎不可灸，灸之火气燔烁，微阴伤败，焦骨伤筋，血燥难复。一火之力虽微，内攻之害甚大也。

## 太阳坏病入太阴脏证

### 汗后发渴

太阳经病，阴盛阳亡，则入太阴脾脏。如大汗之后，亡其胃气，以致土燥生烦，不得眠卧，时欲饮水者，此将成人参白虎证。宜少少与水，滋其土燥，令胃气调和则愈。以在大汗之后，阳气新虚，恐饮冷多而土败也。若燥热大作，少水不救盛火，则用白虎（方在太阳）。若汗后脉浮，小便不利，热微消渴者，则是

阳虚湿动，宜用五苓。盖脾土湿陷，木郁生风，津亡燥动，是以消渴。疏泄不行，故小便不利。五苓燥土湿而达木郁，通经解表，是良法也。汗泄阳虚，阴湿易动，凡脉候浮数，口渴心烦，而所饮不多，多便不受，即是五苓证，勿用白虎也。

### 汗后亡阳

伤寒本当发汗，若脉浮自汗，溺数心烦，恶寒不甚，脚挛不伸，此是阳明证，不宜发汗。自汗者，腑热外蒸。小便数者，大便必硬。心烦者，燥火上熏。寒微者，恶寒将罢。脚挛者，木燥筋缩。此宜调胃承气（方在阳明）。若医以脉浮自汗，病象中风，反与桂枝汤加附子而增桂枝，令其大汗亡阳，以致厥逆咽干，烦躁吐逆，胃燥肠结，谵语不清，不知寸口浮大，是阳明之腑证，非太阳之表寒，桂附泻汗亡阳，热减而燥加，火升而胃逆，而宜甘草干姜汤，温中回阳，而降逆气，再以芍药甘草汤，滋木营筋，伸其两脚挛急，后以调胃承气（方在阳明）。下其结粪，以止谵语，诸证全瘳矣。若桂附发汗后，不用姜、甘回阳，而重发其汗，或加烧针，大亡其阳，当用四逆汤，以温水土也（方在太阴）。

#### ❧ 甘草干姜汤

甘草一两四钱　干姜一两四钱
水四杯，煎杯半，温分再服。

#### ❧ 芍药甘草汤

芍药一两四钱　甘草一两四钱
水五杯，煎杯半，分温再服。

### 汗后吐泄

汗后水药不得入口，是阳败而胃逆。若再发其汗，则脾气亦陷，必吐泄皆作。阳败胃逆，而生呕吐，脉多浮数，证多烦躁。庸工率谓火盛，不知阳气升泄，客热在胸，腹中虚冷，水谷不消，所以呕也。

### 吐后烦吐

太阳经病，当发热恶寒，生后不恶寒而欲去衣被，此吐伤胃气，阳升而内烦也。若既不恶寒，又不发热，关脉细数者，亦吐伤胃气也。缘其胃阳素虚，本不堪吐，病一二日而吐之者；阳升胃逆，腹中饥馁，口不能食，病三四日而吐之者。阳升火逆，不喜热粥，欲食冷食，冷食入腹不消，朝食暮吐，此皆火土双败之故。然吐虽逆治，而无大害，俟其胃阳续复，或以药饵温胃降逆，则呕吐立止，非如汗下亡阳之剧也。

### 下后泄利身疼

伤寒阳虚胃弱，医误下之，续得泄利不止，而身仍疼痛者，此里气败而表未解。急当先救其里，阳回泄止，然后发表散寒，除其疼痛。救里宜四逆汤（方在太阴），救表宜桂枝汤（方在太阳），此定法也。

### 下后身痛脉迟

汗泄血中温气，阳虚木陷而脉沉迟，经脉凝涩而身疼痛，宜桂枝汤。甘草培土，桂枝达木，加芍药以清风木，加生姜以通经络，加人参以益肝脾温气，补中宣经脉也。

### ❧ 新加汤

于桂枝汤内，加芍药、生姜各三钱五分，人参一两，余依原方。

## 下后泄利喘汗

中风，桂枝汤证，医反下之，败其中气，以致泄利不止。若其脉促者，是表证未解。仲景脉法：脉来数，时一止复来者，名曰促。盖下后里虚，表阳内陷，为里阴所格，不得下行，表里束迫，故见促象。若喘而汗出者，是胃逆肺壅，郁生上热，蒸其皮毛也。里宜四逆，表宜桂枝，而格热壅阻，二方难用，宜葛根黄连黄芩汤，达胃郁而清上热，然后议温未晚也。

### ❧ 葛根黄连黄芩汤

葛根二两八钱　黄连三钱五分　黄芩七钱　甘草七钱

水八杯，先煮葛根，减二杯，入诸药，煎二杯，分温再服。

## 下后胸满发喘

太阳病，下后胸满者，胃败而气逆也。胃气上逆，浊阴不降，肺气壅塞，是以胸满。若兼脉促，则表证未解，宜桂枝去芍药之酸寒，以解表邪。若微恶寒者，则肾阳亦败，不止脾阳之虚，宜桂枝去芍药加附子汤，温其肾水也。若微喘者，亦胃气之上逆也，胃逆而肺气郁阻，是以发喘。此较胸满颇重，当泻其逆气，宜桂枝加厚朴杏子汤，泻肺而降逆也。凡喘家用桂枝汤，必加厚朴、杏仁，利其壅塞，下其冲逆，此定法也。

### ❧ 桂枝去芍药汤

桂枝一两　甘草七钱　生姜一两　大枣十二枚

水五杯，煎二杯，温服一杯。

### ❧ 桂枝去芍药加附子汤

于前方加附子一枚，炮。

### ❧ 桂枝加厚朴杏子汤

桂枝一两　芍药一两　甘草七钱　生姜一两　大枣十二枚　厚朴七钱，炒　杏子五十粒

水七杯，煎二杯，分温服。

## 汗下后心下满痛小便不利腹满心烦

太阳病，服桂枝未解，因复下之，致心下满而微痛，小便不利，此下伤中气，阳败湿生，胆胃上逆而肝脾下陷也。而表证未解，依然头项强痛，发热无汗，是虽以表邪外束，而实缘里气之内郁。宜桂枝汤去桂枝之发表，加茯苓、白术，祛湿而燥土也。心下满者，腹满之渐也，若发汗后，腹胀满者，阳泄土败而浊阴上逆也。宜厚朴生姜甘草半夏人参汤，补中而降浊也。若下后腹满，加以心烦，外起不安者，浊阴上逆，肺气堙郁，化生败浊，阳阻而生上热也，宜栀子厚朴汤，清热而吐瘀浊，降逆而泻胀满也。

### ❧ 桂枝去桂加茯苓白术汤

芍药七钱　甘草七钱　生姜一两　大枣十二枚　茯苓一两　白术一两，炒

水八杯，煎三杯，温分三服。小便利则愈。

### ❦ 厚朴生姜甘草半夏人参汤

厚朴五两六钱，炙　甘草七钱　生姜二两五钱　半夏二两五钱　人参三钱五分

水十杯，煎三杯，温服一杯，日三服。

### ❦ 栀子厚朴汤

栀子十四枚，劈　厚朴一两四钱，姜炙　枳实四枚，水浸，去穰，炒

水二杯，煎一杯半，分三服。温进一服，得吐者，止后服。

## 汗吐下后心烦

下后外热不退，心微烦者，土败中寒，浊阴上涌，阳格而生外热，宜栀子干姜汤，温中清上而吐瘀浊也。若或下或汗后，心烦身热，胸中窒塞者，是败腐阻其肺气，痞郁而生上热，宜栀子豉汤，涌吐其败浊也。凡或汗或吐或下后，虚烦不得眠睡，甚而反复颠倒，心中懊恼无奈者，皆缘肺气壅遏，败浊堙塞，悉宜栀子豉汤吐之。若烦而少气者，中气之亏也，宜栀子甘草豉汤，以扶其土。若烦而兼呕者，胃气之逆也，宜栀子生姜豉汤，以降其逆。但栀子苦寒，最泻脾阳，如病人平日大便微溏者，便是脾阳之虚，不可服也。

### ❦ 栀子干姜汤

栀子十四枚，炒　干姜七钱

水三杯，煎杯半，分三服。温进一服，得吐者，止后服。

### ❦ 栀子豉汤

栀子十四枚　香豉一两四钱，绵裹

水四杯，先煎栀子，存二杯半，入香豉，煎杯半，分温二服。得吐者，止后服。

### ❦ 栀子甘草豉汤

栀子十四枚　甘草七钱　香豉一两四钱，绵裹

煎如前法。

### ❦ 栀子生姜豉汤

栀子十二枚　生姜一两八钱　香豉一两四钱，绵裹

煎如前法。

## 太阳坏病入少阴脏证

### 汗后表虚漏泄恶风恶寒

太阳经病，土负水胜，则入少阴肾脏。如汗后漏泄不止，表疏恶风，小便艰难，四肢微急，屈伸不柔者，此汗泄而阳亡也。经络之阳，根于肾水，宜桂枝加附子汤，以培阳根也。若汗后表病不解，又恶寒者，亦汗亡营中之阳也。宜芍药甘草附子汤，甘草培土，芍药敛营，附子温肾水而暖营血也。若下后复汗，身体振寒，脉候微细，以下亡其里阳，汗亡其表阳，致内外俱虚故也。

### ❦ 桂枝加附子汤

桂枝一两　芍药一两　甘草七钱　生姜一两　大枣十二枚　附子一枚，炮

煎如桂枝汤法。

### ❦ 芍药甘草附子汤

芍药一两　甘草一两　附子一两，炮

水五杯，煎杯半，分温再服。

## 汗吐下后心满气冲头眩身摇心悸肉瞤

伤寒吐下后，心下逆满，气上冲胸，起则头眩，脉沉而紧者，土败阳虚，浊阴上乘也。又复发汗，以亡经中之阳，温气外泄，血冷木枯，风动身摇，振振不已。此其病在经络，根原脏腑，缘于水泛土湿，木郁风动。宜苓桂术甘汤，燥土而泻水，疏木而达郁也。

若发汗之后，汗出不解，仍发热，心下慌悸，头目眩晕，皮肉瞤动，身体振摇，势欲穴地自安，此以汗出亡阳，水寒土湿，木郁风动，冲击而不宁也。宜以真武汤，泻湿燥土，清风木而温寒水也。

凡汗多阳亡，其人叉手自冒其心，心下动悸，欲得手按者，缘于土败木郁，风动神摇。宜桂枝甘草汤，疏木而培土也。汗多阳亡，病人叉手自冒其心者，率多耳聋。以肺胃逆行，胆木不降，浊气上填，孔窍不虚灵也。

大抵脉候浮数，法当汗解，若下败脾阳，身重而心悸者，则不可发汗，当俟自汗而解。此其尺中脉微。里阳原虚，须阳气渐复，表里皆实，经气外发，自能汗愈也。凡尺脉迟微者，皆不可汗。营候于尺，汗化于营，尺微营虚，故不可汗。汗之亡阳矣。

### 茯苓桂枝白术甘草汤

茯苓一两四钱　桂枝七钱　白术七钱甘草七钱

水六杯，煎三杯，分温三服。

### 桂枝甘草汤

桂枝一两四钱　甘草七钱

水三杯，煎一杯，顿服。

## 汗下后发作奔豚

汗后亡阳土湿，木郁风动，则生振悸。轻者悸在心下，重者悸在脐间，脐下振悸，根本摇动，是欲作奔豚之象也。奔豚之发，起于少腹，直犯心胸，冲突击撞，其痛不支，咽喉闭寒，七窍火发，病之最凶恶者。宜苓桂甘枣汤，泄湿培土，补脾精而达木郁也。凡烧针取汗，表泄阳虚，针孔被寒，核起而赤者，必发奔豚，缘外寒闭束，风木郁冲之故。宜先灸核上各一壮，散其外寒，以桂枝加桂汤，疏木而下冲也。至于下后阳虚，下焦阴气上冲者，亦皆奔豚之证，悉宜桂枝加桂汤也。

### 茯苓桂枝甘草大枣汤

茯苓二两八钱　桂枝一两四钱　甘草一两　大枣十五枚

甘澜水十杯，先煎茯苓，减二杯，入诸药，煎三杯，温服一杯，日三服。

作甘澜水法：用水十杯，置盆内，以勺扬之数百遍，水上有珠子五六千颗相随，乃取用之。

### 桂枝加桂汤

桂枝一两七钱　芍药一两　甘草七钱生姜一两　大枣十二枚

煎如桂枝汤法。

## 火劫温针后惊悸发狂

伤寒脉浮，应以汗解，医以火逼劫之，汗多阳亡，必惊悸发狂，起卧不安。以土败胃逆，胆木拔根则惊生，浊阴上填，迷塞心宫则狂作。宜救逆汤，桂枝去芍药之泻阳，加蜀漆吐败浊以疗狂，龙骨、牡蛎，敛神魂以止惊也。凡伤寒误用温针取汗，以亡其阳，胆木拔根，必生惊悸也。

### ❧ 救逆汤

桂枝一两　生姜一两　甘草七钱　大枣十二枚　蜀漆一两，洗去腥　龙骨一两四钱牡蛎一两七钱

水十二杯，先煮蜀漆，减二杯，入诸药，煎三杯，温服一杯。

### 火逆汗下后烦躁

太阳经病，误用火熏，助其经热，是谓火逆。火逆之证，热在表，不在里，误服下药，虚其里阳，其病不解。因复烧针发汗，亡其表阳，阳根欲脱，遂至烦躁不安也。宜桂枝甘草龙骨牡蛎汤，疏木培土，敛神气而除烦躁也。凡或汗或下，病不解而生烦躁者，皆土败水侮，阳根欲脱。宜茯苓四逆汤，参、甘培其中气，姜、附温其水土，茯苓泻其肾邪也。

若下之亡其里阳，又汗之亡其表阳，昼而阳气飞越，烦躁不得眠，夜而阳气收敛，安静无扰，不呕不渴，内无里证，身不大热，外无表证，而脉候微沉，是阳虚而内寒。宜干姜附子汤，温中下以回阳气也。盖阳亡则寒生，若平素汗多，而重发

其汗，阳神不归，必恍惚心乱，小便之后，阴管作疼。以乙木遏陷，疏泄不畅，便后木气凝涩而不达也。

### ❧ 桂枝甘草龙骨牡蛎汤

桂枝三钱五分　甘草七钱　龙骨七钱牡蛎七钱

上为水五杯，煎二杯，温服大半杯，日二服。

### ❧ 茯苓四逆汤

茯苓二两　人参三钱　甘草七钱　干姜五钱二分　附子一枚，炮

水五杯，煎二杯，温服大半杯，日三服。

### ❧ 干姜附子汤

干姜三钱五分　附子一枚，生用
水二杯，煎一杯，顿服。

## 太阳坏病入厥阴脏证

### 汗后吐蛔

太阳经病，汗下亡阳，土湿水寒，木气不达，则病及厥阴肝脏。如脏腑素寒，复发汗，以亡其阳，胃冷而阴逆，必吐蛔虫。

# 卷三　太阳经下篇

## 提纲坏病结胸痞证

卫气为阳，风伤卫者，病发于阳也。

卫伤则遏逼营血，而生里热。血化于脏，脏阴衰者，多传阳明之腑。营血为阴，寒伤营者，病发于阴也。营伤则束闭卫气，

而生表寒。气化于腑，腑阳弱者，多传太阴之脏。病发于阳者，俟其热邪传里，已入胃腑，非不可下。方其在经，法应汗解，而反下之，表阳内陷，则成结胸。病发于阴者，内寒郁动，易入脾脏，始终忌下。方其在经，亦应汗解，而反下之，里阴上逆，则成痞证。太阳之病，不解于太阳之经，而内传脏腑，生死攸关，是皆太阳之坏病也。然入腑则用承气，入脏则用四逆，犹有救坏之法。至于未入胃腑，下早而为结胸，未入脾脏，误下而成痞塞，则坏而又坏矣。仲景变承气而为陷胸，变四逆而为泻心，所以救坏中之坏也。

# 太阳坏病结胸证

## 结胸大陷胸汤证

结胸者，将来之阳明腑证，下早而成者。胃腑燥热，下亡里阴，则入阳明，胸膈湿热，下陷表阳，则成结胸。阳明戊土，化气于燥金，是以胃热则生燥。太阴辛金，化气于湿土，是以肺热则生湿。腑热将作，胸热先生，故未入阳明，而遽下之，则成结胸。

如太阳病，脉浮而兼动数，风中于表则脉浮，热盛于经则脉数，表闭里郁则脉动，动而不得外泄则痛生。然数从浮见，尚非内实，浮则表证不解，其人头痛，发热，汗出，恶寒者，表未解也。表未解者不可下，下则表阳内陷。医不解表，而反下之，则数动之脉，变而为迟，以其腑热未起，下则阳损而阴胜也。胃主降浊，土败胃逆，甲木上冲，胆胃之气，两相格

拒，于是胸中作痛。甲木下行，而化相火，在下为主，在上为客，心肺之主气，为甲木逆上之客气所冲，不能下达，相火郁发，外无泄路，于是息短胸盈，烦躁懊恼，膈热内郁而经阳外束，既不外泄，势必内陷。经腑之气，闭塞坚凝，心中硬满，是为结胸。气滞则生饮，宜大陷胸汤，泻热而排饮也。

若不成结胸，而下伤中气，其在阳分，则湿热郁蒸而头上汗出，其在阴分，则湿寒凝涩而小便不利。土败湿作，身必发黄也。

## 大陷胸汤

大黄二两一钱　芒硝五钱六分　甘遂一钱，研末

水六杯，先煎大黄，取二杯，去渣，入芒硝，煎一两沸，入甘遂末，温服一杯。得快利，止后服。

## 结胸诸变

伤寒六七日，经尽当解，而一有结胸，则至期不解。其膈热郁蒸，已成实邪，心下满痛，按之坚硬如石，关脉沉紧，是浊阴格其清阳，结塞不开，宜用大陷胸汤也。若重发其汗，又复下之，津亡燥动，舌干发渴，日晡之时，小发潮热，不大便五六日，从心下以至少腹硬满疼痛，手不敢近，是邪热已深，湿将化燥，结胸而下连胃腑也。腑证合用承气，但潮热非甚，亦宜用大陷胸汤也。若项亦强直，状如柔痉，是湿热熏蒸，津涸筋燥，结胸而上连颈项也。亦宜陷胸汤，但恐速下，变而为丸，大黄、芒硝，清其热，葶

苈、杏仁，泻其湿也。

结胸之证，下阴上阳，寸浮关沉，而其可以下愈者，以其下焦之阳，未至绝根，故推陷上之阳，使之下接阳根。若其脉浮大，绝无沉意，是阳根已绝，万不可下，下之则死矣。若迁延日久，结胸之证，无一不俱，一见烦躁，则上热已极，阳根尽泄，虽不下而亦死矣。

若轻者，名为小结胸，亦在心下，但按之则痛，与大结胸之不按亦痛异，脉候浮滑，与大结胸之寸浮关沉异。此亦湿热郁蒸之病，宜小陷胸汤，黄连清其热，半夏降其浊，栝楼涤其痰也。

### 大陷胸丸

大黄二两八钱　芒硝一两七钱　葶苈一两七钱，熬　杏仁二两八钱，熬黑

大黄、葶苈为末，入杏仁、芒硝，合研如脂，丸弹子大，以甘遂末一分，白蜜一小杯，水二杯，煎一杯，温顿服之，一宿乃下。不下，再服，取下为效。禁忌如常。

### 小陷胸汤

黄连三钱五分　半夏一两七钱　栝楼实大者一枚

水六杯，先煎栝楼，取三杯，去滓，入诸药，煎二杯，分温三服。

### 脏结

结胸与脏结不同。结胸者，阳明之病，其证不按亦痛，按则痛剧难忍，寸脉浮，关脉沉，是上热而下寒也。脏结者，太阴之病，状如结胸，其实乃太阴胸下结硬之痞证而无上热者也。饮食如故，时时下利，其脉寸浮关沉，亦如结胸，但关则小细沉紧。腑阳颓败，脏阴牢结，究与结胸脉殊。若舌上白苔滑者，其病难治，盖舌乃心窍，白为肺色，心火既衰，肺津瘀浊，胶塞心宫，故舌起白苔。胃土燥热，则苔黄涩，肺金湿寒，则苔白滑也。

若胁下素有痞块，连在脐旁，痛引少腹，而入阴筋，缘土湿木郁，筋脉短急，故牵引作痛。肝主筋，脉自少腹而络阴器，其经络如此也。此其土败木贼，中气盘结，四维不转，是名脏结。结而不解，必死无疑也。脏结之证，阴胜则寒，阳复则热，寒为死机，热为生兆。阴阳相搏，多见烦躁。复之过者，邪热内燔，亦有下证。若绝无阳证，不往来寒热，人反静而不躁，舌上苔滑者，是为纯阴，不可攻也。

### 误下诸变

太阳经病未解，而遽下之，其脉促而不结胸者，经中阳气，内为阴格，外为邪束，不能通达，是以脉促。而既不结胸，则表阳未陷，经气郁发，必当作汗，此为欲解也。若寸脉浮者，阳为阴格，不得下通，必结胸也。脉紧者，表阳被郁，邪火上炎，必咽痛也。脉弦者，下伤脾胃，木气不舒，肝胆之气，布于胁肋，必两胁拘急也。脉细数者，浊阴上逆，微阳浮升，必头痛不止也。脉沉紧者，表邪外束，胃气上逆，必欲呕也。脉沉滑者，肝木不升，郁动于下，必协合外热而为泄利也。脉浮滑者，乙木郁陷，疏泄失藏，必下血也。

盖木司营血，其性上升，木气不达，郁勃动荡，乃见滑象。滑而沉者，病在于脏，故主下利。滑而浮者，病在于经，故主下血。肝脉在左关，若郁于土中，则诊见于关；郁于水内，则诊见于尺矣。

## 误下脾陷

太阳病二三日，方传阳明、少阳之经，乃但欲起，不能卧，烦躁如此，其心下必结。以邪逼阳明，经气不降，少阳无下行之路，二气痞塞，故胃口结滞，阳明、少阳之脉，必见弦大。若脉微弱者，此阴盛阳虚，本有寒邪在下也。寒则宜温，乃反下之，当脾陷而为泄利。若利止，必胃逆而为结胸。若泄利未止，四日见其外热，以为内热，复误下之，则阳根上泄，外热不退，而内寒下利，永无止期，此作协热利也。

# 太阳坏病痞证

## 痞证表里

痞证者，将来之太阴脏证，误下而成者。胃主降浊，脾主升清，人之心下虚空者，清阳升而浊阴降也。下伤中气，升降失职，浊阴上逆，则心下痞塞，清阳下陷，则大便泄利，故痞证必兼下利，以其中气之败也。太阴病，腹满自利，下之则胸下结硬。腹满者，痞之根，然尚未成痞，下之而胸下结硬，乃成痞矣。

如太阳伤寒，多入三阴。表证未解，应当解表，而医数下之，败其脾阳，遂协外热而为泄利。缘表证不解，则外热不

退，下后内愈寒而外愈热，是谓协热利。清气下陷而泄利不止，则浊气上逆而心下痞硬，内寒外热，表里不解。宜桂枝人参汤，桂枝解其表，姜、甘、参、术，解其里也。

若伤寒大下之后，复发其汗，阳败阴乘，心下痞硬，理宜攻痞。如外见恶寒者，亦是表未解也，不可攻痞，攻痞则陷其表阳。当先解其表，表解后，乃可攻痞，解表宜桂枝汤，攻痞宜大黄黄连泻心汤也。

前用桂枝人参，双解表里，此用桂枝解表，大黄黄连攻里者，以上则外热，此则外寒。阴阳之理，外热者必内寒，外寒者必内热。表证未解，阴邪束闭，阳郁不达，则外见恶寒，外寒则内必发热。此以外寒包其内热，故用桂枝以解外寒，大黄黄连以攻内热。痞证阴盛格阳，郁生上热，以大黄黄连推其上热，使之下达，则肺热肃清。设其下寒续生，则宜改温药矣。

### ❀ 桂枝人参汤

桂枝一两四钱　人参一两　白术一两
甘草一两四钱　干姜一两

水十杯，先煮四味，取五杯，入桂枝，更煮取三杯，温服一杯，日再夜一服。

### ❀ 大黄黄连泻心汤

大黄七钱　黄连三钱五分
以麻沸汤二杯渍之，须臾绞去渣，分温再服。

## 清上温下

伤寒脉候浮紧，应以汗解，乃反下

之，表阳内陷，紧反入里，浮紧变为沉紧，里阴逆上，于是作痞。痞证阴阳拒格，下寒上热，合用诸泻心清上温下之法。其主大黄黄连泻心者，以浊阴逆凑，痞闷不开，阳气遏郁，必生上热，阴气凝冱，必生下寒。下寒已作，逼其上热，二气搏结，证则心下石硬，脉则关上沉紧，一定之理。若按之心下痞而不硬，诊之关上浮而不沉者，是胃阳之不降，浊气之堙郁，上热已生而下寒未作也。此缘下伤中气，胆胃上逆，土木壅遏，结滞不散，相火燔腾，故生上热。大黄黄连泻胆胃之郁热，则气降而痞消，名曰泻心，是泻少阳胆木之相火也。若下寒已作，则此法难用矣。

下寒既动，心下块硬，关上脉沉，固无用矣，而上热逼蒸，下无去路，则开发皮毛，泄而为汗。使其心下硬满，而复恶寒汗出者，则是下寒已动。宜附子泻心汤，大黄、芩、连，泻其上热，而加附子，以温下寒也。此与桂枝人参、大黄黄连，自是一证。其始中脘阴凝，未生上热，故用桂枝解其表邪，人参理其中气。迟则上热已生，故变桂枝人参之法，桂枝解其表寒，而易大黄黄连泻其里热。继则下寒已动，故变大黄黄连之法，大黄、芩、连，清其上热，而加附子，温其下寒。下寒生则上热逼郁而愈甚，故增黄芩，以清胆火也。

### 🌸 附子泻心汤

黄连三钱五分　黄芩三钱五分　附子一枚，炮，去皮脐，别煮，取汁　大黄三钱五分

以麻沸汤二杯渍之，绞渣，入附子汁，分温再服。

### 泻心诸变

伤寒中风，医不解表，而反下之，败其中气，腹中雷鸣下利，日数十行，完谷不化，心下痞满，干呕心烦，不得安静。医见心下之痞，以为热结在中，下之未尽，乃复下之，中气更败，其痞愈甚。不知此非结热，但以中脘虚亏，不能制伏阴邪，客气上逆，故成硬满。宜甘草泻心汤，甘、枣、姜、夏，温补胃气而降浊阴，芩、连，清其胆火也。

若伤寒汗出解后，胃中气不调和，心下痞硬，干噫食臭，胁下有水气，腹中雷鸣下利者，此甲木克土，土虚不能制水，水郁胆部而积于胁下，水合木邪，以贼中气，脾土陷泄而胃土逆塞也。宜生姜泻心汤，姜、甘、参、夏，温补中气，以转枢机，芩、连，清其胆火也。

### 🌸 甘草泻心汤

甘草一两四钱　大枣十二枚　半夏一两七钱　干姜一两　黄芩一两　黄连三钱五分

水十杯，煮六杯，去渣，再煎取三杯，温服一杯，日三服。

### 🌸 生姜泻心汤

生姜一两四钱　人参七钱　甘草七钱　大枣十二枚　半夏一两七钱　干姜三钱六分　黄芩一两　黄连三钱五分

水十杯，煮六杯，去渣，再煎取三杯，温服一杯，日三服。

### 泻心变法

伤寒服泻下汤药，下利不止，心下痞

硬，服泻心汤已，下利如故。医谓内热，复以他药下之，其利不止。又谓内寒，以理中与之，其利益甚。不知理中者，分理中焦，此其利在下焦滑脱，非理中所能。宜赤石脂禹余粮汤，固其滑脱，利乃可止。若使复利不止者，此土湿木陷，后窍疏泄而失藏也，当利其小便，开其水道，则谷道闭矣。

下利上痞，总因湿旺。凡误下心痞，与泻心汤不解，口燥心烦，小便不利者，悉缘土湿木郁，不能疏泄水道。宜五苓散，燥土而泻湿也。

### 🌸 赤石脂禹余粮汤

赤石脂五两六钱，研　禹余粮五两六钱，研

水六杯，取二杯，分三服。

## 泻水排饮

痞证阴阳格拒，寒热逼蒸，则生水气，所谓阴阳交，则生湿也。

太阳中风，而有下利呕逆之证，是水旺土湿，胃逆而为呕，脾陷而为利也。是宜攻其水，然必表解者，方可攻之。

若其湿邪郁阻，浊气升塞，头痛干呕短气，心胁痞硬作疼，而外则汗出而不恶寒者，是表解里未和也。宜十枣汤，大枣培土，芫、遂、大戟，泻其里水也。

凡伤寒，发汗吐下解后，心下痞硬，噫气不除者，缘土败湿滋，胃气上逆，肺郁痰凝，清道壅塞。宜旋覆花代赭石汤，

参、甘、大枣，补其中气，半夏、姜、赭，降其冲逆，旋覆，行其痰饮也。

他若病如桂枝证，头不痛，项不强，寸脉微浮，心中痞硬，气冲咽喉，不得喘息，此为湿盛胃逆，浊阴填塞，肺郁而化寒痰，停瘀胸膈，故气冲而不下也。法当吐之，以瓜蒂散，涌其寒痰。但吐法颇升膈上清阳，诸亡血之家，肺气素逆，勿用此法。

### 🌸 十枣汤

芫花　甘遂　大戟　大枣十枚

上三味等份为末，水二杯，煮大枣肥者十枚，取大半杯，去枣，入药末，强人服一钱匕，弱者半钱匕，旦日温服。若下少，病不除者，明日再服半钱。得快利后，糜粥温养。

### 🌸 旋覆花代赭石汤

旋覆花一两　人参七钱　半夏一两七钱甘草一两，炙　代赭石三钱五分，煅，研　生姜一两七钱　大枣十二枚

水十杯，煮取六杯，去滓，再煎取三杯，温服一杯，日三服。

### 🌸 瓜蒂散

瓜蒂一分，熬　赤小豆一分

上研末，取一钱匕，以香豉三钱五分，热汤大半杯煮稀糜，去渣，取汁和散，温顿服之。不吐者，少加之，得快吐乃止。

# 卷四　阳明经——实证

## 提　纲

阳明从燥金化气，其经在太阳之次，肌肉之分，起鼻之交额，挟口环唇，行身之前，下膈挟脐，循胫外，由足跗而走大指。阳明为三阳之长，太阳经病不解，营卫内郁，二日必传阳明之经。阳气盛满，故脉大而身热。若腑阳素实，则自经入腑。表热传里，里热，则桂、麻解表之法，变为承气攻里之方。仲景立阳明之篇，专为入腑者设，非第二日阳明之经病也。

## 阳明初病葛根汤证

阳明腑证，自太阳传来，方其自经入腑之始，法宜解表。其得之中风，发热恶风，汗出脉缓者，宜桂枝汤。其得之伤寒，发热恶寒，无汗脉紧者，宜麻黄汤。以太阳、阳明，经腑合病，经证如初而腑热未成，故但解太阳之经，不攻阳明之腑，经热既泄，则腑热不作矣。

经热不泄，则腑热必作，以其腑阳之盛也。何以知其腑阳盛？以其脉大也。阳明经腑，皆主下降，外为风寒所闭，经络束迫，胃气郁遏，上脘不降，宗气壅塞，不能顺下，故有喘而胸满之证。背者，胸之府也，胸膈郁满，宗气不得前降，则逆冲于背项，是以项背强直，大与太阳不同。一见项背强直，便是经腑合邪，宜加葛根，清散阳明经腑之郁。其项背强直而汗出恶

风者，用桂枝加葛根汤。其项背强直而无汗恶寒者，用葛根汤。胃为受盛之腑，胃腑松缓，容纳有余，则吐利不作，经络束迫，致腑气郁遏，不能容受，故见吐利。利者，用葛根汤，解表而舒胃气，使不致郁陷。呕者，用葛根加半夏汤，解表而降胃气，使不致冲逆。

表证不解，自太阳、少阳之经，内连阳明之腑，是谓三阳合病。其脉浮大，上于关上，胆邪势传胃土，但欲眠睡。睡则阳气郁蒸，目合而汗出，是又当于桂、麻、葛根之中，加以柴、芩也。

### 桂枝加葛根汤

桂枝一两　芍药七钱　甘草七钱，炙　生姜一两　大枣十二枚　葛根一两四钱

水十杯，先煮葛根，减二杯，去沫，入诸药，煎三杯，温服一杯。取微汗，不用食粥。

### 葛根汤

葛根一两四钱　麻黄七钱　桂枝七钱　芍药七钱　甘草七钱　生姜一两　大枣十二枚

水十杯，先煮葛根、麻黄，去沫，入诸药，煎三杯，温服一杯。

### 葛根加半夏汤

于葛根汤内加半夏一两四钱。

水十杯，煎三杯，温服一杯。覆衣，取微汗。

# 阳明腑证

阳明病，自经传腑之始，发表宜微汗，如汗出不彻，则经热郁蒸，自表传里矣。阳气怫郁，不得汗泄之时，身热面赤，烦躁短气，疼痛不知处所，乍在腹中，乍在四肢，此必入胃腑。若以表药发之，汗出热退，犹可不成腑证，迟则传腑而成承气汤证，较之在经，顺逆攸分矣。缘其里阳盛，而皮毛不开，经热莫泄，则腑热续发。表里感应，自然之理也。

究其由来，或失于发表，或发表而汗出不彻，或发汗利水，津亡土燥，皆能致此。其自太阳来者，寒水之衰也，谓之太阳、阳明。自少阳来者，相火之旺也，谓之少阳、阳明。自阳明本经来者，谓之正阳、阳明，全缘燥金之盛也。谓之正阳、阳明，其始腑热未盛，犹见恶寒，及其腑热已盛，则恶寒自罢。内热蒸发，汗出表退，风寒悉去，全是一团燥火内燔。俟其手足汗流，脐腹满痛，日晡潮热，烦躁谵语，喘满不卧，则大便已硬，当服下药。轻者用调胃承气汤，早和胃气，不令燥结，其次用小承气汤，重者用大承气汤，下其结粪，以泻胃热也。

### 调胃承气汤

大黄一两，酒浸 甘草七钱，炙 芒硝二两八钱

水三杯，煎一杯，去滓，入芒硝，溶化，少少温服。

### 小承气汤

大黄一两四钱 厚朴七钱，炙 枳实三枚，炙

水四杯，煎杯半，温分三服。初服当更衣，不更衣，尽服之。

### 大承气汤

大黄一两四钱 芒硝一两 枳实五枚 厚朴二两八钱

水十杯，先煮枳、朴，取五杯，去滓，入大黄，煎二杯，去滓，入芒硝，溶化，分温再服。得下，止后服。

## 下期

凡服下药，宜俟六日经尽之后，腑热内实，表邪外解，乃无后虑，不可早攻，以致他变。若微见恶寒，便是表证未解，慎不可下，下之表阳内陷，遂成结胸诸证，当先服表药，表解而后下之。若不大便五六日，经尽表解，下证悉具，是为可下之期。观其小便，若水道不利，日仅一两次，则其胃中必不结燥，迟即自能大便，不可下也，小便一利，大便必干，乃可以大承气下之。若其昏迷，不索茶水，则小便不必甚利，亦有结粪，下证已备，恐难再缓。先与小承气汤一杯，汤入腹中，后门矢气者，此有结粪，以结粪阻格，胃气壅遏，胸腹胀塞，故作痛满，小承气泻其积气。因后矢于魄门也，宜以大承气下之。如服小承气而不矢气者，此必初硬后溏，切不可下。胃无结燥，下之败其里气，恐致胀满不能饮食，则为祸不小矣。

## 下证

腑热已盛，结粪堵塞，不得泄路，非下不可，当审观下证，以投承气。其一，

日晡潮热。以金旺于申酉，至期热发，如海水潮汐，应时不爽也。其一，手足汗出，以四肢秉气于胃，胃热四达，手足蒸泄，涣然流漓也。其一，烦躁懊恼，以胃气壅遏，不得下行，燥热郁发，心君挠乱也。其一，昏冒谵语，以胃热熏蒸，消亡心液，神明迷惑，昏狂不清也。其一，喘呼不卧，以胃热上燔，肺金被克，清气冲逆，不得安卧也。其一，呕不能食，以胃土郁遏，浊气上涌，水谷不下，恶心欲吐也。其一，心胸痞硬，以胃土冲逆，甲木不降，浊气填塞，固结不开也。其一，脐腹痛满，以燥粪堵塞，胃气遏闭，蓄积莫容，不得通达也。

凡此诸证，皆大便结塞，胃热郁升之故。胃以下行为顺，上行为逆，燥矢阻碍，下窍秘涩，胃郁莫泄，因而逆行。下其结粪，肠窍通达，腑热泄而胃气顺矣。凡胃家实证皆燥矢为害，燥矢不去，胃郁无从泄也。视其小便，顺利舒长，诊其脉候，沉缓实大，而兼见以上诸证，宜大承气泻之，无庸疑也。若于蒸蒸发热之时，早和以调胃承气，稍重者，小承气微清胃热，不令异时燥结，更为妙也。

## 急下三证

胃腑始病，下不妨迟，若其内热燔蒸，三阴被烁，精液消亡，遂成死证，法当急下，不可缓也。其一，脐腹痛满，是燥土胜湿，伤及脾阴。以腹满，太阴之证，太阴之湿，化而为阳明之燥，燥土壅遏，是以痛满也。其一，发热汗多，是燥土克水，伤及肾阴。以肾主五液，入心为汗，汗多热甚，则肾水耗泄，胃土焦枯，

以燥土而渗少水，势必竭流也。其一，目睛不和，是燥土侮木，伤及肝阴。以肝窍于目，目光之明烛，缘神魂之发露，目睛之宛转，因营血之滋营，所谓目得血而能视也。土金燥热，煎熬营血，血枯木劲，筋脉焦槁，目系不柔，是以直视不转也。

## 亡津便燥

阳明腑证，热蒸汗发，表邪尽解，无庸再汗。医见其烦躁不清，以为表邪未透，重发其汗，或自汗已多，而小便又利，凡诸津液亡失，皆令大便干硬。但此阴液既亏，阳气亦弱，虽有燥矢，未可攻下。若其欲硬不能，当用蜜煎导法、猪胆汁方，润而通之。如水利土燥而脾气约结，粪粒坚小难下者，宜以麻仁丸润其燥涩，破其滞气也。

### ❀ 蜜煎导方

蜜大半杯

铜器煎之，令凝作梃，长二寸，大如指，纳谷道中，欲便时去之。

### ❀ 猪胆汁方

大猪胆一枚

泻汁，和醋少许，灌谷道中，一食顷当便出。

### ❀ 麻仁丸

麻仁七两　芍药二两八钱　杏仁五两六钱　大黄五两六钱　厚朴五两六钱　枳实二两八钱

为末，炼蜜丸，梧子大，饮服十丸，日三服。渐加之，以润为度。

### 瘀血

阳明腑病，凡有久瘀之血，则令人善忘，大便虽干而粪下反易，其色必黑。以人之强记不忘者。精藏而阳秘也，瘀血阻碍，神气不得蛰藏，则心浮而善忘。大便之难，缘于肠燥，热归血海，不及大肠，故大便反易。瘀血阻碍，水火不交，肾气下郁，是以粪黑。人之大便，火郁则红，金郁则白，土郁则黄，木郁则青，水郁则黑，各从其脏色也。此宜抵当汤，下其瘀血。若病人无表证之恶寒，里证之满痛，乃发热至七八日之久，虽脉候浮数，亦可下之。盖浮数虽是表脉，而外无表证，发热不已，此必有里热可知，是以宜下。设或已下，而脉数不变，表里合热，消谷善饥，至七八日不大便者，此必有瘀血。以热不在中焦气分而在下焦血分，故脉数不为下变也，宜抵当汤下之。若脉数不变而兼见下利不止，必表里协热而便脓血。缘郁热瘀血，久而腐化，是以成脓。以不早服抵当，故至如此（抵当方在太阳）。

### 热入血室

女子阳明病，正值经来，谵语下血者，此为热入血室。以神胎于魂而魂藏于血，血热则神魂迷乱也。火性炎上，其头上汗出，剂颈而还，此当凉营而发表也。

# 卷五　阳明经虚证

### 提　纲

阳明与太阴为表里，阳盛则阳明司权，太阴化燥而入胃腑，阴盛则太阴当令，阳明化湿而传脾脏。人之本气不一，有胃实者，有胃虚者。胃实入腑，则燥热而宜凉泻，胃虚传脏，则湿寒而宜温补。大小承气之证，胃之实者。五苓、四逆之证，胃之虚者。实者是谓阳明病，虚者名为阳明，而实则太阴也。人知胃实者之无所复传，不知胃虚者之动入三阴，传变无穷也。则承气三汤，可以生人于胃实，可以杀人于胃虚，未可孟浪混施也。

### 阳明入太阴证

#### 溏泄哕噫

阳明病，胃阳旺者，则当能食，至燥矢结塞，胃气上逆，乃呕不能食。若初传胃腑，即不能食，是阳虚而胃寒也。再见小便不利而手足汗出，是湿寒凝滞，阳不内藏而发泄于四肢也。四肢为诸阳之本，故阳虚内寒之家，手足常汗。湿寒积聚，必作固瘕。固瘕者，瘕块坚固，石硬不软，湿寒渐结，日久而成，人之便后凝白，寒滑成块而下者，即瘕之未固而后行者也。此其大便，必初硬后溏。以胃气虚冷，不能蒸水化气，水谷不别，合同而下，故成溏粪也。宜四逆汤，温其胃寒。方在太阴。若不温里，而反饮冷水，以助其寒，胃气上逆，必生呕哕，若大吐大下后，阳虚汗出，医见其外热，或以为表证未解，复与之水，以发其汗，或以为里热未清，误以凉药攻之，土败胃逆，俱发哕噫。缘其胃中寒冷，不堪凉泻之味伐其微阳也。

若哕噫而见腹满，便是太阴之证，其前后二窍，定有不利之处。盖木主疏泄，脾土湿陷，肝木莫达，疏泄不行，故二窍不利。湿无泄路，己土郁胀，是以腹满。浊气不得下达，故冲逆而生哕噫。视其前后不利之部，通其郁塞，则湿消滞散，满减哕除矣。

## 卫虚无汗胃逆咳呕

阳明病，法应多汗，乃反无汗，其身痒如虫行皮中之状者，此以卫气久虚，不能外发，郁于皮腠之中，蠕蠕欲动而不畅达故也。若卫虚无汗，而小便又利，是阳气下衰，不能摄水也。二三日后，阳气愈衰，上逆而生咳呕，手足厥冷者浊阴上填，必苦头痛。若但觉头眩而不痛，则逆气在胸，未全上头。咳伤咽喉，必苦咽痛。其食谷欲呕者，阳虚而胃逆也。宜吴茱萸汤，人参、大枣，补土而培中，吴萸、生姜，温胃而降逆。若得汤而呕吐反甚者，乃胆胃上逆，而生郁热，当先清其上热也。

凡伤寒呕多，俱因阳虚胃逆，虽有阳明里证，不可攻之也。

## 吴茱萸汤

吴茱萸三两四钱　人参一两　生姜二两　大枣十二枚

水七杯，煎二杯，温服大半杯，日三服。

## 湿旺心痞

太阳中风，寸缓关浮、而尺脉微，肾气少虚，其人发热汗出，复恶寒，而不呕，此太阳之表证未解也。使其心下痞硬者，此必医误下而陷表阳，以致成痞，非阳明也。使其心下痞不因攻下，并见发热作渴，恶寒已退者，此是太阳表解，转属阳明之腑也。盖阳明腑病，胃气上逆，甲木不降，二气壅遏，自能成痞，不须攻下也。其小便数者，水利土燥，大便必硬，然尺弱肾寒，不可攻下，虽不更衣十日，亦无所苦也。即渴欲饮水，亦当少少与之，但以法救其干燥而已。以其脾遏是土湿木郁，而生风燥，原非火盛。宜五苓散，泻湿而燥土也（方在太阳）。

阳明病，凡心下硬满者，皆是土弱胃逆，即太阴之痞证也，慎勿以寒药攻之。攻之败其中气，泻利不止者，死。泄利止者，脾阳来复，乃可愈也。

## 寒热脉紧

阳明中风，发热恶寒，脉浮而紧，是太阳之表证未解，卫闭而风不能泄也。而口苦咽干，有少阳之经证。腹满微喘，有太阴之经证。缘阳衰土湿，中气不运，胃气上逆，胆火郁升，故病象如此。此其表邪不解，而里阴复盛，若误下之，则阳败湿滋，必小便难而腹更满也。

如其发热汗出，不恶寒而反恶热，是太阳表解而属阳明之腑矣。但既觉腹满，则其太阴湿旺，虽经汗出，其身必重。若误汗以亡其阳，则烦躁昏愦，而作谵语。若烧针以亡其阳，则烦躁怵惕，而废眠卧。若误下以亡其阳，则土败胃虚，下焦客气，逆动于胸膈，心神扰乱，懊恼不安，宫城瘀塞，舌上苔生者，宜栀子豉汤，涌其败浊也。若下后阴亡土燥，渴欲饮水，口干舌涩者，宜人参白虎，培中而益气，泻热而清金。若脉浮发热，渴欲饮水而小便不利者，是土湿木郁，风动津耗而疏泄不行也，宜猪苓汤，二苓、滑、泽，泄湿而燥土，阿胶清风而润木也。

### ❋ 猪苓汤

猪苓三钱五分　茯苓三钱五分　泽泻三钱五分　滑石三钱五分　阿胶三钱五分

水四杯，先煮四味，取二杯，去渣，入阿胶，消化，温服大半杯，日三服。

### 汗下亡阳

阳明病，发热脉紧，是太阳证，口苦咽干，是少阳证，汗出恶热，是阳明证，此谓三阳合病。而腹满身重，难以转侧，则太阴之湿旺也，兼开阖迟涩而唇口不仁，则阳明之虚也，以脾主肌肉而开窍于口，阳性轻捷，阴性迟拙，阳明负而太阴胜，故身重而口拙。面色垢污，则少阳之虚也，以肝主色，血畅则色华，厥阴陷而少阳逆，故木枯而色晦。谵语遗溺，是太阳之虚也，以膀胱主藏，阳藏则火秘而

神清，阳泄则水决而志惑，少阴盛而太阳虚，故遗溺而妄言。阳虚如是，若误汗以亡阳，则神败而谵语，若误下以亡阳，则额上生汗而阳泄于头面，手足逆冷而阴旺于四肢，危矣。速宜补中温下，以回微阳。若其自汗而不因汗下者，是肺胃之热，蒸泄皮毛，宜以白虎泻热清金。凡阳明病，汗出多而渴者，便是人参白虎证，慎不可与猪苓汤，以汗多土燥，猪苓汤复利水而亡津也。若使口中干燥，但欲漱水，不欲下咽者，此热在经而不在腑。经热不泄，此必致衄。凡脉浮发热，口干鼻燥，而又复能食者，此皆经热而非腑热，失于发表，则为衄也。

### 谵语郑声

阳明病，阳盛则作谵语，阳虚亦作谵语。其误汗亡阳而谵语者，脉见短促，则阳绝而死，脉自和者，则阳复不死。其谵语而直视喘满者，则阳败而上脱，下利清谷者，则阳亡而下脱，于法皆死。盖阳盛之谵语，是谓谵语，阳虚之谵语，是谓郑声。郑声者，语言重复，颠倒错乱，阳虚见此，多主死也。

### 汗出紧愈

阳明病，脉浮而紧，则表秘阳郁，必将遏其燥火，而见潮热，日晡发作也。若但浮而不紧，则表疏卫泄，寐时阳气失藏，必盗汗出也。凡阳明病，脉见浮紧，便难作汗。其初欲食，是有谷气，大便自调，小便不利，是亦有水气。水气胜则汗不出，谷气胜则汗出。其人骨节疼痛，翕翕如有发热之状，此表邪秘束，阳郁欲发

而热未盛也。忽然烦躁发狂，涣然汗出而病解者，是水气不胜谷气，故表开而汗出。水随汗泄，脉紧自愈矣。

## 湿盛发黄

阳明病，里虚误下，败其中气，阳不归根，肢体温热，客气上逆，不至结胸。心中懊恼，饥不能食，此膈下之阴与胸上之阳郁蒸而生败浊也。阳为阴格，升泄失敛，则头上汗出。宜栀子豉汤，吐其瘀浊（方在太阳）。瘀浊不吐，湿邪淫泆，是发黄之根也。

凡阳明病，面见赤色，便是阳郁，不能外发。以其胃气之虚，此宜发表，不可攻里，攻之阳败湿滋，必小便不利，发热而身黄也。阳衰湿旺，一得汗溺疏泄，则湿去而土燥。若汗尿不通，湿无去路，心中懊恼，败浊郁蒸，则身必发黄也。若被火熏，不得汗出，但头上微汗，而小便不利，身必发黄也。盖发热汗出，则湿热消散，不能发黄。若但头上汗出，颈下全无，小便不利，渴饮水浆，此缘瘀热在里，故作渴饮水。而汗尿不通，湿热外泄，则身必发黄，宜茵陈蒿汤，泻热而除湿也（方在太阴）。

若其脉迟者，阳虚阴盛，食不甘味，难以致饱，饱则水谷不消，微生躁烦，头眩腹满，而小便不利，此欲作谷疸之象。谷疸者，伤水谷而发黄也。虽下之，腹满如故，不为之减，以其脉迟而阴盛也。

## 三阳合病发黄

阳明中风，其脉弦浮而大，浮者，太阳之脉，大者，阳明之脉，弦者，少阳之脉，是三阳之合病也。而短气腹满，则有太阴证。太阴湿土，郁而生热，一身及于面目悉发黄色，鼻干尿涩，潮热嗜卧，时时哕噫，不得汗泄，此阳明之燥夺于太阴之湿也。而非有少阳之邪，不应郁迫如是。少阳之脉，自胃口而走胁肋，湿旺胃郁逆，阻少阳降路，甲木逆行，而贼戊土，两经痞塞，则心胁皆痛，久按之，而气不通。少阳脉循两耳，经气冲塞，前后俱宜刺之，少瘥，而外证不解，病过十日之外，脉之弦大续变而为浮者，是虽内连阳明之腑，太阴之脏，而实未离少阳之经也。宜小柴胡汤，外泻少阳之经邪，内补太阴之脏气。

若但浮而不弦，又无少阳诸证者，则病在太阳之经，宜麻黄汤，方在太阳。但发太阳之经邪。汗出热散，则黄自退矣。若腹满尿癃，而加以呕哕者，土败胃逆，不可治也。

## 阳明少阳合病

阳明病，外发潮热，而大便稀溏，小便自可，胸胁满硬不消者，是胃气上逆，胆经不降，少阳甲木之贼戊土也。宜小柴胡汤，方在少阳。泻少阳之经邪，补阳明之腑气。又或胁下硬满，不大便而呕吐，舌上白苔者，此亦少阳之贼戊土也。以胃主受盛，乘以甲木之邪，腑气郁遏，受盛失职，水谷莫容，非泄则吐。甲木重塞，上焦不通，津液瘀浊，则舌起白苔。心窍于舌，肺主津，其色白也。宜小柴胡汤，泻少阳之经邪，补阳明之腑气。经腑松畅，则上焦通而津液降，胃气调和，汗出表解矣。

# 卷六　少阳经

## 提　纲

少阳从相火化气，其经在阳明之次，筋脉之分，起目锐眦，循耳下颈，自胸贯膈，由胁里出外踝，循足跗而走名指。病则经气壅遏，不能顺降，故胸痛胁痞。相火上炎，故口苦咽干。阳气升浮，是以目眩。浊气冲塞，是以耳聋。位在二阳之里，三阴之表，阳盛则热，阴盛则寒，故往来寒热。其视三阳之经，阳气方长，故其脉弦细。

伤寒中风，一日太阳，二日阳明，三日则传少阳。然三日少阳，而不入阳明之腑，太阴之脏，则无少阳诸证。六日经尽，汗出表解，不能自解，则以麻黄、桂枝发之，大小柴胡，不必用也。若内传脏腑，外连少阳之经，然后解少阳诸证。其始得，不必三日，其病解，不必六日，是大小柴胡之的证，与太阳之麻、桂无关也。

## 少阳小柴胡汤证

风寒感伤太阳之经，未经汗解，外而太阳阳明之经迫束于表，内而太阴阳明之气壅逼于里，少阳之经，在二阳三阴表里之间，郁遏不畅，里阴胜则外秘而为寒，寒往而热来，表阳胜则内发而为热，热往而寒来。少阳之经，自头走足，由胸胁而下行，表里壅遏，不得下行，经气盘郁，故胸胁痞满。甲木逆侵，戊土被贼，胃气困乏，故默默不欲饮食。胃以下行为顺，困于木邪，逆而上行，容纳失职，则生呕吐。少阳以甲木而化相火，相火升炎，则生烦渴，肺金被刑，则生咳嗽。甲木失根，郁冲不宁，则腹中痛楚，心下悸动，是皆表里不和，少阳结滞之故。宜小柴胡汤，柴、芩清其半表，参、甘温其半里，半夏降其逆，姜、枣和其中，此表里双解之法也。

### 🌸 小柴胡汤

柴胡二两八钱　黄芩一两　人参一两
甘草一两，炙　半夏一两七钱　生姜一两
大枣十二枚

水十二杯，煎六杯，去渣，再煎三杯，温服一杯，日三服。若胸中烦而不呕，去半夏、人参，加栝楼实。若渴，去半夏、人参，加栝楼根。若腹中痛，去黄芩，加芍药。若胁下痞硬，去大枣，加牡蛎。若心下悸，小便不利，去黄芩，加茯苓。若不渴，外有微热，去人参，加桂枝，覆衣，取微汗。若咳，去人参、大枣、生姜，加五味子、干姜。

## 少阳连太阳经证

伤寒四五日，身热恶寒，颈项强直，胁下胀满，手足温暖，发渴而作呕者，是皆少阳之经郁遏不降，逆行而贼戊土，土木壅塞，结而不开也，俱宜小柴胡汤。凡服柴胡，但见少阳一证便是，不必悉具也。

若伤寒六七日，肢节烦疼，微作呕吐，少阳、阳明两经相逼，心下支结，旁连胁下，倘发热而微恶寒，便是太阳之外证未解，宜柴胡加桂枝汤，治兼太阳之经也。

凡太阳病，迟至十日之外，脉浮细而嗜卧者，是太阳之外证已解，而入少阳之经。少阳之脉弦细，木贼土困，则善眠也。设其胸满胁痛者，则是少阳无疑，宜与小柴胡汤。若脉但浮而不细者，则全是太阳而无少阳，宜与麻黄汤，发其太阳之表，不必以日久为疑也。

#### ❧ 柴胡桂枝汤

柴胡一两四钱　黄芩五钱　人参五钱半夏八钱　甘草三钱五分，炙　生姜五钱大枣六枚　桂枝五钱　芍药五钱

水七杯，煎三杯，温服一杯。

## 少阳入阳明腑证

伤寒寸脉见涩，便是少阳甲木不舒，尺脉见弦，便是厥阴乙木不达，乙木下郁则生风，甲木上郁则生火，风动火炎，木气枯燥，脾胃被克，法当腹中急痛。宜先用小建中汤，胶饴、甘、枣，补脾胃之精气，姜、桂、芍药散肝胆之风火。若不瘥者，仍与小柴胡汤，清其半表而温其半里也。凡服柴胡汤已而见燥渴者，此属阳明之腑热，当以法治之，清其腑热也。平素

呕吐之家，不可与建中汤，以甘味之动呕也。凡太阳少阳合病，必见呕利，缘甲木壅遏，则克胃土，胃腑郁迫，不能容受，是以吐泄。吐泄者，少阳传阳明之府也。其自下利者，宜黄芩汤，甘草、大枣补其脾精，黄芩、芍药泻其相火。其呕者，宜黄芩加半夏生姜汤，降其逆气也。若伤寒，发热汗出，而病不解，心中痞硬，呕吐而下利者，是少阳传阳明之腑也。宜大柴胡汤，柴胡解少阳之经，枳、黄泻阳明之腑，双解其表里也。若太阳之证，过经十余日之久，心中温温欲吐，大便稀溏，胸痛腹满，郁郁欲烦，此甚似少阳传腑大柴胡证。如前因极吐下而成者，则是少阳已传阳明之腑。腑病已全，经证微在，可与调胃承气汤，无用柴胡也。以少阳传阳明，经邪外束，腑气内遏，胃不能容，必作呕泄。及其腑热盛发，蒸而为汗，则表解经舒，吐下皆止。此虽吐下，未能尽止，然欲呕微溏，仅存少阳余证，柴胡不可用矣，故与承气。若非由自极吐下得者，则胸痛腹满，便溏欲呕，便是太阴证，勿与承气也（方在阳明）。

#### ❧ 小建中汤

桂枝一两　芍药七钱　甘草七钱　生姜一两　大枣十二枚　胶饴三两

水六杯，煎三杯，去渣，入胶饴，火化，温服一杯，日三服。

#### ❧ 黄芩汤

黄芩一两　芍药七钱　甘草七钱　大枣十二枚

水六杯，煎三杯，温服一杯，日二夜一。

### 黄芩加半夏生姜汤

于前方加半夏一两七钱，生姜一两。煎服如前。

### 大柴胡汤

柴胡二两八钱　黄芩一两　半夏一两七钱　生姜一两七钱　芍药七钱　枳实四枚　大黄七钱

水十二杯，煎六杯，去渣，再煎取三杯，温服一杯，日三服。

## 经腑双结

伤寒五六日，头上汗出，微觉恶寒，手足逆冷，心下胀满，口不饮食，大便坚硬，脉紧而细者，此为少阳阳明两经之微结。以两经郁迫，结于胃口，故必下胀满，不能甘食。此必有少阳之表证，复有阳明之里证。其汗出恶寒，肢冷心满者，表证也，便硬者，里证也。

盖两经合病，土不胜水，必传胃腑。腑证未全，则经证未罢，故定有里证，复有表证。若纯是里证，则腑热外蒸，手足汗流，恶寒悉退，无复少阳表证矣。今头汗恶寒，肢冷心满，现有少阳表证，不得纯谓之里。其脉候沉紧，手足厥冷，亦不得谓之少阴。以少阴无汗，既头上汗出，其非少阴甚明。此半表半里，大柴胡证也。可表里分治，先以小柴胡，解其少阳之经邪，设表解而不明了，再以承气，泻其阳明之腑邪。燥粪一去，则腑热清矣。

## 少阳传里

少阳之经，在二阳之内，三阴之外，阴阳相平，不入脏腑，则内传三阴之经，六日汗解。不解则以麻、桂发之，非柴胡汤证也。若阳盛而传阳明之腑，阴盛而传太阴之脏，经证未罢，是谓半表，脏证腑证未全，是谓半里半表。半表半里双病，故用大小柴胡双解。若伤寒三日，病在少阳，而其脉小者，是相火非旺，不入胃腑，经尽表解，病欲自已也。若伤寒三日，病在少阳，既不阳盛入腑，则当阴盛入脏。使其人反能食不呕，此为中气未衰，三阴不受邪也。若伤寒六七日，当经尽表解之时，其人大热而烦躁者，便是传腑之候，如无大热而其人烦躁者，是为入脏之机，盖阴动则阳离，神气升泄，浮越无归，故生烦躁也。

## 热入血室

妇人中风，发热恶寒，而值经水适来，得病七八日后，脉迟热退身凉，似乎表解矣，乃胸胁之下，满如结胸，而作谵语者，此为热入血室。盖其经热秉血海方虚之时，离表而归里也。宜凉血清肝，泄其相火。又如中风七八日，续得寒热往来，而值经水适断者，此亦为热入血室，其血必结。血结经瘀，遏闭少阳之气，阳陷则阴束而生外寒，阴升则火炎而生内热，故使寒气如疟，按时发作。宜小柴胡汤，清其经热也。又如伤寒发热，而值经水适来，昼日明了，夜则谵语，如见鬼状者，此亦为热入血室。盖血为阴，夜而阳气入于阴分，血热发作，故谵妄不明。宜泻热清肝，以退相火。但邪热在下，治之无犯胃气及上焦清气，则自愈也。

# 卷七 少阳经坏病

## 提 纲

少阳在阴阳之交，表里之半，忌发汗吐下。泄其阴阳，阳虚而入太阴之脏，阴虚而入阳明之腑，是为少阳坏病。如太阳病，不经汗解，转入少阳，胁下硬满，干呕不食，往来寒热，若尚未吐下，其脉沉紧者，全是小柴胡证，宜与小柴胡汤。若已经发汗吐下温针，以致谵妄不明，柴胡证罢，此少阳之坏病也。审其汗下温针，所犯何逆，以法治之，救其坏也。

## 少阳坏病入阳明证

### 汗后心悸

伤寒脉候弦细，头痛发热者，是属少阳。少阳以甲木而化相火，不可发汗，汗亡心液，火炎神乱，则生谵语，便是里入胃腑。胃和则愈，胃腑燥热不和，则君相升浮，摇荡不安，烦而且悸也。以相火下蛰，则神魂宁谧，而相火顺降，全凭胃土，胃土若和，阳气清凉而化金水，收藏得政，是以阳秘而不泄。胃土不和，燥热升逆，甲木莫降，拔根而上炎，神魂失归，故烦乱而悸动也。凡伤寒二三日，其心中悸动而烦扰者，是阳明土燥，相火失归，拔根上炎，欲传胃腑。宜小建中汤，

滋燥土而清相火也。若伤寒脉结代，心动悸者，是相火升炎，血枯木燥，经络梗涩也。宜炙甘草汤，参、甘、大枣补中培土，胶、地、麻仁滋经润燥，姜、桂行其瘀涩，麦冬清其燥热也。

### ❀ 炙甘草汤

炙甘草一两四钱　人参七钱　桂枝一两　生姜一两　大枣十二枚　生地五两六钱　阿胶七钱　麦冬一两六钱，去心　麻仁一两六钱

清酒七杯，水八杯，先煮八味，取三杯，去渣，入阿胶，煎化，温服一杯，日三服。

## 表里双解

本柴胡汤证，法不宜下，而误下之，柴胡证罢，此为坏病。若柴胡证不罢者，复与柴胡汤，必蒸蒸而振摇，却发热汗出而解。以下伤胃土，卫气不能遽发，故战栗振摇而后汗出。表解邪退，未为坏也。如过经十余日，反二三下之，四五日后，柴胡证应罢矣，若柴胡证仍在者，先与小柴胡汤，以解其外。使呕吐不止，心下急迫，郁郁微烦者，此阳明之腑束于少阳之经，表里合病，宜大柴胡汤，表里双解也。如伤寒十三日不解，期过再经，胸胁满胀作呕，日晡潮热，服药不解，已而微利，此本大柴胡证，下之不利，今反利者，知医以丸药下之，遗其表证。表邪不解，内热复郁，故虽利而不愈，此非其治也。其

潮热者，胃肠之实，宜清其里，但胸胁胀满，上下呕泄，是外有经证，先以小柴胡以解外，复以柴胡加芒硝汤，清其里热也。

### ❧ 柴胡加芒硝汤

柴胡二两八钱　黄芩一两　人参一两半夏一两六钱　甘草一两　生姜一两　大枣十二枚　芒硝二两

煎服如小柴胡法。不解，更服。

### 下后心惊

凡少阳中风，两耳无闻，目睛赤色，胸满而心烦者，是胃气上逆，贼于甲木。不可吐下，吐下则甲木升摇，悸而且惊。盖甲木化气于相火，随肺胃下降而归命门，相火下蛰，故上窍清虚，耳目聪明。中虚胃逆，肺金失敛，甲木无下行之路，浊气填塞则耳聋，相火上炎则目赤。甲木刑胃，上脘郁迫则胸满。甲木失归，相火升发则烦生。吐下伤其中气，肺胃愈逆，甲木拔根，魂浮胆怯，是以悸而且惊也。若伤寒八九日，医误下之，以致胸满心烦，惊悸谵语，小便不利，一身尽重，不可转侧者，是下伤中气，湿动胃逆，胆木拔根，神魂不谧，相火升炎，郁生上热也，而经邪未解，表里皆病。宜柴胡加龙骨牡蛎汤，茯苓祛湿，大黄泄热，人参、大枣补中，半夏、铅丹降逆，龙骨、牡蛎敛其神魂，姜、桂、柴胡行其经络也。

### ❧ 柴胡加龙骨牡蛎汤

柴胡一两四钱　人参五钱　半夏七钱生姜五钱　大枣六枚　龙骨五钱　牡蛎七钱桂枝七钱　茯苓五钱　铅丹五钱　大黄三钱五分

水八杯，煎四杯，入大黄，切如棋子，煮一二沸，去渣，温服一杯。

# 少阳坏病入太阴证

## 汗下后寒湿发黄

伤寒六七日，已经发汗，而复下之，土败胃逆，胆木壅遏，以致胸胁满结，小便不利，烦渴不呕，往来寒热，但头上汗出，此上热中寒，外显少阳、阳明之郁冲，内隐太阴、厥阴之滞陷。宜柴胡桂枝干姜汤，柴胡、黄芩清相火而降烦热，牡蛎、栝楼消满结而解烦渴，姜、甘温中而培土，桂枝疏木而达郁也。

若得病六七日，脉迟而浮弱，外恶风寒，手足温暖，是太阳中风，欲传太阴之脏也。医反二三下之，败其胃气，不能饮食，而少阳不降，胁下满痛，筋脉不营，头项强直，土湿木遏，小便不利，面目身体悉发黄色。此阴盛阳虚，胆胃郁冲，肝脾滞陷，一与柴胡汤，寒泻肝脾，清气愈陷，后必下重。

凡渴而饮水即呕者，便是太阴湿旺，柴胡汤不中与也。饮水渴者，食谷必哕，以其胃气之败也。

### ❧ 柴胡桂枝干姜汤

柴胡二两八钱　黄芩一两　甘草七钱桂枝一两　干姜一两　牡蛎一两　栝楼根一两四钱

水十二杯，煎六杯，去渣，再煎三杯，温服一杯，日三服。初服微烦，复服汗出愈。

# 少阳坏病结胸痞证

## 误下成结胸

太阳与少阳并病，头项强痛，或相火升浮而生眩冒，时如结胸，心下痞硬者，此少阳、阳明之经上逆而壅塞也。当刺肺俞、肝俞，泄其郁结。慎勿发汗，汗亡津液，则相火燔腾而生谵语，血枯木燥而脉弦硬。若五六日，谵语不止，宜刺期门，以泻厥阴，肝胆同气，泄肝即所以泄胆也。汗既不可，下亦非宜，汗下伤中，甲木冲逆，此结胸之由来也。

若太阳、少阳并病，而反下之，致成结胸，心下硬满，泄利不止，水浆不下，此少阳经气上逆而迫束阳明之腑也。相火升炎，其人必苦心烦。凡伤寒十余日，结热在里而有阳明腑证，复往来寒热而有少阳经证，宜大柴胡汤，双解表里。若但有结胸，而外无大热者，此为停水结在胸胁

也。观其头上微汗出者，是水饮阻格，阳气升泄于上。宜大陷胸汤，泻其湿热也。方在太阳。

## 误下成痞

伤寒五六日，呕而发热者，柴胡汤证备具，而误以他药下之，若柴胡证仍在者，复与柴胡汤，必蒸蒸振栗，发热汗出而解，此虽误下，未为逆也。若心下硬满疼痛者，此为下早而成结胸也，宜服大陷胸汤。若但硬满而不痛者，此为误下而成痞也，宜半夏泻心汤，半夏降浊，芩、连清上，姜、枣、参、甘温补中气也。

### ❀ 半夏泻心汤

半夏一两七钱　人参一两　干姜一两
甘草一两，炙　大枣十二枚　黄芩一两　黄连三钱五分

用水十杯，煎六杯，去渣，再煎三杯，温服一杯，日三服。

# 卷八　太阴经

## 提　纲

太阴以湿土主令，其经起足大指，循内踝，入腹，上膈，挟咽喉而连舌本。太阴为三阴之长，太阳经病不解，营卫内郁，自阳明而少阳，四日必传太阴之经。若脏阴素旺，则不拘何日，自经入脏。入脏则必须温里，解表不能愈矣。仲景立太

阴及少、厥之篇，皆入脏之里证，非四五日之经病也。

## 痞满吐利

太阴与阳明为表里，而升降不同，燥湿异性。燥不偏盛，则阳明右降而化浊阴，湿不偏盛，则太阴左升而化清阳，表里匀平，是以不病。阳明病则胃燥而气逆，故多呕吐，太阴病则脾湿而气陷，故多泄利。

以脾陷而肝气不达，郁迫击冲，是以痛满而泄利。脾肝郁陷，则胃胆上逆，是以呕吐而不食。

阳明胃病之吐利，缘燥热之郁，太阴脾病之吐利，因湿寒之旺。若下之，阳亡土败，胃气愈逆，阻格少阳降路，痞塞不开，必胸下结硬。阳明下早，阳陷于胸膈，为阴气所阻，则成结胸，太阴误下，阴逆于心下，为阳气所拒，则为痞证也。

# 太阴四逆汤证

太阴病，自太阳传来，其脉浮者，表证未解，可以发汗，宜桂枝汤（方在太阳）。若发热头痛，身体疼痛，是太阳表证未解，法宜桂枝。乃脉反见沉，便是太阴脏病，当温其里。宜四逆汤，甘草培土，干姜、附子温中而缓下也。凡下利清谷，则病已入里，不可发表，汗之阳亡土败，湿旺木郁，必生胀满也。下利胀满，有里证者，不可发表，身体疼痛，有表证者，亦当温里。非表病可以不解也，若身体疼痛，而下利胀满，表里皆病，当先温其里，后攻其表，温里宜四逆汤，攻表宜桂枝汤也。

阳明泄利，津液失亡，多病燥渴，若自利而不渴者，则属太阴脏病，以其脏有寒故也。法当温之，宜四逆辈。水泛土湿，少阴之寒，传于太阴，故脾脏有寒也。

## 🌸 四逆汤

甘草七钱，炙　干姜三钱五分　附子一枚，生用

水三杯，煎半杯，温服。强人可大附子一枚、干姜一两。

## 腹痛腹满

伤寒胃中有热，胸中有肝胆之邪，肝邪克脾，则腹中疼痛，胆邪克胃，则欲作呕吐，是中脘虚寒，肝脾下陷而胆胃上逆，相火郁升而生上热也。宜黄连汤，黄连清上逆之相火，桂枝达下陷之风木，干姜温脾家之寒，半夏降胃气之逆，参、甘、大枣补中脘之虚。

若本太阳之表病，医不解表，而反下之，土虚木贼，因而腹满时痛者，是属太阴脏病，宜桂枝加芍药汤，桂枝达肝气之郁，芍药清风木之燥也。其大实痛者，风木贼土，郁结成实，宜桂枝加大黄汤，泻其土郁也。太阴为病，而脉候软弱，便是脾阳之虚，其人续自行便利，设当用大黄、芍药者，宜减之，以其胃气虚弱而易动也。

## 🌸 黄连汤

黄连一两　桂枝一两　甘草一两　干姜一两　人参七钱　半夏一两七钱　大枣十二枚

水十杯，煎六杯，去渣，再煎三杯，温服一杯，日一夜二服。

## 🌸 桂枝加芍药汤

桂枝一两　甘草七钱　生姜一两　大枣十二枚　芍药二两

煎服如桂枝汤法。

## 🌸 桂枝加大黄汤

桂枝一两　甘草七钱　生姜一两　大枣十二枚　芍药二两　大黄三钱五分

水七杯，煎三杯，温服一杯，日三服。

### 发黄

伤寒脉浮而缓，手足自温者，是谓太阴脏证。太阴湿土，为表邪所秘，身当发黄。若小便自利者，湿随便去，则不能发黄。此是脾阳未衰，至七八日间，虽见太阴自利之证，必当自止。以脾家内实，腐秽不容，当后泄而去，非自利益甚之证也。

若伤寒七八日，身黄如橘子色，小便不利，腹微满者，是湿无泄路，瘀而生热，宜茵陈蒿汤，泄其湿热也。凡伤寒瘀热在里，身必发黄，以木主五色，入土化黄，土湿则木郁，木郁于土，必发黄色，宜麻黄连翘赤小豆汤，外泻皮毛而内泻湿热也。若伤寒身黄而发热者，是瘀热之在表也，宜栀子柏皮汤，清表中之湿热也。若伤寒发汗之后，身目皆黄，则是湿寒而非表热，以汗则热泄故也。此慎不可下，宜用温燥之药也。

#### 茵陈蒿汤

茵陈蒿二两　栀子十四枚　大黄七钱

水十杯，先煮茵陈，减二杯，入二味，煎三杯，分温三服。小便当利，尿如皂角汁状，色正赤，一宿腹减，黄从小便去矣。

#### 麻黄连翘赤小豆汤

麻黄七钱　生姜七钱　甘草七钱　大枣十二枚　杏仁十枚　连翘七钱，用根　赤小豆一杯　生梓白皮三钱

水十杯，先煮麻黄，去沫，入诸药，煎三杯，温服。

#### 栀子柏皮汤

栀子十五枚　甘草三钱五分　黄柏皮三钱五分

水四杯，煎杯半，分温三服。

# 卷九　少阴经

## 提　纲

少阴从君火化气，其经起足小指，走足心，行内踝，贯脊，上膈，入肺中，循喉咙而挟舌本。太阳经病不解，自表传里，以至阳明、少阳、太阴，五日则传少阴之经。但传少阴之经，不入少阴之脏，此阳不衰，而阴未盛者，阴盛则自经而入脏，不化气于君火，而化气于寒水。盖少阴一气，水火同宫，病则水胜而火负，故第有癸水之寒，而无丁火之热。阳亏阴旺，死灰不燃，是以脉沉细而欲寐，身蜷卧而恶寒也。

## 少阴连太阳经证

少阴水脏，病则脉沉而恶寒，若始

得之时，脉已见沉而反觉发热者，是少阴脏病而太阳经证未解也。宜麻黄附子细辛汤，麻黄散太阳之经，附子温少阴之脏，细辛降肾气之逆也。

凡少阴病，得之二三日内，表证未解者，宜麻黄附子甘草汤，微发其汗。以二三日里证未成，而表证未解，则脏阴愈郁而愈盛，故以附子暖其水，甘草培其土，麻黄发微汗以解表也。

### 麻黄附子细辛汤

麻黄七钱　细辛七钱　附子一枚，炮，去皮，破八片

水十杯，先煮麻黄，减二杯，去沫，入诸药，煎三杯，温服一杯，日三服。

### 麻黄附子甘草汤

麻黄七钱　甘草七钱　附子一枚，炮

水七杯，先煮麻黄，去沫，入诸药，煎三杯，温服一杯，日三服。

## 误汗亡阳

凡少阴病，脉见微细，则经阳虚弱，不可发汗，汗则亡阳故也。阳虚于经，而尺脉弱涩者，则阳虚于脏，复不可下之也。若少阴病，咳嗽而谵语者，此被火气逼劫，汗亡肾阳，下寒而上热故也。阳败湿增，木郁不能疏泄，小便必难，以强责少阴之汗也。

若少阴病，但手足厥逆，无汗而强发之，必动其血。血来未知从何道出，或从口鼻，或从目出，是名下厥上竭，至为难治。以阳从汗亡，复自血脱，竭尽无余，未易挽救也。

## 少阴里证

少阴病，脉微细沉数，此里气之寒，不可发汗。凡一见脉沉，当急温之，宜四逆汤也。

若脉既沉矣，再兼身体疼，骨节痛，手足寒冷，是水胜而土负，宜附子汤，参、术补中而培土，苓、附泻水而温寒，芍药清风木而敛相火也。若病得二三日，口中清和，无土胜水负口燥咽干之证，而其背恶寒者，是寒水之旺，以太阳、少阴，同行脊背，亦宜附子汤，补火土而泻水也。少阴以癸水而化君火，病则不化君火而化寒水，火盛则生土而克水，水盛则灭火而侮土。阳明病者，燥土克水，宜用承气。太阴病者，寒水侮土，宜用真武，以水之流湿，其性然也。故少阴负而阳明胜，则为顺；少阴胜而太阴负，则为逆。土旺于四季，少阴之手足逆冷者，水胜土负，脾胃寒湿，不能行气于四肢也。

### 附子汤

附子二枚，炮　茯苓一两　人参七钱
白术一两四钱　芍药一两

水八杯，煎三杯，温服一杯，日三服。

## 咽痛

病人脉尺寸俱紧，是表里皆寒，法当无汗，而反汗出者，阳亡而不守也，此属少阴脏病，必当咽痛而复吐利。以少阴水旺土湿，升降倒行，胃逆而贼于甲木，则为呕吐，脾陷而贼于乙木，则为泄利，甲

木上冲，浊气壅塞，是以咽痛也。

凡少阴病二三日咽痛者，可与甘草汤，泻热而缓迫急也。不瘥者，与桔梗汤，散结而下冲逆也。咽喉疼痛，率缘浊气冲逆不降，宜半夏散，半夏降其浊，桂枝下其冲也。若咽喉生疮，不能语言，声音不出者，是浊气冲逆，伤其上窍也，宜苦酒汤，半夏降其浊，苦酒消其肿，鸡子发其声音也。

若上病咽痛，下病泄利，胸满而心烦者，以胆胃上逆，故咽痛胸满，肝脾下陷，故泄利，宜猪肤汤，猪肤、白蜜，润燥而除烦，清热而止痛，白粉收滑脱而止泄利也。

### 🎕 甘草汤

甘草七钱

水三杯，煎杯半，温服一杯，日三服。

### 🎕 桔梗汤

桔梗三钱五分　甘草七钱

水三杯，煎一杯，分温再服。

### 🎕 半夏散

半夏　桂枝　甘草各等份

研末和饮服方寸匕，日三服。不能服散，用水一杯，煎七沸，入散一两方寸匕，煎三沸，下火小冷，少少咽之。

### 🎕 苦酒汤

半夏为末调苦酒，入去黄鸡子壳中，置刀环内，安火上，令三沸，去渣，少少含咽。不瘥，更服。

### 🎕 猪肤汤

猪肤五两

水十杯，煎五杯，去渣，入白蜜一杯，白粉一两七钱，熬香，调和相得，温分六服。白粉即铅粉。

## 吐利

少阴病，饮食入口即吐，心中温温欲吐，复不能吐，其始得之时，手足寒冷，脉候弦迟者，此有痰涎在胸，故食入即吐，而腐败缠绵，阳衰土湿，故四肢寒冷，木郁不达，故脉候弦迟。败浊在上，不可下也，法当吐之。若膈上有寒饮，干呕者，阳败胃逆，不可吐也，急当温之，宜四逆汤也。凡欲吐不吐，心烦欲寐，五六日后，自利而渴者，此属少阴脏病也。泄利亡津，故饮水自救。若小便色白者，则少阴病形悉具。以阳亡土败，不能制水，下焦虚寒，故令小便白而不黄也。若少阴病，上吐下利，手足厥冷，烦躁欲死者，是阳虚土败，脾陷胃逆，神气离根，扰乱不宁，宜吴茱萸汤，温中补土，升降清浊也。若少阴病，二三日不已，以至四五日，腹痛，小便不利，四肢沉重疼痛，自下利者，此阳衰土湿，不能蒸水化气，水谷并下，注于二肠。脾土湿陷，抑遏乙木止其升达之气，木郁下克而水道不通，故后冲二肠而为泄利。木气梗塞，不得顺行，故攻突而为痛。四肢秉气于脾土，阳衰湿旺，流于关节，四肢无阳和之气，浊阴凝滞，故沉重疼痛。其人或咳或呕，小便或不利或利，总是少阴寒水侵侮脾胃之故。宜真武汤，茯苓、附子泻水而驱寒，白术、生姜培土而止呕，芍药清风木而止腹痛也。

### 真武汤

茯苓一两　白术七钱　附子一枚　芍药
一两　生姜一两

水八杯，煎二杯，温服大半杯，日三
服。若咳者，加五味子一两七钱，细辛、
干姜各三钱五分。若小便利者，去茯苓。
若下利者，去芍药，加干姜。若呕者，去
附子，加生姜共前二两八钱。

## 下利

少阴病，其脉微涩，呕而汗出者，必
病下利，以胃逆则呕，胃逆则阳泄而不
藏，是以汗出，胃逆为呕，则脾陷为利，
利亡肝脾之阳，是以脉涩。此法当泄利不
止，而乃泄利反少者，是脾阳渐复，不必
温下，当温其上。缘其过呕伤胃，汗出阳
亡也，宜灸之以回胃阳。

若少阴下利六七日，咳呕并作，燥
渴心烦，不得眠睡，是阳败土湿，肝脾郁
陷，下为泄利，胆胃冲逆，上为咳呕烦
渴，眠食俱废。宜猪苓汤，二苓、滑、泽
泻水而燥土，阿胶滋木而清风也。若四肢
逆冷，或咳或悸，或小便不利，或腹中疼
痛，或泄利下重者，是水土湿寒，木郁欲
泄。宜四逆散，甘草、枳实补中而泻湿
郁，柴胡、芍药疏木而清风燥也。

### 四逆散

甘草　枳实炙　柴胡　芍药等份

研细末，白饮和服方寸匕。若咳者，
加五味子、干姜各十分之五，并主下利。
悸者，加桂枝十分之五。小便不利者，加
茯苓十分之五。腹中痛者，加附子一枚，
炮。泄利下重者，用水五杯，入薤白汁三

杯，煮取三杯，以散三方寸匕入汤中，煮
取杯半，分温再服。

## 下利脉微

少阴病，手足厥逆，下利清谷，脉
微欲绝，里寒外热，身反不恶寒，面发赤
色，是水寒土湿，经阳微弱，郁而不通
也。其人或腹痛，或咽痛，或干呕，或
利止脉不出者，宜通脉四逆汤，姜、甘
温中补土，附子暖水回阳。服之其脉即
出者，寒湿内消，经阳外达，其病必愈
也。下利脉微者，阳虚脾陷，经气不通
也。宜白通汤，姜、附温中下而回阳，葱
白通经络而复脉也。若下利脉微者，与
白通汤。下利不止，厥逆无脉，干呕而
心烦者，此水寒土湿，脾陷胃逆，经脉不
通，而胆火上炎也。宜白通加猪胆汁汤，
姜、附回阳，葱白通经，人尿、猪胆清其
上炎之相火。服汤后，脉暴出者死，阳气
绝根而外脱也，微续者生，阳气未断而徐
回也。

### 通脉四逆汤

甘草七钱，炙　干姜一两，强人可一两四
钱　附子大者一枚，生用

水三杯，煎杯半，分温二服。面色赤
者，加葱九茎，腹中痛者，去葱，加芍药
七钱。呕者，加生姜七钱。咽痛者，去芍
药，加桔梗三钱五分。利止脉不出者，去
桔梗，加人参三钱半。

### 白通汤

葱白四支　干姜三钱五分　附子一枚

水三杯，煎一杯，分温二服。

### 白通加猪胆汁汤

于白通汤内加人尿半杯、猪胆汁一匙。

水三杯，煎一杯，去渣，入猪胆汁、人尿，和匀，分温二服。

## 便脓血

少阴病二三日，以至四五日，腹痛，小便不利，下利不止，以至日久而便脓血者，此水寒土湿，脾陷肝郁，而为痛泄，乙木不达，血必下瘀，以血司于肝，肝温则升而寒则陷，陷而不流，湿气郁腐，故化为脓。宜桃花汤，干姜温中，粳米补土，石脂收湿而止泄也。凡少阴病，下利便脓血者，悉因湿寒滑泄，概宜桃花汤也。少阴水盛，则肢体寒冷，是其常也。若八九日后，忽一身手足尽热者，此水寒不生肝木，木陷而生郁热，传于膀胱，膀胱失藏，而乙木欲泄，必便血也。

### 桃花汤

干姜一两　粳米三两四钱　赤石脂五两六钱，一半生用，一半研末

水七杯，煮米熟，用汤大半杯，入赤石脂末方寸匕，日三服。一服愈，余勿服。

## 死证

少阴病，脉微细沉伏，但欲卧寐，汗出不烦，自欲呕吐，是水盛火衰，胃逆而阳泄。至五六日，又见自利，复烦躁不得卧寐者，则脾肾寒泄，阳根上脱，必主死。若吐利烦躁，再加四肢逆冷者，更无生理也。若四肢逆冷，蜷卧恶寒，其脉不至，不烦而躁者，亦主死也。凡少阴病，蜷卧恶寒而下利，手足逆冷者，皆不治也。若下利虽止，而头上晕眩，时时昏冒者，此阳气拔根，欲从上脱，必主死也。若六七日后，渐觉息高者，此阳根已断，升浮不归，必主死也。

## 阳复

少阴病，上下吐利而手足不逆冷，身反发热者，是中气未败，微阳欲复，不至死也。其脉不至者，灸少阴之经穴七壮，以回阳根，或以温药暖水通经，则脉至矣。若蜷卧恶寒，时而自烦，欲去衣被者，是阳气欲复，病可治也。若蜷卧恶寒，下利自止，手足温暖者，是阳气来复，病可治也。若寒盛脉紧，至七八日，忽见自利，脉候暴微，紧象反去，手足反温者，是寒去阳回，保无后虑，虽烦而下利，必能自愈也。

## 土胜水负

少阴肾水，甚不宜旺，旺则灭火而侮土。土胜而水负则生，水胜而土负则死，以阳主生而阴主死也。少阴不病则已，病则水必胜而土必负，凡诸死证，皆死于水邪泛滥，火灭而土败也。故阳明负于少阴则为逆，少阴负于阳明则为顺。若得之二三日以上，心中烦扰，不得卧寐，是土胜而水负，燥土消其心液也。肾水根于离宫，心液消烁，则阴精枯燥，不能藏神，故火泄而烦生。宜黄连阿胶汤，连、芩、芍药泻火而除烦，鸡子、阿胶泽土而润燥也。

少阴寒水之脏，无始病湿寒，忽变燥

热之理，此阳明之伤及少阴者也。

### 黄连阿胶汤

黄连一两四钱　黄芩三钱五分　芍药七钱　鸡子黄二枚　阿胶一两

水五杯，先煎三味，取二杯，去渣，入阿胶，消化，稍冷，入鸡子黄，和匀，温服大半杯，日三服。

### 急下三证

土胜之极，则成下证。若得之二三日，口燥咽干者，是土燥而水亏，失期不下，水涸则死，当急下之，宜大承气汤。若自利清水，其色纯青，心下疼痛，口中干燥者，是土燥水亏，伤及肝阴，当急下之，宜大承气汤。若六七日后，腹胀而不大便者，是土燥水亏，火胜则燥，土克水，精液消亡，亦成死证，故当急下。此即阳明之急下三证也，以阳明而伤少阴，故病在阳明，亦在少阴。两经并载，实非少阴本病也。

# 卷十　厥阴经

## 提　纲

厥阴以风木主令，其经起足大指，循足跗，由内踝过阴器，抵小腹，上胸膈，布胁肋，循喉咙之后，连目系，与督脉会于巅。太阳经病不解，日传一经，以至阳明、少阳、太阴、少阴，六日传于厥阴之经，六经尽矣，若但传厥阴之经，不入厥阴之脏，则经尽表解，自能汗愈。缘营卫郁遏，经脉莫容，既无内陷之路，自然外发也。此虽传厥阴之经，而厥阴之厥热吐利诸证，则概不发作，其诸证发作者，是脏病而非经病也。入脏则出入莫必，吉凶难料。阴胜则内传，而传无定日，阳复则外解，而解无定期。阴胜则为死机，阳复则为生兆。厥热胜复之间，所关非小也。

## 厥阴乌梅丸证

厥阴风木，生于肾水，而胎君火。水阴而火阳，阴胜则下寒，阳胜则上热。风动火郁，津液消亡，则生消渴。木性生发，水寒土湿，生意抑遏，郁怒冲击，则心中疼痛。木贼土败，脾陷则胃逆，故饥不欲食。食下胀满不消，胃气愈逆，是以吐蛔。下之阳亡脾败，乙木陷泄，则下利不止也。厥阴阴之盛极，则手足厥逆。厥而吐蛔，是谓蛔厥。伤寒脉缓而厥，至七八日，皮肤寒冷，其人躁扰无暂安之时者，此为脏厥，非蛔厥也。蛔厥者，其人当吐蛔虫。今病者有时安静，有时烦乱，蛔虫得温而安，须臾烦止。及其得食，胃寒不消，气逆作呕，冲动蛔虫，蛔虫不安，是以又烦，顷则随吐而出，故当自吐蛔。蛔厥者，宜乌梅丸，乌梅、桂枝敛肝而疏木，干姜、细辛温胃而降逆，人参补中而培土，当归滋木而清风，椒、附暖其寒水，连、柏泄其相火也。

### 乌梅丸 又主久利

乌梅二百枚　细辛二两　干姜三两四钱　人参二两　桂枝二两　当归一两四钱　蜀椒一两四钱　附子二两，炮　黄连五两六钱　黄柏二两

研细，合匀，醋浸乌梅一宿，去核，用米五碗盖之，蒸熟，去米，捣成泥，和药令匀，入臼与蜜中杵二千下，丸桐子大，食前服十丸，日三服，稍加至二十丸。禁生冷、黏滑、臭秽诸物。

### 厥热胜复

手足逆冷，则名为厥，其所以厥者，以其阳上而不下，阴下而不上，不相顺接之故也。不顺则逆，故曰厥逆。盖四肢秉气于脾胃，脾胃者，阴阳升降之枢轴，脾升胃降，阴阳交济，土气温和，故四肢不冷。脾胃虚败，升降失职，肾水下陷，心火上逆，阴阳分析，不相顺接之由也。厥阴肝木，水火之中气，阴盛则从母气而化寒，阳复则从子气而化热，心火既复则发热，心火未复，则肾水方盛而为厥。诸凡四肢厥冷者，是寒水方旺之时，不可下之。他如虚损之家，阳亏阴盛，亦同此法也。厥阴之阴极生阳，阴极则厥，阳复则热。伤寒一二日，至四五日，阴极而发厥者，此后阳复，必然发热，及其发热，则后必又厥。以阴阳之理，不能常胜而无负也，其前之厥深者，后之热亦深，前之厥微者，后之热亦微。方其厥之将终而热之

将作，应当下之，以泄未炎之火，而反发汗，以伤津血，必心火上炎，而口伤烂赤也。阴胜发厥，原不可下，厥将罢而热欲来，则又可下，不使寒热迭发，胜负循环，以伤正气也。

大抵阴盛而发厥者五日，则阳复而发热者亦必五日，设至六日，必当复厥，其不厥者，则阴退而自愈。以厥证始终不过五日，今热又五日，胜负相应，而不见再厥，是以知其必愈也。若发厥四日，热反三日，后日发厥，复至五日，则其病为进，以其寒多热少，阳气退败，故为病进也。若发热四日，厥反三日，复热四日，寒少热多，阳气渐长，其病当愈。

阳长阴消，自是吉事，而阳长不可太过。若发热四日，以至七日，而其热不除者，是阳气过长，热甚之极，必郁蒸阴分，而便脓血也。

### 阴阳消长

伤寒热少厥微，其厥第觉指头寒冷，是热退而阴复也。但默默不欲饮食，时觉烦躁，此热犹未除也。迟至数日，小便利而色白者，方是热除也。除则烦去而欲食，其病为愈。若厥而作呕，胸胁烦满者，此甲木之冲逆。甲木既逆，乙木必陷，陷而生风，疏泄失藏，其后必便血也。

热除则病愈，而不宜全除。如伤寒脉迟，六七日后，反与黄芩汤，尽彻其热。脉迟为阴盛，今与黄芩汤，复除其热，腹中寒冷，应不能食，而反能食，此名除中。中气除根，而居膈上，故暂时能食，必主死也。若其始发热六日，厥反九日，

而下见泄利，是热少寒多，阴进而阳退也。凡阴盛而厥利者，当不能食，若反能食者，恐为除中。观其食已索饼，不发暴热者，知其胃气尚在，未尝外除，必当自愈，盖厥利而能食，必是阳复而发热。阳复之热，续在而不去，除中之热，暴来而暴去。恐其厥后之热暴来而复暴去，便是除中之病，迫后三日脉之，其热续在者，是前非暴来而后非暴去，期之旦日夜半必愈。以先发热六日，后厥反九日，复发热三日，并先之发热六日，亦为九日，厥热匀平，日期相应，此阳已长而阴不进，故期之旦日夜半愈。若后三日脉之，而脉仍见数，其热不罢者，此阳长之太过，热气有余，必郁蒸血肉而发痈脓也。

凡见厥逆，必病下利，后见发热，则阳复利止，再见厥逆，必当复利。若厥后发热利止，阳复当愈，而反汗出咽痛者，此阳复之太过，内热郁蒸，外开皮毛，而上冲喉咙，其喉必痹塞也。如发热无汗，是阳不上行，下焦温暖，利必自止。若下利不止，是阳复之太过，积热下郁，必伤阴分而便脓血。便脓血者，热不上冲，其喉不痹也。

## 阴胜

伤寒脉促，手足厥逆者，血寒经郁，宜灸之，以通经而暖血也。若手足厥冷而脉细欲绝者，营血寒涩而经络凝滞也。宜当归四逆汤，甘草、大枣补其脾精，当归、芍药滋其营血，桂、辛、通草行其经络也。若其人内有久寒者，则病不止于经络，而根实由于脏腑，宜当归四逆加吴茱萸生姜汤，温凝寒而行滞气。若手足厥

冷，心下烦满，饥不能食，而脉乍紧者，此败浊结在胸中。以阳衰土湿，胃气上逆，肺津埋郁，而化痰涎。浊气壅塞，上脘不开，故心下烦满，饥不能食。当吐其败浊，宜瓜蒂散也（方在太阳）。若手足厥冷，胸膈不结，而少腹胀满，按之疼痛者，此积冷之邪，结在膀胱关元也。若伤寒五六日，上不结胸，而下亦腹濡，此内无冷结，乃脉虚使然而复厥逆者。此经血亡失，温气消灭，下之温气无余，则人死矣。

### ❧ 当归四逆汤

当归一两　芍药一两　桂枝一两　细辛七钱　通草七钱　甘草七钱　大枣二十五枚

水八杯，煎三杯，温服一杯，日三服。

### ❧ 当归四逆加吴茱萸生姜汤

于前方加吴茱萸三两四钱，生姜二两八钱。

水六杯，清酒六杯，煎五杯，分温五服。

## 泄利

伤寒手足厥逆，而心下悸动者，是水阻胃口，阳气不降也。当先治其水，宜茯苓甘草汤，泻水培土，乃治其厥。不然水渍入胃，土湿木郁，疏泄后门，必作泄利也。

若伤寒四五日，腹中疼痛，此脾土湿陷，肝木郁冲。如气转雷鸣而下趋少腹者，此木郁不能上达，下冲后门，必作泄利也。泄利之证，水寒土湿，木郁不达。脉候弦大者，阳气之虚也，此以下泄脾

阳，而遏肝气之故。设再兼浮革，因而肠鸣者，此利泄伤肝之阳，血冷木枯，郁结不营，宜当归四逆，温营血而达木郁。盖血藏于肝，其性温升，利亡血中温气，升意不遂，故浮大虚空，如鼓上之皮也。

若大汗或大下，泄利而厥冷者，阳亡土败，木郁后泄，宜四逆汤，以回阳气也（方在太阴）。若大汗出后，外热不去，腹内拘急，四肢疼痛，又泄利清谷，厥逆恶寒者，此亦阳亡土败，木郁后泄，宜四逆，以回阳气也。若下利清谷，里寒外热，汗出而厥逆者，此阳亡于里而外郁于经，宜通脉四逆，通经而回阳也。若发热而见厥逆，至于七日，微阳不复，而再加下利者，阳气败泄，此为难治也。

## 呕吐

伤寒传厥阴之经，水寒土湿，木郁后泄，必自下利。医复吐下，以亡其阳，寒邪中格，肝脾已陷而为利，胆胃更逆而为呕，甚至饮食入口即吐者，此甲木逆行，相火升炎而上热也。宜干姜黄连黄芩人参汤，参、姜补中而温寒，芩、连清上而泻热也。若无物干呕，吐涎沫而头痛者，是中寒胃逆，浊气上涌，而津液凝滞也。宜吴茱萸汤，温中补土，降逆而止呕也。若呕家有痈脓者，是痈脓腐败，动其恶心。不必治呕，痈平脓尽，自然愈也。若伤寒六七日，大下之后，寸脉沉迟，尺脉不至，咽喉不利，呕吐脓血，手足厥逆，泄利不止者，是下伤中气，风木郁陷，贼脾土而为泄利，相火冲逆，刑肺金而为脓血，此最难治。宜麻黄升麻汤，姜、甘、苓、术温燥水土，石膏、知母、天冬、葳蕤清润燥金，当归、芍药、桂枝、黄芩滋营风木，升麻利其咽喉，麻黄泻其皮毛也。凡呕而脉弱，身有微热，四肢厥逆，而小便复利者，此土败胃逆，微阳不归，最为难治。宜四逆汤，以温中下也。

### 干姜黄连黄芩人参汤

干姜一两　人参一两　黄连一两　黄芩一两

水六杯，煎二杯，分温再服。

### 麻黄升麻汤

麻黄四钱　升麻四钱　葳蕤二钱五分　石膏八分，碎，绵裹　知母二钱五分　天冬八分，去心　当归四钱　芍药八分　黄芩二钱五分　桂枝八分　白术八分　茯苓八分　甘草八分　干姜八分

水十杯，煎三杯，分温三服。相去如煮一斗米顷服尽，汗出愈。

## 死证

伤寒发热而下利，厥逆不止者，土败木郁，中气脱陷，必主死也。若伤寒六七日不利，忽发热下利，汗出不止者，表里脱亡，微阳消灭，必主死也。若厥逆下利，而发热躁烦，不得卧寐者，微阳脱泄，必主死也。若厥逆下利，而脉又微细，或按之绝无，灸之手足不温与脉不还，反烦躁，或微喘者，是陷者不举而逆者回，中气断绝，必主死也。若厥逆下利，利后脉绝，倘晬时脉还，而手足温者，阳气欲复，其生可望；如脉绝不还，手足不温，则阳无复机，必主死也。若下利日十余行，阳败阴长，其脉当虚，而反实者，是胃气消亡，厥阴真脏脉见，必主死也。

## 阳复

下利脉沉而弦者，是肝气之郁陷，必主下重。若沉弦而大者，是木陷而下郁，其下利未能止也。若脉微弱而数者，是肝邪将退而脾阳欲复，利将自止也。虽阳复而见发热，然内有复机，不至死也。

若下利清谷，脉沉而迟，是阴胜阳负。乃面色少赤，身有微热，是阳气欲复，陷于重阴之内，力弱不能遽发，郁于皮腠，是以身热而面赤。阳欲通而阴邪障蔽，不令其通，阴阳搏战，必将郁冒昏迷而后蓄极而通，汗出而利止也。方其郁冒欲汗之时，必微见厥逆。以面赤是为戴阳，戴阳者，阳根下虚，不能透发，群阴外蔽，故四肢逆冷也。凡下利脉数，有微热而汗出，此阳气升发，可令自愈。设脉复紧者，则阴邪蔽束，其愈未能也。

若下利脉数而内燥发渴者，此阳回湿去，可令自愈。设下利不瘥，则阳回而热陷，必便脓血，以其郁热伤阴故也。若下利而寸脉浮数，是阳气已复而过旺，尺中

自涩，是肝血郁陷而蒸腐，必便脓血也。凡下利身有微热而又发渴燥者，是阳回而湿去，若脉复微弱而不甚数大，此必无热过而便脓血之理，可令自愈也。

下利而渴，欲饮水者，以其阳回而有热也。宜白头翁汤，白头翁泄其相火，黄连泄其君火，黄柏、秦皮清其肝火也。大抵厥阴之病，渴欲饮水者，皆阳复而热生，可少少与水，滋其干燥，自能愈也。若热利下重者，则肝木郁陷，而生下热，宜白头翁汤，清其肝火也。若下利而谵语者，是木郁生热，传于胃腑，燥矢下阻，胃热莫泄，燥热熏心，神明扰乱，故作谵语，宜小承气汤，下其燥矢也。

若下利之后，更觉心烦，按之而心下柔濡者，此胃无燥矢，清气壅郁，而生虚烦也，宜栀子豉汤，吐其瘀浊，则烦去矣。

### ❀ 白头翁汤

白头翁一两　黄连一两　黄柏一两　秦皮一两

水七杯，煎二杯，温服一杯。不愈，再服。

# 伤寒说意跋

　　壬辰冬，谒张翰风夫子于陶署。语及岐黄学，夫子曰：昌邑黄坤载先生医术，仲景而后一人也。乾隆间，四库馆中校纂诸臣知医者寡，故其书虽已著录而卒未大显。子其为我访求未刻之书以来，毅识之于心不敢忘。盖是时夫子已刻黄氏书四五种，凡数十万言矣。

　　次年毅设帐济南，以语陈孝廉元圃，元圃谓其友宋君有黄氏《伤寒说意》抄本，因走评借观。书未至而夫子没，哲嗣仲远复申夫子遗命，求黄氏之书，一为《周易悬象》，一为《四圣悬枢》，一即《伤寒说意》也。然毅既以此书寄仲远，值夫子枢将返葬，至无以为旅资，且行李已首涂，故仲远谆谆以改钞相属，毅诺之。

　　甲午春，读《礼》之暇，率及门人李、董两生，并日缮成，复加校雠，拟即付之剞氏。盖敬卒翰风夫子之志，而成仲远之贤，且以彰黄氏之绝业，起世人之沉疴。而并以望夫好善之人，终能以《四圣悬枢》《周易悬象》等书见示也。

甲午三月下浣赵汝毅谨跋

# 黄坤载先生编订
# 《伤寒论》原文次序篇

## 卷一　脉法上篇 三十一章

### 脉法上篇提纲

#### 脉法一

问曰：脉有三部，阴阳相乘，营卫气血，在人体躬，呼吸出入，上下于中，因息游布，津液流通，随时动作，效象形容，春弦秋浮，冬沉夏洪。察色观脉，大小不同，一时之间，变无常经。尺寸参差，或短或长，上下乖错，或存或亡，病辄改移，进退低昂。心迷意惑，动失纪纲，愿为具陈，令得分明。

师曰：子之所问，道之根源。脉有三部，尺寸及关，营卫流行，不失铢分，出入升降，漏刻周旋。水下百刻，一周循环，当复寸口，虚实见焉。变化相乘，阴阳相干，风则浮虚，寒则牢坚，沉潜水蓄，支饮急弦，动则为痛，数则热烦。设有不应，知变所缘，三部不同，病各异端，太过可怪，不及亦然，邪不空见，中

必有奸。当察表里，三部别焉，知其所舍，消息诊看。料度脏腑，独见若神，为子条记，传与贤人。

#### 脉法二

师曰：呼吸者，脉之头也。初持脉，来疾去迟，此出疾入迟，名曰内虚外实也。初持脉，来迟去疾，此出迟入疾，名曰内实外虚也。

#### 脉法三

寸口脉，浮为在表，沉为在里，数为在腑，迟为在脏。假令脉迟，此为在脏也。

#### 脉法四

寸口脉浮而紧，浮则为风，紧则为寒，风则伤卫，寒则伤营，营卫俱伤，骨节烦痛，当发其汗也。

## 脉法五

脉浮而大，心下反硬，有热，属脏者，攻之不令发汗，属腑者，不令溲数，溲数则大便硬。汗多则热愈，汗少则便难。脉迟尚未可攻。

## 脉法六

师曰：脉肥人责浮，瘦人责沉。肥人当沉今反浮，瘦人当浮今反沉，故责之。

## 脉法七

趺阳脉紧而浮，浮为气，紧为寒，浮为腹满，紧为绞痛。浮紧相抟，肠鸣而转，转即气动，膈气乃下。少阴脉不出，其阴肿大而虚也。

## 脉法八

少阴脉不至，肾气微，少精血，奔气促迫，上于胸膈，宗气反聚，血结心下，阳气退下，热归阴股，与阴相动，令身不仁。此为尸厥，当刺期门、巨阙。

## 脉法九

趺阳脉微而紧，紧则为寒，微则为虚，微紧相抟，则为短气。少阴脉弱而涩，弱者微烦，涩者厥逆。

## 脉法十

趺阳脉不出，脾不上下，身冷肤硬。

## 脉法十一

趺阳脉滑而紧，滑者胃气实，紧者脾

气强，持实击强，痛还自伤，以手把刃，坐作疮也。

## 脉法十二

趺阳脉沉而数，沉为实，数消谷，紧者，病难治。

## 脉法十三

趺阳脉大而紧者，当即下利，为难治。

## 脉法十四

寸口脉阴阳俱紧者，法当清邪中于上焦，浊邪中于下焦。清邪中上，名曰洁也。浊邪中下，名曰浑也。阴中于邪，必内栗也。表气微虚，里气不守，故使邪中于阴也。阳中于邪，必发热头痛，项强颈挛，腰痛胫酸，所为阳中雾露之气。故曰清邪中上，浊邪中下。阴气为栗，足膝厥冷，溺便妄出。表气微虚，里气微急，三焦相溷，内外不通。上焦怫郁，脏气相熏，口烂食龂也。中焦不治，胃气上冲，脾气不转，胃中为浊，营卫不通，血凝不流。若卫气前通者，小便赤黄，与热相抟，因热作使，游于经络，出入脏腑，热气所过，则为痈脓。若阴气前通者，阳气厥微，阴无所使，客气内入，嚏而出之，声嗢咽塞，寒厥相逐，为热所壅，血凝自下，状如豚肝。阴阳俱厥，脾气孤弱，五液注下，下焦不阖，清便下重，令便数难，脐筑湫痛，命将难全。

## 脉法十五

脉阴阳俱紧者，口中气出，唇口干燥，蜷卧足冷，鼻中涕出，舌上苔滑，勿妄治也。到七日以来，其人微发热，手足温者，此为欲解，到八日以上，反大发热者，此为难治。设使恶寒者，必欲呕也，腹内痛者，必欲利也。

### 脉法十六

脉阴阳俱紧者，至于吐利，其脉犹不解，紧去人安，此为欲解。若脉迟，至六七日，不欲食，此为晚发，水停故也，为未解，食自可者，为欲解。

### 脉法十七

趺阳脉浮而涩，少阴脉如经也，其病在脾，法当下利。何以知之？若脉浮大者，气实血虚也，今趺阳脉浮而涩，故知脾气不足，胃气虚也。以少阴脉弦而浮，才见此为调脉，故称如经也。若反滑而数者，故知当屎脓也。

### 脉法十八

趺阳脉迟而缓，胃气如经也。趺阳脉浮而数，浮则伤胃，数则动脾，此非本病，医特下之所为也。营卫内陷，其数先微，脉反但浮，其人必大便硬，气噫而除。何以言之？本以数脉动脾，其数先微，故知脾气不治，大便硬，气噫而除。今脉反浮，其数改微，邪气独留，心中则饥，邪热不杀谷，潮热发渴。数脉当迟缓，脉因前后度数如法，病者则饥。数脉不时，则生恶疮也。

### 脉法十九

寸口脉微而涩，微者卫气不行，涩者营气不足，营卫不能相将，三焦无所仰，身体痹而不仁。营气不足则烦痛口难言，卫气虚则恶寒数欠，三焦不归其部。上焦不归者，噫而吞酢，中焦不归者，不能消谷引食，下焦不归者，则遗溲。

### 脉法二十

趺阳脉浮而芤，浮者卫气虚，芤者营气伤，其身体瘦，肌肉甲错。浮芤相搏，宗气衰微，四属断绝。

### 脉法二十一

脉弦而大，弦则为减，大则为芤，减则为寒，芤则为虚，寒虚相抟，此名为革，妇人则半产漏下，男子则亡血失精。

### 脉法二十二

寸口脉微而涩，微者卫气衰，涩者营气不足，卫气衰，面色黄，营气不足，面色青。营为根，卫为叶，营卫俱微，则根叶枯槁而寒栗，咳逆唾腥吐涎沫也。

### 脉法二十三

寸口脉微而缓，微者卫气疏，疏则其肤空，缓者胃气实，实则谷消而化水也。谷入于胃，脉道乃行，水入于经，其血乃成。营盛则其肤必疏，三焦绝经，名曰血崩。

### 脉法二十四

寸口脉弱而缓，弱者阳气不足，缓者胃气有余，噫而吞酸，食卒不下，气填于膈上也。

## 脉法二十五

寸口脉弱而迟，弱者卫气微，迟者营中寒。营为血，血寒则发热，卫为气，气微者心内饥，饥而虚满，不能食也。

## 脉法二十六

趺阳脉伏而涩，伏则吐逆，水谷不化，涩则食不得入，名曰关格。

## 脉法二十七

寸口脉浮而大，浮为虚，大为实，在尺为关，在寸为格，关则不得小便，格则吐逆。

## 脉法二十八

寸口脉浮大，医反下之，此为大逆。浮则无血，大则为寒，寒气相抟，则为腹鸣。医乃不知，而反饮冷水，令汗大出，水得寒气，冷必相抟，其人即𪘁。

## 脉法二十九

趺阳脉浮，浮则为虚，虚浮相抟，故令气𪘁，言胃气虚竭也。脉滑则为哕。此为医咎，责虚取实，守空迫血。脉浮，鼻中燥者，必衄也。

## 脉法三十

脉浮而大，浮为风虚，大为气强，风气相抟，必成瘾疹，身体为痒，痒者名泄风，久久为痂癞。

## 脉法三十一

脉浮而滑，浮为阳，滑为实，阳实相抟，其脉数疾，卫气失度。浮滑之脉数疾，发热汗出者，此为不治。

# 卷二　脉法下篇 五十二章

## 提　纲

## 脉法三十二

问曰：脉有阴阳，何谓也？

答曰：凡脉大、浮、数、动、滑，此名阳也，脉沉、涩、弱、弦、微，此名阴也。凡阴病见阳脉者生，阳病见阴脉者死。

## 脉法三十三

脉有阳结、阴结者，何以别之？

答曰：其脉浮而数，不能食，不大便者，此为实，名曰阳结也，期十七日当剧。其脉沉而迟，不能食，身体重，大便反硬，名曰阴结，期十四日当剧。

## 脉法三十四

脉来缓，时一止复来者，名曰结。脉来数，时一止复来者，名曰促。脉阳盛则促，阴盛则结，此为病脉。

## 脉法三十五

脉蔼蔼如车盖者，名曰阳结也。脉累累如循长竿者，名曰阴结也。脉瞥瞥如羹上肥者，阳气微也。脉萦萦如蜘蛛丝者，阳气衰也。脉绵绵如泻漆之绝者，亡其血也。

## 脉法三十六

阴阳相抟名曰动，阳动则汗出，阴动则发热。形冷恶寒者，此三焦伤也。若数脉见于关上，上下无头尾，如豆大，厥厥动摇者，名曰动也。

## 脉法三十七

阳脉浮大而濡，阴脉浮大而濡，阴脉与阳脉同等者，名曰缓也。

## 脉法三十八

问曰：翕奄沉，名曰滑，何谓也？

师曰：沉为纯阴，翕为正阳，阴阳合和，故令脉滑，关尺自平。阳明脉微沉，饮食自可。少阴脉微滑，滑者，紧之浮名也，此为阴实，其人必股内汗出，阴下湿也。

## 脉法三十九

脉浮而紧者，名曰弦也。弦者状如弓弦，按之不移也。脉紧者，如转索无常也。

## 脉法四十

问曰：曾为人所难，紧脉从何而来？

师曰：假令亡汗若吐，以肺里寒，故令脉紧也。假令咳者，坐饮冷水，故令脉紧也。假令下利，以胃中虚冷，故令脉紧也。

## 脉法四十一

寸口卫气盛，名曰高。营气盛，名曰章。高章相抟，名曰纲。卫气弱，名曰牒。营气弱，名曰卑。牒卑相抟，名曰损。卫气和，名曰缓。营气和，名曰迟。缓迟相抟，名曰沉。

## 脉法四十二

寸口脉缓而迟，缓则阳气长，其色鲜，其颜光，其声商，毛发长，迟则阴气盛，骨髓生，血满，肌肉紧薄鲜硬，阴阳相抱，营卫俱行，刚柔相得，名曰强也。

## 脉法四十三

问曰：经说脉有三菽、六菽重者，何谓也？

师曰：脉，以指按之，如三菽之重者，肺气也，如六菽之重者，心气也，如九菽之重者，脾气也，如十二菽之重者，肝气也，按之至骨者，肾气也。假令下利，寸口、关上、尺中悉不见脉，然尺中时一小见脉再举头者，肾气也。若见损脉来至，为难治。

## 脉法四十四

问曰：东方肝脉，其形何似？

师曰：肝者，木也，名厥阴，其脉微弦，濡弱而长，是肝脉也。肝病自得濡弱者，愈也。假令得纯弦脉者，死。何以知之？以其脉如弦直，此是肝脏伤，故知死也。

## 脉法四十五

南方心脉，其形何似？

师曰：心者，火也，名少阴，其脉洪大而长，是心脉也。心病自得洪大者，愈也。假令脉来微去大，故名反，病在里也。脉来头小本大，故名覆，病在表也。上微头小者，则汗出，下微本大者，则为关格不通，不得尿。头无汗者，可治，有汗者，死。

## 脉法四十六

西方肺脉，其形何似？

师曰：肺者，金也，名太阴，其脉毛浮也。肺病自得此脉，若得缓迟者，皆愈。若得数者，则剧。何以知之？数者南方火，火克西方金，法当痈肿，为难治也。

## 脉法四十七

师曰：立夏得洪大脉，是其本位。其人病，身体苦疼重者，须发其汗。若明日身不疼不重者，不须发汗。若汗濈濈自出者，明日便解矣。何以言之？立夏得洪大脉，是其时脉，故使然也。四时仿此。

## 脉法四十八

问曰：二月得毛浮脉，何以据言至秋当死？

师曰：二月之时，脉当濡弱，反得毛浮者，故知至秋死。二月肝用事，肝属木，故应濡弱，反得毛浮者，是肺脉也，肺属金，金来克木，故知至秋死。他皆仿此。

## 脉法四十九

问曰：脉有残贼，何谓也？

师曰：脉有弦、紧、浮、滑、沉、涩，此六脉，名曰残贼，能为诸脉作病也。

## 脉法五十

寸口诸微亡阳，诸濡亡血，诸弱发热，诸紧为寒，诸乘寒者则为厥，郁冒不仁，以胃无谷气，脾塞不通，口急不能言，战而栗也。

## 脉法五十一

问曰：濡弱何以反适十一头？

师曰：五脏六腑相乘，故令十一。

问曰：何以知乘腑？何以知乘脏？

师曰：诸阳浮数为乘腑，诸阴迟涩为乘脏也。

## 脉法五十二

问曰：脉有相乘，有纵有横，有逆有顺，何谓也？

师曰：水行乘火，金行乘木，名曰纵。火行乘水，木行乘金，名曰横。水行乘金，火行乘木，名曰逆。金行乘水，木行乘火，名曰顺也。

## 脉法五十三

伤寒腹满谵语，寸口脉浮而紧，此肝乘脾也，名曰纵，刺期门。

## 脉法五十四

伤寒发热，啬啬恶寒，大渴欲饮水，

其腹必满，自汗出，小便利，其病欲解，此肝乘肺也，名曰横，刺期门。

### 脉法五十五

问曰：病有洒淅恶寒而复发热者，何也？

答曰：阴脉不足，阳往从之，阳脉不足，阴往乘之。

曰：何以阳不足？

答曰：假令寸口脉微，名曰阳不足，阴气上入于阳中，则洒洒恶寒也。

曰：何以阴不足？

答曰：假令尺脉弱，名曰阴不足，阳气下陷入阴中，则发热也。

### 脉法五十六

阳脉浮，阴脉弱者，则血虚，血虚则筋急也。其脉沉者，营气微也。其脉浮而汗出如流珠者，卫气衰也。营气微者，加烧针则血流而不行，更发热而烦躁也。

### 脉法五十七

脉浮而数，浮为风，数为虚，风为热，虚为寒，风虚相抟，则洒淅恶寒也。

### 脉法五十八

师曰：病人脉微而涩者，此为医所病也。大发其汗，又数大下之，其人亡血，病当恶寒，后乃发热，无休止时，夏月盛热，欲着复衣，冬月盛寒，欲裸其身。所以然者，阳微则恶寒，阴弱则发热，此医发其汗，令阳气微，又大下之，令阴气弱。五月之时，阳气在表，胃中虚冷，以阳气内微，不能胜冷，故欲着复衣。十一月之时，阳气在里，胃中烦热，以阴气内弱，不能胜热，故欲裸其身。又，阴脉迟涩，故知亡血也。

### 脉法五十九

诸脉浮数，当发热，而洒淅恶寒，若有痛处，饮食如常者，此内热蓄积，而有痈脓也。

### 脉法六十

问曰：脉病欲知愈未愈者，何以别之？

答曰：寸口、关上、尺中三处，大小、浮沉、迟数同等，虽有寒热不解者，此脉阴阳为和平，虽剧当愈。

### 脉法六十一

问曰：凡病欲知何时得？何时愈？

答曰：假令半夜得病者，明日日中愈。日中得病者，半夜愈，何以言之？日中得病，半夜愈者，以阳得阴则解也，半夜得病，明日日中愈者，以阴得阳则解也。

### 脉法六十二

病六七日，手足三部脉皆至，大烦而口禁不能言，其人躁扰者，必欲解也。若脉和，其人大烦，目重，睑内际黄者，此欲解也。

### 脉法六十三

问曰：伤寒三日，脉浮数而微，病人身凉和者，何也？

答曰：此为欲解也，解以夜半。脉浮而解者，濈然汗出也，脉数而解者，必能食也，脉微而解者，必大汗出也。

## 脉法六十四

问曰：病有战而汗出，因得解者，何也？

答曰：脉浮而紧，按之反芤，此为本虚，故当战而汗出也。其人本虚，是以发战，以脉浮，故当汗出而解也。若脉浮而数，按之不芤，此人本不虚，若欲自解，但汗出耳，不发战也。

## 脉法六十五

问曰：病有不战而汗出解者，何也？

答曰：脉大而浮数，故知不战汗出而解也。

## 脉法六十六

问曰：病有不战不汗出而解者，何也？

答曰：其脉自微，此以曾经发汗，若吐，若下，若亡血，以内无津液，此阴阳自和，必自愈，故不战不汗出而解也。

## 脉法六十七

脉浮而迟，面热赤而战栗者，六七日当汗出而解。反发热者，瘥迟，迟为无阳，不能作汗，其身必痒也。

## 脉法六十八

寸口脉微，尺脉紧，其人虚损多汗，知阴常在，绝不见阳也。

## 脉法六十九

脉浮而洪，身汗如油，喘而不休，水浆不下，形体不仁，乍静乍乱，此为命绝也。

## 脉法七十

又未知何脏先受其灾？若汗出发润，喘而不休者，此为肺先绝也。阳反独留，形体如烟熏，直视摇头者，此为心绝也。唇吻反青，四肢絷习者，此为肝绝也。环口黧黑，柔汗发黄者，此为脾绝也。溲便遗失，狂言，目反直视者，此为肾绝也。

## 脉法七十一

又未知何脏阴阳先绝？若阳气前绝，阴气后竭者，其人死，身色必青，阴气前绝，阳气后竭者，其人死，身色必赤，腋下温，心下热也。

## 脉法七十二

师曰：寸脉下不至关为阳绝，尺脉上不至关为阴绝，此皆不治，决死也。若计其余命生死之期，期以月节，克之也。

## 脉法七十三

伤寒咳逆上气，其脉散者死，谓其形损故也。

## 脉法七十四

师曰：脉病人不病，名曰行尸，以无王气，卒眩仆，不识人者，短命则死。人病脉不病，名曰内虚，以无谷神，虽困无苦。

## 脉法七十五

问曰：上工望而知之，中工问而知之，下工脉而知之，愿闻其说。

师曰：病家人请云：病人苦发热，身体疼，病人自卧。师到，诊其脉沉而迟者，知其瘥也。何以知之？表有病者，脉当浮大，今脉反沉迟，故知其愈也。假令病人云：腹内卒痛。病人自坐。师到，脉之浮而大者，知其瘥也。何以知之？里有病者，脉当沉而细，今脉浮大，故知其愈也。

## 脉法七十六

师曰：病家人来请云，病人发热烦极。明日师到，病人向壁卧，此热退也。设令脉不和，处言已愈。

## 脉法七十七

设令向壁卧，闻师到，不惊起而盼视，若三言三止，脉之咽唾者，此诈病也。设令脉自和，处言汝病太重，当须服吐下药，针灸数十百处，乃愈。

## 脉法七十八

师持脉，病人欠者，无病也。脉之呻者，病也。言迟者，风也。摇头言者，里痛也。行迟者，表强也。坐而伏者，短气也。坐而下一脚者，腰痛也。里实护腹，如怀卵物者，心痛也。

## 脉法七十九

问曰：人病恐怖者，其脉何状？

师曰：脉形如循丝累累然，其面白脱色也。

## 脉法八十

人愧者，其脉何类？师曰：脉浮而面色乍白乍赤。

## 脉法八十一

人不饮，其脉何类？师曰：脉自涩，唇口干燥也。

## 脉法八十二

师曰：伏气之病，以意候之。今日之内，欲有伏气。假令旧有伏气，当须脉之。若脉微弱者，当喉中痛似伤，非喉痹也。病人云：实喉中痛，虽尔，今复欲下利。

## 脉法八十三

问曰：脉有灾怪，何谓也？

师曰：假令人病，脉得太阳，与形证相应，因为作汤。比还送汤，如食顷，病人乃大吐下利，腹中痛。师曰：我前来不见此证，今乃变易，是名灾怪。

问曰：缘何作此吐利？

答曰：或有旧时服药，今乃发作，故为此灾怪耳。

# 卷三 太阳经上篇 五十三章

## 太阳本病

### 太阳经提纲 太阳一

太阳之为病，脉浮，头项强痛而恶寒。

### 风寒总纲一 太阳二

病有发热恶寒者，发于阳也。无热恶寒者，发于阴也。发于阳者七日愈，发于阴者六日愈，以阳数七、阴数六也。

### 风寒总纲二 太阳三

病人身大热，反欲得近衣者，热在皮肤，寒在骨髓也，身大寒，反不欲近衣者，寒在皮肤，热在骨髓也。

### 太阳中风一 太阳四

太阳病，发热，汗出，恶风，脉缓者，名为中风。

## 太阳中风桂枝汤证

### 太阳中风桂枝证一 太阳五

太阳病，头疼，发热，汗出，恶风者，桂枝汤主之。

### ❀ 桂枝汤 一

桂枝三两，去皮 芍药三两 甘草二两，炙 大枣十二枚，擘 生姜三两

### 桂枝证二 太阳六

太阳中风，阳浮而阴弱，阳浮者，热自发，阴弱者，汗自出，啬啬恶寒，淅淅恶风，翕翕发热，鼻鸣干呕者，桂枝汤主之。

### 桂枝证三 太阳七

太阳病，发热汗出者，此为营弱卫强，故使汗出，欲救邪风者，桂枝汤主之。

### 桂枝证四 太阳八

病人脏无他病，时发热，自汗出而不愈者，此为卫气不和也，先于其时发汗则愈，桂枝汤主之。

### 桂枝证五 太阳九

病常自汗出者，此为营气和，营气和者外不谐，以卫气不共营气和谐故耳。以营行脉中，卫行脉外，复发其汗，营卫和则愈，宜桂枝汤。

### 桂枝证六 太阳十

太阳病，初服桂枝汤，反烦不解者，先刺风池、风府，却与桂枝汤则愈。

### 桂枝证七 太阳十一

太阳病，外证未解，脉浮弱者，当以汗解，宜桂枝汤。

### 桂枝证八 太阳十二

太阳病，外证未解者，不可下也，下之为逆，欲解外者，桂枝汤主之。

### 桂枝证九 太阳十三

夫病脉浮大，问病者，言但便硬耳，设利之，为大逆。硬为实，汗出而解，何以故？脉浮，当以汗解。

### 桂枝证十 太阳十四

欲自解者，必当先烦，乃有汗而解，何以知之？脉浮，故知汗出解也。

### 桂枝证十一 太阳十五

太阳病未解，脉阴阳俱停，必先振栗，汗出而解。但阳脉微者，先汗出而解，但阴脉微者，下之而解。若欲下之，宜调胃承气汤（方在阳明二十）。

### 忌桂枝证十二 太阳十六

酒客病，不可与桂枝汤，得汤则呕，以酒客不喜甘故也。

### 忌桂枝证十三 太阳十七

凡服桂枝汤吐者，其后必吐脓血也。

### 忌桂枝证十四 太阳十八

桂枝本为解肌，若其人脉浮紧，发热，汗不出者，不可与也。常须识此，勿令误也。

## 太阳伤寒 九章

### 太阳伤寒一 太阳十九

太阳病，或已发热，或未发热，必恶寒，体疼，呕逆，脉阴阳俱紧者，名曰伤寒。

## 太阳伤寒麻黄汤证

### 太阳伤寒麻黄证一 太阳二十

太阳病，头痛，发热，身疼，腰痛，骨节疼痛，恶寒，无汗而喘者，麻黄汤主之。

### ✿ 麻黄汤 二

麻黄三两，去节　桂枝二两，去皮　甘草一两，炙　杏仁七十枚，汤泡，去皮尖及两仁者

### 麻黄证二 太阳二十一

脉浮者，病在表，可发汗，宜麻黄汤。脉浮而数者，可发汗，宜麻黄汤。

### 麻黄证三 太阳二十二

伤寒发汗已解，半日许复烦，脉浮数者，可更发汗，宜桂枝汤（方在太阳五）。

### 麻黄证四 太阳二十三

伤寒不大便六七日，头痛有热者，与承气汤（太阳入阳明去路）。其小便清者，知不在里，仍在表也，当须发汗（此麻黄

证）。若头痛者，必衄，宜桂枝汤（方在太阳五。此麻黄证中又有用桂枝者）。

### 麻黄证五<sub>太阳二十四</sub>

太阳病，脉浮紧，发热，身无汗，自衄者愈。

### 麻黄证六<sub>太阳二十五</sub>

伤寒脉浮紧，不发汗，因致衄者，宜麻黄汤主之。

### 麻黄证七<sub>太阳二十六</sub>

太阳病，脉浮紧，无汗，发热，身疼痛，八九日不解，表证仍在，此当发汗，麻黄汤主之。服药已，微除，其人发烦目瞑，剧者必衄，衄乃解。所以然者，阳气重故也。

### 忌麻黄证八<sub>太阳二十七</sub>

脉浮紧者，法当身疼痛，宜以汗解之。假令脉尺中迟者，不可发汗，何以知之？然：以营气不足，血少故也（太阳入少阴去路）。

## 太阳风寒双感证<sub>四章</sub>

### 桂麻各半证一<sub>太阳二十八</sub>

太阳病，得之八九日，如疟状，发热恶寒，热多寒少，其人不呕，清便欲自可，一日二三度发。脉微缓者，为欲愈也。脉微而恶寒者，此阴阳俱虚，不可更发汗、更下、更吐也。面色反有热色者，未欲解也，以其人不得小汗出，身必痒，宜桂枝麻黄各半汤（清与圃通）。

#### ❀ 桂枝麻黄各半汤　三

桂枝一两十六铢　芍药一两　甘草一两，炙　大枣四枚　生姜一两　麻黄一两　杏仁三十四枚，去皮尖及两仁者

### 桂枝越婢证二<sub>太阳二十九</sub>

形作伤寒，其脉不弦紧而弱，弱者必渴，被火者必谵语，弱者发热脉浮，解之，当汗出愈。

### 桂枝越婢证三<sub>太阳三十</sub>

太阳病，发热恶寒，热多寒少，脉微弱者，此无阳也，不可更汗，宜桂枝二越婢一汤。

#### ❀ 桂枝二越婢一汤　四

桂枝十八铢　芍药十八铢　甘草十八铢　大枣四枚　生姜一两三铢　麻黄十八铢　石膏十四铢

### 桂二麻一证四<sub>太阳三十一</sub>

服桂枝汤，大汗出，脉洪大者，与桂枝汤，如前法。若形如疟，日再发者，宜桂枝二麻黄一汤。

#### ❀ 桂枝二麻黄一汤　五

桂枝一两七铢　麻黄一两六铢　甘草一两二铢　大枣五枚　生姜一两八铢　麻黄十六铢　杏仁十六枚，去皮尖

## 太阳伤寒大青龙证二章

### 大青龙证一 太阳三十二

太阳中风，脉浮紧，发热，恶寒，身疼痛，不汗出而烦躁者，大青龙汤主之（太阳入阳明去路）。若脉微弱，汗出恶风者，不可服也。服之则厥逆，筋惕肉瞤，此为逆也，以真武汤救之（方在少阴十九。太阳入少阴去路）。

#### ❧ 大青龙汤 六

麻黄六两　桂枝二两　甘草二两，炙　大枣十二枚　生姜三两　杏仁五十枚　石膏鸡子大一块，打碎

### 大青龙证二 太阳三十三

伤寒，脉浮缓，身不疼，但重，乍有轻时，无少阴证者，大青龙汤主之。

## 太阳伤寒小青龙证三章
太阳入太阴少阴去路

### 小青龙证一 太阳三十四

伤寒表不解，心下有水气，干呕，发热而咳，或渴，或利，或噎，或小便不利，小腹满，或喘者，小青龙汤主之。

#### ❧ 小青龙汤 七

麻黄三两　桂枝三两　芍药三两　甘草二两，炙　半夏半升，洗　五味半升　细辛三两　干姜二两

### 小青龙证二 太阳三十五

太阳病，小便利者，以饮水多，必心下悸，小便少者，必苦里急也。

### 小青龙证三 太阳三十六

伤寒，心下有水气，咳而微喘，发热不渴，小青龙汤主之。服汤已渴者，此寒去欲解也。

## 太阳伤寒白虎证四章
太阳入阳明去路

### 白虎证一 太阳三十七

伤寒脉滑而厥者，里有热也，白虎汤主之。

#### ❧ 白虎汤 八

石膏一斤　知母六两　甘草二两　粳米六合

### 白虎证二 太阳三十八

伤寒，脉浮滑，此里有热表有寒也，白虎汤主之。

### 白虎证三 太阳三十九

伤寒，脉浮，发热，无汗，其表不解者，不可与白虎汤。渴欲饮水，无表证者，白虎加人参汤主之。

#### ❧ 白虎加人参汤 九

石膏一斤，碎　知母六两　甘草二两　粳米六合　人参三两

## 白虎证四 太阳四十

伤寒无大热，口燥渴，心烦，背微恶寒者，白虎加人参汤主之。

# 太阳风寒五苓散证 三章

### 太阳入太阴去路

### 五苓证一 太阳四十一

中风发热六七日，不解而烦，有表里证，渴欲饮水，水入则吐者，名曰水逆，五苓散主之。

#### 五苓散 十

猪苓十八铢　茯苓十八铢　泽泻一两六铢　白术十六铢　桂枝半两，去皮

### 五苓证二 太阳四十二

伤寒，汗出而渴者，五苓散主之，不渴者，茯苓甘草汤主之。

#### 茯苓甘草汤 十一

茯苓二两　桂枝二两　生姜二两　甘草一两，炙

### 五苓证三 太阳四十三

病在阳，应以汗解之，反以冷水噀之、灌之，其热被却不得去，弥更益烦，肉上粟起，意欲饮水，反不渴者，服文蛤散。若不瘥者，与五苓散。寒实结胸，无热证者，与三物小陷胸汤（方在太阳一百十七）。白散亦可服。

#### 文蛤散 十二

文蛤五两

#### 白散 十三

桔梗三分　贝母一分　巴豆一分，去皮，煮，研如脂

# 太阳伤寒抵当证 四章

### 太阳入阳明去路

### 桃核承气证一 太阳四十四

太阳病不解，热结膀胱，其人如狂，血自下，下者愈。其外不解者，尚未可攻，当先解外，外解已，但小腹急结者，乃可攻之，宜桃核承气汤。

#### 桃核承气汤 十四

桃仁五十枚，去皮尖　桂枝二两，去皮　甘草二两，炙　大黄四两　芒硝二两

### 抵当证二 太阳四十五

太阳病六七日，表证犹存，脉微而沉，反不结胸，其人发狂者，以热在下焦，少腹当硬满，小便自利者，下血乃愈，所以然者，以太阳随经，瘀热在里故也，抵当汤主之。

#### 抵当汤 十五

大黄三两，酒浸　水蛭三十枚，熬　虻虫三十枚，熬，去翅足　桃仁三十枚

### 抵当证三 太阳四十六

太阳病，身黄，脉沉结，少腹硬，小便不利者，为无血也，小便自利，其人如狂，血证谛也，抵当汤主之。

### 抵当证四太阳四十七

伤寒有热，少腹满，应小便不利，今反利者，为有血也，当下之，不可余药，宜抵当丸。

#### ❀抵当丸 十六

大黄二两 水蛭二十枚 虻虫二十五枚 桃仁二十五枚

## 太阳传经六章

### 传经一太阳四十八

大凡病，若发汗，若吐，若下，若亡血，若亡津液，阴阳自和者，必自愈。

### 传经二太阳四十九

太阳病，头痛至七日以上自愈者，以行其经尽故也。若欲再作经者，针足阳明，使经不传，则愈。

### 传经三太阳五十

风家，表解而不了了者，十二日愈。

### 传经四太阳五十一

伤寒二三日，阳明、少阳证不见者，为不传也。

### 传经五太阳五十二

伤寒一日，太阳受之，脉若静者，为不传，颇欲吐，若烦躁、脉急数者，为传也。

## 太阳解期一章 太阳五十三

太阳病，欲解时，从巳至未上。

# 卷四 太阳经中篇五十六章

## 太阳坏病

### 太阳坏病提纲一太阳五十四

太阳病三日，已发汗，若吐，若下，若温针，仍不解者，此为坏病，桂枝不中与也，观其脉证，知犯何逆，随证治之。

### 坏病提纲二太阳五十五

本发汗，而复下之，此为逆也。若先发汗，治不为逆。先本下之，而复汗之，为逆。若先下之，治不为逆。

## 太阳坏病入阳明去路十五章

### 太阳坏病入阳明桂枝证一太阳五十六

太阳病，先发汗不解，而复下之，脉浮者，不愈。浮为在外，而反下之，故令不愈。今脉浮，故知在外，当须解外则愈，桂枝汤主之（方在太阳五）。

## 发汗亡津证二 太阳五十七

大下之后，复发汗，小便不利者，亡津液故也。勿治之，得小便利，必自愈。

## 麻杏甘石证三 太阳五十八

发汗后，不可更行桂枝汤，若汗出而喘，无大热者，可与麻黄杏仁甘草石膏汤主之。

### ❧ 麻黄杏仁甘草石膏汤　十七

麻黄四两　杏仁五十枚　甘草二两，炙
石膏半斤，碎，绵裹

## 汗后作喘证四 太阳五十九

发汗后，饮水多者，必喘，以水灌之，亦喘。

## 麻杏甘石证五 太阳六十

下后，不可更行桂枝汤，若汗出而喘，无大热者，可与麻黄杏仁甘草石膏汤主之。

## 人参白虎证六 太阳六十一

服桂枝汤，大汗出后，大烦渴不解，脉洪大者，白虎加人参汤主之（方在太阳三十九）。

## 人参白虎证七 太阳六十二

伤寒，若吐若下后，七八日不解，热结在里，表里俱热，时时恶风，大渴，舌上干燥而烦，欲饮水数升者，白虎加人参汤主之（方在太阳三十九）。

## 表里俱虚证八 太阳六十三

太阳病，先下之而不愈，因复发汗，以此表里俱虚，其人因致冒，冒家汗出则自愈，所以然者，汗出表和故也。得里未和，然后下之。

## 调胃承气证九 太阳六十四

发汗后，恶寒者，虚故也。不恶寒，反恶热者，实也，当和胃气，与调胃承气汤（方在阳明二十）。

## 阴阳俱虚证十 太阳六十五

太阳病中风，以火劫发汗，邪风被火热，血气流溢，失其常度，两阳相熏灼，其身发黄，阳盛则欲衄，阴虚则小便难，阴阳俱虚竭，身体则枯燥，但头汗出，剂颈而还，腹满微喘，口干咽烂，或不大便，久则谵语，甚者至哕，手足躁扰，捻衣摸床，小便利者，其人可治。

## 火热入胃证十一 太阳六十六

太阳病二日，反躁，反熨其背，而大汗出，火热入胃，胃中水竭，躁烦，必发谵语。十余日，振栗自下利者，此为欲解也。故其汗，从腰以下不得汗，欲小便不得，反呕，欲失溲，足下恶风，大便硬，小便当数而反不数，及大便已，头卓然而痛，其人足心必热，谷气下流故也。

## 火邪圊血证十二 太阳六十七

太阳病，以火熏之，不得汗，其人必躁，到经不解，必清血，名为火邪（清与圊同）。

### 火逆助邪证十三<sub>太阳六十八</sub>

脉浮，宜以汗解，用火灸之，邪无从出，因火而盛，病从腰以下必重而痹，名火逆也。

### 火逆吐血证十四<sub>太阳六十九</sub>

脉浮热甚，反灸之，此为实，实以虚治，因火而动，故咽燥吐血。

### 火邪内攻证十五<sub>太阳七十</sub>

微数之脉，慎不可灸，因火为邪，则为烦逆，追虚逐实，血散脉中。火气虽微，内攻有力，焦骨伤筋，血难复也。

## 太阳坏病入太阴去路<sub>二十一章</sub>

### 太阳坏病入太阴五苓散证一<sub>太阳七十一</sub>

太阳病，发汗后，大汗出，胃中干燥，烦不得眠，欲得饮水者，少少与之，令胃气和则愈（此太阳入阳明去路，将成白虎证者）。若脉浮，小便不利，热微消渴者，五苓散主之（方在太阳四十一）。

### 五苓散证二<sub>太阳七十二</sub>

发汗已，脉浮数，烦渴者，五苓散主之（方在太阳四十一）。

### 甘草干姜证三<sub>太阳七十三</sub>

伤寒脉浮，自汗出，小便数，心烦，微恶寒，脚挛急，反与桂枝汤，欲攻其表，此误也。得之便厥，咽中干，躁烦吐逆者，作甘草干姜汤与之，以复其阳。若厥愈足温者，更作芍药甘草汤与之，其脚即伸。若胃气不和，谵语者，少与调胃承气汤。若重发汗，复加烧针者，四逆汤主之（方在太阴三）。

### 甘草干姜汤 十八

甘草<sub>四两，炙</sub> 干姜<sub>二两，炮</sub>

### 芍药甘草汤 十九

芍药<sub>四两</sub> 甘草<sub>四两，炙</sub>

### 甘草干姜证四<sub>太阳七十四</sub>

问曰：证象阳旦，按法治之而增剧，厥逆，咽中干，两胫拘急而谵语。师言夜半手足当温，两脚当伸。后如师言。何以知此？

答曰：寸口脉浮而大，浮则为风，大则为虚，风则生微热，虚则两胫挛。病证象桂枝，因加附子参其间，增桂令汗出，附子温经，亡阳故也。厥逆，咽中干，烦躁，阳明内结，谵语烦乱。更饮甘草干姜汤，夜半阳气还，两足当温，胫尚微拘急，重与芍药甘草汤，尔乃胫伸，以承气汤微溏，则止其谵语，故知病可愈。

### 汗后吐逆证五<sub>太阳七十五</sub>

发汗后，水药不得入口为逆，若更发汗，必吐下不止。

### 汗后吐逆证六<sub>太阳七十六</sub>

病人脉数，数为热，当消谷引食，而反吐者，此以发汗令阳气微，膈气虚，脉乃数也。数为客热，不能消谷，以胃中虚冷，故吐也。

## 吐后生烦证七<sub></sub>太阳七十七

太阳病，吐之，但太阳病，当恶寒，今反不恶寒，不欲近衣，此为吐之内烦也。

## 吐后作吐证八太阳七十八

太阳病，当恶寒发热，今身自汗出，不恶寒发热，关上脉细数者，以医吐之过也。一二日吐之者，腹中饥，口不能食，三四日吐之者，不喜糜粥，欲食冷食，朝食暮吐，以医吐之所致也，此为小逆。

## 身疼下利证九太阳七十九

伤寒，医下之，续得下利清谷不止，身疼痛者，急当救里，后身疼痛，清便自调者，急当救表，救里宜四逆汤（方在太阴三）。救表宜桂枝汤（方在太阳五）。

## 新加汤证十太阳八十

发汗后，身疼痛，脉沉迟者，桂枝加芍药、生姜各一两，人参三两，新加汤主之。

### ❀ 新加汤　二十

桂枝三两　甘草二两，炙　大枣十二枚　芍药四两　生姜四两　人参三两

## 葛根连芩证十一太阳八十一

太阳病，桂枝证，医反下之，利遂不止，脉促者，表未解也，喘而汗出者，葛根黄连黄芩汤主之。

### ❀ 葛根黄连黄芩汤　二十一

葛根半斤　黄连三两　黄芩三两　甘草二两，炙

## 桂枝去芍药证十二太阳八十二

太阳病，下之后，脉促胸满者，桂枝去芍药汤主之。若微恶寒者，桂枝去芍药加附子汤主之。

### ❀ 桂枝去芍药汤　二十二

桂枝三两　甘草二两　生姜三两　大枣十二枚

### ❀ 桂枝去芍药加附子汤　二十三

桂枝三两　甘草二两　大枣十二枚　生姜三两　附子一枚，炮，去皮

## 桂枝厚朴杏子证十三太阳八十三

太阳病，下之微喘者，表未解故也，桂枝加厚朴杏子汤主之。

### ❀ 桂枝加厚朴杏子汤　二十四

桂枝三两　芍药三两　甘草二两　大枣十二枚　生姜三两　厚朴二两　杏仁五十枚，去皮尖

## 桂枝厚朴杏子证十四太阳八十四

喘家，作桂枝汤，加厚朴、杏子仁。

## 桂枝去桂加茯苓白术证十五太阳八十五

服桂枝汤，或下之，仍头项强痛，翕翕发热，无汗，心下满，微痛，小便不利者，桂枝去桂加茯苓白术汤主之。

### ❀ 桂枝去桂加茯苓白术汤　二十五

芍药三两　甘草二两　大枣十二枚　生姜三两　茯苓二两　白术三两

## 厚朴姜夏参甘证十六<sub>太阳八十六</sub>

发汗后，腹胀满者，厚朴生姜甘草半夏人参汤主之。

### ✿ 厚朴生姜甘草半夏人参汤 二十六

厚朴一斤，去皮　生姜半斤　甘草二两，炙　半夏半升，洗　人参一两

## 栀子厚朴证十七<sub>太阳八十七</sub>

伤寒下后，心烦腹满，卧起不安者，栀子厚朴汤主之。

### ✿ 栀子厚朴汤 二十七

栀子十四枚，劈　厚朴四两，姜炙　枳实四枚，水浸，去穰，炒

## 栀子干姜证十八<sub>太阳八十八</sub>

伤寒，医以丸药大下之，身热不去，微烦者，栀子干姜汤主之。

### ✿ 栀子干姜汤 二十八

栀子十四枚　干姜二两

## 栀子香豉证十九<sub>太阳八十九</sub>

发汗，若下之，而烦热胸中窒者，栀子豉汤主之。

### ✿ 栀子豉汤 二十九

栀子十四枚，劈　香豉四两，绵裹

## 栀子香豉证二十<sub>太阳九十</sub>

发汗、吐、下后，虚烦不得眠，若剧者，必反覆颠倒，心中懊侬者，栀子豉汤主之。若少气者，栀子甘草豉汤主之。若呕者，栀子生姜豉汤主之。

### ✿ 栀子甘草豉汤 三十

栀子十四枚　香豉四两，绵裹　甘草二两

### ✿ 栀子生姜豉汤 三十一

栀子十二枚　香豉四两，绵裹　生姜五两

## 忌栀子证二十一<sub>太阳九十一</sub>

凡用栀子汤，病人旧微溏者，不可与服之。

# 太阳坏病入少阴去路<sub>十七章</sub>

## 太阳坏病入少阴桂枝附子证一<sub>太阳九十二</sub>

太阳病，发汗，遂漏不止，其人恶风，小便难，四肢微急，难以屈伸者，桂枝加附子汤主之。

### ✿ 桂枝加附子汤 三十二

桂枝三两　芍药三两　甘草二两　大枣十二枚　附子一枚，炮，破八片　生姜三两

## 芍药甘草附子证二<sub>太阳九十三</sub>

发汗病不解，反恶寒者，虚故也，芍药甘草附子汤主之。

### ✿ 芍药甘草附子汤 三十三

芍药三两　甘草三两，炙　附子一枚，炮，破八片

## 内外俱虚证三<sub>太阳九十四</sub>

下之后，复发汗，必振寒，脉微细，

所以然者，以内外俱虚故也。

## 苓桂术甘证四 太阳九十五

伤寒，若吐，若下后，心下逆满，气上冲胸，起则头眩，脉沉紧，发汗则动经，身为振振摇者，茯苓桂枝白术甘草汤主之。

### ❀ 茯苓桂枝白术甘草汤　三十四

茯苓四两　甘草二两，炙　桂枝二两　白术二两

## 真武证五 太阳九十六

太阳病，发汗，汗出不解，其人仍发热，心下悸，头眩，身瞤动，振振欲擗地者，真武汤主之（方在少阴十九）。

## 桂枝甘草证六 太阳九十七

发汗过多，其人叉手自冒心，心下悸，欲得按者，桂枝甘草汤主之。

### ❀ 桂枝甘草汤　三十五

桂枝四两　甘草二两，炙

## 阳虚耳聋证七 太阳九十八

未持脉时，病人叉手自冒心，师因教试令咳，而不咳者，此必两耳聋，无闻也。所以然者，以重发汗，虚故如此。

## 身重心悸证八 太阳九十九

脉浮数者，法当汗出而愈，若下之，身重心悸者，不可发汗，当自汗出乃解。所以然者，尺中脉微，此里虚，须表里实，津液自和，便自汗出愈。

## 桂苓甘枣证九 太阳一百

发汗后，其人脐下悸者，欲作奔豚，茯苓桂枝甘草大枣汤主之。

### ❀ 茯苓桂枝甘草大枣汤　三十六

茯苓半斤　桂枝四两　甘草二两，炙　大枣十二枚

## 桂枝加桂证十 太阳一百一

烧针令其汗，针处被寒，核起而赤者，必发奔豚，气从少腹上冲心者，灸其核上各一壮，与桂枝加桂汤，更加桂二两。

### ❀ 桂枝加桂汤　三十七

桂枝五两　芍药三两　甘草二两　大枣十二枚　生姜三两

## 桂枝加桂证十一 太阳一百二

太阳病，下之后，其气上冲者，可与桂枝汤，用前法。若不上冲者，不可与之。

## 桂枝去芍药加蜀漆龙骨牡蛎证十二 太阳一百三

伤寒脉浮，医以火迫劫之，亡阳，必惊狂，起卧不安者，桂枝去芍药加蜀漆龙骨牡蛎救逆汤主之。

### ❀ 桂枝去芍药加蜀漆龙骨牡蛎救逆汤　三十八

桂枝三两，去皮　甘草二两，炙　大枣十二枚　生姜三两　蜀漆三两，洗去腥　龙骨四两　牡蛎五两，熬

### 温针亡阳证十三 太阳一百四

太阳伤寒者，加温针必惊也。

### 桂枝甘草龙骨牡蛎证十四 太阳一百五

火逆，下之，因烧针烦躁者，桂枝甘草龙骨牡蛎汤主之。

#### ❀ 桂枝甘草龙骨牡蛎汤 三十九

桂枝一两 甘草二两 龙骨二两 牡蛎三两

### 茯苓四逆证十五 太阳一百六

发汗，若下之，病仍不解，烦躁者，茯苓四逆汤主之。

#### ❀ 茯苓四逆汤 四十

茯苓六两 人参一两 甘草二两，炙
干姜一两五钱 附子一枚，去皮

### 干姜附子证十六 太阳一百七

下之后，复发汗，昼日烦躁不得眠，夜而安静，不呕，不渴，无表证，脉微沉，身无大热者，干姜附子汤主之。

#### ❀ 干姜附子汤 四十一

干姜一两 附子一枚，生用，去皮，破八片

### 禹余粮证十七 太阳一百八

汗家，重发汗，必恍惚心乱，小便已阴痛，与禹余粮丸（方阙）。

### 太阳坏病入厥阴去路 一章

### 太阳坏病入厥阴胃冷吐蛔证一 太阳一百九

病人有寒，复发汗，胃中冷，必吐蛔。

## 卷五　太阳经下篇 二十五章

### 太阳坏病结胸痞证

#### 太阳坏病结胸痞证提纲一 太阳一百十

病发于阳，而反下之，热入因作结胸，病发于阴，而反下之，因作痞，所以成结胸者，以下之太早故也。

### 太阳坏病结胸证 十二章

#### 太阳坏病结胸大陷胸证一 太阳百十一

太阳病，脉浮而动数，浮则为风，数则为热，动则为痛，数则为虚，头痛发热，微盗汗出，而反恶寒者，表未解也。医反下之，动数变迟，膈内拒痛，胃中空虚，客气动膈，短气烦躁，心中懊恼，阳气内陷，心下因硬，则为结胸，大陷胸汤主之。若不结胸，但头汗出，余处无汗，齐颈而还，小便不利者，身必发黄也。

### ❧ 大陷胸汤　四十二

大黄六两　芒硝一升　甘遂一钱匕

### 大陷胸证二太阳百十二

伤寒六七日，结胸热实，脉沉而紧，心下痛，按之石硬者，大陷胸汤主之。

### 大陷胸证三太阳百十三

太阳病，重发汗，而复下之，不大便五六日，舌上燥而渴，日晡时小有潮热，从心下至少腹硬满而痛不可近者，大陷胸汤主之。

### 大陷胸丸证四太阳百十四

结胸者，项亦强，如柔痉状，下之则和，宜大陷胸丸。

### ❧ 大陷胸丸　四十三

大黄半斤　芒硝半升　葶苈半升，熬杏仁半升，去皮，熬

### 结胸忌下证五太阳百十五

结胸证，其脉浮大者，不可下，下之则死。

### 结胸烦躁证六太阳百十六

结胸证悉具，烦躁者，亦死。

### 小结胸证七太阳百十七

小结胸病，正在心下，按之则痛，脉浮滑者，小陷胸汤主之。

### ❧ 小陷胸汤　四十四

黄连一两　半夏半升，洗　栝楼实大者一枚

### 脏结证八太阳百十八

问曰：病有结胸，有脏结，其状何如？

答曰：按之痛，寸脉浮，关脉沉，名曰结胸也。何谓脏结？

答曰：如结胸状，饮食如故，时时下利，寸脉浮，关脉细小沉紧，名曰脏结。舌上白苔滑者，难治。

### 脏结证九太阳百十九

病，胁下素有痞，连在脐旁，痛引少腹，入阴筋者，此名脏结，死。

### 脏结证十太阳百二十

脏结，无阳证，不往来寒热，其人反静，舌上苔滑者，不可攻也。

### 结胸脉法十一太阳百二十一

太阳病，下之，其脉促，不结胸者，此为欲解也。脉浮者，必结胸也。脉紧者，必咽痛。脉弦者，必两胁拘急。脉细数者，头痛未止。脉沉紧者，必欲呕。脉沉滑者，协热利。脉浮滑者，必下血。

### 结胸变证十二太阳百二十二

太阳病，二三日，不得卧，但欲起，心下必结，脉微弱者，此本有寒分也，反

下之，若利止，必作结胸，未止者，四日复下之，此作协热利也。

# 太阳坏病痞证 十二章

## 太阳坏病痞证人参桂枝汤证一 太阳百二十三

太阳病，外证未解，而数下之，遂协热而利，利下不止，心下痞硬，表里不解者，桂枝人参汤主之。

### ❧ 桂枝人参汤 四十五

桂枝 四两　人参 三两　白术 三两　甘草 四两　干姜 三两

## 大黄黄连泻心汤证二 太阳百二十四

伤寒，大下后，复发汗，心下痞，恶寒者，表未解也，不可攻痞，当先解表，表解方可攻痞，解表宜桂枝汤（方在太阳五），攻痞宜大黄黄连泻心汤。

### ❧ 大黄黄连泻心汤 四十六

大黄 二两　黄连 一两

## 附子泻心汤证三 太阳百二十五

脉浮而紧，而复下之，紧反入里，则作痞，按之自濡，但气痞耳。心下痞，按之濡，其脉关上浮者，大黄黄连泻心汤主之。心下痞，而复恶寒汗出者，附子泻心汤主之。

### ❧ 附子泻心汤 四十七

附子 一枚，炮，去皮，破，别煮取汁　大黄 二两　黄连 一两　黄芩 一两

## 十枣汤证四 太阳百二十六

太阳中风，下利呕逆，表解者，乃可攻之。其人漐漐汗出，发作有时，头痛，心下痞硬满，引胁下痛，干呕短气，汗出不恶寒者，此表解里未和也，十枣汤主之。

### ❧ 十枣汤 四十八

大枣 十枚　芫花　甘遂　大戟 等份

## 生姜泻心汤证五 太阳百二十七

伤寒，汗出解之后，胃中不和，心下痞硬，干噫食臭，胁下有水气，腹中雷鸣下利者，生姜泻心汤主之。

### ❧ 生姜泻心汤 四十九

生姜 四两　半夏 半升　黄芩 三两　甘草 三两，炙　黄连 一两　人参 三两　干姜 一两　大枣 十二枚

## 甘草泻心汤证六 太阳百二十八

伤寒中风，医反下之，其人下利日数十行，谷不化，腹中雷鸣，心下痞硬而满，干呕，心烦不得安，医见其心下痞，谓病不尽，复下之，其痞益甚，此非结热，但以胃中虚，客气上逆，故使硬也，甘草泻心汤主之。

### ❧ 甘草泻心汤 五十

甘草 四两　大枣 十二枚　干姜 三两　半夏 半升，洗　黄芩 三两　黄连 一两

## 赤石脂禹余粮汤证七 太阳百二十九

伤寒，服汤药，下利不止，心下痞

硬，服泻心汤已，复以他药下之，利不止，医以理中与之，利益甚，理中者，理中焦，此利在下焦，赤石脂禹余粮汤主之。复利不止者，当利其小便。

### ❀ 赤石脂禹余粮汤 五十一

赤石脂一斤，碎 禹余粮一斤，碎

### 五苓散证八太阳百三十

本以下之，故心下痞，与泻心汤，痞不解，其人渴而口燥烦，小便不利者，五苓散主之（方在太阳四十二）。

### 旋覆代赭证九太阳百三十一

伤寒发汗，若吐，若下解后，心下痞硬，噫气不除者，旋覆花代赭石汤主之。

### ❀ 旋覆花代赭石汤 五十二

旋覆花三两 代赭石一两 生姜五两 半夏半升，洗 甘草三两，炙 人参二两 大枣十二枚

### 瓜蒂散证十太阳百三十二

病如桂枝证，头不痛，项不强，寸脉微浮，胸中痞硬，气上冲咽喉，不得息，此为胸有寒也，当吐之，宜瓜蒂散。诸亡血家，不可与。

### ❀ 瓜蒂散 五十三

瓜蒂一分，熬 赤小豆一分

### 经脉动惕证十一太阳百三十三

伤寒吐下后，发汗，虚烦，脉甚微，八九日，心下痞硬，胁下痛，气上冲咽喉，眩冒，经脉动惕者，久而成痿。

### 表里俱虚证十二太阳百三十四

太阳病，医发汗，遂发热恶寒，因复下之，心下痞。表里俱虚，阴阳气并竭，无阳则阴独，复加烧针，因胸烦。面色青黄，肤瞤者，难治。令色微黄，手足温者，易愈。

# 卷六 阳明经上篇五十章

## 阳明实证

### 阳明经提纲一阳明一
阳明之为病，胃家实也。

### 阳明提纲二阳明二
伤寒三日，阳明脉大。

## 外证五章

### 阳明外证一阳明三
问曰：阳明病，外证云何？
答曰：身热，汗自出，不恶寒，反恶热也。

### 阳明外证二 阳明四

问曰：病有得之一日，不发热而恶寒者，何也？

答曰：虽得之一日，恶寒将自罢，即自汗出而恶热也。

### 阳明外证三 阳明五

问曰：恶寒何故自罢？

答曰：阳明居中，土也，万物所归，无所复传。始虽恶寒，二日自止，此为阳明病也。

### 阳明外证四 阳明六

伤寒，发热无汗，呕不能食，而反汗出濈濈然者，是转属阳明也。

### 阳明外证五 阳明七

伤寒，脉浮而缓，手足自温者，是为系在太阴。太阴者，身当发黄，若小便自利者，不能发黄。至七八日，大便硬者，为阳明病也。伤寒转系阳明者，其人濈濈然微汗出也。

### 阳明来路一 阳明八

问曰：病有太阳阳明，有正阳阳明，有少阳阳明，何谓也？

答曰：太阳阳明者，脾约是也。正阳阳明者，胃家实是也。少阳阳明者，发汗利小便已，胃中燥烦热，大便难是也。

### 阳明来路二 阳明九

问曰：何缘得阳明病？

答曰：太阳病，若发汗，若下，若利小便，此亡津液，胃中干燥，因转属阳明。不更衣，内实，大便难者，是名阳明也。

### 阳明来路三 阳明十

本太阳病，初得时，发其汗，汗先出不彻，因转属阳明也。

### 阳明来路四 阳明十一

二阳并病，太阳初得病时，发其汗，汗先出不彻，因转属阳明，续自微汗出，不恶寒。若太阳病证不罢者，不可下，下之为逆，如此可小发汗。设面色缘缘正赤者，阳气拂郁在表，当解之、熏之。若发汗不彻，不足言，阳气拂郁不得越，当汗不汗，其人烦躁，不知痛处，乍在腹中，乍在四肢，按之不可得，其人短气，但坐以汗出不彻故也，更发汗则愈。何以知汗出不彻？以脉涩故知也。

### 阳明经病腑病汗下总纲一 阳明十二

病人烦热，汗出则解，又如疟状，日晡时发热者，属阳明也。脉实者，宜下之，脉浮虚者，宜发汗，下之与大承气汤。发汗宜桂枝汤（方在太阳五）。

## 阳明经病 七章 腑病连经

### 阳明经病桂枝证一 阳明十三

阳明病，脉迟，汗出多，微恶寒者，表未解也，可发汗，宜桂枝汤（方在太阳五）。

### 麻黄证二<sub>阳明十四</sub>

阳明病，脉浮，无汗而喘者，发汗则愈，宜麻黄汤（方在太阳二十）。

### 麻黄证三<sub>阳明十五</sub>

太阳与阳明合病，喘而胸满者，不可下，麻黄汤主之。

### 桂枝葛根证四<sub>阳明十六</sub>

太阳病，项背强几几，反汗出、恶风者，桂枝加葛根汤主之。

#### ❀ 桂枝加葛根汤　五十四

桂枝三两　葛根四两　甘草二两，炙
大枣十二枚　生姜三两，切　芍药二两

### 葛根证五<sub>阳明十七</sub>

太阳病，项背强几几，无汗恶风者，葛根汤主之。

#### ❀ 葛根汤　五十五

葛根四两　麻黄二两　桂枝二两　芍药二两　甘草二两　生姜三两　大枣十二枚

### 葛根证六<sub>阳明十八</sub>

太阳与阳明合病者，必自下利，葛根汤主之。

### 葛根半夏证七<sub>阳明十九</sub>

太阳与阳明合病，不下利，但呕者，葛根加半夏汤主之。

#### ❀ 葛根加半夏汤　五十六

葛根四两　麻黄三两，泡，去黄汁，焙

桂枝二两　芍药二两　甘草二两　生姜三两
大枣十二枚　半夏半升，洗

## 阳明腑病<sub>二十七章</sub>

### 阳明腑病调胃承气证一<sub>阳明二十</sub>

太阳病三日，发汗不解，蒸蒸发热者，属胃也，调胃承气汤主之。

#### ❀ 调胃承气汤　五十七

大黄三两，清酒洗，去皮　甘草二两，炙　芒硝半斤

### 大承气证二<sub>阳明二十一</sub>

二阳并病，太阳证罢，但发潮热，手足漐漐汗出，大便难而谵语者，下之则愈，宜大承气汤。

#### ❀ 大承气汤　五十八

大黄四两　芒硝三两　枳实五枚，炙
厚朴半斤，炙，去皮

### 小承气证三<sub>阳明二十二</sub>

阳明病，脉迟，虽汗出，不恶寒者，其身必重，短气，腹满而喘，有潮热者，此外欲解，可攻里也。手足濈然而汗出者，此大便已硬也，大承气汤主之，若汗多，微发热恶寒者，外未解也，其热不潮，未可与承气汤。若腹大满不通者，可与小承气汤，微和胃气，勿令大泄下。

#### ❀ 小承气汤　五十九

大黄四两　厚朴二两　枳实三枚，炙

### 小承气证五 阳明二十三

太阳病，若吐，若下，若发汗，微烦，小便数，大便因硬者，与小承气汤和之愈。

### 调胃承气证五 阳明二十四

阳明病，不吐，不下，心烦者，可与调胃承气汤。

### 亡津便硬证六 阳明二十五

阳明病，本自汗出，医更重发汗，病已瘥，尚微烦不了了者，此大便必硬故也。以亡津液，胃中干燥，故令大便硬。当问其小便日几行，若本小便日三四行，今日再行，故知大便不久出，今为小便数少，以津液当还胃中，故知不久必大便也。

### 蜜煎导证七 阳明二十六

阳明病，自汗出，若发汗，小便自利者，此为津液内竭，虽硬不可攻之，当须自欲大便，宜蜜煎导而通之，若土瓜根及与大猪胆汁皆可为导。

#### ❦ 蜜煎导方 六十

蜜七合

#### ❦ 猪胆方 六十一

大猪胆一枚

### 麻仁丸证八 阳明二十七

趺阳脉浮而涩，浮则胃气强，涩则小便数，浮涩相抟，大便则难，其脾为约，麻仁丸主之。

#### ❦ 麻仁丸 六十二

麻子二升 芍药半斤 杏仁一升，熬，别作脂 大黄一斤，去皮 厚朴一斤 枳实半斤，炙

### 大承气证九 阳明二十八

得病二三日，脉弱，无太阳、柴胡证，烦躁，心下硬。至四五日，虽能食，与小承气汤，少少与，微和之，令小安。至六日，与承气汤一升。若不大便六七日，小便少者，虽不能食，但初头硬，后必溏，未定成硬，攻之必溏，须小便利，屎定硬，乃可攻之，宜大承气汤。

### 小承气证十 阳明二十九

阳明病，潮热，大便微硬者，可与大承气汤，不硬者，不可与之。若不大便六七日，恐有燥屎，欲知之法，少与小承气汤，汤入腹中，转失气者，此有燥屎，乃可攻之，若不转失气，此但初头硬，后必溏，攻之必胀满不能食也。欲饮水者，与水则哕，其后发热者，必大便复硬而少也，以小承气和之。不转失气者，慎不可攻也。

### 小承气证十一 阳明三十

阳明病，谵语，发潮热，脉滑而疾者，小承气汤主之。因与承气一升，腹中转失气，更服一升，若不转失气，勿更与之。明日不大便，脉反微涩者，里虚也，为难治，不可更与承气汤也。

### 大承气证十二 阳明三十一

伤寒，若吐若下后不解，不大便五六

日，上至十余日，日晡所发潮热，不恶寒，独语如见鬼状。若剧者，发则不识人，循衣摸床，惕而不安，微喘直视，脉弦者生，涩者死。微者，但发热谵语耳，大承气汤主之。若一服利，止后服。

### 亡津谵语证十三 阳明三十二

伤寒四五日，脉沉而喘满，沉为在里，而反发其汗，津液越出，大便为难，表虚里实，久则谵语。

### 大承气证十四 阳明三十三

汗出谵语者，以有燥屎在胃中，此为风也，须下之，过经乃可下之，下之若早，语言必乱，以表虚里实故也，下之则愈，宜大承气汤。

### 调胃承气证十五 阳明三十四

伤寒十三日不解，过经谵语者，以有热也，当以汤下之。若小便利者，大便当硬，而反下利，脉调和者，知医以丸药下之，非其治也。若自下利者，脉当微厥，今反和者，此为内实也，调胃承气汤主之。

### 大承气证十六 阳明三十五

阳明病，下之，心中懊忄农而烦，胃中有燥屎者，可攻，腹微满，初头硬，后必溏，不可攻之。若有燥屎者，宜大承气汤。

### 大承气证十七 阳明三十六

阳明病，谵语，有潮热，反不能食者，胃中必有燥屎五六枚也，宜大承气汤下之。若能食者，但硬耳。

### 大承气证十八 阳明三十七

病人小便不利，大便乍难乍易，时有微热，喘冒不得卧者，有燥屎也，宜大承气汤。

### 大承气证十九 阳明三十八

病人不大便五六日，绕脐痛，烦躁，发作有时者，此有燥屎，故使不大便也。

### 大承气证二十 阳明三十九

大下后，六七日不大便，烦不解，腹满痛者，此有燥屎也，所以然者，本有宿食故也，宜大承气汤。

### 大承气证二十一 阳明四十

阳明少阳合病，必下利，其脉不负者，顺也，负者，失也，互相克贼，名为负也。脉滑而数者，有宿食也，当下之，宜大承气汤。

### 三阳合病证二十二 阳明四十一

三阳合病，脉浮大，上关上，但欲眠睡，目合则汗。

### 汗多亡津证二十三 阳明四十二

脉阳微而汗出少者，为自和也。汗出多者，为太过，阳脉实，因发其汗，多出者，亦为太过，太过为阳绝于里，亡津液，大便因硬也。

### 胃热阳绝证二十四 阳明四十三

脉浮而芤，浮为阳，芤为阴，浮芤相

抟，胃气生热，其阳则绝。

### 大承气证二十五 <sub>阳明四十四</sub>

发汗不解，腹满痛者，急下之，宜大承气汤。

### 大承气证二十六 <sub>阳明四十五</sub>

阳明病，发热汗多者，急下之，宜大承气汤。

### 大承气证二十七 <sub>阳明四十六</sub>

伤寒六七日，目中不了了，睛不和，无表里证，大便难，身微热者，此为实也，急下之，宜大承气汤。

## 阳明瘀血证 三章

### 阳明瘀血抵当证一 <sub>阳明四十七</sub>

阳明病，其人喜忘者，必有蓄血，所以然者，必有久瘀血，故令喜忘，屎虽硬，大便反易，其色必黑，宜抵当汤下之（方在太阳四十五）。

### 抵当证二 <sub>阳明四十八</sub>

病人无表里证，发热七八日，虽脉浮数者，可下之。假令已下，脉数不解，合热则消谷善饥，至六七日不大便者，有瘀血也，宜抵当汤（方在太阳四十五）。若脉数不解，而下利不止，必协热而便脓血也。

### 热入血室证三 <sub>阳明四十九</sub>

阳明病，下血谵语者，此为热入血室，但头汗出者，刺期门，随其实而泄之，濈然汗出则愈。

## 阳明解期 一章　阳明五十

阳明病，欲解时，从申至戌上。

# 卷七　阳明经下篇 <sub>三十三章</sub>

## 阳明虚证 <sub>阳明入太阴去路</sub>

### 阳明虚证提纲 <sub>阳明五十一</sub>

阳明病，若能食，名中风，不能食，名中寒。

### 中风痼泄证一 <sub>阳明五十二</sub>

阳明病，若中寒，不能食，小便不利，手足濈然汗出，此欲作固痼，必大便初硬后溏。所以然者，胃中冷，水谷不别故也。

### 四逆证二 <sub>阳明五十三</sub>

脉浮而迟，表热里寒，下利清谷者，

四逆汤主之（方在太阴三）。若胃中虚冷，不能食者，饮水则哕。

### 胃中虚冷证三阳明五十四

阳明病，不能食，攻其热必哕，所以然者，胃中虚冷故也。以其人本虚，故攻其热必哕。

### 胃中寒冷证四阳明五十五

伤寒，大吐大下之，极虚，复极汗出者，以其人外气拂郁，复与之水，以发其汗，因得哕。所以然者，胃中寒冷故也。

### 哕而腹满证五阳明五十六

伤寒，哕而腹满，视其前后，知何部不利，利之则愈。

### 身痒无汗证六阳明五十七

阳明病，法多汗，反无汗，其身如虫行皮中状者，此为久虚故也。

### 咳呕厥逆证七阳明五十八

阳明病，反无汗而小便利，二三日，咳而呕，手足厥者，必苦头痛。若不咳，不呕，手足不厥者，头不痛。

### 咳逆咽痛证八阳明五十九

阳明病，但头眩，不恶寒，故能食而咳，其人必咽痛。若不咳者，咽不痛。

### 吴茱萸证九阳明六十

食谷欲呕者，属阳明也，吴茱萸汤主之。得汤反剧者，属上焦。

### 🌸 吴茱萸汤 六十三

吴茱萸一升，洗　生姜六两　人参三两
大枣十二枚

### 呕多忌攻证十阳明六十一

伤寒呕多，虽有阳明证，不可攻也。

### 五苓散证十一阳明六十二

太阳病，寸缓、关浮、尺弱，其人发热汗出，复恶寒，不呕，但心下痞者，此以医下之也。如其不下者，病人不恶寒而渴者，此转属阳明也。小便数者，大便必硬，不更衣十日，无所苦也。渴欲饮水，少少与之，但以法救之。渴者，宜五苓散（方在太阳四十一）。

### 心下硬满证十二阳明六十三

阳明病，心下硬满者，不可攻之。攻之利遂不止者死，利止者愈。

### 寒热脉紧证十三阳明六十四

阳明中风，口苦咽干，腹满微喘，发热恶寒，脉浮而紧，若下之，则腹满小便难也。

### 栀子白虎猪苓证十四阳明六十五

阳明病，脉浮而紧，咽燥口苦，腹满而喘，发热汗出，不恶寒，反恶热，身重。若发汗，则躁，心愦愦，反谵语。若加烧针，必怵惕烦躁，不得眠。若下之，则胃中空虚，客气动膈，心中懊侬，舌上苔者，栀子豉汤主之（方在太阳八十九）。若渴欲饮水，口干舌燥者，白虎加人参汤主之（方在太阳三十九）。若脉浮发热，渴欲饮水，小便不利者，猪苓汤主之。

### 猪苓汤 六十四

猪苓去皮 茯苓 泽泻 滑石碎 阿胶各一两

### 汗多亡阳证十五 阳明六十六

发汗多，若重发汗者，亡其阳，谵语，脉短者，死，脉自和者，不死。

### 谵语喘满证十六 阳明六十七

直视谵语，喘满者死，下利者，亦死。

### 谵语郑声证十七 阳明六十八

夫实则谵语，虚则郑声，郑声，重语也。

### 栀子豉证十八 阳明六十九

阳明病，下之，其外有热，手足温，不结胸，心中懊恼，饥不能食，但头汗出者，栀子豉汤主之（方在太阳八十九）。

### 白虎证十九 阳明七十

三阳合病，腹满身重，难以转侧，口不仁而面垢，谵语，遗尿，发汗则谵语，下之则额上生汗，手足逆冷，（此阳明入太阴去路）。若自汗者，白虎汤主之（方在太阳三十七。此阳明承气初证）。

### 汗多胃燥证二十 阳明七十一

阳明病，汗出多而渴者，不可与猪苓汤，以汗多胃中燥，猪苓汤复利其小便故也。

### 口燥欲衄证二十一 阳明七十二

阳明病，口燥，但欲漱水，不欲咽，此必衄。

### 鼻燥欲衄证二十二 阳明七十三

脉浮发热，口干鼻燥，能食者，则衄。

### 脉浮盗汗证二十三 阳明七十四

阳明病，脉浮而紧者，必潮热，发作有时，但浮，必盗汗出。

### 汗解紧愈证二十四 阳明七十五

阳明病，初欲食，小便反不利，大便自调，其人骨节疼，翕翕如有热状，奄然发狂，濈然汗出而解者，此水不胜谷气，与汗共并，脉紧则愈。

### 发热色黄证二十五 阳明七十六

阳明病，面合赤色，不可攻之，必发热，色黄，小便不利也。

### 无汗发黄证二十六 阳明七十七

阳明病，无汗，小便不利，而心中懊恼者，身必发黄。

### 微汗发黄证二十七 阳明七十八

阳明病，被火，额上微汗出，小便不利者，必发黄。

### 茵陈蒿证二十八 阳明七十九

阳明病，发热汗出者，此为热越，不能发黄也。但头汗出，身无汗，齐颈而还，小便不利，渴饮水浆者，此为瘀热在里，身必发黄，茵陈蒿汤主之（方在太阴十二）。

### 脉迟发黄证二十九阳明八十

阳明病，脉迟，食难用饱，饱则微烦头眩，必小便难，此欲作谷疸。虽下之，腹满如故，所以然者，脉迟故也。

### 柴胡麻黄证三十阳明八十一

阳明中风，脉弦浮大，而短气，腹都满，胁下及心痛，久按之气不通，鼻干，不得汗，嗜卧，一身及面目悉黄，小便难，有潮热，时时哕，耳前后肿，刺之小瘥，外不解，病过十日，脉续浮者，与小柴胡汤（方在少阳二）。脉但浮，无余证者，与麻黄汤（方在太阳二十）。若不尿，腹满加哕者，不治。

### 小柴胡证三十一阳明八十二

阳明病，发潮热，大便溏，小便自可，胸胁满不去者，小柴胡汤主之（方在少阳二）。

### 小柴胡证三十二阳明八十三

阳明病，胁下硬满，不大便而呕，舌上白苔者，可与小柴胡汤（方在少阳二）。上焦得通，津液得下，胃气因和，身濈然而汗出解也。

# 卷八　少阳经上篇二十二章

## 少阳本病

### 少阳经提纲少阳一

少阳之为病，口苦、咽干、目眩也。

### 少阳经病小柴胡证一少阳二

伤寒五六日，中风，寒热往来，胸胁苦满，默默不欲饮食，心烦喜呕，或心中烦而不呕，或渴，或腹中痛，或胁下痞硬，或心下悸，小便不利，或不渴，身有微热，或咳者，小柴胡汤主之。

#### ❀ 小柴胡汤　六十五

柴胡半斤　黄芩三两　半夏半升，洗

人参三两　甘草三两　生姜三两　大枣十二枚

### 小柴胡证二少阳三

血弱气尽，腠里开，邪气因入，与正气相搏，结于胁下，正邪分争，往来寒热，休作有时，默默不欲饮食，脏腑相连，其痛必下，邪高痛下，故使呕也，小柴胡汤主之。

### 小柴胡证三少阳四

伤寒中风，有柴胡证，但见一证便是，不必悉具。

### 小柴胡证四少阳五

伤寒四五日，身热恶寒，颈项强，胁

下满，手足温而渴者，小柴胡汤主之。

### 小柴胡证五 少阳六

呕而发热者，小柴胡汤主之。

### 柴胡桂枝证六 少阳七

伤寒六七日，发热，微恶寒，肢节烦疼，微呕，心下支结，外证未去者，柴胡桂枝汤主之。

#### ❀ 柴胡桂枝汤 六十六

柴胡四两 黄芩一两五钱 人参一两五钱 半夏二合五勺 大枣六枚 生姜一两五钱 桂枝一两五钱 芍药一两五钱 甘草一两，炙

### 小柴胡证七 少阳八

太阳病，十日已去，脉浮细而嗜卧者，外已解也，设胸满腹痛者，与小柴胡汤，脉但浮者，与麻黄汤（方在太阳二十）。

### 小柴胡证八 少阳九

伤寒，阳脉涩，阴脉弦，法当腹中急痛者，先用小建中汤，不瘥者，与小柴胡汤主之。

#### ❀ 小建中汤 六十七

桂枝三两 芍药六两 甘草二两，炙 大枣十二枚 生姜三两 胶饴一升

### 小柴胡证九 少阳十

呕家，不可与建中汤，以甜故也。

### 属阳明证十 少阳十一

服柴胡汤已，渴者，属阳明也，以法治之。

### 黄芩半夏证十一 少阳十二 入阳明去路

太阳与少阳合病，自下利者，与黄芩汤，若呕者，黄芩加半夏生姜汤主之。

#### ❀ 黄芩汤 六十八

黄芩三两 芍药二两 甘草二两，炙 大枣十二枚

#### ❀ 黄芩加半夏生姜汤 六十九

黄芩三两 芍药二两 甘草二两 大枣十二枚 半夏半升 生姜三两

### 大柴胡证十二 少阳十三 入阳明去路

伤寒发热，汗出不解，心下痞硬，呕吐而下利者，大柴胡汤主之。

#### ❀ 大柴胡汤 七十

柴胡半斤 黄芩三两 芍药三两 半夏半升，洗 生姜五两 大枣十二枚 枳实四枚，炙 大黄二两

### 大柴胡证十三 少阳十四 入阳明去路

伤寒五六日，头汗出，微恶寒，手足冷，心下满，口不欲食，大便硬，脉细者，此为阳微结，必有表，复有里也。脉沉，亦在里也。汗出为阳微，假令纯阴结，不得复有外证，悉入在里，此为半在表半在里也。脉虽沉紧，不得为少阴病，所以然者，阴不得有汗，今头汗出，故知非少阴也，可与小柴胡汤。设不了了者，得屎而解。

### 调胃承气证十四少阳十五 入阳明去路

太阳病，过经十余日，心中温温欲吐，而胸中痛，大便反溏，腹微满，郁郁微烦，先此时自极吐下者，与调胃承气汤（方在阳明二十）。若不尔者，不可与。但欲呕，胸中痛，微溏者，此非柴胡证，以呕故知极吐下也。

## 少阳传经三章

### 少阳传经一少阳十六

伤寒三日，少阳脉小者，欲已也。

### 传经二少阳十七

伤寒三日，三阳为尽，三阴当受邪，其人反能食不呕，此为三阴不受邪也。

### 传经三少阳十八 三阴去路

伤寒六七日，无大热，其人烦躁者，此为阳去入阴也。

## 热入血室三章

### 妇人热入血室一少阳十九

妇人中风，发热恶寒，经水适来，得之七八日，热除而脉迟身凉，胸胁下满，如结胸状，谵语者，此为热入血室，当刺期门，随其实而泻之。

### 热入血室二少阳二十

妇人中风，七八日续得寒热，发作有时，经水适断者，此为热入血室，其血必结，故使如疟状，发作有时，小柴胡汤主之。

### 热入血室三少阳二十一

妇人伤寒，发热，经水适来，昼日明了，暮则谵语，如见鬼状者，此为热入血室，无犯胃气及上二焦，则自愈。

### 少阳解期少阳二十二

少阳病，欲解时，从寅至辰上。

# 卷九 少阳经下篇十六章

## 少阳坏病

### 少阳坏病提纲一少阳二十三

本太阳病不解，转入少阳者，胁下硬满，干呕，不能食，往来寒热，尚未吐下，脉沉紧者，与小柴胡。若已吐、下、发汗、温针，谵语，柴胡证罢，此为坏病，知犯何逆，以法治之。

### 少阳坏病入阳明去路谵语烦悸证一少阳二十四

伤寒，脉弦细，头痛发热者，属少

阳。少阳不可发汗，发汗则谵语，此属胃。胃和则愈，胃不和则烦而悸。

### 小建中证二 少阳二十五

伤寒二三日，心中悸而烦者，小建中汤主之（方在少阳九）。

### 炙甘草证三 少阳二十六

伤寒，脉结代，心动悸者，炙甘草汤主之。

### ❀ 炙甘草汤 七十一

甘草四两，炙　人参二两　大枣十二枚　生地黄一斤　阿胶二两　麦冬半升，去心　麻仁半升　桂枝三两　生姜三两

### 烦满惊悸证四 少阳二十七

少阳中风，两耳无所闻，目赤，胸中满而烦者，不可吐下，吐下则悸而惊。

### 柴胡龙骨牡蛎证五 少阳二十八

伤寒八九日，下之，胸满烦惊，小便不利，谵语，一身尽重，不可转侧者，柴胡加龙骨牡蛎汤主之。

### ❀ 柴胡加龙骨牡蛎汤 七十二

柴胡四两　半夏二合，洗　人参一两五钱　大枣六枚　生姜一两五钱　桂枝一两五钱　茯苓一两五钱　大黄二两　铅丹一两五钱　龙骨一两五钱　牡蛎一两五钱

### 小柴胡证六 少阳二十九

凡柴胡汤病证而下之，若柴胡证不罢者，复与柴胡汤，必蒸蒸而振，却发热汗出而解。

### 大柴胡证七 少阳三十

太阳病，过经十余日，反二三下之，后四五日，柴胡证仍在者，先与小柴胡汤。呕不止，心下急，郁郁微烦者，为未解也，大柴胡汤下之则愈（方在少阳十三）。

### 大柴胡证八 少阳三十一

伤寒十三日不解，胸胁满而呕，日晡所发潮热，已而微利。此本柴胡证，下之而不利，今反利者，知医以丸药下之，非其治也。潮热者，实也，先宜小柴胡汤以解外，后以柴胡加芒硝汤主之。

### ❀ 柴胡加芒硝汤 七十三

柴胡半斤　黄芩三两　半夏半升，洗　生姜三两　人参三两　甘草三两　大枣十二枚　芒硝六两

### 少阳坏病入太阴去路柴胡桂枝干姜证一 少阳三十二

伤寒五六日，已发汗而复下之，胸胁满微结，小便不利，渴而不呕，但头汗出，往来寒热，心烦者，此为未解也，柴胡桂枝干姜汤主之。

### ❀ 柴胡桂枝干姜汤 七十四

柴胡半斤　黄芩三两　甘草二两　干姜三两　桂枝三两　牡蛎二两　栝楼根四两

### 误下身黄证二 少阳三十三

得病六七日，脉迟浮弱，恶风寒，手足温，医二三下之，不能食而胁下满痛，面目及身黄，头项强，小便难者，与柴胡汤，后必下重。本渴而饮水呕者，柴胡汤

不中与也，食谷者哕。

## 少阳坏病结胸痞证五章

### 少阳坏病结胸初证一少阳三十四

太阳与少阳并病，头项强痛，或眩冒，时如结胸，心下痞硬者，当刺大椎第一间肺俞、肝俞。慎不可发汗，发汗则谵语，脉弦五六日，谵语不止，当刺期门。

### 结胸初证二少阳三十五

太阳少阳并病，心下硬，颈项强而眩者，当刺大椎、肺俞、肝俞，慎勿下之。

### 结胸证三少阳三十六

太阳少阳并病，而反下之，成结胸，心下硬，下利不止，水浆不下，其人心烦。

### 结胸证四少阳三十七

伤寒十余日，热结在里，复往来寒热者，与大柴胡汤。但结胸，无大热者，此为水结在胸胁也。但头微汗出者，大陷胸汤主之（方在太阳百十一）。

### 结胸痞证五少阳三十八

伤寒五六日，呕而发热者，柴胡汤证具，而以他药下之，柴胡证仍在者，复与柴胡汤。此虽已下之，不为逆，必蒸蒸而振，却发热汗出而解。若心下满而硬痛者，此为结胸也，大陷胸汤主之（方在太阳百十一）。但满而不痛者，此为痞，柴胡汤不中与也，宜半夏泻心汤。

#### ❀ 半夏泻心汤 七十五

半夏半升，洗　人参三两　大枣十二枚
干姜三两　甘草三两，炙　黄芩三两　黄连
一两

# 卷十　太阴全篇十七章

## 太阴脏病

### 太阴经提纲一太阴一

太阴之为病，腹满而吐，食不下，自利益甚，时腹自痛。若下之，必胸下结硬。

### 太阴经病桂枝证一太阴二

太阴病，脉浮者，可发汗，宜桂枝汤

（方在太阳五。此太阴经病）。

### 太阴脏病四逆证二太阴三

病发热头痛，脉反沉，不瘥，身体疼痛，当温其里，宜四逆汤。

#### ❀ 四逆汤 七十六

甘草二两，炙　干姜一两半　附子一枚，
生用，去皮脐，破八片

### 下利清谷证三<small>太阴四</small>

下利清谷，不可攻表，汗出必胀满。

### 四逆桂枝证四<small>太阴五</small>

下利腹胀满，身体疼痛者，先温其里，乃攻其表，温里宜四逆汤，攻表宜桂枝汤（方在太阳五）。

### 四逆证五<small>太阴六</small>

自利不渴者，属太阴，以其脏有寒故也，当温之，宜服四逆辈。

### 黄连证六<small>太阴七</small>

伤寒，胸中有热，胃中有邪气，腹中痛，欲呕吐者，黄连汤主之。

#### ❧ 黄连汤　七十七

黄连<small>三两</small>　半夏<small>半斤，洗</small>　人参<small>二两</small>　甘草<small>三两，炙</small>　大枣<small>十二枚</small>　干姜<small>三两</small>　桂枝<small>三两</small>

### 桂枝芍药证七<small>太阴八</small>

本太阳病，医反下之，因而腹满时痛者，属太阴也，桂枝加芍药汤主之。

#### ❧ 桂枝加芍药汤　七十八

桂枝<small>三两</small>　甘草<small>二两</small>　大枣<small>十二枚</small>　生姜<small>三两</small>　芍药<small>六两</small>

### 桂枝大黄证八<small>太阴九</small>

大实痛者，桂枝加大黄汤主之。

#### ❧ 桂枝加大黄汤　七十九

桂枝<small>三两</small>　甘草<small>二两，炙</small>　大枣<small>十二枚</small>　生姜<small>三两</small>　芍药<small>六两</small>　大黄<small>一两</small>

### 芍药大黄证九<small>太阴十</small>

太阴为病，脉弱，其人续自便利，设当行大黄、芍药者，宜减之，以其胃气弱，易动故也。

### 暴烦下利证十<small>太阴十一</small>

伤寒脉浮而缓，手足自温者，系在太阴。太阴身当发黄，若小便自利者，不能发黄。至七八日，虽暴烦下利，日十余行，必自止，以脾家实，腐秽当去故也。

### 茵陈蒿证十一<small>太阴十二</small>

伤寒七八日，身黄如橘子色，小便不利，腹微满者，茵陈蒿汤主之。

#### ❧ 茵陈蒿汤　八十

茵陈蒿<small>六两</small>　栀子<small>十四枚，劈</small>　大黄<small>二两，去皮</small>

### 麻黄连翘赤小豆证十二<small>太阴十三</small>

伤寒瘀热在里，身必发黄，麻黄连翘赤小豆汤主之。

#### ❧ 麻黄连翘赤小豆汤　八十一

麻黄<small>二两</small>　杏仁<small>四十枚，去皮尖</small>　生姜<small>二两</small>　生梓白皮<small>一升</small>　连翘<small>二两</small>　甘草<small>二两，炙</small>　大枣<small>十二枚</small>　赤小豆<small>一升</small>

### 栀子柏皮证十三<small>太阴十四</small>

伤寒，身黄发热者，栀子柏皮汤主之。

#### ❧ 栀子柏皮汤　八十二

栀子<small>十五枚，劈</small>　甘草<small>一两，炙</small>　黄柏

皮一两

上三味，以水四升，煮取一升半，去滓，分温再服。

## 寒湿发黄证十四<sub>太阴十五</sub>

伤寒发汗已，身目为黄，所以然者，以寒湿在里不解故也。以为不可下也，当于寒湿中求之。

## 中风欲愈十五<sub>太阴十六</sub>

太阴中风，四肢烦疼，阳微阴涩而长者，为欲愈。

## 太阴解期<sub>太阴十七</sub>

太阴病，欲解时，从亥至丑上。

# 卷十一　少阴经全篇<sub>四十六章</sub>

## 少阴脏病

### 少阴经提纲一<sub>少阴一</sub>

少阴之为病，脉微细，但欲寐也。

### 少阴脏病连经麻附细辛证一<sub>少阴二</sub>

少阴病，始得之，反发热，脉沉者，麻黄附子细辛汤主之。

#### 麻黄附子细辛汤　八十三

麻黄二两　附子一枚，炮，去皮脐，破八片　细辛二两

### 麻附甘草证二<sub>少阴三</sub>

少阴病，得之二三日，麻黄附子甘草汤微发汗，以二三日无里证，故微发汗也。

#### 麻黄附子甘草汤　八十四

麻黄二两　附子一枚，炮，去皮脐，破八片

甘草二两，炙

### 少阴脏病忌汗证三<sub>少阴四</sub>

少阴病，脉细沉数，病为在里，不可发汗。

### 四逆证四<sub>少阴五</sub>

少阴病，脉沉者，急温之，宜四逆汤（方在太阴三）。

### 附子证五<sub>少阴六</sub>

少阴病，身体疼，手足寒，骨节痛，脉沉者，附子汤主之。

#### 附子汤　八十五

附子一枚，去皮脐　茯苓三两　人参二两　白术四两　芍药三两

### 附子证六<sub>少阴七</sub>

少阴病，得之一二日，口中和，其背恶寒者，当灸之，附子汤主之。

### 咳利谵语证七 少阴八

少阴病，咳而下利，谵语者，被火气劫故也，小便必难，以强责少阴汗也。

### 发汗动血证八 少阴九

少阴病，但厥无汗，而强发之，必动其血，未知从何道出，或从口鼻，或从目出，是名下厥上竭，为难治。

### 发汗亡阳证九 少阴十

少阴病，脉微，不可发汗，亡阳故也。阳已虚，尺脉弱涩者，复不可下之。

### 咽痛吐利证十 少阴十一

病人脉阴阳俱紧，反汗出者，亡阳也，此属少阴，法当咽痛而复吐利。

### 甘草桔梗证十一 少阴十二

少阴病，二三日，咽痛者，可与甘草汤，不瘥，与桔梗汤。

#### ❀ 甘草汤 八十六

甘草二两

#### ❀ 桔梗汤 八十七

桔梗一两　甘草二两

### 半夏散证十二 少阴十三

少阴病，咽中痛，半夏散及汤主之。

#### ❀ 半夏散 八十八

半夏洗　桂枝去皮　甘草炙，以上等份

### 苦酒汤证十三 少阴十四

少阴病，咽中伤，生疮，不能语言，声不出者，苦酒汤主之。

#### ❀ 苦酒汤 八十九

半夏十四枚，破　鸡子一枚，去黄，纳苦酒，着鸡子壳中

### 猪肤汤证十四 少阴十五

少阴病，下利咽痛，胸满心烦者，猪肤汤主之。

#### ❀ 猪肤汤 九十

猪肤一斤

### 四逆证十五 少阴十六

少阴病，饮食入口即吐，心中温温欲吐，复不能吐，始得之，手足寒，脉弦迟者，此胸中实，不可下也，当吐之。若膈上有寒饮，干呕者，不可吐也，急温之，宜四逆汤（方在太阴三）。

### 下利烦渴证十六 少阴十七

少阴病，欲吐不吐，心烦，但欲寐，五六日，自利而渴者，属少阴也，虚故引水自救，若小便色白者，少阴病形悉具。小便白者，以下焦虚有寒，不能制水，故令色白也。

### 吴茱萸证十七 少阴十八

少阴病，吐利，手足厥冷，烦躁欲死者，吴茱萸汤主之（方在阳明六十）。

## 真武汤证十八少阴十九

少阴病，二三日不已，至四五日，腹疼，小便不利，四肢沉重疼痛，自下利者，此为有水气，其人或咳，或小便利，或不利，或呕者，真武汤主之。

### ❧ 真武汤　九十一

茯苓三两　白术二两　生姜三两　附子一枚，炮，去皮，破八片　芍药三两

## 呕利汗出证十九少阴二十

少阴病，下利，脉微涩，呕而汗出，必数更衣，反少者，当温其上，灸之。

## 猪苓证二十少阴二十一

少阴病，下利六七日，咳而呕渴，心烦，不得眠者，猪苓汤主之（方在阳明六十五）。

## 四逆散证二十一少阴二十二

少阴病，四逆，其人或咳，或悸，或小便不利，或腹中痛，或泄利下重者，四逆散主之。

### ❧ 四逆散　九十二

甘草炙　枳实破，水渍，炙　柴胡芍药

## 通脉四逆证二十二少阴二十三

少阴病，下利清谷，里寒外热，手足厥逆，脉微欲绝，身反不恶寒，其人面色赤，或腹痛，或干呕，或咽痛，或利止脉不出者，通脉四逆汤主之。其脉即出者愈。

### ❧ 通脉四逆汤　九十三

此即四逆汤，而分两不同。

甘草二两，炙　干姜三两，强人可四两　附子大者一枚，生用，去皮，破八片

## 白通汤证二十三少阴二十四

少阴病，下利，白通汤主之。

### ❧ 白通汤　九十四

葱白四茎　干姜一两　附子一枚，生用，去皮，破八片

## 白通猪胆汁证二十四少阴二十五

少阴病，下利脉微者，与白通汤，利不止，厥逆无脉，干呕烦者，白通加猪胆汁汤主之。服汤脉暴出者死，微续者生。

### ❧ 白通加猪胆汁汤　九十五

葱白四茎　干姜一两　附子一枚，去皮，破八片，生用　人尿五合　猪胆汁一合

## 桃花汤证二十五少阴二十六

少阴病，二三日至四五日，腹痛，小便不利，下利不止，便脓血者，桃花汤主之。

### ❧ 桃花汤　九十六

粳米一升　干姜三两　赤石脂一斤，一半煮用，一半筛末

## 桃花汤证二十六少阴二十七

少阴病，下利便脓血者，桃花汤主之。

## 下利脓血证二十七少阴二十八

少阴病，下利便脓血者，可刺。

### 身热便血证二十八 <sub>少阴二十九</sub>

少阴病，八九日，一身手足尽热者，以热在膀胱，必便血也。

### 少阴亡阳死证一 <sub>少阴三十</sub>

少阴病，脉微沉细，但欲卧，汗出不烦，自欲吐，至五六日，自利，复烦躁不得卧寐者，死。

### 死证二 <sub>少阴三十一</sub>

少阴病，吐利烦躁，四逆者，死。

### 死证三 <sub>少阴三十二</sub>

少阴病，四逆，恶寒而身蜷，脉不至，不烦而躁者，死。

### 死证四 <sub>少阴三十三</sub>

少阴病，恶寒身蜷而利，手足逆冷者，不治。

### 死证五 <sub>少阴三十四</sub>

少阴病，下利止而头眩，时时自冒者，死。

### 死证六 <sub>少阴三十五</sub>

少阴病，六七日，息高者，死。

### 少阴阳回不死证一 <sub>少阴三十六</sub>

少阴病，吐利，手足不厥冷，反发热者，不死。脉不至者，灸少阴七壮。

### 阳回证二 <sub>少阴三十七</sub>

少阴病，恶寒而蜷，时自烦，欲去衣被者，可治。

### 阳回证三 <sub>少阴三十八</sub>

少阴病，下利，若利自止，恶寒而蜷卧，手足温者，可治。

### 阳回证四 <sub>少阴三十九</sub>

少阴病，脉紧，至七八日，自下利，脉暴微，手足反温，脉紧反去者，为欲解也，虽烦下利，必自愈。

### 土盛水负证一 <sub>少阴四十</sub>

少阴负趺阳者，为顺也。

### 土胜水负黄连阿胶证二 <sub>少阴四十一</sub>

少阴病，得之二三日以上，心中烦。不得卧，黄连阿胶汤主之。

### ❧ 黄连阿胶汤　九十七

黄连<sub>四两</sub>　黄芩<sub>一两</sub>　芍药<sub>一两</sub>　阿胶<sub>三两</sub>　鸡子黄<sub>二枚</sub>

### 土胜水负大承气证三 <sub>少阴四十二</sub>

少阴病，得之二三日，口燥咽干者，急下之，宜大承气汤（方在阳明二十一）。

### 土胜水负大承气证四 <sub>少阴四十三</sub>

少阴病，自利清水，色纯青，心下必痛，口干燥者，急下之，宜大承气汤（方在阳明二十一）。

### 土胜水负大承气证五 <sub>少阴四十四</sub>

少阴病，六七日，腹胀，不大便者，急下之，宜大承气汤（方在阳明二十一）。

**少阴中风欲愈一**少阴四十五

少阴中风，脉阳微阴浮，为欲愈。

**少阴解期一**少阴四十六

少阴病，欲解时，从子至寅上。

# 卷十二 厥阴经全篇五十章

## 厥 阴 脏 病

### 厥阴经提纲一厥阴一

厥阴之为病，消渴，气上冲心，心中疼热，饥而不欲食，食则吐蛔，下之利不止。

### 厥阴脏病乌梅丸证一厥阴二

伤寒，脉微而厥，至七八日，肤冷，其人躁无暂安时者，此为脏厥，非为蛔厥也。蛔厥者，其人当吐蛔，令病者静，而复时烦，此为脏寒，蛔上入其膈，故烦，须臾复止，得食而呕，又烦者，蛔闻食臭出，其人当自吐蛔，蛔厥者，乌梅丸主之。

#### ❀乌梅丸 九十八（又主久利方）

乌梅三百枚 细辛六两 干姜十两 人参六两 桂枝六两 当归四两 蜀椒四两，去目 附子六两，炮 黄连一斤 黄柏六两

### 手足厥逆证二厥阴三

凡厥者，阴阳不相顺接，便为厥，厥者，手足逆冷是也。诸四逆厥者，不可下之。虚家亦然。

### 厥热胜复证三厥阴四

伤寒一二日，以至四五日而厥者，必发热，前热者后必厥，厥深者热亦深，厥微者热亦微。厥应下之，而反发汗者，必口伤烂赤。

### 厥热胜复证四厥阴五

伤寒厥五日，热亦五日，设六日当复厥，不厥者自愈。厥终不过五日，以热五日，故知自愈。

### 厥多热少证五厥阴六

伤寒厥四日，热反三日，复厥五日，其病为进。寒多热少，阳气退，故为进也。

### 厥少热多证六厥阴七

伤寒发热四日，厥反三日，复热四日，厥少热多，其病当愈。四日至七日，热不除者，必便脓血。

### 热胜便血证七厥阴八

伤寒，热少，厥微，指头寒，默默不欲食，烦躁数日，小便利，色白者，此热除也，欲得食，其病为愈。若厥而呕，胸胁烦满者，其后必便血。

### 彻热除中证八厥阴九

伤寒脉迟，六七日，而反与黄芩汤彻其热，脉迟为寒，今与黄芩汤复除其热，腹中应冷，当不能食，今反能食，此名除中，必死。

### 热胜痈脓证九厥阴十

伤寒，始发热六日，厥反九日而利。凡厥利者，当不能食，今反能食者，恐为除中。食以索饼，不发热者，知胃气尚在，必愈。恐暴热来出而复去也，后三日脉之，其热续在者，期之旦日夜半愈。所以然者，本发热六日，厥反九日，复发热三日，并前六日，亦为九日，与厥相应，故期之旦日夜半愈。后三日脉之，而脉数，其热不罢者，此为热气有余，必发痈脓也。

### 厥胜下利证十厥阴十一

伤寒，先厥，后发热，而下利者，必自止，见厥复利。

### 热胜喉痹证十一厥阴十二

伤寒，先厥，后发热，下利必自止，而反汗出，咽中痛者，其喉为痹。

### 热胜便脓证十二厥阴十三

发热无汗，而利必自止，若不止，必便脓血，便脓血者，其喉不痹。

### 脉促发厥证十三厥阴十四

伤寒，脉促，手足厥逆者，可灸之。

### 当归四逆证十四厥阴十五

手足厥寒，脉细欲绝者，当归四逆汤主之。若其人内有久寒者，当归四逆加吴茱萸生姜汤主之。

#### ❧当归四逆汤 九十九

当归三两 芍药三两 桂枝三两 细辛二两 通草二两 甘草二两，炙 大枣二十五枚

#### ❧当归四逆加吴茱萸生姜汤 一百

当归三两 芍药三两 桂枝三两 细辛二两 通草二两 甘草二两，炙 大枣二十五 吴茱萸一升 生姜半斤

### 瓜蒂散证十五厥阴十六

病人手足厥冷，脉乍紧者，邪结在胸中，心下满而烦，饥不能食者，病在胸中，当须吐之，宜瓜蒂散（方在太阳百三十二）。

### 少腹满痛证十六厥阴十七

病人手足厥冷，言我不结胸，少腹满，按之痛者，此冷结在膀胱关元也。

### 脉虚厥逆证十七厥阴十八

伤寒五六日，不结胸，腹濡，脉虚，复厥者，不可下，此为亡血，下之死。

### 水渍作利证十八厥阴十九

伤寒厥而心下悸者，宜先治水，当与茯苓甘草汤（方在太阳四十二）。却治其厥，不尔，水渍入胃，必作利也。

## 腹痛欲利证十九<sub>厥阴二十</sub>

伤寒四五日，腹中痛，若转气下趋少腹，此欲自利也。

## 当归四逆证二十<sub>厥阴二十一</sub>

下利脉大者，虚也，以其强下之故也。设脉浮革，因而肠鸣者，属当归四逆汤（方在厥阴十五）。

## 四逆证二十一<sub>厥阴二十二</sub>

大汗，若大下，利而厥冷者，四逆汤主之（方在太阴三）。

## 四逆证二十二<sub>厥阴二十三</sub>

大汗出，热不去，内拘急、四肢疼，又下利厥逆而恶寒者，四逆汤主之。

## 通脉四逆证二十三<sub>厥阴二十四</sub>

下利清谷，里寒外热，汗出而厥者，通脉四逆汤主之（方在少阴二十三）。

## 干姜连芩人参证二十四<sub>厥阴二十五</sub>

伤寒本自寒下，医复吐下之，寒格，更逆吐下，若食入口即吐，干姜黄连黄芩人参汤主之。

### ❀干姜黄连黄芩人参汤　百一

干姜三两，去皮　人参三两　黄连三两，去须　黄芩三两

## 吴茱萸证二十五<sub>厥阴二十六</sub>

干呕，吐涎沫，头痛者，吴茱萸汤主之（方在阳明六十）。

## 痈脓作呕证二十六<sub>厥阴二十七</sub>

呕家有痈脓者，不可治呕，脓尽自愈。

## 麻黄升麻证二十七<sub>厥阴二十八</sub>

伤寒六七日，大下后，寸脉沉而迟，手足厥逆，下部脉不至，咽喉不利，吐脓血，泄利不止者，为难治，麻黄升麻汤主之。

### ❀麻黄升麻汤　百二

麻黄二两五钱，去节　升麻一两一分
当归一两一分　知母　黄芩　葳蕤各十八铢
石膏碎，绵裹　干姜　白术　芍药　天冬
桂枝　茯苓　甘草各六铢

## 四逆证二十八<sub>厥阴二十九</sub>

呕而脉弱，小便复利，身有微热，见厥者，难治，四逆汤主之（方在太阴三）。

## 热厥下利证二十九<sub>厥阴三十</sub>

发热而厥，七日下利者，为难治。

## 厥阴阳绝死证一<sub>厥阴三十一</sub>

伤寒发热，下利至甚，厥不止者，死。

## 死证二<sub>厥阴三十二</sub>

伤寒六七日，不利，便发热而利，其人汗出不止者，死，有阴无阳故也。

## 死证三<sub>厥阴三十三</sub>

伤寒发热，下利厥逆，躁不得卧者，死。

## 死证四<sub>厥阴三十四</sub>

伤寒六七日，脉微，手足厥冷，烦

躁，灸厥阴，厥不还者，死。

### 死证五 厥阴三十五

下利，手足厥冷，无脉者，灸之，不温，若脉不还，反微喘者，死。

### 死证六 厥阴三十六

下利后脉绝，手足厥冷，晬时脉还，手足温者生，脉不还者死。

### 死证七 厥阴三十七

伤寒，下利日十余行，脉反实者，死。

### 厥阴阳回不死证一 厥阴三十八

下利，脉沉弦者，下重也，脉大者，为未止，脉微弱数者，为欲自止，虽发热，不死。

### 阳回证二 厥阴三十九

下利，脉沉而迟，其人面少赤，身有微热，下利清谷者，必郁冒汗出而解，病人必微厥，所以然者，其面戴阳，下虚故也。

### 阳回证三 厥阴四十

下利脉数，而有微热，汗出，令自愈，设复紧，为未解。

### 阳回圊脓证四 厥阴四十一

下利，脉数而渴者，令自愈，设不瘥，必圊脓血，以有热故也。

### 阳回圊脓证五 厥阴四十二

下利，寸脉反浮数，尺中自涩者，必圊脓血。

### 阳回自愈证六 厥阴四十三

下利，有微热而渴，脉弱者，令自愈。

### 阳回有热证七 厥阴四十四

下利欲饮水者，以有热故也，白头翁汤主之。

### ❀ 白头翁汤 百三

白头翁二两　黄连三两　黄柏三两　秦皮三两

### 阳回饮水证八 厥阴四十五

厥阴病，欲饮水者，少少与之愈。

### 阳回热利证九 厥阴四十六

热利下重者，白头翁汤主之。

### 阳回谵语证十 厥阴四十七

下利谵语者，有燥屎也，宜小承气汤（方在阳明二十二）。

### 阳回生烦证十一 厥阴四十八

下利后更烦，按之心下濡者，为虚烦也，宜栀子豉汤（方在太阳八十九）。

### 厥阴欲愈十二 厥阴四十九

厥阴中风，脉微浮，为欲愈，不浮，为未愈。

### 厥阴解期 厥阴五十

厥阴病，欲解时，从丑至卯上。

# 卷十三　伤寒类证 三十六章

## 温病 一章

### 温病一

太阳病，发热而渴，不恶寒者，为温病。若发汗已，身灼热者，名曰风温。风温为病，脉阴阳俱浮，自汗出，身重，多眠睡，鼻息必鼾，语言难出。若被下者，小便不利，直视失溲。若被火者，微发黄色，剧则如惊痫，时瘛疭，若火熏之。一逆尚引日，再逆促命期。

## 痉病 五章

### 痉病一

太阳病，发热汗出，不恶寒者，名曰柔痉。

### 痉病二

太阳病，发热无汗，反恶寒者，名曰刚痉。

### 痉病三

太阳病，发汗太多，因致痉。

### 痉病四

病身热足寒，颈项强急，恶寒，时头热，面赤，目赤，独头摇，卒口噤，背反张者，痉病也。

### 痉病五

太阳病，发热，脉沉而细者，名曰痉。

## 湿病 九章

### 湿病一

太阳病，关节疼痛而烦，脉沉而细者，此名湿痹。湿痹之候，其人小便不利，大便反快，但当利其小便。

### 湿病二

湿家之为病，一身尽疼，发热，身色如熏黄也。

### 湿病三

湿家，其人但头汗出，背强，欲得被覆向火。若下之早，则哕，胸满，小便不利，舌上如苔者，以丹田有热，胸中有寒，渴欲得水，而不能饮，则口燥烦也。

### 湿病四

湿家下之，额上汗出，微喘，小便利者，死，若下利不止者，亦死。

### 湿病五

湿家病，身上疼痛，发热，面黄而喘，头痛鼻塞而烦，其脉大，自能饮食，腹中和无病，病在头中寒湿，故鼻塞，纳药鼻中则愈。

### 湿病六

问曰：风湿相抟，一身尽疼痛，法当汗出而解，值天阴雨不止，医云此可发汗，汗之病不愈者，何也？

答曰：发其汗，汗大出者，但风气去，湿气在，是故不愈也。若治风湿者，发其汗，但微微似欲汗出者，风湿俱去也。

### 湿病七

病者一身尽疼，发热，日晡所剧者，名曰风湿。此病伤于汗出当风，或久伤取冷所致也。

### 湿病八

伤寒八九日，风湿相抟，身体烦痛，不能自转侧，不呕不渴，脉浮虚而涩者，桂枝附子汤主之。若其人大便硬，小便自利者，去桂枝加白术汤主之。

#### 桂枝附子汤　百四

即桂枝去芍药加附子汤，而分两不同。

桂枝四两　甘草二两，炙　大枣十二枚　生姜三两　附子三枚，炮，去皮，破八片

#### 去桂加白术汤　百五

甘草二两　大枣十二枚　生姜三两　附子三枚，炮，去皮，破八片　白术四两

### 湿病九

风湿相抟，骨节烦疼掣痛，不得屈伸，近之则痛剧，汗出短气，小便不利，恶风不欲去衣，或身微肿者，甘草附子汤主之。

#### 甘草附子汤　百六

甘草二两，炙　附子二枚，炮，去皮　白术二两　桂枝四两

## 暍病 三章

### 暍病一

太阳中暍者，发热恶寒，身重而疼痛，其脉弦细芤迟，小便已。洒洒然毛耸，手足逆冷，小有劳，身即热，口开，前板齿燥。若发汗，则恶寒甚，加温针，则发热甚，数下之，则淋甚。

### 暍病二

太阳中热者，暍是也，其人汗出恶寒，身热而渴也。

### 暍病三

太阳中暍，身热疼重，而脉微弱，此以夏月伤冷水，水行皮中所致也。

## 霍乱 十一章

### 霍乱一

问曰：病有霍乱者何？

答曰：呕吐而利，是名霍乱。

## 霍乱二

问曰：病发热、头痛、身疼、恶寒、吐利者，此属何病？

答曰：此名霍乱，自吐下，利止复更发热也。

## 霍乱三

伤寒，其脉微涩者，本是霍乱，今是伤寒，却四五日至阴经上，转入阴，必利。本呕下利者，不可治也。欲似大便，而反失气，仍不利者，此属阳明也，便必硬，十三日愈。所以然者，经尽故也。

## 霍乱四

下利后，当便硬，硬则能食者愈。今反不能食，到后经中，颇能食，复过一经，能食，过之一日当愈。不愈者，不属阳明也。

## 霍乱五

霍乱，头疼，发热，身疼痛，热多欲饮水者，五苓散主之（方在太阳四十一）。寒多不用水者，理中丸主之。

### ❧ 理中丸　百七

人参　白术　甘草　干姜各三两

## 霍乱六

吐利汗出，发热恶寒，四肢拘急，手足厥冷者，四逆汤主之（方在太阴三）。

## 霍乱七

既吐且利，小便复利，而大汗出，下利清谷，内寒外热，脉微欲绝者，四逆汤主之。

## 霍乱八

吐已下断，汗出而厥，四肢拘急不解，脉微欲绝者，通脉四逆加猪胆汁汤主之。

### ❧ 通脉四逆加猪胆汁汤　百八

甘草三两，炙　干姜三两　附子大者一枚　猪胆汁半合

## 霍乱九

恶寒脉微而复和，利止，亡血也，四逆加人参汤主之。

### ❧ 四逆加人参汤　百九

甘草二两　干姜一两五钱　附子一枚，生用，去皮，破八片　人参一两

## 霍乱十

吐利止，而身痛不休者，当消息和解其外，宜桂枝汤小和之（方在太阳五）。

## 霍乱十一

吐利发汗，脉平，小烦者，以新虚不胜谷气故也。

# 瘥后劳复六章

## 瘥后劳复一

大病瘥后，喜唾，久不了了者，胃上有寒，当以丸药温之，宜理中丸（方在霍乱五）。

### 瘥后劳复二

伤寒解后,虚羸少气,气逆欲吐者,竹叶石膏汤主之。

#### ❀ 竹叶石膏汤 百十

竹叶二把 石膏一斤 麦冬一升 人参三两 甘草二两,炙 粳米半升 半夏半升,洗

### 瘥后劳复三

大病瘥后,从腰以下有水气者,牡蛎泽泻散主之。

#### ❀ 牡蛎泽泻散 百十一

牡蛎熬 泽泻 葶苈熬 商陆根熬 海藻洗去咸 蜀漆去腥 栝楼根各等份

### 瘥后劳复四

伤寒瘥已后,更发热,小柴胡汤主之(方在少阳二)。脉浮者,以汗解之,脉沉实者,以下解之。

### 瘥后劳复五

大病瘥后,劳复者,枳实栀子豉汤主之。若有宿食者,加大黄如博棋子五六枚。

#### ❀ 枳实栀子豉汤 百十二

枳实三枚,炙 栀子十四枚,劈 香豉一升,绵裹

### 瘥后劳复六

病人脉已解,而日暮微烦,以病新瘥,人强与谷,脾胃气尚弱,不能消谷,故令微烦,损谷则愈。

## 阴阳易一章

### 阴阳易一

伤寒,阴阳易之为病,其人身体重,少气,少腹里急,或引阴中筋挛,热上冲胸,头重不欲举,眼中生花,膝胫拘急者,烧裈散主之。

#### ❀ 烧裈散 百十三

裈裆

# 卷十四 汗下宜忌五十一章

## 汗下不可汗十八章

### 不可汗一

脉濡而弱,弱反在关,濡反在巅,微反在上,涩反在下。微则阳气不足,涩则无血,阳气反微,中风汗出,而反躁烦,涩则无血,厥而且寒。阳微发汗,躁不得眠。

## 不可汗二

脉濡而弱，弱反在关，濡反在巅，弦反在上，微反在下。弦为阳运，微为阴寒，上实下虚，意欲得温。微弦为虚，不可发汗，发汗则寒栗，不能自还。

## 不可汗三

脉濡而紧，濡则卫气微，紧则营中寒，阳微卫中风，发热而恶寒，营紧胃中冷，微呕心内烦。医谓有大热，解肌而发汗，亡阳虚烦躁，心下苦痞坚，表里俱虚竭，卒起而头眩，客热在皮肤，怅怏不得眠。不知胃气冷，紧寒在关元，技巧无所施，汲水灌其身，客热因时罢，栗栗而战寒，重被而覆之，汗出而冒巅，体惕而又振，小便为微难，寒气因水发，清谷不容间，呕变反肠出，颠倒不得安，手足为微逆，身冷而内烦。迟欲从后救，安可复追还！

## 不可汗四

诸脉得数动微弱者，不可发汗，发汗则大便难，腹中干，胃燥而烦，其形相象，根本异源。

## 不可汗五

厥逆脉紧，不可发汗，发汗则声乱，咽嘶，舌萎，声不得前。

## 不可汗六

动气在左，不可发汗，发汗则头眩，汗不止，筋惕肉瞤。

## 不可汗七

动气在右，不可发汗，发汗即衄而渴，心苦烦，饮即吐水。

## 不可汗八

动气在上，不可发汗，发汗则气上冲，正在心端。

## 不可汗九

动气在下，不可发汗，发汗则无汗，心中大烦，骨节苦疼，目晕恶寒，食则反吐，谷不得前。

## 不可汗十

咽中闭塞，不可发汗，发汗则吐血，气欲绝，手足逆冷，欲得蜷卧，不得自温。

## 不可汗十一

衄家，不可发汗，汗出必额上陷，脉紧急，目直视，不能眴，不得眠。

## 不可汗十二

亡血家，不可发汗，发汗则寒栗而振。

## 不可汗十三

淋家，不可发汗，发汗必便血。

## 不可汗十四

疮家，虽身疼痛，不可发汗，汗出则痉。

## 不可汗十五

咽喉干燥，不可发汗。

## 不可汗十六

咳而小便利，若失小便者，不可发汗，汗则四肢厥冷。

## 不可汗十七

咳者则剧，数吐涎沫，咽中必干，小便不利，心中饥烦，晬时而发，其形似疟，有寒无热，虚而寒栗。咳而发汗，蜷而苦满，腹中复坚。

## 不可汗十八

诸逆发汗，病微者难瘥，剧者言乱目弦者死，命将难全。

# 不可下 十六章

## 不可下一

脉濡而弱，弱反在关，濡反在巅，微反在上，涩反在下。微则阳气不足，涩则无血，阳气反微，中风汗出，而反躁烦，涩则无血，厥而且寒。阳微不可下，下之则心下痞硬。

## 不可下二

脉濡而弱，弱反在关，濡反在巅，弦反在上，微反在下。弦为阳运，微为阴寒，上实下虚，意欲得温。微弦为虚，虚者，不可下也。

## 不可下三

脉濡而弱，弱反在关，濡反在巅，浮反在上，数反在下。浮为阳虚，数为无血，浮为虚，数为热，浮为虚，自汗出而恶寒，数为痛，振寒而栗。微弱在关，胸下为急，喘汗而不得呼吸，呼吸之中，痛在于胁，振寒相抟，形如疟状。医反下之，故令脉数发热，狂走见鬼，心下为痞，小便淋漓，小腹甚硬，小便则尿血也。

## 不可下四

脉浮而大，浮为气实，大为血虚。血虚为无阴，孤阳独下阴部者，小便当赤而难，胞中当虚。今反小便利而大汗出，法应卫家当微。今反更实，津液四射，营竭血尽，干烦而不得眠，血薄肉消，而成暴液。医复以毒药攻其胃，此为重虚，客阳去有期，必下如污泥而死。

## 不可下五

微则为咳，咳则吐涎，下之则咳止而利因不休，利不休则胸中如虫啮，粥入则出，小便不利，两胁拘急，喘息为难，颈背相引，臂则不仁，极寒反汗出，身冷若冰，眼睛不慧，语言不休，而谷食多入，此谓除中，口虽欲言，舌不得前。

## 不可下六

脉数者，久数不止，止则邪结，正气未复，邪气却结于脏，故邪气浮之，与皮毛相得。脉数者，不可下，下之必烦利不止。

## 不可下七

动气在左，不可下，下之则腹内拘急，食不下，动气更剧，虽有身热，卧则欲蜷。

## 不可下八

动气在右，不可下，下之则津液内竭，咽燥鼻干，头眩心悸也。

## 不可下九

动气在上，不可下，下之则掌握烦热，身上浮冷，热汗自泄，欲得水自灌。

## 不可下十

动气在下，不可下，下之则腹胀满，卒起头眩，食则下清谷，心下痞也。

## 不可下十一

咽中闭塞者，不可下，下之则上轻下重，水浆不下，卧则欲蜷，身急痛，下利日数十行。

## 不可下十二

诸外实者，不可下，下之则发微热，亡脉厥者，当脐握热。

## 不可下十三

诸虚者，不可下，下之则大渴。求水者，易愈，恶水者，剧。

## 不可下十四

夫病阳多者热，下之则硬。

## 不可下十五

无阳阴强，大便硬者，下之则必清谷腹满。

## 不可下十六

发汗多，亡阳谵语者，不可下，与桂枝柴胡汤（方在少阳七），和其营卫，以通津液，后自愈。

# 不可汗下四章

## 不可汗下一

伤寒发热，口中勃勃气出，头痛目黄，衄不可制，贪水者必呕，恶水者厥，若下之，咽中生疮。假令手足温者，必下重便脓血。头痛目黄者，若下之，则两目闭。贪水者，脉必厥，其声嘤，咽喉塞，若发汗，则战栗。阴阳俱虚，恶水者，若下之，则里冷不嗜食，大便完谷出，若发汗，则口中伤，舌上白苔，躁烦。脉实数，不大便，六七日后，必便血，若发汗，则小便自利也。

## 不可汗下二

伤寒，脉阴阳俱紧，恶寒发热，则脉欲厥。厥者，脉初来大，渐渐小，更来渐渐大，是其候也。如此者，恶寒甚者，翕翕汗出，喉中痛，热多者，目赤脉多，睛不慧。医复发之，咽中则伤。若复下之，则两目闭，寒多者，便清谷，热多者，便脓血。若熏之，则身发黄。若熨之，则咽燥。若小便利者，可救之，小便难者，为危殆。

## 不可汗下三

伤寒头痛，翕翕发热，形像中风，常

微汗出。自呕者，下之益烦，心中懊侬如饥。发汗则致痉，身强难以屈伸。熏之则发黄，不得小便，久则发咳吐。

### 不可汗下四

伤寒，发热头痛，微汗出，发汗则不识人，熏之则喘，不得小便，心腹满，下之则短气，小便难，头痛背强，加温针则衄。

## 可汗一章

### 可汗一

脉浮大，应发汗，医反下之，此为大逆。

## 可吐三章

### 可吐一

病人手足厥冷，脉乍结，以客气在胸中，心下满而烦，欲食不能食者，病在胸中，当吐之。

### 可吐二

病胸上诸实，胸中郁郁而痛，不能食，欲使人按之，而反有涎唾，下利日十余行，其脉反迟，寸口脉微涩，此可吐之，吐之利即止。

### 可吐三

宿食在上脘，当吐之。

## 可下九章

### 可下一

下利，三部脉皆平，按之心下硬者，急下之，宜大承气汤（方在阳明二十一）。

### 可下二

脉双弦而迟者，必心下硬，脉大而紧者，阳中有阴也，可以下之，宜大承气汤（方在阳明二十一）。

### 可下三

问曰：人病有宿食者，何以别之？
答曰：寸口脉浮而大，按之反涩，尺中亦微而涩，故知有宿食。当下之，宜大承气汤（方在阳明二十一）。

### 可下四

下利不欲食者，以有宿食故也，当下之，宜大承气汤（方在阳明二十一）。

### 可下五

下利脉反滑，当有所去，下之乃愈，宜大承气汤（方在阳明二十一）。

### 可下六

下利脉迟而滑者，内实也，利未欲止，当下之，宜大承气汤（方在阳明二十一）。

### 可下七

伤寒后，脉沉沉者，内实也，下解之，宜大柴胡汤（方在少阳十三）。

## 可下八

病人腹中满痛者，此为实也，当下之，宜大承气汤（方在阳明二十一）。

## 可下九

下利瘥后，至其年月日复发者，以病不尽故也，当下之，宜大承气汤（方在阳明二十一）。

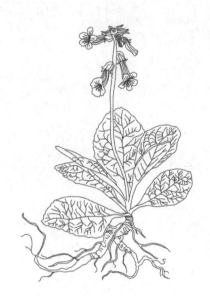

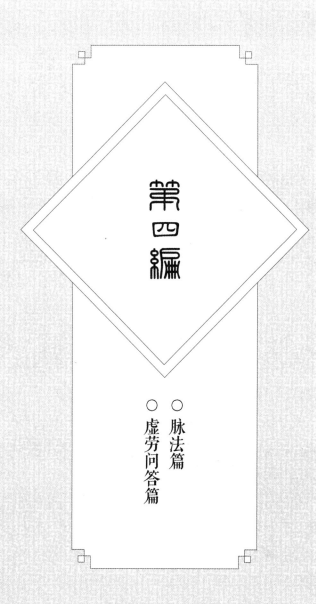

第四編

○ 脉法篇
○ 虚劳问答篇

# 目录

## 脉法篇

# 虚劳问答篇

# 脉法篇

问曰：傅青主先生曰：凡右手寸脉大过左手寸脉者，不论他脉如何便属内伤何也？

问曰：有右寸脉大不病劳疾何也？

问曰：右寸脉大为阴虚有滋阴之药不效何也？

问曰：阴精亏耗之家有服阿胶、地黄滋阴而愈其脉当如何？

## 切脉为学医治病处方用药之凭据

医学已知系统了，已得根源了，一到临证处方用药，往往不见功效。或有时生出反向的结果，何也？这就是脉学不曾学好之故。盖脉学须有了把握，然后用药不错误。如诊治一病，问其病源，本应用某方加减，某方内有某药是泻肝火的，便须由脉上断定。究竟肝经是否有火，此火是否实在可泻，然后断定可否用药。如其肝经虽然有火，却是虚象，便不可用泻火之药。推之补药、热药、下药、散药亦复如是。又如诊治一病，问其病源，或是某经当升不升；应用升药，或是某经当降不

降，应用降药，便须由脉上断定。用某药升某经，于他经有无妨碍，用某药降某经，与他经有无妨碍。如用升药，那不降之气，能因之更加不降否？如用降药，那不升之气，能因之更加不升否？如用补中之药，能不至于横塞否？如用滋润之药，能不增加土湿否？如用燥湿之药，能不耗津液否？如用温下焦之药，能不增加上热否？如用清上焦之药，能不增加下寒否？如用解表之药，能不耗散伤及中气否？平心审查，左右六部，分而断之，合而断之，断定之后，将应用之方，减去不宜照用之药，加入方中本来未有之药，方能见效。医理方能会通。古圣遗下的医书医方，不过立个标准，后人变通用之，如不变通，古圣医方皆可杀人。后人凭何变通，全凭诊脉了。如外感之病，以《伤寒论》为第一祖本。春夏感冒忌麻黄，因脉弱也，因天时开发也。医生只知医书的方子，不知天时是否可以用开发的药，不知病人的脉是否微弱，不能用开发的药，仍然是用麻黄汤以发汗，汗出之后，坏证续

起，遂成不治，这就是不凭脉理来变通的缘故。昔人谓脉法一事，心中了了，指下难明。其实不先从指下考究明白，心中如何了了。心中果然了了，指下如何不能明白。但是一层，如学不得法，心中虽欲了了，指下虽欲明白，亦终归不得了了不得明白而已。兹将脉法设为问答如下。

**问曰：切脉之要先明指法不易三指平下何也？**

曰：脉之本体，寸脉较关脉浮，尺脉较关脉沉，寸脉之沉部与关脉之中部平，寸脉之中部与关脉之浮部平，关脉之中部与尺脉之浮部平，关脉之沉部与尺脉之中部平。三指平下，只觉寸脉多而尺脉少。切脉三指，须食指较中指略高，名指较中指略低，方合寸关尺之本体，先合本体，然后能知脉之病与不病也。

**问曰：切脉指法亦有三部九候何也？**

曰：三部者，寸浮关中尺沉也，寸有寸之浮中沉，关有关之浮中沉，尺有尺之浮中沉。一脉三候，此九候也。于九候之中，反复寻求，脉来一贯纤毫悉现矣。分求之为九候，合取之仍一气。由一气以分九候，由九候以归一气，故诊尺则知寸，诊寸则知尺，诊左则知右，诊右则知左，诊浮则知沉，诊沉则知浮也。

**问曰：切脉须病人两手虎口向上不可掌心向上何也？**

曰：腕后高骨，关脉之准，医生切脉先将大指中节屈靠病人高骨，中指对准高

骨，以定关位，关上则寸，关下则尺。病人身长者，疏排三指；病人身短者，密排三指。

**问曰：病人掌心向上切不明白何也？**

曰：切脉须由浮部切至中部，由中部切至沉部，由沉部切至骨际无脉之处，又须将脉之内外前后细细推按，方能丝毫清楚，病人掌心向上，医生下指不便用力寻求，故须虎口向上，医生大指中节靠往病人腕后高骨，方可细切也。

**问曰：脉有溢气、有谷气、有根气何也？**

曰：溢气者，脏腑不调，经络不和，溢出之气。谷气者，饮食之后，增加之气。根气者，脏腑根本之气。溢气时溢时消，谷气因食增减。惟此根本之气，终始不移。

**问曰：切脉切至沉部之下骨际之间何也？**

曰：沉部之下骨际之间，根气发现之所在也，假如其人外实内虚，上热下寒，其脉虽盛，按至骨际，脉来必微。不按至骨际，不知根气之微也。决断大病，全在根气。有将小病治成大病者，亦根气未曾切明之故。

**问曰：浮中沉之沉部不足以见根气乎？**

曰：审脉定象，易参成见。由浮候、中候、沉候切至骨际无脉之处，此时指下，毫无迹象，心中空无一物，所有成

见，一概扫净，平心静气，轻轻将指微微放松，俟脉复来，此复来之脉与初切之脉必有不同，此时易认定，认定之后，乃徐徐放至沉部，再放至中部，再放至浮部，再由浮部按至中部，按至沉部。再按至骨际，如此数次，则骨际根气之脉与沉部、浮部、中部是否一律，是否真寒假热，是否外实内虚，诊断处方乃有把握，乃不至于攻外之实而益内之虚，清上之热而增下之寒，将小病误成大病，致人死于顷刻之间。

**问曰：诊脉之法两手分诊之后宜再两手合诊何也？**

曰：平人无病，六脉调和，其脉必平，有病之人，六脉不调，其脉必不平。医者诊脉，是将审其何脉之不平，而须知其何脉之不调也。两手先后诊视，现诊之脉虽审明确，到诊后诊之脉时，先诊之脉必有遗忘之处，此时欲下真切之诊断，不免差之毫厘失之千里矣。医家审脉如审琴音，说定一音之高下，必合众音之高下定之。惟两手合诊，则反复对勘，何脉较何脉大，何脉较何脉小，何脉较何脉浮，何脉较何脉沉，何脉较何脉有余，何脉较何脉不足，平心审度，如有丝毫疑义，皆可及时了解，不然抚心自问，遗愧多矣。如遇大病，必须如此诊法，把握方准。

**问曰：脉法繁细、脉理精微，按至骨际两手合诊便可得其大要何也？**

曰：诊至骨际，则知根气之虚实，六脉合诊则知阴阳之胜负，病人之死者，死于根气之亡脱，死于阴胜灭阳，阳胜灭阴。知根气之虚实，则不至于伐伤根气，偏助阴阳也。本系不死之病，误服药而死者，伐伤根气，偏助阴阳也。

**问曰：六脉合诊则知阴阳之胜负何也？**

曰：寸主阳，尺主阴，右三部主阳，左三部主阴。寸脉过于尺脉者，阳胜阴负，尺脉过于寸脉者，阴胜阳负。左三部过于右三部者，阴胜阳负。右三部过于左三部者，阳胜阴负。左右合诊，胜负了然矣。

**问曰：寸关尺统曰寸口，寸口者肺脉也，何以各脏各腑之脉皆候于寸口也？**

曰：《内经》曰肺朝百脉，又曰脉主宗气。人生下地，空气压入人身之后，百脉乃通，肺朝百脉，故各脏腑之气皆候于寸口也。

**问曰：十二脏腑之气升降循环候之于脉奈何？**

曰：寸脉主降，尺脉主升，关脉为升降枢机也。右寸降于左尺，左尺升于左关，左关升于左寸，左寸降于右尺，右尺升于右关，右关升于右寸，右寸复降于左尺也。

**问曰：五行相生于脉候之奈何？**

曰：知升降之义，则知相生之序矣。右寸生左尺，右寸金也，左尺水也。左尺生左关，左关木也。左关生左寸，左寸君火也。左寸生右尺，右尺相火也。右尺生右关，右关土也，右关生右寸，右寸金也。五行相生，皆一气之升降使然。并非森林之木，生光炎之火之谓也。

## 问曰：五行相克于脉候之奈何？

曰：金克木者，木气疏泄，其脉当弦，金气收敛，其脉当涩，木气之疏泄制以金气之收敛，则木气不过疏泄，而脉不过弦也。火克金者，金气收敛，其脉当涩，火气炎上，其脉当洪，金气之收敛制以火气之炎上，则金气不过收敛而脉不过涩也。水克火者，火气炎上其脉当洪，水气润下其脉当伏，火气之炎上制以水气之润下，则火气不过炎上而脉不过洪也。木克土，木气疏泄，其脉当弦，土气濡湿，其脉当缓，土气之濡湿制以木气之疏泄，则土气不过濡湿而脉不过缓也，惟土之克水也，土燥则能克水，土湿则不能克水，缘土气之湿与水气之润，其气本小异而大同，五行之气，金能克木者少，盖金气不敛时多故也，其相生相克，皆气化非形质也。

## 问曰：欲知病人脉象先知平人脉象，平人脉象奈何？

曰：平人之脉，不浮不沉，不迟不数，不大不小，不长不短，不缓不紧，不滑不涩，不石不芤，不弦不牢，不濡不弱，不散不伏，不促不结，不动不代，不细不洪，不虚不实，往来调和，六脉匀称，此胃气充畅，平人之脉也。全是胃气，则无病气，胃气多而病气少者易治。胃气少而病气多者难治，胃气退尽，全是病气，则人死矣。欲知平人胃气充畅之脉，须就真气未泄元阳未动少年无病六脉匀称往来调和之人。如法排定三指，按

三部九候之法，细心切取，将浮沉迟数二十六字于中求之，一字无有，只觉得往来调和，六脉匀称，便是胃气充畅平人脉，将此脉象切于指下，印于脑中，脑中指下皆是平人脉象，然后能知病人脉象。

## 问曰：宋崔嘉彦先生著《四言举要》脉诀，其中言脉纤毫毕具，某脉见何象，应主何病或兼何象兼主何病，该以韵语，学者熟读详记，宜乎诊断处方了然指下矣。日事记诵日事思索，临病切脉疑团满腹，按法治之多不应验，于是谓脉不足信者，有因经验已多，推测有得而与所学之脉诀不相尽合者，脉法如是之难奈何？

曰：此不知阴阳升降气化之常也。阴阳升降气化之常，脉法之根本也。脉诀之分脉论证，脉法之见端也。不知根本，只究见端。是以愈究愈远，愈学愈难也。人身阳位于上而根于下，阴位于下而根于上，上下之间是为中气。中气者，升降阴阳之枢轴也。故寸脉以候阳位，尺脉以候阴位，寸脉以候阴根，尺脉以候阳根。关脉以候阴阳升降之枢机。关者，上下阴阳交通之关键也。此寸、关、尺三部所主之大义也。自左右三部配合而言之，则左脉主水气主阴气，右脉主火气主阳气。右脉过于左脉者，阳胜火胜，左脉过于右脉者，阴胜水胜也。自其一部言之，浮候主阳气，沉候主阴气，中候主一部之中气。一部之中气者，阴中有阳、阳中有阴也。此左右六脉阴阳升降气化之根本之脉法也。知脉法之根本，然后可言浮、沉、

迟、数二十六病脉。阴阳升降，气化如常，则二十六病脉不见。阴阳升降，气化失常，二十六病脉乃见。知阴阳升降气化之何以不失常，则知二十六病脉何以发现。二十六病脉犹散珠也，阴阳升降气化之义，犹贯珠之绳也。一以贯之，脉法不难解也。兹就二十六病脉一贯之义论列于下。

### 浮、沉二脉浮如水上漂木随手而起

阳性主浮，阴性主沉。平人脾胃调和，中气充畅。脾土左旋，阴升化阳，沉中含有浮意，则沉不过沉。胃土有转，阳降而化阴，浮中含有沉意，则浮不过浮。故浮脉之为病，责在降气之虚。沉部之为病，责在升气之少。而实由中气旋转不旺。故治脉浮之病，须调养中气以降之。治脉沉之病，须调养中气以升之。寸脉本浮，尺脉本沉。如寸脉当浮而反沉，则升气太虚，是阴气之闭束也。尺脉当沉而反浮，则降气太少，是阳气之泄动也。如脉沉而人无病，此根气深固，最为可贵。

### 迟、数二脉一息五至为平脉，过五至为数，不及五至为迟

平人一呼脉再至，一吸脉再至。呼吸定息脉一至。一息五至是为平脉。呼则阳升而阴降，吸则阴降而阳升。升降不愆，脉乃调匀。人之所以能呼吸者，中气之旋转使然也。肺者，呼吸之官。中气者，呼吸之主。中气旋转，阴阳升降，而脉来调匀，故不迟不数也。阴进寒生则迟，阳进热生则数。脉迟脉数，皆属中气之虚。中气之旋转如常，水火交济，升降得平，寒热不作也。然迟固

为寒，而数则不尽属热。

有营卫郁而脉数，有风气动而脉数者，有木气滞而脉数者，有中气虚而脉数者。营卫郁而脉数者，外感之家，营伤卫郁，卫伤营郁，营卫交会，无时或分，郁而欲通，故脉数也。疮疡之家，营卫伤而迫急，故脉数也。风气动而脉数者，风气主动，人身之气，阳动阴静，动静平匀，则阴气降敛而阳气潜藏，息息归根，故脉不数。风气一动，动而伤阴，风气煽动，故脉数也。木气滞而脉数者，人身之气，肝经木气行身之左，胆经木气行身之右，肝木由左上升而化君火，胆木由右下降而化相火，木本克土，升降调和则不克土，土气冲和，往来流通，故脉不数。木气一滞，升降失常，郁而克土，中气被贼，枢轴不灵，轮转停瘀，血脉郁阻，故脉数也。中气虚而脉数者，水火交济，阴阳互根，全由中气之左旋右转，而中气旋转之旺，全由相火之下秘，火泄土败，阳根拔泄，元阳欲脱，中气将散，故脉数也。老年人之将死而脉不数者，阴阳俱尽矣。少年人之将死而脉多数者，阳气脱而中气散也。

### 大、小二脉

平人中气旋转，火气下交，水气上济，阳气左升而化阴根，阴气右降而化阳根，阴阳互根，升降调匀，不偏不郁，故六脉平和，不见为大亦不见为小，如见一部之大，必有一部之小。有关寸大而关尺小者，有关尺大而关寸小者，有右关寸大而左关尺小者，有左关尺大而右关寸小者，有左关寸大而右关尺小者，有右关尺

大而左关寸小者，有右关尺大而左关尺小者，有左关尺大而右关寸小者。有六脉浮中沉九候，浮中大，沉中小者；沉中大，浮中小者；关寸大而关尺小者。关上为阳，乃阴之根，阳郁于上，不能降而化阴，阳郁于上，故关寸大，下焦阴弱，故关尺小也。关尺大而关寸小者，关下为阴，乃阳之根，阴郁于下，不能升而化阳，阴郁于下，故关尺大，上焦阳弱，故关寸小也。右关寸大而左关尺小者，胆木逆行，上刑肺金，肺金不降不能生水，肺金不降，故右关寸大，肾水无源，故左关尺小也。左关尺大而右关寸小者，水木之气，由左上升，阴盛阳弱，升气不旺，水木下也。左关寸大而右关尺小者，右尺者相火之候，左寸者君火之候，君火下降则化相火，左寸者右尺之根也，君火上郁，故左关寸大，相火失根，故右关尺小也。右关尺大而左关寸小者，乙木不能生君火，故左关寸小，相火旺而肾水虚，故右关尺大也。右关尺大而左关寸小者，相火不藏于水位，故右关尺大，水被火灼，火胜水负，故左关寸小也。左关尺大而右关尺小者，左尺以候水，右尺以候火，水胜火负也。六脉浮中皆大、沉中皆小者，中气虚而浊阴上逆而不降也。六脉沉中皆大、浮中皆小者，中气虚而清阳下陷而不升也。虚劳之家，最忌脉大。病势将退则脉小，病势将进则脉大，病气退元气弱故脉小，病气进元气泄故脉大。

## 长、短二脉过本位为长，不及本位为短

平人阴阳升降，中气调和，脉不过长，亦不过短。中气不调，升降或偏，则脉右过长过短之象。长者木气之胜，短者金气之胜也。金性收涩，木性疏泄，疏泄之气偏胜则脉长，收涩之气偏胜则脉短。收涩之气与疏泄之气得其平匀，金气之收涩得木气之疏泄，故脉不过短。木气疏泄得金气之收涩，故脉不过长。过长过短皆原土火之虚，木生于水者，生于水中之温气，故上升以化心火，火弱水寒，木气不能生火，郁而现其疏泄之气，故其脉长，金生于土者，生于土中之润气，故下降而化肾水，土燥津枯，金气不能生水，郁而现其收涩之气，故其脉短也。脉短者金气之盛，脉长者木气之盛。五行之气，益虚则益郁，益郁则益盛，其胜者仍其虚也。

## 滑、涩二脉往来流利如珠走盘为滑，往来艰滞为涩

滑者，疏泄之脉，涩者收敛之脉。肝木本生心火，木之生火其性左升，木能左升，气传于心，火气发宣，木气不郁，则脉不涩。血被火灼，故脉见涩也。肺金本生肾水，金之性生水，其性右降，金能右降，气传于肾水，水气流通，金气不郁，则脉不滑，其为水瘀，故脉见滑也。脉涩脉滑要旨皆脾胃旋转之不力，脾胃者中气所司，金木升降之关门，金木者水火化生之始气也，胃土右转，肺金随之右降，水归肾家，气分清肃，气中无水，故脉不滑。脾土左旋，肝木随之上升，火归心经，血分凉和，血中无火，故脉不涩。涩则气盛而血虚者，气滞则盛，血分枯则虚也。滑则血盛而气虚者，血湿则盛，气源伤则虚也。如脉滑而病燥者，热气主动，

寒气主静，热动则脉滑也。如脉滑而病停食者，停而欲下，欲下不得，故脉滑也。如火弱而脉涩者，木枯火败，中气不能旋转，生机日少，可危之象也。

### 缓、紧二脉如迟似大为缓，似数似小如转绳弹指为紧

缓者生热，紧者生寒。伤寒阳明腑证，大承气汤之脉，实大而缓。病热而脉缓，乃真热证。土气实故脉缓，明乎缓脉之为真热，则知数脉之非真热。脉缓而热，可攻土气。脉数而热，当于清热之中照顾土气。缓脉有无病者，则和缓之象非病象也。又缓为脾脉，脾败则脉缓也。紧脉则无论内寒而紧，外寒而紧者，皆寒聚阴束，故脉如转绳弹指而紧也。

### 石、芤二脉石现沉部，芤现浮部。芤如切葱有边无中。石者，如石之实也。芤见沉部，迹实而硬为革

石者，中实而沉，阴中阳少之脉。芤者，中空而浮，阳中阴少之脉也。石脉责在肝肾，芤脉责在心肺。石脉责在肝肾者，肾本水位，水曰润下，其性极阴，然阴极之地，阳生则阴中有阳，其脉不石。一阳虽生，不可下陷，一阳之生而不陷者，肝木之左升。阴极生阳者，降极则升，升则化阳也。肝木不升，水中一阳生而复陷，则阴中无阳，而石脉见矣。芤脉责在心肺者，心本火位，火曰炎上，其性极阳，然阳极之地，一阴已生，阴生则阳中有阴，其脉不芤，一阴虽生，不可上逆，一阴之生而不上逆者，肺金之右降。阳极生阴者，升极则降，降则化阴也。肺金不降，火中一阴生而复逆，则阳中无阴

而芤脉见矣。然肾肝之升，其原在于脾土之左旋；心肺之降，其原在于胃土之右转。土主中气，中气之于四象，犹轴之于轮，枢轴旋转，轮乃循环，故欲融解石脉之中实，当调养中气以升肝肾。欲填补芤脉之中空，当调养中气以降心肺也。如芤脉日久不愈，则由浮而沉，由芤而革。芤之中空而边软者，日久则中空而边硬，阳气消减，生气亡矣。

### 弦、牢、濡、弱四脉按如弓弦为弦，弦而硬为牢。如丝绵在水中为濡，濡而微少为弱

弦牢濡弱者，木土之虚也，木气生风，其性疏泄，水中阳气，生木之根。水中阳气充足，木气不寒，柔和恬静。风气之疏泄不见，水中之阳气不足，木气失根，郁而见其本气，则疏泄而风生，弦者，疏泄之象也。有水饮而脉弦者，木气之郁也。牢者，弦之甚也而硬者也。阳和之气少，故牢也。濡者，土虚湿盛之脉，湿气凝滋，故濡脉有如绵在水中之象。平人脉不见濡象者，阳气旋动而水气通调也。水道通调，湿气自去，故脉不见濡。濡脉日久，阴气阳气必皆微少，盖下焦之气，升则化阳，土湿则中气不能旋转，阳生而不升，不升则陷，故阳微也。湿则伤津，津为阴液，湿盛脉濡，故阴微也。弱者，濡脉之虚极也。然弦濡之脉，分言之皆为病脉，合言之则能互相去病。弦脉转而兼濡，则弦脉之病愈。濡脉转而兼弦，则濡脉之病愈。弦者，疏泄太过，濡者凝滋太过，凝滋则不疏泄，疏泄则不凝滋。疏泄而得凝滋，故风息木和而弦脉平，凝

滋而得疏泄，故湿消土运而濡脉去也。

### 洪、伏二脉浮而盛为洪，沉而闭为伏

洪伏者，阴阳动静之气之偏也。阳性本动，有阴以合之，则动不至于洪。阴性本静，有阳以辟之，则静不至于伏。关者，阴阳辟合之枢机。治洪伏之脉，亟宜调和中宫以助升降之气。升而能降，则洪脉自平。降而能升，则伏脉自起。如伤中气，旋转无力，上焦不降，洪之甚而阴脱于上。下焦不升，伏之甚而阳脱于下。如其火盛而洪，寒盛而伏，清火温寒，不顾中气不可也。如其积聚停痰骤感外寒而脉伏者，气为邪闭，邪散而伏起也。

### 散、细二脉往来不匀大小不定为散

散、细二脉，虚劳大忌，散者心肾之败，细者肝肺之损。散者来去大小不匀不定。细者，一丝欲绝也。肾藏精而心藏神。肺主气而肝主血。精足神充，脉自不散，气充血润，脉自不细。散则精竭而神飞，细则血枯而气涩。故虚劳之病，此脉最凶，然使初病之时，善养中气何至遽然至此。心肾交济，金木循环，权在中气故也。如咳嗽泄利久病之人，而见此脉，是中气已不能复，为难治矣。

### 促、结、动、代四脉数而一止为促，迟而一止为结。关脉如豆动摇尺寸不显为动。一止复来止有定数为代

数而一止为促，迟而一止为结。热壅不通故脉促也，寒凝不解故脉结也。动脉只见关中，代脉之止有定数，气郁而难发故动脉现。气衰而难续故代脉现。有脉代而无病者。长夏之时，脉至而代，代

者土气之脉。土虽旺于长夏而分主于四时，故长夏而脾脉代者无恙也。如久病而脉代，或无病而脉代，皆非吉兆。所谓代者，一脏之气不至，他脏之气代之之意也。

### 问曰：真脏脉现则死何也？

曰：真肝脏脉，中外急如循刀刃，责责然如按琴瑟弦。真心脏脉，坚而搏，累累然如循薏苡子。真肺脏脉，大而虚，如以毛羽中人肤。真肾脏脉，搏而绝，辟辟然如指弹石。真脾脏脉，濡弱而乍疏乍数。真脏脉者，无胃气之脉也。平人能食则生，绝食则死，有胃气则生，胃气绝则死。胃气者，谷气也。肺朝百脉，见于寸口。胃气足则十二脏腑之气调和，一脏之真脉不见。人无胃气，故真脏脉见。真脏脉见而人死者，死于胃气绝。胃气者，中土之气也。百脉之能见于寸口者，胃气之能事。平人之脉即全是胃气之脉也。

### 问曰：真脏脉之现其不俱现何也？

曰：五脏之气都全，则阴阳升降，六气调和，此胃气充足之人也，真脏脉现，一脏之气独胜，诸气败退，故不俱现也。

### 问曰：仲景脉法不言奇经八脉何也？

曰：十二经之气旺，奇经之气亦旺，十二经病，奇经亦病，故不言奇经也。

### 问曰：脉主四时何也？

曰：春生、夏长、秋收、冬藏，阴阳升降，人与造化同气也。故春时之脉沉而

渐浮，夏时正浮，秋时浮而渐沉，冬时正沉。春时沉而渐浮者，阳气初升也。夏时正浮者，阳气盛升也。秋时浮而渐沉者，阴气初降也。冬时正沉者，阴气盛降也。土旺于四季，居中宫而运四维，故浮沉不偏胜，而升降不相失也。

问曰：左手心肝肾，右手肺脾命，此诊脉之大法也。心与小肠相表里同诊于左寸。肺与大肠相表里，同诊于右寸，肝与胆相表里，同诊于左关，脾与胃相表里，同诊于右关，肾与膀胱相表里，同诊于左尺，心包与三焦相表里，同诊于右尺，此大法也。有谓分晰太明反失要领者，何也？

曰：关寸以候胸上，关尺以诊腹下，关脉以诊胸腹之间，合一身升降言，合诊法也。左诊心肝肾，右诊肺脾命云者，就十二经脏腑言，分诊法也。分诊法不离合诊法，合诊法不离分诊法。所谓不必明晰者，正是能明晰也。

问曰：弦为肝经病，应见于左关，而六脉皆弦者，何也？

曰：病轻者只见于本位，病重者遂见于六脉，所谓一气偏胜是也。他脉仿此。

问曰：内伤之病虽误服药不过病重而已，不至于死，外感之病误药则病重而人死，外感之脉何如？

曰：外感之病，起于营卫，中气者，营卫之根本也。外感之病，营卫分离，中气因虚。外感误药，营卫离而难合，中气败亡，故易死也。外感之脉，其象急迫不舒，故知此为外感，如急迫之象已舒，其人恶寒必罢，外感必愈也。如其人虽觉恶寒而脉无急迫不舒之象，则降作外感，或解而未尽也。欲知此急迫不舒之脉象，须于外感之人之时，诊一二无病之平脉以较之，便易证明也。

问曰：脉贵有神、不贵有力何也？

曰：平人之脉，胃气充盈。来去调和，此神足之脉也。有力者，病脉也。

附：

# 四言举要

宋崔嘉彦先生著

脉乃血派，气血之先，血之隧道，气息应焉。资始于肾，资生于胃，曰阳曰阴，本乎营卫。营者阴血，卫者阳气，营行脉中，卫行脉外。脉不自行，随气而至，气动脉应，阴阳之义。初持脉时，合仰其掌（仰不如侧字），掌后高骨，是谓关上。关前为阳，关后为阴，阳寸阴尺，先后推寻。心肝居左，肺脾居右，肾与命门，居两尺部。脉有七诊，曰浮中沉，上下左右，消息求寻。又有九候，举按轻重，三部浮沉，各候五动。寸候胸上，关候膈下，尺候于脐，下至跟踪。左脉候左，右脉候右，病随所在，不病者否。浮为心肺，沉为肾肝，脾胃中州，浮沉之间。心脉之浮，浮大而散，肺脉之浮，浮涩而短。肝脉之沉，沉而弦长，肾脉之沉，沉实而濡。脾胃属土，脉宜和缓，命为相火，左寸同断。春弦夏洪，秋毛冬石，四季和缓，是谓平脉。

太过实强，病生于外，不及虚微，病生于内。春得秋脉，死在金日，五脏准此，推之不失。四时百病，胃气为本，脉贵有神，不可不审。调停自气，呼吸定息，四至五至，平和之则。三至为迟，迟则为冷，六至为数，数即热证。转迟转冷，转数转热，迟数既明，浮沉当别。浮沉迟数，辨内外因，外因于天，内因于人。天有阴阳，风雨晦冥，人喜怒忧，思悲恐惊。外因之浮，则为表证，沉里迟阴，数则阳盛。内因之浮，虚风所为，沉气迟冷，数热何疑。浮数表热，沉数里热，浮迟表虚，沉迟冷结。表里阴阳，风气冷热，辨内外因，脉证参别。脉理浩繁，总括于四，既得提纲，引申触类。

浮脉法天，轻手可得，泛泛在上，如水漂木。有力洪大，来盛去悠，无力虚大，迟而且柔。虚甚则散，涣漫不收，有边无中，其名曰芤。浮小为濡，绵浮水面，濡甚则微，不任寻按。沉脉法地，近于筋骨，深深在下，沉极为伏。有力为牢，实大弦长，牢甚则实，愊愊而强。无力为弱，柔小如绵，弱甚则细，如蛛丝然。浮大虚散，或见芤革，浮小濡微，沉小细弱。迟细为涩，往来极难，易散一止，止而复还。结则来缓，止而复来，代则来缓，止不能回。数脉属阳，六至一

息，七疾八极，九至为脱。浮大者洪，沉大牢实，往来流利，是谓之滑。有力为紧，弹如转索，数见寸口，有止为促。数见关中，动脉可候，厥厥动摇，状如小豆。长则气治，过于本位，长而端直，弦脉应指。短则气病，不能满部，不见于关，惟尺寸候。

一脉一形，各有主病，诸脉相兼，则见诸证。浮脉主表，里必不足，有力风热，无力血弱。浮迟风虚，浮数风热，浮紧风寒，浮缓风湿。浮虚伤暑，浮芤失血，浮洪虚火，浮微劳极。浮濡阴虚，浮散虚剧，浮弦痰饮，浮滑痰热。沉脉主里，主寒主积，有力痰食，无力气郁。沉迟虚寒，沉数热伏，沉紧冷痛，沉缓水蓄。沉牢痼冷，沉实热极，沉弱阴虚，沉细痹湿。沉弦饮痛，沉滑宿食，沉伏吐利，阴毒聚积。迟脉主脏，阳气伏潜，有力为痛，无力虚寒。数脉主腑，主吐主狂，有力为热，无力为疮。滑脉主痰，或伤于食，下为畜血，上为吐逆。涩脉少血，或中寒湿，反胃结肠，自汗厥逆。弦脉主饮，病属胆肝，弦数多热，弦迟多寒。浮弦支饮，沉弦悬痛，阳弦头痛，阴弦腹痛。紧脉主寒，又主诸病，浮紧表寒，沉紧里痛。长脉气平，短脉气病，细则气少，大则病进。浮长风痫，沉短宿食，血虚脉虚，气实脉实。洪脉为热，其阴则虚，细脉为湿，其血则虚。缓大者风，缓细者湿，缓涩血少，缓滑内热。濡小阴虚，弱小阳竭，阳竭恶寒，阴虚发热。阳微恶寒，阴微发热，男微虚损，女微泻血。阳动汗出，阴动发热，为痛与惊，崩中失血。虚寒相搏，其名为革，男

子失精，女子失血。阳盛则促，肺痈阳毒，阴盛则结，疝瘕积郁。代则气衰，或泄脓血，伤寒心悸，女胎三月。脉之主病，有宜不宜，阴阳顺逆，凶吉可推。中风浮缓，急实则忌，浮滑中痰，沉迟中气。尸厥沉滑，卒不知人，入脏身冷，入腑身温。风伤于卫，浮缓有汗，寒伤于营，浮紧无汗。暑伤于气，脉虚身热，湿伤于血，脉缓细涩。

伤寒热病，脉喜浮洪。沉微涩小，证反必凶。汗后脉静，身凉则安。汗后脉躁，热甚必难。阳病见阴，病必危殆，阴病见阳，虽困无害。上不至关，阴气已绝，下不至关，阳气已竭。代脉止歇，脏绝倾危，散脉无根，形损难医。饮食内伤，气口急滑，劳倦内伤，脾脉大弱。欲知是气，下手脉沉，沉极则伏，涩弱久深。火郁多沉，滑痰紧食，气涩血芤，数火细湿。

滑主多痰，弦主留饮，热则滑数，寒则弦紧。浮滑兼风，沉滑兼气，食伤短疾，湿留濡细。疟脉自弦，弦数者热，弦迟者寒，代散者折。泄泻下利，沉小滑弱，实大浮洪，发热则恶。呕吐反胃，浮滑者昌，弦数紧涩，结肠者亡。霍乱之候，脉代勿讶，厥逆迟微，是则可怕。咳嗽多浮，聚肺关胃，沉紧小危，浮濡易治。喘急息肩，浮滑者顺，沉涩肢寒，散脉逆证。

病热有火，洪数可医，沉微无火，无根者危。骨蒸发热，脉数而虚，热而涩小，必殒其躯。劳极诸虚，浮软微弱，土败双弦，火炎急数。诸病失血，脉必见芤，缓小可喜，数大可忧。瘀血内蓄，却

宜牢大，沉小涩微，反成其害。遗精白浊，微涩而弱，火盛阴虚，芤濡洪数。三消之脉，浮大者生，细小微涩，形脱可惊。小便淋闭，鼻头色黄，涩小无血，数大何妨。大便燥结，须分气血，阳数而实，阴迟而涩。癫乃重阴，狂乃重阳，浮洪吉兆，沉急凶殃。痫脉宜虚，实急者恶，浮阳沉阴，滑痰数热。喉痹之脉，数热迟寒，缠喉走马，微伏则难。

诸风眩运，有火有痰，左涩死血，右大虚看。头痛多弦，浮风紧寒，热洪湿细，缓滑厥痰。气虚弦软，血虚微涩，肾厥弦坚，真痛短涩。心腹之痛，其类有九，细迟从吉，浮大延久。疝气弦急，积聚在里，牢急者生，弱急者死。腰痛之脉，多沉而弦，兼浮者风，兼紧者寒。弦滑痰饮，濡细肾着，大乃肾虚，沉实闪肭。

脚气有四，迟寒数热，浮滑者风，濡细者湿。痿病肺虚，脉多微缓，或涩或紧，或细或濡。风寒湿气，合而为痹，浮涩而紧，三脉乃备。

五疸实热，脉必洪数，涩微属虚，切忌发渴。脉得诸沉，责其有水，浮气与风，沉石或里。沉数为阳，沉迟为阴，浮大出厄。虚小可惊。胀满脉弦，土制于木，湿热数洪，阴寒迟弱。浮为虚满，紧则中实，浮大可治，虚小危极。

五脏为积，六腑为聚，实强者生，沉细者死。中恶腹胀，紧细者生，脉若浮大，邪气已深。痈疽浮散，恶寒发热，若有痛处，痈疽所发。脉数发热，而痛者阳，不数不热，不疼阴疮。未溃痈疽，不怕洪大，已溃痈疽，洪大可怕。肺痈已

成，寸数而实，肺痿之形，数而无力。肺痈色白，脉宜短涩，不宜浮大，唾糊呕血。肠痈实热，滑数可知，数而不热，关脉芤虚。微涩而紧，未脓当下，紧数脓成，切不可下。

妇人之脉，以血为本，血旺易胎，气旺难孕。少阴动甚，谓之有子，尺脉滑利，妊娠可喜。滑疾不散，胎必三月，但疾不散，五月可别。左疾为男，右疾为女，女腹如箕，男腹如斧。欲产之脉，其至离经，水下乃产，未下勿惊。新产之脉，缓滑为吉，实大弦牢，有证则逆。

小儿之脉，七至为平，更察色证，与虎口文。奇经八脉，其诊又别，直上直下，浮则为督。牢则为冲，紧则任脉，寸左右弹，阳跷可决。尺左右弹，阴跷可别，关左右弹，带脉当诀。尺外斜上，至寸阴维，尺内斜上，至寸阳维。督脉为病，脊强癫痫，任脉为病，七疝瘕坚。冲脉为病，逆气里急，带主带下，脐痛精失。阳维寒热，目眩僵卧，阴维心痛，胸肋刺筑。阳为跷病，阳缓阴急，阴为跷病，阴缓阳急。癫痫瘈疭，寒热恍惚，八脉脉证，各有所属。

平人无脉，移于外络，兄位弟乘，阳谿列缺。病脉既明，吉凶当别，经脉之外，又有真脉。肝绝之脉，循刀责责，心绝之脉，转豆躁疾。脾则雀啄，如屋之漏，如水之流，如杯之复。肺绝如毛，无根萧索，麻子动摇，浮波之合。肾脉将绝，至如省客，来如弹石，去如解索。命脉将绝，虾游鱼翔，至如涌泉，绝在膀胱。真脉既形，胃已无气，参察色证，断之以臆。

# 虚劳问答篇

问曰：傅青主先生曰：凡右寸脉大过左寸者不论他脉何如便属内伤何也？

曰：欲知先生之言之旨，须先知平人气化之常。平人中气在中，左旋右转，十二经气，左升右降。平人肺经辛金之气敛于上，大肠庚金之气敛于下，胆经甲木之气降于右，肝经乙木之气升于左，胃经戊土之气主于中右转（由右而左，自上而下），脾经己土之气主于中而左旋（由左而右，自下而上），膀胱壬水心经丁火与心包相火之气随辛金甲木之气下行，肾经癸水之气随庚金乙木之气上行，小肠丙火三焦相火之气藏于水中位，为中气之根本。所谓火气生土气是也。

人身上部，火气所发，人身下部，火气所归，人身中部，土气所主。二土旋转，木气升降，火水交济，而金气敛之。故上不病热，下不病寒，火气归根，金不被刑，收敛之气不伤，故右寸脉不大。上焦之火，一不下降，则上逆而刑金，金气不敛，故右寸脉大。上焦之火下降，则潜藏水位而归根，温肾水而生中土。火之下降者，金气之收敛也。火不下降，则下焦之火，拔根外越，水寒土湿，中气遂衰。下焦之火泄，则水中无火。水气之能上升交心火者，水中有火，故上升也。水中无火，水气泛滥，中土凝瘀，不能旋转，胃土不降，郁阻肺气，故右寸脉大。胃既不降，胆木亦难下行，胆木不能下行，则必逆而生火，故右寸脉大，内伤之家，右寸脉大者，此也。有寸脉，肺脉也，于是肺逆而咳嗽作，痰饮生，盗汗出。胃逆而恶心呕吐，废眠减食。胆逆而目眩、耳鸣、口苦、头重、胸痞、胁疼、惊悸、昏眩。火逆而失血、潮热、怔忡、舌干、气短、种种之病，相继而作，于是上焦充塞，下焦虚败矣。下焦无病，全由上焦之气收敛清降而来。火之源，皆出上焦。肺金上逆，逆则不降水，源遂亏。胆木与心君心包火气亦逆而不降，生土之火遂绝。于是下焦之遗精、崩带、泻利、足寒、腹痛、腰痛诸病，又相继而起，水寒土湿，则乙木郁而生风，木已生风，祸事大亦。

风者，百病之长，五脏之贼，变无常态，金逆则助其散，火逆则增其炽，水寒则益其泛，土湿则重其困。消耗津液，横塞升降，阻滞运行，无恶不作。风生而木气未枯，血液未干，经络尚有可通之路，升降尚有复旧之日，调养中气，以降逆而升陷，内伤虽重，尚有转机。木气已枯，痨瘵遂成，故痨瘵之病，皆成于金气不敛而始于木气之风动而津液枯也。用参、术、草、枣以补中，而木气横塞，反以增其滞，用芎、归、芍、地以调木，而火气上发，水气下泛。芎、归辛散窜之性，徒益火气之热，芍、地寒滑之性，徒益水气之寒，用二冬以润肺，而脾胃湿盛，徒滋脾胃之湿，而饮食更减，用牡蛎、五味以敛阴分，而涩滞之性，木气已枯者，得之益横。用桂、附暖水，而燥动之性，金气已散者，遇之益暴。

痨瘵之病，升降悉毕，水火分离，中央不能统摄四维，四维贼害中央，内伤之证无过于此。然其开始发见之脉，则右寸必大于左寸。人身动静之气，不可偏胜，不偏胜者绝无仅有，然偏于动者，不如偏于静者，神完而寿永。盖右寸之脉，动静之根，人身水气在下，土气在中，火气在上。下焦水中之阳，实上焦火气之所化，水中之火，中焦土气之母也。上焦火气，下交水位，无一毫浮逆，然后下焦温暖，土气自旺。土气一旺，则左旋而清阳上升，右转而浊阴下降，浊阴益降，下焦水气益能固藏，水气固藏，元气下充，真火不泄，遗精、淋浊、带下、崩漏、泻利、腹痛诸病，自无由作，下焦之能固藏必上

焦之能顺降，上焦之能顺降，必由肺气之能收敛，肺气之能收敛，右寸之脉自不过大。肺气收敛，胆经与心君心包之火，自随肺气下行，则咳嗽上热眩闷等症自无由起。

平人上焦清虚，下焦充实，中焦旋转而四运升降不乖，水火相济，息息归根，右寸之脉必不大于左寸。右寸过大，肺气即逆，不能降敛，左尺脉必小，左尺之根来于右寸，左尺之小，右寸之大使之然也。左尺即小，水气必弱，水弱则不能固藏，于是降自上焦之火，复腾于上，逆火刑金，右寸更大，右寸更大，左尺更小，水气更弱，火气既出于水位而腾于上焦以刑金，自不能潜伏下焦以温水而生土，上热下寒，所由起也。水中无火，温气败亡，不能生木，木气失根，左关亦小，木气失根，郁而风动，动于左则不升而下陷，下焦诸病生焉，动于右则不降而上逆，上焦诸病生焉。动于下则克脾土，脾土被克，不能磨化水谷，动于上则克胃土，胃土被克，不能消纳饮食。

燥气多则风气悉化而助燥，湿气多则风气悉化而助湿。上燥下湿，则风气既助上燥，复助下湿，受病大矣。木气失根，左关既小，左寸自随之而小，木不生火，故左寸小也。左寸之小者，水少木枯，不能生火也。右寸之大者，火金上逆也。但右寸既大，右关未有不大者。平人之气，左升右降，六气调匀，右脉不偏于大，左脉不偏于小，盖木生火长，金收水藏，循环升降，右不见其有余，左不见其不足。右寸若大，火金俱逆，火金不降之枢，全在胃土，胃土右转，火金斯能下降，胃土

上逆，火金乃无降路。胃土既逆，右关所以大也。胃土之逆，原因有四：一原于木气之虚，一原于脾土之陷，一原于胆木之克，一原于痰湿饮食之滞。原于脾土之陷者，脾胃之气，左升右降，本是一气，如环无端。脾土左升之气，既胃土右降之根，因脾陷而胃始逆者，中气易脱，最为危险。原于胆木之克者，胆经本随胃经下行，胆木上逆，郁而克土，右关是本气之脉，胆郁克胃，右关乃大，是右关之大，胃气之郁，亦是胆气之郁也。右寸与右关俱大，右尺必大。右尺之大者，肺气不收，胃气不降，火出水位也，右尺如大，火虽出于水位，未至消减，肺收胃降，火自归根。如其右尺而反小，是出水之火，悉腾于上以刑肺金，火之本气消减矣。左尺以候水气，右尺以候火气，本位之火消减，是以右尺小也。右尺小则火弱，土无母气，中气遂亏，左尺既小，右尺复小，水火双亏，中气又败，再如咳嗽不已，肺金本气永不能收，则水源断绝，胆木之气永不能降，火源亦绝，此痨瘵之病所由成也。其初未有不始于右寸之大过左寸者，此皆偏于动气使然也。

其偏于静气者而神充永寿者，缘于人身之气，五行各一，惟火气有二，丙丁之外多一相火，心君丁火与心包相火居于上，小肠丙火、三焦相火居于下。胆经甲木又化气于相火，火气实较各气为多。火性炎上，本来多动，其所以不炎上而增动气者，全赖肺金之气，收敛于上，胃土之气右转于中，胆木之气自头走足顺导于下也。火能交水，则化清阳而神清，水能藏火，则温气不泄，中气根深而寿永。动者

升而惊着降，降则生阴，升者生阳，升者发露，静者收藏，能收藏则火气完全交水而化清阳，故偏于静者，神完而寿永。神完寿永之人，金气必能收敛，右寸之脉必不过大也，此傅青主先生之言之旨也。

### 问曰：有右寸脉大不病痨瘵何也？

曰：右寸脉大病痨瘵者，言金既不收，火必不降，金不收则水弱，火不降则土虚，水弱则木枯而贼土，煽火而生风，土气益虚，金气益逆，咳嗽、潮热、盗汗、遗泄、胸痞、胁胀、心烦、失眠、气喘、食减诸病日增。右寸之脉于是大而细，诸气戕贼，诸脉悉成细数，乃成痨瘵。痨瘵者，内伤之至极者耳。不成痨瘵者，少部分成内伤。成痨瘵者，全部分之内伤，右寸过大者，皆先兆也。

### 问曰：右寸脉大是为阴虚，滋阴之药有不效者何也？

曰：人身阴阳之气，有阳者升，有阴者降，升者生阳，降者生阴。上焦火旺而阳盛者，下焦阴气之左升也。下焦水旺而阴盛者，上焦阳气之右降也。阴气左升则化阳神，阳气右降则化阴精。肺金者，生水之源。金降水生，阴气充盛，不至于虚。阳神左升，权在脾土。阴精右降，权在胃土。二土者，中气也，中气旺相，二土旋转，则下焦阴气无一息不升，上焦阳气无一息不降。胃土右降是为肺金生水之枢轴，未有胃土不降而肺金不逆者。土性恶湿，滋阴之药，如天冬、麦冬、阿胶、地黄、玉竹、黄精之类皆助土湿。土气一湿，转旋之机遂滞而不运。胃土湿增，不

能右转，肺金遂亦欲降而无路，肺金不降则逆，逆则浮阳化热，阴根亏伤，肺金既逆，胆木亦逆，胆经以阳木而化相火，最易生热。胆木下降之气随胃土之后，居肺金之前，肺胃俱逆，胆木横恣。下则盘塞而贼胃土，上则化热而刑肺金阴气既绝于金逆，又耗于胆木之火，木横贼土，胃逆中虚，转旋停滞，此阴气耗绝之大原因也。

欲以地、冬等药以滋阴，不知化生阴气之源，在于肺胃俱降，胆木下行。地、冬等药少进，尚可减上焦之热，多服遂伤土气，土气一伤转旋不灵，肺胃益逆，胆木益横，上热益盛。胆木之火，下焦温水生土之根也，平人水温土旺，全赖胆木下行而化相火，肺金生水以藏之。土主中焦，土气被地、冬等药所伤，胃土上逆，胆木无下降之路。下焦温水生土之火，日益减少。下则水寒而土湿，上则火盛而金伤，咳逆、潮热诸病遂起。人见上焦之燔热，不顾中下之湿寒，以地、冬等滋湿之药，频频进之，中气益败，肺气益逆，上热益加，阴气永无复生之望，土败谷绝，人遂死矣。滋阴之法是宜培中气以降胃气，去滞气以降胆木，然后用清补肺金之药，稍加收敛之品，以助其降气。

肺、胆、胃三经，由右顺降，下焦水气有源，火气伏根，下焦气足，中气乃旺，清阳左升，耳聪目明，胸际和舒，龟鹤之息气息归根，不老之术，如是而已。道家龙虎回环之方，全在"守中"二字下手。中气左转化阳，右转化阴，何可过用地、冬滋湿之品，以凝败中气，使之不能右转而绝阴根耶？故诊阴虚之脉，如右寸

大于左寸，即是阴虚之始，右关亦大，即是阴虚之渐，此时左尺左关当必较小，此阴虚之脉也，降敛右寸右关以益左尺左关，金收水藏，补阴之法，此为知本。如热已发现，此阴虚之病又进一步，盖热未发现，不过肺胃不降，金气不收已耳，左尺左关虽弱，但事降敛右寸右关，阴气自然下降，此时右寸右关虽大，上焦之火未逆，下焦之火未泄，肺金虽逆，尚未受伤，水气虽弱，尚未大耗，一见发热，则上焦之火逆矣。上焦之火虽逆，下焦之火未泄，中下温气未至消减，但清降上焦逆火，逆火既降，肺胃右降，阴亦自生，惟上焦之火既逆，下焦之火又泄，遂成生死关系，此时遗精、带下、便溏、腹痛、食少诸病必已发生。苟服二冬、胶、地未有不热加至死者。下焦火泄，中下必寒，中下既寒，脾胃必湿，二冬、胶、地等药最助下寒，最灭相火，最助土湿，所以食减病加，以至于死。仅止上焦逆火之脉，浮中沉三部，必差不多，浮部虽大，中沉两部必不微弱。肺胃俱逆之脉，浮部甚大，中沉两部必较微弱。以肺胃俱逆之人，中气未有不虚者。

若肺胃不降，上焦火逆下焦火泄，浮部虽盛，中部必微，沉部必更微矣，服地、冬等滋湿败火之药，而病加食减，大抵此类脉象居多。欲以地、冬等药滋阴，不知阴精之生，全由肺胃之降，肺胃之降全由中气旋转而甲木不横。中气旋转，全由下焦火气藏而不泄。今中部已微，沉部更微，水中火泄，中下湿寒，已有明证，再遇地冬，下益寒中益湿，转旋无力，肺胃永不能降，上焦逆火，永不能下行归

根，所以白喉证而脉微弱者，服养阴清肺汤，腹泻热加，临死之时，昏迷不知人事而烧热如烙也。

### 问曰：阴精亏耗之家有服阿胶、地黄滋阴而愈者，其脉当如何？

曰：阿胶、地黄润木息风药也，饮食入胃，胃气右转，脾气左旋，右转故善容纳，左旋故善消磨，脾胃旋转，饮食消磨，糟粕后传，二便调通，津液上奉，归于肺家，肺气清肃，收敛下降，是为阴精，风生于木，平人木气条达，左升而化丁火，右降而化相火，不生风病。木气一郁，则风生焉，风气极散，最耗精气，消渴之病，饮食甫下而又饥者，饮食津液为风木所耗也，进食稍安者，风燥得饮食之滋润也。如肺金不降而阴精不生，是为肺金之过，风木散动而阴精亏亡，是为风木之过。风木耗散阴精者，其脉必弦细而枯硬，必浮中沉九候均无大差。若仅左三部脉来弦数，右三部脉不弦数，则阴精虽耗于风木，尚能续生于肺金。若右三部脉亦弦数，金气退而风气进，金被木侮，土

被木克，风燥精枯，生机遂少。肾主藏精，风动则水木不能复藏，故阴精亏耗，只是风木之责也。风木不息，乙木即不左升而化丁火，甲木亦不能右降而化相火，只是动散耗精，横克脾胃，中气伤亡，人遂死矣。故曰风者百病之长，五脏之贼也。

胶、地滋润，最息风木，木静风恬，各复其旧，故阴精亏耗之家，服胶、地而病愈。然木气既生风以贼土，即不升降而化火，风燥之病，火土必虚，胶地善滋风木，却亦善败火土，是当适可而止，不宜过用。故胶、地之滋阴精，滋风木之耗散，以救阴精耳，并非能填精补髓也。若非风木耗精而系肺胃上逆，不能生阴，法当调养中气，清降肺胃以益阴根，胶、地切不可用。肺胃不降者，中气必虚，胶、地助湿而败中气也。不解阴精亏耗由于风木，遇中虚上逆相火失根发生上热之症，一味以胶、地滋阴，脾胃益湿，中气益散，肺胃益逆，上热益增，更肆用凉药，增其下寒，断其中气，不至人死不止也。

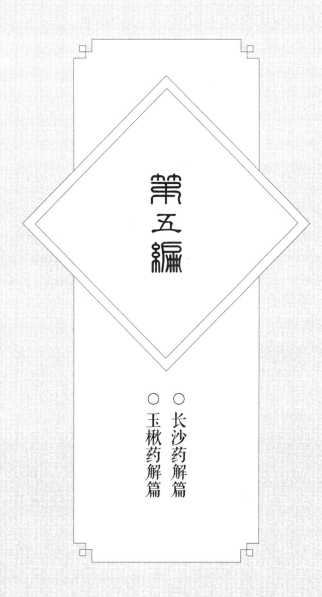

# 第五编

# 目录

第五编

## 长沙药解篇

# 玉楸药解篇

# 长沙药解篇

药性以黄氏《长沙药解》为唯一系统之教本，
所有偏处谨加按语以补之①

# 序

　　药性以黄坤载先生《长沙药解》为第一教本。

　　中气旋转，十二经气左升右降，上下相生，左右回旋阴阳互根，水火交济，百病不生，是为平人。反是者为病人，此生理之系统也，即病理之系统也，即脉理之系统也，即药理之系统也。今世所称之以《神农本草经》以药之上点、中点、下点为系统学，李时珍《本草纲目》集经验之方书可谓备矣，以金部、石部、草部、木部等为系统均于人身气化生理病理系统不合。此医家所以熟读药性不能医病也。张仲景先师《金匮》《伤寒》为中医内科外感内伤方药之祖，本欲知药性之真自当于《金匮》《伤寒》求之，如仲景用厚朴以降除胃经横气，胃经自头走足，其性下降，病则不降，故以厚朴降之，是厚朴本是入胃经之药，而解《神农本草经》者乃谓为入肝经之药，肝经自足走胸，以上升为顺，病则下陷而不升，不升之病断无再以降药降之之理，不升而又降之是顺其更加不升也。如仲景用柴胡以降胆经，胆经自头走足，下行而化相火，病则上逆而生热，故用柴胡以降之，而解《神农本草经》者乃谓柴胡是升胆经之药，胆经以降为顺，病则不降，何可升之，不降而以升药升之是顺其更加不降矣。诸如此类，不可胜记。夫

---

① 此篇凡彭子益先生之按语前均加"彭按"二字。

药的性是入某经是升是降万万不可含糊，《神农本草经》、时珍《纲目》皆不明了，皆与生理系统、病理系统不合。惟黄坤载先生所著《长沙药解》按《金匮》《伤寒》之病解《金匮》《伤寒》之药，首明中土，此分金木，水即寓于金内，火寓于木中，旋转升降系统明白，诚中医第一药性教本，惟抑阴扶阳之论，不善学者，每每误入补土伤阴，一条路去学者，须将阴阳看为对待的，上焦气降则相火下降自然生土，不必于湿寒之外亦用燥土之药，自无差错也。仲景可用药之外可用之药甚多，时珍《纲目》可称善备，皆系经验之方，但只言某病用某药，未言某病何以用某药之理，学者既明白《长沙药解》则就时珍《纲目》所收经验之药，返而证之于《长沙药解》之理。如《长沙药解》曰苏叶降肺胃之逆，未言治吐血，《纲目》则言苏叶治吐血，学者知吐血之理系肺胃不降，即知苏叶治吐血即系降肺胃之理，以此类推，凡《长沙药解》以外之药，已明白验收入《纲目》者，皆可以《长沙药解》之解以解之，一贯之道无遗矣。

# 卷一

## 甘　草

味甘，气平，性缓。入足太阴脾、足阳明胃经。备冲和之正味，秉淳厚之良资，入金木两家之界，归水火二气之间，培植中州，养育四旁，交媾精神之妙药，调济气血之灵丹。

### 《伤寒》炙甘草汤

甘草四两　桂枝三两　生姜三两　大枣十二枚　人参二两　生地一斤　阿胶二两　麻仁半升　麦冬半升

清酒七升，水八升，煮三升，去渣，入阿胶，消化，温服一升，日三服。一名复脉汤。

治少阳伤寒，脉结代，心动悸者。以少阳甲木，化气于相火，其经自头走足，循胃口而下两胁，病则经气上逆，冲逼戊土，胃口填塞，碍厥阴风木升达之路，木郁风作，是以心下悸动。其动在胃之大络，虚里之分，正当心下。经络壅塞，营血不得畅流，相火升炎，经络渐而燥涩，是以经脉结代。相火上燔，必刑辛金，甲木上郁，必克戊土，土金俱负，则病转阳明，而中气伤矣。甲木之升，缘胃气之逆，胃土之逆，缘中气之虚。参、甘、大枣益胃气而补脾精，胶、地、麻仁滋经脉而泽枯槁，姜、桂行营血之瘀涩，麦冬清肺家之燥热也。

### 甘草泻心汤

甘草四两　大枣十二枚　半夏半升　黄连一两　黄芩三两　干姜三两

治太阳伤寒中风，下后心下痞硬，干呕心烦，谷不化，腹中雷鸣下利者。以下后中气虚寒，水谷不消，土木皆郁，升降倒行，脾陷而贼于乙木，则腹中雷鸣而下利，胃逆而贼于甲木，则心下痞硬而干呕。君相火炎，宫城不清，是以心烦。甘、姜、大枣温补中气之虚寒，芩、连清泻上焦之烦热，半夏降胃逆而止干呕也。

### 四逆汤

甘草二两　干姜一两半　生附子一枚

治太阴伤寒，脉沉腹胀，自利不渴者。以寒水侮土，肝脾俱陷，土被木贼，是以腹胀下利。附子温补其肾水，姜、甘温补其脾土也。脾主四肢，脾土湿寒，不能温养四肢，则手足厥冷。四肢温暖为顺，厥冷为逆，方以甘草而君姜、附，所以温中而回四肢之逆，故以四逆名焉。治少阴病，膈上有寒饮，干呕者。以其肾水上凌，火土俱败，寒饮泛滥，胃逆作呕。姜、甘、附子，温补水土而驱寒饮也。治厥阴病，汗出，外热里寒，厥冷下利，腹内拘急，四肢疼者。以寒水侮土，木郁贼脾，微阳不归，表里疏泄。姜、甘、附子，温补水土以回阳气也。

### 通脉四逆汤

甘草 干姜各三两 生附子一枚

治少阴病，下利清谷，手足厥逆，脉微欲绝者。以寒水侮土，木郁贼脾，是以下利。脾阳颓败，四肢失温，是以厥逆。经气虚微，是以脉微欲绝。姜、甘、附子，温补里气而益四肢之阳也。治厥阴病，下利清谷，里寒外热，汗出而厥者。以水土寒湿，木郁贼脾，微阳不敛，表里疏泄。姜、甘、附子，温暖水土以达木郁也。

### 四逆散

甘草 枳实 柴胡 芍药

等份为末，饮服方寸匕。

治少阴病，四逆者。以水寒木枯，郁生风燥，侵克脾土，中气痞塞，不能四达。柴、芍清其风木，甘草补其中气，枳实泻其痞满也。

### 甘草干姜汤

甘草四两 干姜二两

治伤寒汗后，烦躁吐逆，手足厥冷者。以汗后火泄土败，四肢失养，微阳离根，胃气升逆。甘草、干姜，补土温中，以回升逆之阳也。

### 《金匮》甘草附子汤

甘草二两 附子二枚 白术二两 桂枝四两

治风湿相抟，骨节疼烦，汗出短气，小便不利，恶风不欲去衣，或身微肿者。以水寒土湿，木郁不能行水，湿阻关节，经络不通，是以痛肿。湿蒸汗泄，卫阳不固，故恶风寒。术、甘补土燥湿，桂枝疏

木通经，附子温其水寒也。

### 甘草麻黄汤

甘草二两 麻黄四两

治里水，一身面目黄肿，小便不利者。以土湿不能行水，皮毛外闭，溲尿下阻，湿无去路，淫蒸肌肤，而发黄肿。甘草补其土，麻黄开皮毛而泻水湿也。

### 《伤寒》调胃承气汤

甘草二两 大黄三两 芒硝半斤

治太阳伤寒三日，发汗不解，蒸蒸发热，属阳明者。以寒闭皮毛，经郁发热，汗出热泄，病当自解。发汗不解，蒸蒸发热者，此胃阳素盛，腑热内作，将来阳明之大承气证也。方其蒸蒸发热之时，早以甘草保其中，硝、黄泻其热，胃气调和，则异日之腑证不成也。

### 《金匮》白头翁加甘草阿胶汤

白头翁 黄连 黄柏 秦皮各三两 甘草 阿胶各二两

治产后下利虚极者。以产后亡血木燥，贼伤脾土，而病下利。白头翁汤以清其湿热，甘草补其脾土，阿胶润其风木也。

### 《伤寒》甘草汤

生甘草二两

治少阴病二三日，咽痛者。少阴水旺，二火俱腾，上行清道，是以咽痛。生甘草泄热而消肿也。

### 甘草粉蜜汤

甘草二两 铅粉一两 蜜四两

水三升，煮甘草，取二升，入粉、

蜜，煎如薄粥。

治蛔虫为病，吐涎心痛，发作有时者。以土弱气滞，木郁虫化。甘草补土，白粉杀虫，蜂蜜润燥而清风，滑肠而下积也。

人之初生，先结祖气，两仪不分，四象未兆，混沌莫名，是曰先天。祖气运动，左旋而化己土，右转而化戊土，脾胃生焉。己土东升则化乙木，南升则化丁火，戊土西降，则化辛金，北降则化癸水，于是四象全而五行备。木温、火热、水寒、金凉，四象之气也。木青、金白、水黑、火赤，四象之色也。木臊、水腐、金腥、火焦，四象之臭也。木酸、金辛、火苦、水咸，四象之味也。土得四气之中，四色之正，四臭之和，四味之平。甘草气色臭味，中正和平，有土德焉，故走中宫而入脾胃。

脾土温升而化肝木，肝主藏血而脾为生血之本，胃土清降而化肺金，肺主藏气而胃为化气之源，气血分宫，胥秉土气。甘草体具五德，辅以血药，则左行己土而入肝木，佐以气药，则右行戊土而入肺金。肝血温升，则化神气，肺金清降，则化精血。脾胃者，精神气血之中皇，凡调剂气血，交媾精神，非脾胃不能，非甘草不可也。

肝脾之病，善于下陷，入肝脾者，宜佐以升达之味，肺胃之病，善于上逆，入肺胃者，宜辅以降敛之品。呕吐者，肺胃之上逆也，滞气不能上宣，则痞闷于心胸。泄利者，肝脾之下陷也，滞气不得下达，则胀满于腹胁，悉缘于中气之虚也。上逆者，养中补土，益以达郁而升陷，则

呕吐与胀满之家，未始不宜甘草。前人中满与呕家之忌甘草者，非通论也。

上行用头，下行用梢，熟用甘温培土而补虚，生用甘凉泄火而消满。凡咽喉疼痛及一切疮疡热肿，并宜生甘草泻其郁火。熟用，去皮，蜜炙。

**彭按：**炙甘草温补中气，须脉象浮中较沉，中盛者或三部匀软弱虚濡者以便纯是中虚之脉，若脉象沉中较浮、中盛或沉实而小或弦细有力，或短涩不滑，此便是阴虚阳实之脉，便不可用，如其必须时可以白糖代之，白糖调中而不壅塞，但无甚补中力量耳。红糖力量在白糖、炙甘草之间，用红白糖可以济炙甘草之变。如阴虚之脉而用炙甘草，可少用之，息风养肺药中用炙甘草少许，见效更速。以土燥克水，故阴虚者宜慎之也。

# 白　术

味甘、微苦，入足阳明胃、足太阴脾经。补中燥湿，止渴生津，最益脾精，大养胃气，降浊阴而进饮食，善止呕吐，升清阳而消水谷，能医泄利。

### 《金匮》桂枝附子去桂加白术汤

甘草二两　　大枣六枚　　生姜两半　　附子一枚　　白术一两

治风湿相抟，身体疼烦，大便坚，小便自利者。以汗出遇风，表闭汗回，流溢经络关节，营卫郁阻，是以疼烦。若小便不利，此应桂枝加附子，暖水达木，以通水道。今大便坚，小便自利，则湿在表而不在里。而水道过通，恐亡津液，故去桂

枝之疏泄，加白术以补津液也。

### 越婢加术汤

麻黄六两　石膏半斤　甘草二两　生姜三两　大枣十二枚　白术四两

治里水，一身面目黄肿，小便自利而渴者。以皮毛外闭，湿气在经，不得泄路，郁而生热，湿热淫蒸，是以一身面目黄肿。若小便不利，此应表里渗泻，以驱湿热。今小便自利而渴，则湿兼在表，而不但在里。便利亡津，是以发渴。甘草、姜、枣补土和中，麻、膏泻经络之湿热，白术补脏腑之津液也。

### 麻黄加术汤

麻黄三两　桂枝二两　甘草一两　杏仁七十枚　白术四两

治湿家身烦疼者。以湿郁经络，皮毛不泄，故身烦疼。麻黄汤泄皮毛以驱湿，恐汗去而津亡，故加白术，以益津也（此即里水之证，小便不利者也）。

### 理中丸（方在人参）

治霍乱吐利。若脐下筑者，肾气动也，去术，加桂四两，去术之滞，加桂枝益肝阳而伐肾阴也。吐多者，去术，加生姜三两，去术之壅，加生姜降逆而止呕吐也。腹满者，去术，加附子一枚，去术之闭，加附子开瘀浊而消胀满也。下多者，仍用术，以其固脱陷而止泄也。渴欲得水者，加术足前成四两半，以其生津液而去湿也。

### 白术散

白术　蜀椒　川芎　牡蛎等份

妊娠养胎。以胎妊之病，水寒土湿，木气郁结，而克脾土，则脾困不能养胎。白术补土燥湿，蜀椒暖水敛火，川芎疏乙木之郁，牡蛎消肝气之结也。

脾以太阴而抱阳气，故温升而化木火，胃以阳明而含阴精，故清降而生金水。胃降则空虚而善容，是以食下而不呕，脾升则磨荡而善腐，是以谷消而不利。五行之性，火燥而水湿，太阴脾土，升自水分，因从水分而化湿，阳明胃土，降于火位，因从火位而化燥。太阴之湿济阳明之燥，阳明之燥济太阴之湿，燥湿调和，中气旋转，是以胃纳脾消，吐利不作。

但太阴脾土以湿土司令，阳明胃从燥金化气。辛金己土，俱属太阴，而辛金不如己土之湿，庚金戊土，俱属阳明，而戊土不如庚金之燥，缘化于人，不敌主令于己者之旺也。人之衰也，火日亏而水日盛，燥日消而湿日长，湿则中气凝郁，枢轴不运，升降反作，脾陷胃逆。脾陷则乙木不达，下克己土，水谷不消而为泄，胃逆则甲木失归，上克戊土，饮食不纳而为呕。白术补土燥湿，土燥而升降如前，是以吐泄兼医。理中汤（方在人参），用之以治痞满呕泄，盖与姜、甘、人参温补中气，转其升降之轴，自复清浊之位也。其性守而不走，故于补虚固脱，独擅其长，而于疏通宣导，则未能焉。若脐动腹满诸证，非姜、桂、附子不能胜任矣。

凡祛湿之品，每伤于燥。白术气味浓郁，汁浆淳厚，既养胃气，亦补脾气，最生津液，而止燥渴。仲景用之于桂枝、麻黄之内，汗去而津液不伤，至妙之法也。

盖湿淫之病，善伤津液。以土燥金

清，则肺气降洒，而化雨露。其露气之氤氲而游溢者，浸润滑泽，是谓之津。津液渗灌，脏腑沾濡，是以不渴。湿则气滞津凝，淫生痰涎，脏腑失滋，每生燥渴。津液无多，而再经汗泄，湿愈而燥伤矣。加白术祛湿而养津，此除湿发汗之金绳也。

水火之交，其权在土。水化而为木火，由己土之左旋，火化而为金水，缘戊土之右转，土者，水火之中气也。中气旺则戊土蛰封，阴降而抱阳，九地之下，常煦然而如春，己土升发，阳升而含阴，九天之上，常凛然而如秋。中气衰则戊土逆升，失其封蛰之职，火飞而病上热，己土顺陷，乖其发达之政，水沉而病下寒，是以火热水寒之病，必缘土败。仲景治水，五苓、真武、附子、泽泻诸方俱用白术，所以培土而制水也。禹平水土，非土则水不可平。治天下之水者，莫如神禹，治一身之水者，莫如仲景，圣圣心符，天人不殊也。

白术性颇壅滞，宜辅之疏利之品。肺胃不开，加生姜、半夏以驱浊，肝脾不达，加砂仁、桂枝以宣郁，令其旋补而旋行，则美善而无弊矣。

产于潜者佳。选坚白肥鲜者，泔浸，切片，盘盛，隔布，上下铺湿米，蒸至米烂，晒干用。

**彭按**：脉细者慎用，脉细则津液必枯，白术渗湿而伤津液也。脉沉小或沉弦者慎用，因沉小沉弦，里气必实，白术性壅滞也。

# 人 参

味甘、微苦，入足阳明胃、足太阴脾经。入戊土而益胃气，走己土而助脾阳，理中第一，止渴非常，通少阴之脉微欲绝，除太阴之腹满而痛，久利亡血之要药，盛暑伤气之神丹。

### 《金匮》人参汤

人参 白术 甘草 干姜各三两
即理中汤。

治胸痹心痞，气结在胸，胸满，胁下逆抢心。以中气虚寒，脾陷胃逆，戊土迫于甲木，则胸中痞结，己土逼于乙木，则胁下逆抢。甘草、白术培土而燥湿，姜、参温中而扶阳，所以转升降之轴也。

### 理中丸（即人参汤四味作丸）

治霍乱吐利，头痛身疼，发热恶寒。以夏月饮食寒冷，水谷未消，感冒风寒，皮毛外闭，宿食内阻，木气不舒，郁而克土，胃气壅遏，水谷莫容，胃逆则呕，脾陷则利。参、术、姜、甘温补中气，所以拨上下之枢也。腹痛，加人参足前成四两。以阳衰气滞，土木逼迫，加人参补肝脾之阳，以消阴滞也。

### 四逆加人参汤

甘草二两 干姜二两半 生附子一枚
人参一两

治霍乱利止脉微。以泄利既多，风木不敛，亡血中之温气。四逆汤暖补水土，加人参以益血中之温气也。

### 《伤寒》通脉四逆汤（方在甘草）

治少阴病，下利清谷，里寒外热，手足厥逆，脉微欲绝。利止脉不出者，加人参一两。以利亡血中温气，故肢寒，脉微欲将断绝，加人参补肝脾之阳，以充经脉也。

### 新加汤

桂枝三两　甘草二两　大枣十二枚　芍药四两　生姜四两　人参三两

治伤寒汗后，身疼痛，脉沉迟者。以汗泄血中温气，阳虚肝陷，故脉沉迟。经脉凝涩，风木郁遏，故身疼痛。甘、枣、桂枝，补脾精而达肝气，加芍药清风木之燥，加生姜行血脉之瘀，加人参补肝脾之阳，以充经脉也。

### 白虎加人参汤

石膏一斤　知母六两　甘草二两　粳米六合　人参三两

治伤寒汗后心烦，口渴舌燥，欲饮水数升，脉洪大者。以胃阳素盛，津液汗亡，腑热未定，肺燥先动。白虎泻热清金，加人参以补汗亡之阳气也。治太阳中暍，汗出恶风，身热而渴者。以暑月感冒，风寒郁其内热，而伤元气。热盛而寒不能闭，是以汗出。白虎清金泄热，加人参以益耗伤之阳也。

### 小柴胡汤（方在柴胡）

治少阳伤寒。渴者，去半夏，加人参、栝楼根，以津化于气，气热故津伤而渴，人参、栝楼根，清金而益气也。

气充于肺，而实原于肾，肺气下降，而化肾水，水非气也，而水实含肺气（此气在水，《难经》谓之生气之原，道家名为水中气）。盖阴阳之理，彼此互根，阴升而化阳，又怀阴精，阳降而化阴，又胎阳气。阳气一胎，己土左旋，升于东南，则化木火。脾以阴体而抱阳魂，非脾阳之

春生，则木不温，非脾阳之夏长，则火不热，故肝脾虽盛于血，而血中之温气，实阳升火化之原也。及其升于火而降于金，则气盛矣，是以肝脾之气虚，肺胃之气实。虚而实则肝脾升，实而虚则肺胃降。实而实则胃壅塞而不降，虚而虚则肝脾抑郁而不升，而总由于中气之不旺。

中气居不戊不己之间，非金非木之际，旺则虚者，充实而左升，实者冲虚而右降，右不见其有余，左不见其不足。中气不旺，则轮枢莫转，虚者益虚而左陷，实者益实而右逆。

人参气质淳厚，直走黄庭，而补中气。中气健运，则升降复其原职，清浊归其本位，上下之呕泄皆止，心腹之痞胀俱消。仲景理中汤、丸，用之以消痞痛而止呕泄，握其中枢，以运四旁也。大建中汤（方见胶饴）、大半夏汤（方见半夏）、黄连汤（方在黄连）诸方，皆用之治痞痛呕利之证，全是建立中气，以转升降之机。由中气以及四维，左而入肝，右而入肺，上而入心，下而入肾，无往不宜。但入心则宜凉，入肾则宜热，入肺胃则宜清降，入肝脾则宜温升，五脏自然之气化，不可违也。

中气者，经络之根本，经络者，中气之枝叶，根本既茂，枝叶自荣，枝叶若萎，根本必枯。肝脾主营，肺胃主卫，皆中气所变化也。凡沉、迟、微、细、弱、涩、结、代之诊，虽是经气之虚，而实缘中气之败，仲景四逆、新加、炙甘草（方在甘草）皆用人参，补中气以充经络也。

白术止湿家之渴，人参止燥证之渴。白术渗土金之湿，散浊气而还清，清气飘

洒，真液自滴，人参润金土之燥，蒸清气而为雾，雾气氤氲，甘露自零。至于盛暑伤气之热渴，大汗亡津之烦躁，加人参于白虎、清金之内，化气生津，止渴涤烦，清补之妙，未可言喻。麦门冬汤（方在麦冬）、竹叶石膏汤（方在竹叶），二方之用人参，清金补水之玉律也。

熟用温润，生用清润。

**彭按：** 参为峻补之品，如其人平日阴液不足，经络枯滞，宜慎用。盖经络枯滞则气脉流行必不滑利，忽得参之峻补，势必胀满不通矣。如中虚肺逆咳喘之人，本应用参煎服，温服不受者，可煎成冷服，或研末吞服，使其过肺胃时无所发动，则中下受气有益无损矣。凡汗多面色虚白之人多宜。若汗多面色黑瘦者多不宜也。有人病小便清数，能食不能眠，头昏心摇，诸药不受，后以参四两浓煎冷服，便止得眠，诸病息愈，盖补下焦之气宜冷食也。

# 大　枣

味甘、微苦、微辛、微酸、微咸，气香，入足太阴脾、足阳明胃经。补太阴己土之精，化阳明戊土之气。生津润肺而除燥，养血滋肝而息风，疗脾胃衰损，调经脉虚芤。

### 《金匮》十枣汤

甘遂、芫花、大戟等份为散，大枣十枚。煎服一钱匕。

治中风表解，内有水气，下利呕逆，头痛，心下痞硬满，引胁下痛，汗出不恶寒者。以土败不能制水，水邪泛滥，中气

郁阳，肝脾下陷而为泄利，胆胃上逆而作呕吐。戊土迫于甲木，是以心痞胁痛。相火升而卫泄，是以汗出。表证既解，故不恶寒。芫、遂、大戟，决其积水，大枣保其脾精也。

### 《伤寒》苓桂甘枣汤（方在茯苓）

用之治伤寒汗后，脐下悸动，欲作奔豚。以汗泻肝脾精气。木枯风动，郁勃冲击，土败而风木升腾，是为奔豚，大枣补脾精而滋风木也。《金匮》甘麦大枣汤（方在小麦），用之治妇人脏躁，悲伤欲哭，以木枯风盛，肺津被耗，大枣补脾精而润风燥也。

### 《伤寒》小柴胡汤（方在柴胡）

治少阳伤寒。胁下痞硬者，去大枣，加牡蛎。咳者，去人参、大枣、生姜，加五味、干姜，《金匮》黄芪建中汤（方在胶饴），治虚劳里急，诸不足。腹满者，去大枣，加茯苓一两，以其补而不行，益滞而助壅也。

木宜直升，曲则作酸，金宜从降，革则作辛，水宜上行，润下则咸，火宜下济，炎上则苦。酸则木病，故宜辛散，辛则金病，故宜酸收，咸则水病，故宜苦温，苦则心病，故宜咸寒。金木不遂其性则病生，水火各遂其性则病作，治宜对宫之味，所以反逆而为顺也。土居四象之中，得五味之和，五气之正，不酸、不辛、不苦、不咸，其味曰甘，不腥、不臊、不焦、不腐，其气曰香。味为阴而气为阳，阳性动而阴性静，以其味甘，则阴静而降，以其气香，则阳动而升。升则己土左旋而水木不陷，降则

戊土右转而火金不逆。

四象之病而生四味者，土气之弱也。大枣纯和凝重，具土德之全，气味甘香，直走中宫，而入脾胃，其甘宜胃，其香宜脾。而香甘之外，则四象之味俱备，其辛宜肝，其酸宜肺，其苦宜肾，其咸宜心。补中宫而养诸子，既左右之咸宜，亦四达而不悖，真天下之佳果，人间之良药。

其味浓而质厚，则长于补血而短于补气。人参之补土，补气以生血也，大枣之补土，补血以化气也，是以偏入己土，补脾精而养肝血。凡内伤肝脾之病，土虚木燥，风动血耗者，非此不可，而尤宜于外感发表之际。

盖汗血一也。肺主卫气而司皮毛，肝主营血而司经络。营行脉中，为卫之根，卫行脉外，为营之叶，非卫则营不生，非营则卫不化。酝于卫而藏于营，则为血，酿于营而泄于卫，则为汗，虽异名而实同出，故曰夺汗者勿血，夺血者勿汗。太阳中风，卫气外敛，营郁而生内热（义详桂枝、麻黄），桂枝汤（方在桂枝）开经络而泻营郁，不以大枣补其营阴，则汗出血亡，外感去而内伤来矣，故仲景于中风桂枝诸方皆用之，补泻并行之法也。十枣汤、葶苈大枣数方，悉是此意。惟伤寒营闭卫郁，义在泻卫，不在泻营，故麻黄汤（方在麻黄）不用也。其甘多而香少，则动少而静多，与姜桂同用，调其凝重之气，使之游溢于脏腑，洒陈于经络。以精专之体，改而为流利之性，此先圣之化裁也。

桂枝为内外感伤之原，遇沉、迟、结、代之脉，一变而为新加，再变而为炙

甘草（方在甘草），总不离桂枝之法。而当归四逆（方在当归），治厥阴脉微欲绝，则倍用大枣以滋肝血（方用大枣二十五枚）。扩桂枝之义以宏大枣之功，而大枣之能事始尽。其伟绩殊效，备见于仲景诸方矣。

新制大枣法：选坚实肥大者，煮去苦水，换水煮烂，去皮核，净肉半斤，加生姜汁八两，入原汤煮化，连汁晒干。

**彭按：**用枣不可离生姜。枣性壅滞异常，如经络枯滞、阴液不足之人，慎用。如温病湿温病禁用，因其性热而壅满故也。

# 胶 饴

味甘，入足太阴脾、足阳明胃经。功专扶土，力可建中，入太阴而补脾精，走阳明而化胃气，生津润辛金之燥，养血滋乙木之风，善缓里急，最止腹痛。

### 《伤寒》小建中汤

胶饴一升　芍药六两　桂枝　甘草生姜各三两　大枣十二枚

治少阳伤寒，阳脉涩，阴脉弦，（寸为阳，尺为阴），法当腹中急痛者。以甲乙二木，表里同气，甲木不降，则阳脉涩，乙木不升，则阴脉弦。甲木不降，必克戊土，法当痛见于胸胁，乙木不升，必克己土，法当痛见于腹胁。木气枯硬，是以其痛迫急。少阳胆从相火化气，厥阴肝以风木主令，肝胆合邪，风火郁生，中气被贼，势在迫急。胶饴、甘草补脾精而缓里急，姜、桂、芍药达木郁而清风火

也。治少阳伤寒，心中悸而烦者。以病传少阳，相火郁隆，不可发汗。汗亡少阳之津，木枯土弱，必传阳明，五行之理，病则传其所胜也。胃气调和则病愈，胃土壅郁而不和，其心中必生烦悸。盖少阳甲木，化气于相火，而下交癸水者，戊土培之也。汗泻中脘之阳，土弱胃逆，不能降蛰相火，相火飞腾，升炎于上，心液消烁，故生郁烦。胆胃上壅，阻碍厥阴升降之路，是以动悸。以枯木而贼弱土，燥热郁生，伤耗胃脘之精液，则中宫败矣。胶饴、甘草、大枣补脾而生胃液，姜、桂、芍药疏木而清相火也（小建中证，即炙甘草之轻者，烦悸不已，必至经脉结代）。《金匮》治虚劳里急腹痛，悸衄，梦而失精，四肢酸痛，手足烦热，咽干口燥者。以中气衰弱，凝郁莫运，甲木不降，累及厥阴，升路郁阻而生动悸，相火刑金，收令不行而生吐衄。肺津消烁，则咽干口燥。乙木不升，生气莫遂，贼己土，则腹痛里急。木郁风动，疏泄不藏，则梦而失精。手之三阳，足之三阴，陷而不升，则手足烦热而肢节疼痛。胶饴、甘、枣补土养精而缓里急，姜、桂、芍药疏木达郁而清风也。

### 《金匮》大建中汤

胶饴一升　人参一两　干姜四两　蜀椒二合

治心胸大寒痛，呕不能饮食，腹中寒气，上冲皮毛，头足出现，上下走痛，而不可触近。以火虚土弱，水邪无畏，中侮脾胃，上凌心火，火土双败，中上寒甚，呕痛齐作，饮食俱废。饴、参培土而建中，干姜、蜀椒补火而温寒也。

### 黄芪建中汤

黄芪两半　胶饴一升　芍药六两　桂枝三两　甘草二两　生姜三两　大枣十二枚

治虚劳里急，诸不足。虚劳之病，土败木遏，郁槁不荣（《素问》语）。是以里急。生气失政，缘于阳虚。胶饴、甘、枣补脾精而缓里急，姜、桂、芍药疏木郁而清风燥，黄芪补卫阳而生营阴也。

乙木生于癸水而植于己土，甲木生于壬水而培于戊土，中气旺则戊土右降而甲木不逆，己土左升而乙木不陷。乙木直升，故腹胁松畅而不满急，甲木顺降，故胸胁冲和而不痞硬。中气颓败，不能四运，甲木上逆而贼戊土，乙木下陷而贼己土，土木逼迫，则痞硬满急、疼痛惊悸、吐衄遗泄、干燥烦热之病生焉。总以根本失养，枝干不荣，故变和缓而为急切，作盗贼以犯中原也。风木相火，郁生燥热，内耗脾胃之精液，外灼肝胆之精血，久而生意枯槁，中气亡败，则性命倾矣。胶饴温润淳浓，补脾精而养肝血，缓急切而润风燥，是以建中三方皆用之，以补中而缓急。

盖中气者，交济水火之枢，升降金木之轴，中气健旺，枢轴轮转，水木升而火金降，寒热易位，精神互根，自然邪去而正复，是强中御外之良规也。审其木燥而用芍药，水寒则用椒、姜，气弱则加黄芪，血虚则加当归，解此四法，胶饴之用，备建中立极之妙矣。

**彭按**：胶饴炒用，如炒不透者凝中滑肠。

# 粳 米

味甘，入足太阴脾、足阳明胃、手太阴肺经。入太阴而补脾精，走阳明而化胃气，培土和中，分清泌浊，生津而止燥渴，利水而通热涩。

### 《金匮》附子粳米汤

附子一枚　粳米半升　半夏半升　甘草一两　大枣十枚

治腹中寒气，雷鸣切痛，胸胁逆满，呕吐。以火虚土败，水寒木郁，肝木克脾，故腹中雷鸣而为切痛，胆木克胃，故胸胁逆满而作呕吐。粳米、甘、枣补土和中，附子驱下焦之湿寒，半夏降上脘之冲逆也。

### 《伤寒》桃花汤（方在赤石脂）

用之治少阴病，腹痛下利，小便不利，便脓血者。以土湿水寒，木郁血陷，粳米补土而和中，利水而泻湿也。

人之中气冲和，升降不反，则清阳弗陷而浊阴弗逆。中气亏损，升降倒行，清气下陷，痛坠而泄利，浊气上逆，痛满而呕吐，则冲和之地，变而为急迫之场矣。物之冲和，莫如谷气，粳米得谷气之完（《素问》：稻米者完），最补中焦，而理清浊。附子粳米汤以此和平厚重之气助其中宫，桃花汤以此和煦发达之气益其中脘，中旺则癸水将退，而后干姜奏其回阳之效，己土将复，而后石脂成其固脱之功，阴邪欲遁，而后附子展其破寒之能，胃气欲平，而后半夏施其降逆之力。若非粳米握其中权，虽以半夏、附子之长于降浊，何足恃其前茅，干姜、石脂之善于升清，安得逞其后劲。常山率然，但有首尾，未能如此呼应之灵也。

饮食入腹，是变精气，谷气化精，归于肝脾，谷精化气，归于肺胃。物之润泽，莫过于气，气清而化津水，津旺则金润，水利则土燥。水愈利则土愈燥而气愈清，气愈清则津愈旺而水愈利。故止渴之法，机在益气而清金，清金之法，机在利水而燥土。以土燥则清气飘洒，津液流布，脏腑被泽，是以不渴，土湿则浊气湮郁，痰涎凝结，脏腑失滋，是以渴也。粳米清液淳浓，最能化气生津，清金止渴，长于利水而燥土。白虎汤（方在石膏）用之治伤寒表解之热渴，石膏、知母清金而化水，粳米益气而生津也。人参白虎汤（方在人参）用之治伤寒汗后之燥渴，石膏、知母清金而化水，粳米、人参益气而生津也。竹叶石膏汤（方在竹叶）用之治大病瘥后，虚羸少气，气逆欲吐，麦冬、石膏清金而化水，粳米、人参益气而生津也。麦门冬汤（方在麦冬）用之治咳嗽，火逆上气，咽喉不利，麦冬清金而化水，粳米、人参益气而生津也。

盖非气则津不化，非津则水不生，譬之水沸而气腾焉。气上之熏泽而滋润者，津也，气下之泛洒而滴沥者，水也，使无粳米、人参益气生津之药，徒以知、膏、麦冬清金化水之品，求其止渴，断乎不能！人之夏热饮水，肠鸣腹胀而燥渴不止者，水不化气故也。

**彭按**：*中和平淡莫如米，曾医一温病，用乌梅、白糖汗出热退，不思饮食，盖此病系温病治坏而得愈者，已十二日不*

食矣。劝之食，曰直不思也，因以米煮汤连进之，觉腹中有响声，次日即思食，盖谷气动也。

# 薏苡

味甘，气香，入足太阴脾、足阳明胃经。燥土清金，利水泻湿，补己土之精，化戊土之气，润辛金之燥渴，通壬水之淋沥，最泄经络风湿，善开胸膈痹痛。

### 《金匮》薏苡附子散

薏苡十五两　附子十枚

杵为散，服方寸匕。

治胸痹缓急者。以水土湿寒，浊阴上逆，清气郁阻，胸膈闭塞。证有缓急不同，而总属湿寒，薏仁泄湿而降浊，附子驱寒而破壅也。

### 薏苡附子败酱散

薏苡十分　附子二分　败酱五分

杵为散。煎服方寸匕。小便当下。

治肠痈，身甲错，腹皮急，按之濡，如肿状，腹无积聚，身无热，脉数。以寒邪在腹，膏血凝涩，埋郁臭败，腐而为脓。肠气壅遏，故腹皮胀急，而状如肿满。凝瘀腐化，故腹无积聚，而按之软塌。血败不华肌腠，故皮肤甲错，而失滑泽。卫阻而非表邪，故经脉数疾，而无外热。附子破其寒郁，败酱行其脓血，薏苡泄湿而开水窍也（败酱能化脓为水，水窍既开，故自小便下）。

水非气清则不利，气非土燥则不清，土非水利则不燥。欲燥其土，必利其水，欲利其水，必清其气，欲清其气，必燥其土。土居气水之交，握其生化之权，而司其清浊之任者也。薏苡一物而三善备焉，上以清气而利水，下以利水而燥土，中以燥土而清气。

盖气化于精而水化于气，薏苡精液浓厚，化气最清，气秉清肃，化水最捷。以清肃之气而行降洒之令，千支万派，尽赴溪壑，水注川渎而大泽不涸，则土处沃衍而神洲不沉，湿消而气爽，露零而木荣矣。麻杏薏苡甘草汤（方在麻黄）以治风湿之病。推之凡筋挛骨痛、水胀气鼓、肺痈肠疽、消渴淋痛之类，无不因湿，则薏苡之治效，固当不一而足也。

百病之来，湿居十九，悉缘于太阴脾土之阳衰也。泄湿而燥土者，未必益气清金，而利水者，未必补中。能清能燥，兼补兼泄，具抑阴扶阳之力，擅去浊还清之长，未可得于凡草常木之中也。

**彭按**：薏苡平和无流弊，抑阴扶阳则流弊也。

# 小麦

味甘、微苦（《素问》：肺色白，宜食苦，麦、羊肉、杏、薤皆苦。小麦是手太阴药），入足太阴脾、足阳明胃、手太阴肺经。润辛金之枯燥，通壬水之淋涩，能清烦渴，善止悲伤。

### 《金匮》甘麦大枣汤

甘草三两　小麦一升　大枣十枚

治妇人脏躁，悲伤欲哭，数欠伸者。以厥阴风木之气，最耗精血，风动而伤肺津，金燥则悲伤欲哭。五脏之志，在肺为悲，在肾为恐。五脏之声，在肺为哭。盖肺金燥降，则化肾水，物情喜升而恶降，升则得意而为喜，降则失意而为恐，悲者，恐之先机也。阳气将降，则生欠伸，欠伸者，阴引而下，阳引而上，未能即降也（义详《灵枢·口问》）。甘草培土，大枣滋乙木而息风，小麦润辛金而除燥也（此与消渴，俱厥阴病）。

小麦粥生津止渴，除烦泄热，白术散（方在白术）用之治心烦作呕，以其清心而除烦也。枳实芍药散（方在枳实）用之治痈脓，以其泻热而除湿也。

## 大 麦

味甘、酸，性滑，入足阳明胃、手太阴肺经。利水消疸，止渴生津。

### 《金匮》硝矾散（方在硝石）

用之治女劳黑疸，以其利水而泄湿也。

### 白术散（方在白术）

用之治妊娠作渴，以其润肺而生津也。

大麦粥利水泄湿，生津滑燥，化谷消胀，下气宽胸，消中有补者也。

## 神 曲

味辛、甘，入足太阴脾经。化谷消痰，泻满除癥。

### 《金匮》薯蓣丸（方在薯蓣）

用之治虚劳百病，以其调中而消滞也。

神曲辛烈之性，化宿谷停痰，磨硬块坚积，疗胀满泄利，化产后瘀血。

炒，研用。

**彭按**：阴虚之家宜，用不炒更热。

## 吴茱萸

味辛、苦，性温，入足阳明胃、足太阴脾、足厥阴肝经。温中泄湿，开郁破凝，降浊阴而止呕吐，升清阳而断泄利。

### 《伤寒》吴茱萸汤

吴茱萸一升 人参三两 生姜六两 大枣十二枚

治阳明伤寒，食谷欲呕者。胃气顺降，则纳而不呕，胃气逆升，则呕而不纳。人参、大枣培土而补中，吴茱萸、生姜温胃而降逆也。治厥阴病，干呕吐涎沫，头痛者。以土虚木郁，中气被贼，胃逆不降，浊气上冲，是以头痛干呕。湿气凝瘀，是以常吐涎沫。人参、大枣培土而补中，茱萸、生姜降逆而疏木也。治少阴病，吐利，手足厥冷，烦躁欲死者。以寒水侮土，脾陷胃逆，则吐利兼作。中气亏败，四肢失温，则手足厥冷。坎阳离根，散越无归，则烦躁欲死。人参、大枣培土而补中，茱萸、生姜降逆而升陷也。《金匮》治呕而胸满者。以中虚胃逆，浊气冲塞，故呕而胸满。人参、大枣培土而补中，茱萸、生姜降逆而泄满也。

### 《伤寒》当归四逆加吴茱萸生姜汤

当归 芍药 桂枝 通草各三两 细辛 甘草各二两 大枣十五枚 吴茱萸一升 生姜半斤

水六升，清酒六升，合煮，分温服。

治厥阴病，手足厥冷，脉细欲绝，内有久寒者。以土主四肢，而手足之温暖，经脉之充畅者，赖厥阴乙木之力。以乙木性温，藏营血而孕君火，灌经络而主肢节也。积寒内瘀，肝血冷涩，不能四运，故肢寒而脉细。当归四逆补营血而通经脉，茱萸、生姜温寒凝而行阴滞也。

#### 《金匮》温经汤

当归　阿胶　芍药　川芎　桂枝　丹皮　人参　甘草　干姜各二两　半夏　麦冬各一升　吴茱萸三两

水一斗，煮三升，分温三服。亦主妇人少腹寒，久不受胎。兼崩中去血，或月水来过多，或至期不来。

治妇人带下，下利不止，暮即发热，腹满里急，掌热口干。以曾半产，瘀血在腹，阻隔清阳升达之路，肝脾郁陷，故腹满里急。风木疏泄，故带下泄利。君火上逆，故手掌烦热，唇口干燥。暮而阳气不藏，是以发热。归、阿、芍药养血而清风，丹、桂、川芎破瘀而疏木，半夏、麦冬降逆而润燥，甘草、人参补中而培土，茱萸、干姜暖肝而温经也。

吴茱萸辛燥之性，泄湿驱寒，温中行滞，降胃逆而止呕吐，升脾陷而除泄利，泄胸膈痞满，消脚膝肿痛，化寒痰冷饮，去暖腐吞酸，逐经脉关节一切冷痹，平心腹胸首各种寒痛，熨胁腹诸癥，杀脏腑诸虫，医霍乱转筋，疗疝气痛坠。

热水洗数次用。

**彭按：**附子之性热而上升，茱萸、干姜之性热主运中脘，肝经枯燥者须补以滋木息风之药，不然肝阳得热药而愈动愈肆疏泄，流弊大矣！

## 蜀椒

味辛，性温，入足阳明胃、足厥阴肝、足少阴肾、足太阴脾经。暖中宫而温命门，驱寒湿而止疼痛，最治呕吐，善医泄利。

#### 《金匮》大建中汤（方在胶饴）

用之治心腹寒疼，以寒水而凌火土，蜀椒胜寒水而补火土也。

#### 乌头赤石脂丸（方在乌头）

用之治心痛彻背，背痛彻心，以肾邪而贼心君。蜀椒益君火而逐阴邪也。

#### 升麻鳖甲汤（方在鳖甲）

用之治阳毒，咽喉痛，吐脓血，以表邪而郁肝火，蜀椒开腠理而泄毒汁也。

#### 王不留行散（方在王不留行）

用之治病金疮，以血亡而泻温气，蜀椒温肝脾而暖血海也。

#### 《伤寒》乌梅丸（方在乌梅）

用之治厥阴蛔厥，以蛔避寒湿而居膈上，蜀椒温寒而驱蛔虫也。

#### 《金匮》白术散（方在白术）

用之养妊娠胎气，以胎遇寒湿，则伤殒坠，蜀椒燥湿土而温水也。

蜀椒辛温下行，降冲逆而驱寒湿，暖水土而温中下，消宿食停饮，化石水坚癥，开胸膈痹结，除心腹寒疼，止呕吐泄利，疗黄疸水肿，坚齿发，暖腰膝，开腠理，通关节，行血脉，除肿痛，缩小便，下乳汁，破瘀血，杀蛔虫。

去目及闭口者，炒去汗用。

椒目泄水消满，《金匮》己椒苈黄丸（方在防己）用之治肠间有水气，腹满者，以其泄水而消胀也。

椒目下气，善治耳鸣盗汗。

**彭按：**肝胆二经燥者忌用。

# 干 姜

味辛，性温。入足阳明胃、足太阴脾、足厥阴肝、手太阴肺经。燥湿温中，行郁降浊，补益火土，消纳饮食，暖脾胃而温手足，调阴阳而定呕吐，下冲逆而平咳嗽，提脱陷而止滑泄（真武汤加减：下利者，去芍药，加干姜）。

## 《伤寒》干姜附子汤

干姜一两　生附子一枚

治太阳伤寒，下后复汗，昼日烦躁不得眠，夜而安静，不呕不渴，脉沉，无表证，身无大热者。以火土俱败，寒水下旺，微阳拔根，不得宁宇。干姜温中以回脾胃之阳，附子暖下以复肝肾之阳也。

## 柴胡桂姜汤

柴胡半斤　黄芩三两　甘草二两　桂枝三两　栝楼根四两　干姜三两

治少阳伤寒，汗后复下，胸胁满结，小便不利，渴而不呕，但头汗出，心烦，往来寒热。以汗下伤其中气，土败木郁，不能行水，故小便不利。胆胃上逆，经气缠迫，故胸胁满结。相火升炎，发为烦渴。而表病未解，故往来寒热。柴胡疏甲木之滞，桂枝达乙木之郁，牡蛎消胸胁之

满结，栝楼润心肺之烦躁，姜、甘温中而补土也。

## 干姜芩连人参汤

干姜　人参　黄芩　黄连各三两

治厥阴病，本自寒下，医复吐下之，寒格，更逆吐下。以中气虚寒，脾陷为利，相火升炎，而生上热。芩、连清泄君相以除烦热，参、姜温补脾胃以止吐利也。

## 《金匮》姜甘苓术汤

干姜　甘草各二两　茯苓　白术各四两

治肾着，身重腹重，腰重冷痛，如坐水中，小便自利，饮食如故。以身劳汗出，衣里冷湿，浸淫经络，以犯肾脏。肾位于腰，故腰中冷痛。苓、术利水而泄湿，姜、甘温中而培土也。

## 《伤寒》甘草干姜汤（方在甘草）

治伤寒汗后，烦躁吐逆。

## 《金匮》桂枝人参汤（方在人参）

治胸痹心痞，胁下逆抢心。

## 理中丸（方在人参）

治霍乱吐利。

## 《伤寒》甘草泻心汤（方在半夏）

治伤寒下后，心下痞硬，干呕心烦，雷鸣下利。

## 半夏泻心汤（方在半夏）

治少阳下后，心下痞满。

## 黄连汤（方在黄连）

治太阴腹痛，欲作呕吐。

### 桃花汤（方在粳米）

治少阴腹痛，下利脓血。

### 《金匮》大建中汤（方在胶饴）

治心胸寒痛，呕不能食。

### 胶姜汤（方在阿胶）

治妇人陷经，漏下黑色。

### 温经汤（方在茱萸）

治妇人带下，下利不止，皆用之，以温脾胃而止呕吐也。

### 桂苓五味甘草去桂加干姜细辛汤

茯苓四两　五味半升　甘草　干姜细辛各三两

治痰饮，咳逆胸满。以中虚胃逆，肺气郁阻，是以咳满，姜、辛破壅而降逆也。

### 《伤寒》小柴胡汤（方在柴胡）

治少阳伤寒，咳者，去人参、大枣、生姜，加五味、干姜。

### 四逆汤（方在甘草）

治少阴病，四逆腹痛，咳者，加五味、干姜。

### 真武汤（方在茯苓）

治少阴病，腹痛下利，咳者，加五味、辛、姜，姜、辛、五味，善下气逆，而治咳满。

### 小青龙汤（方在麻黄）

治伤寒心下有水气，干呕，发热而咳。

### 厚朴麻黄汤（方在厚朴）

治咳而脉浮者，皆用之，以其下冲而降逆也。

火性炎上，有戊土以降之，则离阴下达而不上炎，水性润下，有己土以升之，则坎阳上达而不下润。戊己旋转，坎离交互，故上非亢阳而不至病热，下非孤阴而不至病寒。中气既衰，升降失职，于是水自润下而病寒，火自炎上而病热。戊土不降，逆于火位，遂化火而为热，己土不升，陷于水位，遂化水而为寒，则水火分离，戊土燥热而己土湿寒者，其常也。而戊土之燥热，究不胜己土之湿寒。盖水能胜火，则寒能胜热，是以十人之病，九患寒湿而不止也。干姜燥热之性，甚与湿寒相宜，而健运之力，又能助其推迁，复其旋转之旧。盖寒则凝而温则转，是以降逆升陷之功，两尽其妙。仲景理中用之，回旋上下之机，全在于此，故善医泄利而调霍乱。凡咳逆齁喘、食宿饮停、气膨水胀、反胃噎膈之伦，非重用姜苓，无能为功，诸升降清浊、转移寒热、调养脾胃、消纳水谷之药，无以易此也。

五脏之性，金逆则生上热，木陷则生下热。吐衄呕哕、咳嗽喘促之证，不无上热，崩漏带浊，淋涩泄利之条，不无下热。而得干姜，则金降木升，上下之热俱退，以金逆而木陷者，原于中宫之湿寒也。干姜温中散寒，运其轮毂，自能复升降之常，而不至于助邪。其上下之邪盛者，稍助以清金润木之品，亦自并行而不悖。若不知温中，而但清上下，则愈清愈热，非死不止！此庸工之遗毒，而千载之奇冤，不可不辨也。

血藏于肝，而原于脾，调肝畅脾，暖血温经。凡女子经行腹痛，陷漏紫黑，失妊伤胎，久不产育者，皆缘肝脾之阳虚，血海之寒凝也，悉宜干姜，补温气而暖血海。

温中略炒用，勿令焦黑。

**彭按**：咳嗽而脉细者或脉沉者慎用，否则伤肺阴动肝阳，干姜本是起死回生之药，因医家误用而受谤，非干姜之过也。

# 生 姜

味辛，性温，入足阳明胃、足太阴脾、足厥阴肝、手太阴肺经。降逆止呕，泄满开郁，入肺胃而驱浊，走肝脾而行滞，荡胸中之瘀满，排胃里之壅遏，善通鼻塞，最止腹痛，调和脏腑，宣达营卫，行经之要品，发表之良药。

### 《伤寒》生姜泻心汤

生姜四两　人参三两　甘草三两　大枣十二枚　干姜一两　半夏半升　黄芩三两　黄连一两

治太阳伤寒，汗出表解，胃中不和，干噫食臭，心下痞硬，胁下有水气，腹中雷鸣下利者。以汗后中气虚寒，水谷不消，胃逆脾陷，土木皆郁。脾陷而贼于乙木，则腹中雷鸣而下利。胃逆而迫于甲木，则心下痞硬而噫臭。甲木化气于相火，君相皆升，必生上热。参、甘、姜、枣温补中气之虚寒，黄连、黄芩清泄上焦之郁热，半夏、生姜降浊气之冲逆，消痞硬而止哕噫也。

### 黄芩加半夏生姜汤（方在半夏）

治太阳少阳合病，下利而作呕者。

### 黄芩汤（方在黄芩）

治太少之下利，加半夏、生姜，降胃逆而止呕也。

### 《金匮》生姜半夏汤

生姜一斤　半夏半升

治病人胸中似喘非喘，似呕非呕，似哕不哕，心中溃溃然无奈者。以肺胃上逆，浊气熏冲，胸膈郁烦，不可名状。生姜、半夏降逆气而扫瘀浊也。

### 《伤寒》真武汤（方在茯苓）

治少阴病，腹痛下利，呕者，去附子，加生姜足前成半斤。

### 通脉四逆汤（方在甘草）

治少阴病，下利清谷，脉微欲绝，呕者，加生姜二两。

### 《伤寒》理中丸（方在人参）

治霍乱吐利，吐多者，去术，加生姜二两，以中郁胃逆，故作呕吐，生姜降胃逆而豁郁浊，善止呕吐也。

### 《伤寒》当归四逆加吴茱萸生姜汤（方在吴茱萸）

治厥阴伤寒，手足厥冷，脉细欲绝，内有久寒者。以肝司营血，久寒在肝，营血冷涩不行。当归四逆补营血而通经脉，吴茱萸、生姜温寒凝而行瘀涩也。

### 新加汤（方在人参）

治伤寒汗后，身疼痛，脉沉迟者。桂枝汤加人参三两，芍药、生姜各一两，以经络寒涩，生姜温血海而行经脉也。

### 《金匮》当归生姜羊肉汤（方在当归）

治寒疝，腹胁痛，里急，并产后腹痛，寒多者，加生姜一斤。

### 厚朴七物汤（方在厚朴）

治腹满痛，寒多者，加生姜半斤，生姜温中寒而止腹痛，力逊干姜，然亦有良效也。

人身之气，清阳左升于肝脾，浊阴右降于肺胃。胃土冲和，气化右转，则辛金清降，息息归根，壬水顺行，滴滴归源，雾露洒陈，津液流布，下趣溪壑，川渎注泻，是以下不虚空而上不壅满。肺胃不降，则水气俱逆，下之膀胱癃闭，溲尿不行，上之胸膈埋塞，津液不布，于是痰饮喘嗽、恶心呕哕之病生焉。生姜疏利通达，下行肺胃而降浊阴，善止呕哕而扫瘀腐，清宫除道之力，最为迅捷。缘肺胃主收，收令不旺，则逆行而病埋塞，生姜开荡埋塞，复其收令之常，故反逆而为顺也。本为泄肺之品，泄其实而不至于损其虚，循良之性，尤可贵焉。

气盛于肺胃，而实本于肝脾，血中之温气，肺气之根也。阳气初生于乙木之中，未及茂长，是以肝脾之气易病抑郁。生姜辛散之性，善达肝脾之郁，大枣气质醇浓，最补肝脾，而壅满不运，得生姜以调之，则精液游溢，补而不滞。桂枝汤（方在桂枝），用之于甘、枣、桂、芍之中，既以和中，又以发表。凡经络凝涩，沉迟结代，宜于补益营卫之品加生姜以播宣之，则流利无阻。炙甘草、新加

汤、当归四逆汤皆用之，以温行经络之瘀涩也。

**彭按**：干姜走脏腑之力多，生姜走经络之力多。

# 半　夏

味辛，气平，入手太阴肺、足阳明胃经。下冲逆而除咳嗽，降浊阴而止呕吐，排决水饮，清涤涎沫，开胸膈胀塞，消咽喉肿痛，平头上之眩晕，泄心下之痞满，善调反胃，妙安惊悸。

### 《伤寒》半夏泻心汤

半夏半升　人参　甘草　干姜　黄芩　黄连各三两　大枣十二枚

治少阳伤寒，下后心下痞满而不痛者。以中气虚寒，胃土上逆，迫于甲木，经气结涩，是以作痞。少阳之经，循胃口而下胁肋，随阳明而下行，胃逆则胆无降路，故与胃气并郁于心胁。甲木化气于相火，君相同气，胃逆而君相皆腾，则生上热。参、甘、姜、枣温补中脘之虚寒，黄芩、黄连清泻上焦之郁热，半夏降胃气而消痞满也。《金匮》治呕而肠鸣，心下痞者。中气虚寒则肠鸣，胃气上逆则呕吐也。

### 《金匮》大半夏汤

半夏二升　人参三两　白蜜一斤

水一斗二升，和蜜扬之二百四十遍，煮，分三服。

治胃反呕吐者。以脾阳虚败，水谷不消，而土木郁陷，下窍堵塞，是以不为泄利，而为呕吐。胃以下行为顺，反而逆

行，故名胃反。人参补中脘之阳，建其枢轴，白蜜润下窍之结涩，半夏降上逆之胃气也。

### 《伤寒》黄芩加半夏生姜汤

黄芩三两　芍药二两　甘草二两　大枣十二枚　半夏半升　生姜三两

治太阳少阳合病，下利而作呕者。

### 黄芩汤（方在黄芩）

治太少之下利，加半夏、生姜，降胃逆而止呕也。

### 葛根加半夏汤

葛根四两　麻黄三两　桂枝二两　甘草二两　芍药二两　生姜三两　大枣十二枚　半夏半升

治太阳阳明合病，不下利，但呕者。以阳明为少阳胆木所逼，水谷莫容，已消而在下脘则为利，未消而在上脘则为呕。半夏降胃逆而止呕也。

### 《金匮》半夏干姜散

半夏　干姜等份

为散，浆水服方寸匕。

治干呕、吐逆、吐涎沫。以中寒胃逆，浊阴冲塞，肺气埋郁，淫蒸涎沫。干姜温中而下冲气，半夏降逆而荡瘀浊也。

### 小半夏汤

半夏一升　生姜一斤

治心下有支饮，呕而不渴者。以饮居心下，阻隔胃气，故胃逆作呕，而不觉燥渴。半夏、生姜降逆气而排水饮也。

### 苓甘五味姜辛加半夏汤

茯苓四两　甘草三两　五味半升　干姜三两　细辛一两　半夏半升

治支饮，昏冒作呕，而不渴者。以饮居心下，隔其胃阳，阳升则冒，胃逆则呕，半夏驱水饮而止呕冒也。

### 越婢加半夏汤

麻黄六两　石膏半斤　甘草一两　生姜三两　大枣十五枚　半夏半升

治肺胀，咳喘上气，目如脱，脉浮大者。以中气虚滞，肺胃之降令素迟，一遇风寒，闭其皮毛，里郁莫泄，胃气逆升，肺壅为热，是以咳喘上气而脉浮大。此为肺胀之病，即伤风鼽喘而为热者。甘、枣补其中虚，麻黄泻其皮毛，石膏清其肺热，生姜、半夏降冲逆而破壅塞也。

### 《伤寒》半夏散

半夏、甘草、桂枝等份，为散，白饮和服方寸匕。不能服散，水煎服。

治少阴病，咽痛者。以阴气上冲，因致咽痛。半夏、桂枝降其冲逆，甘草和其急迫也。

### 《金匮》半夏厚朴汤

半夏一升　厚朴三两　茯苓四两　生姜五两　苏叶二两

治妇人咽中如有炙脔。以湿旺气逆，血肉凝瘀。茯苓泻其湿，朴、半、姜、苏降其逆而散其滞也。

### 半夏麻黄丸

半夏　麻黄等份

蜜丸。

治心下悸者。以阳衰土湿，升降失政，脾陷而乙木不能直升，则郁勃而为悸，胃逆而甲木不能顺降，则悬虚而为惊。胃土上逆，浊阴填塞，心下堙郁，经络壅涩，碍厥阴风木升达之路，是以心悸动（《素问》：胃之大络，名曰虚里，出于左乳下，其动应衣，即此谓也）。惊原于魂气之虚飘，悸原于经气之阻碍。半夏降胃逆而驱浊阴，麻黄开堙郁而通络路也。

人之中气，左右回旋，脾主升清，胃主降浊。在下之气，不可一刻而不升，在上之气，不可一刻而不降。一刻不升，则清气下陷，一刻不降，则浊气上逆。浊气上逆，则呕哕痰饮皆作，一切惊悸眩晕，吐衄嗽喘，心痞胁胀，膈噎反胃，种种诸病，于是生焉，而总由于中气之湿寒。盖中脘者，气化之原，清于此升，浊于此降，四象推迁，莫不本乎是。不寒不热，不燥不湿，阴阳和平，气机自转。寒湿偏旺，气化停滞，枢机不运，升降乃反，此脾陷胃逆之根也。安有中气健运，而病胃逆者哉！

甲木下行而交癸水者，缘于戊土之降。戊土不降，甲木失根，神魂浮荡，此惊悸眩晕所由来也。二火升炎，肺金被克，此燥渴烦躁所由来也。收令不遂，清气堙郁，此吐衄痰嗽所由来也。胆胃逆行，土木壅迫，此痞闷膈噎所由来也。凡此诸证，悉宜温中燥土之药，加半夏以降之。其火旺金热，须用清敛金火之品。然肺为病标而胃为病本，必降戊土，以转火金，胃气不降，金火无下行之路也。半夏辛燥开通，沉重下达，专入胃腑，而降逆气。胃土右转，浊瘀扫荡，胃腑冲和，神气归根，则鹤胎龟息，绵绵不绝竭矣。

血原于脏而统于经，升于肝而降于肺，肝脾不升，则血病下陷，肺胃不降，则血病上逆。缘中脘湿寒，胃土上郁，浊气冲塞，肺津隔碍，收令不行，是以吐衄。此与虚劳惊悸，本属同原，未有虚劳之久，不生惊悸，惊悸之久，不生吐衄者。当温中燥土，暖水敛火，以治其本，而用半夏降摄胃气，以治其标。

庸工以为阴虚火动，不宜半夏，率以清凉滋润之法，刊诸纸素。千载一辙，四海同风，《灵枢》半夏秫米之方（治目不得瞑，在邪客篇）。《金匮》半夏麻黄之制，绝无解者。仁人同心，下士不悟，迢迢良夜，悲叹殷庐，悠悠苍天，此何心哉！

洗去白矾用。妊娠姜汁炒。

**彭按：**半夏降胃除痰极伤阴液，阴虚之家切不可用，如阴虚而肺胃逆者，可以苏叶代之，苏叶降胃不伤阴液，阴虚之脉弦细或微而薄皆忌用半夏。

# 代 赭 石

味苦，气平，入足阳明胃经。降戊土而除哕噫，镇辛金而清烦热。

### 《伤寒》旋覆花代赭石汤（方在旋覆花）

用之治伤寒汗出下后，心下痞硬，噫气不除者，以其降胃而下浊气也。滑石代赭汤（方在滑石），代赭重坠之性，驱浊下冲，降摄肺胃之逆气，除哕噫而泄郁烦，止反胃呕吐，疗惊悸哮喘，兼治吐衄、崩漏、痔瘘、泄利之病。

煅红，醋淬，研细绵裹，入药煎。
松软者佳，坚硬者无用。

肝脾下陷者忌之。

**彭按：**肝脾下陷，不惟代赭石不宜用其他降药如半夏、苏叶，亦宜慎之，或加甘缓之品较妥。

# 厚 朴

味苦、辛，微温，入足阳明胃经。降冲逆而止嗽，破壅阻而定喘，善止疼痛，最消胀满。

### ❀《伤寒》桂枝加厚朴杏子汤

桂枝　芍药　生姜各三两　甘草　厚朴各二两　大枣十二枚　杏仁五十枚

治太阳伤寒，下后微喘者。下后中虚胃逆，肺金莫降，是以发喘。姜、甘、大枣和中而补土，桂枝、芍药疏木而泄热，厚朴、杏仁降逆而止喘也（《伤寒》：喘家，作桂枝汤加厚朴、杏子仁）。

### ❀ 朴姜甘夏人参汤

厚朴一斤　生姜半斤　甘草二两　半夏半升　人参一两

治伤寒汗后，腹胀满者。汗后中虚胃逆，浊阴冲塞，是以胀满。人参、甘草补中而培土，朴、半、生姜泻满而消胀也。

### ❀《金匮》厚朴大黄汤

厚朴一尺　枳实四枚　大黄六两

此即小承气汤，而分两不同。

治支饮胸满者。以饮居心下，肺胃郁阻，是以胸满。大黄破结而逐饮，枳、朴泻满而降逆也。

### ❀ 厚朴三物汤

厚朴八两　枳实五枚　大黄四两

此亦小承气汤，而分量不同。二方皆君厚朴。

治腹满而便闭者。以滞气抟结，闭塞不通。枳、朴行滞而止痛，大黄破结而开塞闭也。

### ❀ 厚朴七物汤

厚朴半斤　枳实五枚　大黄二两　桂枝二两　甘草三两　生姜五两　大枣十枚

治腹满痛，发热，脉浮而数，饮食如故者。以外感风邪，经腑皆郁，经气不泄，故发热脉数。腑气不通，故腹满而痛。甘、枣、桂、姜达郁而解外，枳、朴、大黄泻满而攻里也。

### ❀ 厚朴麻黄汤

厚朴五两　小麦一升　麻黄四两　石膏如鸡子大　杏仁半升　干姜二两　半夏半升　细辛二两　五味半升

治咳而脉浮者。以中脘不运，皮毛不合，肺胃郁阻，浊气莫泄。麻黄发表而散寒，小麦、石膏清肺而润燥，朴、杏、半、姜、辛、五味降逆而止咳也。

大小承气汤（方在大黄）、半夏厚朴汤（方在半夏）、枳实薤白桂枝汤（方在枳实）、王不留行散（方在王不留行）皆用之，以其降浊而行滞也。

厚朴苦辛下气，善破壅塞而消胀满，下冲逆而定喘嗽，疏通郁迫，和解疼痛，除反胃呕吐，疗肠滑泄利，消宿食停水，调泄秽吞酸，止肠胃雷鸣，平霍乱转筋，下冲消滞物也。

去皮，姜汁炒。

**彭按：**厚朴温燥之性亦能利水，阴虚者慎之，能治腹泻者，行气利水之功也。

厚朴温燥入胃主降。乃《神农本草》谓其入肝，肝以升达为顺，病则郁陷，既陷不宜降药，肝郁则生风燥，不宜燥药也。

# 枳 实

味苦、酸、辛，性寒，入足阳明胃经。泄痞满而祛湿，消陈宿而还清。

### ❀《金匮》枳术汤

枳实七枚　白术二两

煎，分三服。腹中软，即当散。

治心下坚，大如盘，边如旋杯，水饮所作。以水停中脘，胃气郁阻，胆经隔碍，不得下行，痞结心下，坚硬不消。枳实泻水而消痞，白术燥土而补中也。

### ❀ 枳实薤白桂枝汤

枳实四枚　厚朴四两　栝楼一枚　薤白半斤　桂枝一两

治胸痹心痞，胸中满结，胁下逆抢心。以胆胃上逆，胸膈填塞。枳、朴、薤白破壅塞而消痞结，栝楼、桂枝涤浊瘀而下冲逆也。

### ❀《伤寒》枳实栀子汤

枳实三枚　栀子十四枚　香豉一两

清浆水煎，分二服，覆令微似汗。

治大病瘥后，劳复者。大病新瘥，中气尚弱，因劳而复。浊阴上逆，中宫埋塞，经郁热作。枳实降浊而消滞，栀子泄热而清烦，香豉和中而散郁也。

### ❀《金匮》枳实芍药散

枳实　芍药等份

为散，服方寸匕。日三服，并主痈脓，以大麦粥下之。

治产后腹痛，烦满不得卧。以产后血亡肝燥，风木克土，是以腹痛。肝脾郁结，则胆胃壅塞，而生烦满。芍药清风而止痛，枳实泄满而除烦也。

### ❀ 栀子大黄汤（方在栀子）

用之治伤寒下后，心烦腹满者，治酒疸懊憹热痛者。

### ❀ 橘枳生姜汤（方在橘皮）

用之治胸中痹塞，短气。

### ❀ 桂姜枳实汤（方在桂枝）

用之治心中痞塞悬痛。

### ❀ 大小承气汤（二方在大黄）

用之治阳明胃燥便难，皆以其泄痞满而破壅塞也。

枳实酸苦迅利，破结开瘀，泄痞消满，除停痰留饮，化宿谷坚癥。涤荡郁陈，功力峻猛，一切腐败壅阻之物，非此不消。

麸炒黑，勿令焦，研用。

**彭按：**枳实破气甚猛，虚家忌之。

# 栀 子

味苦，性寒，入手少阴心、足太阴脾、足厥阴肝、足太阳膀胱经。清心火而除烦郁，泄脾土而驱湿热，吐胸膈之浊瘀，退皮肤之熏黄。

### ❀《伤寒》栀子干姜汤

栀子十四枚　干姜二两

煎，分三服。得吐，止后服。

治太阳伤寒，大下后，身热不去，微

烦者。大下败其中气，浊阴上逆，瘀生腐败，阻隔君火，身热心烦。干姜降逆而温中，栀子吐浊瘀而除烦热也。

## 栀子厚朴汤

栀子十四枚　厚朴四两　枳实四枚

煎，分二服。得吐，止后服。

治伤寒下后，心烦腹满，卧起不安者。以下伤土气，中脘郁满，阳明不降，浊阴上逆，陈郁填塞，阻隔君火，烦躁不宁。枳、朴泻满而降逆，栀子吐浊瘀而除烦也。

## 栀子香豉汤

栀子十四枚　香豉四两

煎，分二服。得吐，止后服。

治伤寒汗下后，烦热，胸中窒者。汗下败其中气，胃土上逆，浊气填瘀，君火不得下行，故心宫烦热，胸中窒塞。香豉调中而开窒，栀子扫浊瘀而除烦热也。治阳明伤寒，下后胃中空虚，客气动膈，心中懊侬，舌上苔者。下伤胃气，浊阴逆上，客居胸膈，宫城不清，故生懊侬。香豉和中而下气，栀子涌浊瘀而清懊侬也。治厥阴病，利后虚烦，按之心下濡者。香豉和中而泻湿，栀子决浊瘀而清虚烦也。

## 栀子甘草香豉汤

栀子十二枚　香豉四两　甘草二两

煎，分二服。得吐，止后服。

治伤寒汗吐下后，虚烦不得眠，剧则反覆颠倒，心中懊侬（此栀子香豉证）而少气者。香豉、甘草调胃而补中气，栀子涤浊瘀而清虚烦也。

## 栀子生姜香豉汤

栀子十二枚　香豉四两　生姜五两

煎，分二服。得吐，止后服。

治伤寒汗吐下后，虚烦不得眠，剧则反覆颠倒，心中懊侬（此栀子香豉证）而呕者。香豉、生姜降逆而止呕吐，栀子荡浊瘀而清虚烦也。

## 栀子柏皮汤

栀子十五枚　甘草一两　黄柏皮一两

治太阴伤寒，发热身黄者。湿在经络，郁而不泻，则发热身黄。甘草、柏皮补中而清表热，栀子泄湿而退身黄也。

## 《金匮》栀子大黄汤

栀子十四枚　香豉一升　枳实五枚　大黄三两

治酒疸，心中懊侬，或热痛者。酒疸湿热郁蒸，故心懊侬。甲木冲击，故生热痛。香豉、枳、黄降浊而泄热，栀子清心而除懊侬也。

## 茵陈蒿汤（方在茵陈）

治太阴病，身黄腹满，小便不利者（谷疸同此）。

## 大黄硝石汤（方在大黄）

治黄疸腹满，小便不利者，皆用之，以清乙木之郁蒸，泄膀胱之湿热也。

栀子苦寒，清心火而除烦热，烦热既去，清气下行，则浊瘀自涌。若热在膀胱，则下清水道，而开淋涩。盖厥阴乙木，内孕君火，膀胱之热，缘乙木之遏陷，亦即君火之郁沦也。善医黄疸者，以此。

**彭按**：栀子清湿热之妙品，然寒中败脾亦为第一。时医家于小便热赤之病往往用之，不知小便热赤皆木气下陷，并非实证，栀子寒中败脾，益助肝木之陷也。

# 香 豉

味苦、甘，微寒，入足太阴脾经。调和脏腑，涌吐浊瘀。

## 仲景《伤寒》栀子香豉汤（方在栀子）

用之治伤寒汗下后，烦热，胸中窒者。土湿胃逆，浊瘀凝塞，香豉扫浊瘀而开凝塞也。治伤寒汗吐下后，虚烦不得眠，剧则反覆颠倒，心中懊恼者，以腐败壅塞，浊气熏冲，香豉涌腐败而清宫城也。

## 瓜蒂散（方在瓜蒂）

用之治胸中塞瘀，心中痞硬，气冲咽喉，不得息。以寒瘀胶塞，阻碍气道，香豉荡腐物而清胸膈也。

## 《金匮》栀子大黄汤（方在栀子）

用之治酒疸，心中懊恼热痛，以湿热熏冲，心君郁痞，香豉排郁陈而宁神宇也。

香豉调和中气，泻湿行瘀，扫除败浊，宿物失援，自然涌吐，实非吐剂。肃清脏腑，甚有除旧布新之妙。

**彭按**：香豉即淡豆豉，极补胃气并非吐药。

# 瓜 蒂

味苦，性寒，入足阳明胃、足太阴脾经。利水而泄湿淫，行瘀而涌腐败。

## 《伤寒》瓜蒂汤

瓜蒂二十枚

水一升，煎五合，顿服之。

治太阳中暍，身热痛重，而脉微弱。以夏月汗出，浴于冷水，水入汗孔，而行皮中。窍隧冷闭，郁遏阳火，而生内热。壮火伤气，故脉微弱。瓜蒂决皮中之水，开窍而泄热也。

## 瓜蒂散

瓜蒂一分　赤小豆一分

为散，取一钱匕，以香豉一合，用热汤煮作稀糜，去滓，取汁和散，温服取吐。不吐，加之，得快吐乃止。

治胸有寒瘀，病如桂枝证，头不痛，项不强，寸脉微浮，心中痞硬，气上冲咽喉，不得息者。以胃土上逆，碍胆经降路，二气相迫，结于胃口，故心下痞硬。降路梗塞，则肺气逆冲，咽喉阻闭。肺气郁遏淫蒸，而化痰涎，隧道皆填。是以胸膈壅闷，不得喘息。小豆、香豉行其瘀浊，瓜蒂涌其痰涎也。治厥阴病，邪结胸中，心下烦，饥不能食，手足厥冷，脉乍紧者。以痰涎在胸，郁阻肺气，不能四达，瓜蒂涌痰涎以通气道也。治宿食在上脘者。宿食上停，浊气不降，郁闷懊恼，头痛发热，其状甚似外感，瓜蒂涌之，则浊降而病除也。

瓜蒂苦寒，泄水涤痰，涌吐腐败，以清气道，荡宿食停饮，消水肿黄疸，通脑闷鼻衄，止咳逆齁喘。湿热头痛，风涎喉阻。一切癫痫蛊胀之病皆医。

亡血家忌之。

# 蜀 漆

味苦、辛，性寒，入足阳明胃、足太阴脾、足少阳胆经。荡浊瘀而治痎疟，扫腐败而疗惊狂。

### 《金匮》蜀漆散

蜀漆　云母　龙骨等份

为散，未发前浆水服半钱匕。温疟加蜀漆半分，临发时服一钱匕。

治牝疟多寒者。寒湿之邪，客于少阳之部，郁遏阳气，不得外达。阳气发于阴邪之内，重阴闭束，莫能透越，鼓搏振摇，则生寒战。阳郁热盛，透围而出，是以发热。阳气蓄积，盛而后发，故至期病作，应如潮信。阳旺则蓄而即盛，故日与邪争，阳衰则久而方振，故间日而作。阳进则一郁即发，锐气倍常，故其作日早，阳退则闭极方通，渐至困乏，故其作日晏。作之日早，则邪退日速，作之日晏，则邪退日迟。作晏而退迟者，阳衰不能遽发，是以寒多。阳败而终不能发，则绝寒而无热矣。云母泻其湿寒，龙骨收其腐败，蜀漆排决陈宿，以达阳气也。

### 《伤寒》救逆汤（方在龙骨）

用之治伤寒火劫，亡阳惊狂，起卧不安者。以阳亡湿动，君相离根，浊阴上填，心宫胶塞，蜀漆除道而清君侧也。

蜀漆苦寒疏利，扫秽行瘀，破坚化积，清涤痰涎，涌吐垢浊，是以善医痎疟惊狂之病。

洗去腥用。

# 藜 芦

味苦、辛，性寒，入足阳明胃、手太阴肺经。涌胸膈之痰涎，定皮肤之瞤惕。

### 《金匮》藜芦甘草汤

藜芦、甘草。原方失载。治病人手指臂肿动，身体瞤瞤者。以手之三阴，自胸走手，手之三阳，自手走头，经气郁遏，故结而为肿，郁而为动。郁极则身体瞤动，不但指臂而已。此缘胸有瘀浊，阻隔经气往来之路，是以如此。甘草培其中气，藜芦吐其瘀浊，以通经气也。

藜芦苦寒毒烈，善吐浊痰，兼治疥癣，杀诸虫，点痣，去息肉。

# 升 麻

味辛、苦、微甘，性寒，入手阳明大肠、足阳明胃经。利咽喉而止疼痛，消肿毒而排脓血。

### 《金匮》升麻鳖甲汤

升麻二两　鳖甲手掌大一片　甘草二两　当归一两　雄黄五钱　蜀椒一两

水四升，煎一升，顿服。

治阳毒为病，面赤斑斑如锦文，咽喉痛，吐脓血。阳毒之病，少阳甲木之克阳明也。手足阳明，皆行于面，少阳甲木，从相火化气，火之色赤，故面见赤色。足阳明之脉，循喉咙而入缺盆，胆胃壅迫，相火瘀蒸，故咽喉痛而吐脓血。其病五日可治，七日不可治。升麻、甘草清咽喉而缓急迫，鳖甲、当归消凝瘀而排脓血，雄黄、蜀椒泄湿热而下逆气也。

### ❧ 升麻鳖甲去雄黄蜀椒汤

升麻二两　鳖甲手掌大一片　甘草二两
当归一两

治阴毒为病，面目青，身痛如被杖，咽喉痛。阴毒之病，厥阴乙木之克太阴也。厥阴乙木，开窍于目，木之色青，故面目青。脾主肌肉，足太阴之脉，上膈而挟咽，肝脾郁遏，风木冲击，故身及咽喉皆痛。升麻、甘草清咽喉而缓急迫，鳖甲、当归破结滞而润风木也。

阳毒、阴毒，病在肝胆，而起于外邪，非风寒束闭，郁其脏腑，不应毒烈如是。升麻清利咽喉，解毒发汗，表里疏通，是以奏效也。

### ❧《伤寒》麻黄升麻汤（方在麻黄）

用之治厥阴病，咽喉不利，吐脓血，以其清咽喉而排脓血也。

升麻辛凉升散，清利咽喉，解肌发表，善治风寒侵迫，咽喉肿痛，呕吐脓血之病。最能解毒，一切蛊毒邪秽之物，入口即吐。避疫疠烟瘴之气，断泄利遗带之恙，止吐衄崩淋诸血，消痈疽热肿，平牙根臭烂，疗齿疼，医口疮，胥有良效。

手阳明自手走头，足阳明自头走足，二经升降不同。升麻升提之性，入手阳明为顺，入足阳明为逆。咽喉之病，以及口舌牙齿，其位在上，须用升麻而加清降之药，自高下达，引火归根。若足阳明他病，悉宜降药，不宜升麻，惟用于涌吐方中乃可。后世庸工，以之升提足阳明胃腑清气。足阳明顺下则治，逆上则病，何可升乎！

# 葛　根

味甘、辛，性凉，入足阳明胃经。解经气之壅遏，清胃腑之燥热，达郁迫而止利，降冲逆而定喘。

### ❧《伤寒》葛根汤

葛根四两　麻黄　桂枝　芍药　甘草
各二两　大枣十二枚　生姜二两

治伤寒太阳阳明合病，项背强几几，无汗恶风者。阳明胃经，自头走足，行身之前。背者，胸之腑也（《素问》语）。太阳经病不解，内侵阳明，阳明郁遏，不得顺降，冲逆胸膈，胸膈莫容，遂后壅于项背，故项背强直，几几不柔。寒闭皮毛，故无汗恶风。姜、甘、大枣利中宫而补土，桂枝、芍药达凝郁而泄热，麻黄散太阳之寒，葛根解阳明之郁也。治太阳与阳明合病，自下利者。以经气郁遏，则腑气壅迫，不能容受，未消之食，必至上呕，已化之谷，必至下利。麻黄发表而泻郁遏，葛根疏里而达壅迫也。又治太阳病，欲做刚痉，无汗而小便反少，气上冲胸，口噤不得语者。以过汗亡津，筋脉不柔，复感寒邪，闭其皮毛，则病刚痉。足阳明脉循上齿，手阳明脉循下齿，筋脉燥急，故口噤不开。麻黄泄闭而散寒，葛根降逆而润燥也。

### ❧ 桂枝加葛根汤

桂枝三两　芍药　甘草各二两　大枣十二枚　生姜三两　葛根四两

煎服。

治太阳阳明合病，项背强几几，汗

出恶风者。风泄皮毛，故汗出恶风。桂、芍泻太阳而达营郁，葛根解阳明而降气逆也。

### 葛根黄连黄芩汤

葛根半斤　黄连一两　黄芩二两　甘草二两

治太阳中风下后，下利脉促，喘而汗出者。以下伤中气，脾陷为利，胃逆为喘。上热郁生，窍开汗出。连、芩清君相之火，葛根降阳明之逆也。

### 《金匮》竹叶汤（方在竹叶）

用之治产后中风，发热面赤，喘而头痛。以胃气上逆，肺郁生热，故气喘头痛而发热面赤，葛根清胃而降逆也。

### 奔豚汤（方在甘李根白皮）

用之治奔气上冲胸，腹痛，往来寒热。以风木勃发，则生烦躁，生葛清风而润燥，泻热而除烦也。

葛根辛凉下达，除烦泻热，降阳明经腑之郁。经腑条畅，上脘之气不逆，则下脘之气不陷，故呕泄皆医。生津止渴，清金润燥，解阳明郁火，功力尤胜。

作粉最佳。鲜者，取汁用，甚良。

# 赤 石 脂

味甘、酸、辛，性涩，入手少阴心、足太阴脾、手阳明大肠经。敛肠胃而断泄利，护心主而止痛楚。

### 《伤寒》桃花汤

干姜三两　粳米一升　赤石脂一斤，用一半研末

水七升，煮米熟，去渣，温服七合，入赤石脂末方寸匕。

治少阴病，腹痛下利，小便不利，便脓血者。以水土湿寒，脾陷肝郁，二气逼迫，而腹为之痛。木愈郁而愈泄，水道不通，则谷道不敛，膏血脱陷，凝瘀腐败，风木摧剥，而下脓血。粳米补土而泄湿，干姜温中而驱寒，石脂敛肠而固脱也。

### 赤石脂禹余粮汤

赤石脂一斤　禹余粮一斤

治伤寒下利不止，利在下焦，服理中汤，利益甚者。己土湿陷，庚金不敛，则为泄利。而己土湿陷之利，其病在中，理中可愈，庚金不敛之利，其病在下，理中不能愈。石脂、余粮涩滑而断泄利也。

### 乌头赤石脂丸（方在乌头）

用之治心痛彻背，以其保宫城而护心君也。

赤石脂酸收涩固，敛肠住泄，护心止痛，补血生肌，除崩收带，是其所长。最收湿气，燥脾土，治停痰吐水之病。更行瘀涩，破凝滞，有催生下衣之能。能兼医痈疽、痔瘘、反胃、脱肛之证。

# 禹 余 粮

味甘，微寒，入足太阴脾、足少阴肾、足厥阴肝、手阳明大肠经。止小便之痛涩，收大肠之滑泄。

### 《伤寒》禹余粮丸（原方失载）

治汗家重发汗，恍惚心乱，小便已阴痛者。以发汗太多，阳亡神败，湿动木

郁，水道不利，便后滞气梗涩，尿孔作痛。禹余粮甘寒收涩，秘精敛神，心火归根，坎阳续复，则乙木发达，滞开而痛止矣。

### ❀ 赤石脂禹余粮汤（方在石脂）

用之治大肠滑脱，利在下焦者，以其收湿而敛肠也。

禹余粮敛肠止泄，功同石脂，长于泄湿，达木郁而通经脉，止少腹骨节之痛，治血崩闭经之恙，收痔瘘失血，断赤白带下。

煎汤，生研。作丸、散，煅红、醋淬、研细用。

## 鸡 子 黄

味甘，微温，入足太阴脾、足阳明胃经。补脾精而益胃液，止泄利而断呕吐。

### ❀《伤寒》黄连阿胶汤（方在阿胶）

用之治少阴病，心中烦，不得卧者。以其补脾而润燥也。

### ❀《金匮》百合鸡子汤（方在百合）

用之治百合病，吐之后者，以其涤胃而降逆也。

### ❀ 排脓散（方在桔梗）

用之，以其补中脘而生血肉也。

鸡子黄温润淳浓，体备土德，滋脾胃之精液，泽中脘之枯槁，降浊阴而止呕吐，升清阳而断泄利，补中之良药也。

煎油，治小儿湿热诸疮，甚效（鸡子白在三卷中）。

## 麻 仁

味甘，气平，性滑。入足阳明胃、手阳明大肠、足厥阴肝经。润肠胃之约涩，通经脉之结代。

### ❀《伤寒》麻仁丸

麻子仁二升　芍药半斤　杏仁一斤，去皮尖，炒用，研如脂　大黄一斤　厚朴一斤　枳实半斤

末，炼蜜丸，梧子大，饮服十丸，日三服，渐加。

治阳明病，脾约便难。以脾气约结，糟粕不能顺下，大肠以燥金主令，敛涩不泄，日久消缩，约而为丸。燥结不下，是以便难。麻仁、杏仁润燥而滑肠，芍药、大黄清风而泄热，厚朴、枳实行滞而开结也。

### ❀ 炙甘草汤（方在甘草）

用之治少阳病，脉结代，心动悸者，以其养血而润燥也。

麻仁滑泽通利，润大肠而滋经脉，隧路梗涩之病宜之。

去壳，炒，研用。

## 白 蜜

味甘、微咸，入足阳明胃、足太阴脾、手阳明大肠经。滑秘涩而开结，泽枯槁而润燥。

### ❀《伤寒》蜜煎导法

蜜七合

炼干，作挺如指，长二寸。纳谷道

中，欲大便时去之。

治阳明病，自汗出，小便自利，津液内竭，大便硬者。以汗尿亡津，而致便硬，非胃热便难之比，不可攻下，蜜煎润燥而滑肠也。

### 《金匮》大半夏汤（方在半夏）

用之治反胃呕吐，以肠窍闭塞，糟粕不得下传，白蜜润大肠而通传道也。

### 《伤寒》大陷胸丸（方在大黄）

用之治结胸项强，以其滑胸膈而下瘀浊也。

### 《金匮》乌头汤（方在乌头）

用之治历节疼痛，以其滑经络而止寒湿也。

### 大乌头煎（方在乌头）

用之治寒疝绕脐痛，以其润筋脉而缓迫急也。

### 甘草粉蜜汤（方在甘草）

用之治蛔虫为病，吐涎心痛，以其滋乙木而息风燥也。

### 甘遂半夏汤（方在甘遂）

用之治留饮欲去，心下续坚满，以其滑肠胃而泻水饮也。

蜂蜜浓郁滑泽，滋濡脏腑，润肠胃而开闭涩，善治手足阳明燥盛之病。太阴湿旺，大便滑溏者勿服。

入水四分之一，炼熟用。

# 大 黄

味苦，性寒，入足阳明胃、足太阴脾、足厥阴肝经。泄热行瘀，决壅开塞，下阳明治燥结，除太阴之湿蒸，通经脉而破癥瘕，消痈疽而排脓血。

### 《伤寒》大承气汤

大黄四两　芒硝三两　枳实五枚　厚朴半斤

治阳明病，胃热便难。以表病失解，郁其胃阳。阳莫盛于阳明，阳明戊土，从燥金化气，阳旺土燥，肠窍结涩，腑热莫宣，故谵语潮热，手足汗流。胃气壅遏，不得下泄，故脐腹满痛。大黄、芒硝破结而泻热，厚朴、枳实降逆而消滞也。

### 小承气汤

大黄四两　厚朴二两　枳实三枚

治阳明病，腑热方作。大黄泄其燥热，朴、枳开其郁滞也。

### 大陷胸汤

大黄六两　芒硝一斤　甘遂一钱

水六升，煮大黄，取二升，去渣，入芒硝，煎化，入甘遂末，分服。

治太阳中风，下早而为结胸。以腑热未实，下之太早，伤其中气。戊土不降，里阴上逆，皮毛未泄，表阳亦陷，阴阳拒隔，结于胸中。寒热逼蒸，化生水气，硬满疼痛，烦躁懊憹。硝、黄泄其郁热，甘遂排其水饮也。

### 大陷胸丸

大黄半斤　芒硝半斤　葶苈半斤　杏仁半升

共末之，入芒硝，研如脂。丸如弹子大，取一枚，甘遂末一钱、白蜜二合，水二升，煮一升，温顿服之。一宿乃下。不下，更服。

治结胸项强，状如柔痉。以湿热熏冲，上连颈项。大黄、芒硝破结而泻热，杏仁、葶苈、甘遂降逆而泻水也。

### 大黄黄连泻心汤

大黄二两　黄连一两

麻沸汤一升渍之，去渣，分温服。

治伤寒下后复汗，心下痞硬，以汗下伤中气，阳亡土败，胃气上逆，阻碍胆经降路，结于心下，痞塞硬满。相火既隔，君火亦升，大黄泻戊土而清热，黄连泄心火而除烦也。

### 桂枝加大黄汤

桂枝三两　甘草二两　生姜三两　大枣十二枚　芍药六两　大黄一两

治太阳病，医反下之，因而腹满实痛，属太阴者。以太阳表病，误下而伤脾气，脾陷木遏，郁生风热，侵克己土，胀满而成实痛。桂枝和中而解表，芍药滋乙木而清风，大黄泻己土而消满也。

### 《金匮》大黄硝石汤

大黄　硝石　黄柏各四两　栀子十五枚

水煎，顿服。

治黄疸腹满，自汗，小便不利而赤。以黄家湿淫经络，皮毛莫启，是以发黄。今汗孔外泄，水道里郁，表和里实，湿不在经络而在脏腑。法当用下，大黄、黄柏泻其瘀热，硝石、栀子清其湿热也。

### 苓甘五味姜辛半杏加大黄汤

茯苓四两　甘草三两　五味半升　干姜三两　细辛三两　半夏半升　杏仁半升　大黄三两

治痰饮，水去呕止，肿消痹愈，而面热如醉者。痰饮服半夏而水去，服杏仁而肿消，若面热如醉，是胃热逆冲，上熏其面。缘足之三阳，自头走足，阳明行身之前，自面而下，加大黄以泻阳明之热也。

### 大黄附子汤

大黄三两　细辛二两　附子三枚，炮用

治胁下偏痛，发热，其脉紧弦。以脾土寒湿，郁其肝气，风木抑遏，故胁痛而发热，脉弦而且紧。宜以温药下其结寒，辛、附温寒而破瘀，大黄下积而开结也。

### 大黄甘草汤

大黄一两　甘草一两

治食已即吐者。以土弱胃逆，浊气痞塞，郁生上热，故水谷不下。大黄破其痞塞，甘草培土补中，缓其下行之急也。

### 《伤寒》抵当汤

大黄三两　桃仁　水蛭　虻虫各三十枚

水煎，分三服。

治伤寒六七日后，表证犹在，脉微而沉，热在下焦，其人发狂，小腹硬满，小便自利者。以表病失解，经热莫达，内传膀胱之腑，血室瘀蒸，是以发狂。宜先解其表寒而后下其瘀血，桃、蛭、虻虫破其瘀血，大黄泄其郁蒸也。

### 《金匮》大黄䗪虫丸

大黄十分　甘草三两　杏仁一升　芍药四两　干地黄十两　桃仁一升　干漆一两　虻虫一升　水蛭百枚　蛴螬半升　䗪虫半升　黄芩三两

蜜丸，小豆大。酒饮服五丸，日三服。

治五劳（义详《素问·宣明五气篇》

中）七伤（义详《金匮·血痹虚劳》），赢瘦腹满，内有干血，肌肤甲错，两目黯黑。以中气劳伤，己土湿陷，风木抑遏，贼伤脾气。脾气堙郁，不能腐热水谷，化生肌肉，故赢瘦而腹满。肝藏血而窍于目，肝气抑遏，营血凝涩，无以荣华皮腠，故肌肤甲错而两目黯黑。甘草培土而缓中，杏仁行滞而泄满，桃仁、干漆、虻虫、水蛭、蛴螬、䗪虫破郁而消癥，芍药、地黄清风木而滋营血，黄芩、大黄泄相火而下结块也。

### 下瘀血汤

大黄三两　桃仁二十枚　䗪虫二十枚

炼蜜为四丸，酒一升，煮一丸。取八合，顿服之。瘀血下如豚肝。亦主经水不利。

治产后腹痛，中有瘀血，着于脐下者。以瘀血在腹，木郁为痛。桃仁、䗪虫破其瘀血，大黄下其癥块也。

### 大黄甘遂汤

大黄二两　甘遂二两　阿胶二两

煮一升，顿服之，其血当下。

治产后水与血结在血室，小腹胀满，小便微难而不渴者。以水寒湿旺，乙木抑遏，水瘀血结，不得通达，故腹胀满，便难而不渴。阿胶清风而润木，大黄、甘遂下瘀血而行积水也。

### 大黄牡丹皮汤

大黄四两　芒硝四合　瓜子半升　桃仁五十枚　牡丹皮一两

煎一升，入芒硝，煎化，顿服之。有脓当下，无脓下血。

治肠痈，少腹肿痞，按之痛如淋，小便调，自汗出，时时发热，复恶寒，脓已成，其脉洪数者。以湿寒隔碍，气血不行，壅肿而为痈疽。营卫郁遏，外寒内热，郁热淫蒸，故肉腐为脓。脓之未成，气血壅塞，则脉见迟紧，脓成结消，气血通达，故见洪数。未脓可下，脓成宜排。丹皮、桃仁、瓜子排决其脓血，大黄、芒硝寒泄其燔蒸也。

大黄苦寒迅利，泄热开瘀，决壅塞而通结闭，扫腐败而荡郁陈。一切宿食留饮，老血积痰，得之即下，心痞腹胀，胃结肠阻，饮之即通。湿热瘀蒸，非此不除，关窍梗塞，非此不开。荡涤肠胃之力，莫与为比，下痢家之停滞甚捷。

酒浸用。

**彭按**：痢家停滞虚者多，实者少，虚者肝脾下陷也，下陷而得大黄黄连其死矣。医家凡见热证，无论是虚是实好用大黄，大黄扫除积结是其所长，如并无积结而亦用之，解脾伤中，祸事大矣，凡脉气微弱与浮，中脉成沉，沉中脉弱者，皆不可用，须脉沉部有力者乃可用之。

## 巴　豆

味辛、苦，大热，入足阳明胃、足太阴脾、足少阴肾经。驱寒邪而止痛，开冷滞而破结。

### 《伤寒》二白散（方在桔梗）

用之治寒实结胸，无热证者。以寒实郁结，痞塞不通，巴豆破寒实而决郁塞也。

巴豆辛苦大热，破沉寒积冷，止心疼腹痛，泻停痰积水，下宿谷坚癥，治霍乱胀痛，不能吐泻，疗寒痰阻闭，不得喘息，排脓血而去腐秽，荡积滞而断疟痢，消死肌弩肉，点疣痣疥癣。种种奇功，神异非常。

去壳，炒，研用。强人可服二厘。

**彭按**：曾以巴豆截作三分，服一分后即大泻不止，极伤阴液，非寒结之病，万不可用。

# 卷 二

# 当 归

味苦、辛，微温，入足厥阴肝经。养血滋肝，清风润木，起经脉之细微，回肢节之逆冷，缓里急而安腹痛，调产后而保胎前，能通妊娠之小便，善滑产妇之大肠，奔豚须用，吐蛔宜加，寒疝甚良，温经最效。

### 《伤寒》当归四逆汤

当归三两　芍药三两　细辛二两　通草三两　甘草二两　大枣二十五枚

治厥阴伤寒，手足厥冷，脉细欲绝。以肝司营血，而流于经络，通于肢节，厥阴之温气亏败，营血寒涩，不能充经络而暖肢节。甘草、大枣补脾精以荣肝，当归、芍药养营血而复脉，桂、辛、通草温行经络之寒涩也。

### 《金匮》当归生姜羊肉汤

当归三两　生姜五两　羊肉一斤

治寒疝腹痛，胁痛里急，及产后腹痛。以水寒木郁，侵克己土。当归补血而荣木，生姜、羊肉行滞而温寒也。

### 当归芍药散

当归三两　芍药一斤　川芎三两　白术四两　茯苓四两　泽泻半斤

治妇人妊娠杂病诸腹痛。以脾湿肝郁，风木贼土。归、芎、芍药疏木而清风燥，苓、泽、白术泻湿而补脾土也。

### 当归贝母苦参丸

当归四两　贝母四两　苦参四两

治妊娠小便难，饮食如故。以膀胱之水，生于肺金而泻于肝木，金木双郁，水道不利。当归滋风木之郁燥，贝母、苦参清金利水而泄湿热也。

### 当归散

当归一斤　芍药　川芎一斤　黄芩一斤白术半斤

为散，酒服方寸匕。

治胎产诸病。以胎前产后诸病，土湿木郁，而生风燥。芎、归、芍、芩滋风木而清热，白术燥湿土而补中也。

火为阳而水为阴，水中之气，是为阳根。阳根左升，升乙木而化丁火，火降而阳清，则神发焉。神旺于火，而究其本原，实胎于木，阳气全升则神旺。木处阳升之半，神之初胎，灵机方肇，是谓之魂，魂藏于肝而舍于血。肝以厥阴风木，生于癸水，癸水温升，而化血脉。血者，木之精液，而魂之体魄也。

风静血调，枝干荣滋，则木达而魂安。温气亏乏，根本失养，郁怒而生风燥，精液损耗，本既摇落，体魄伤毁，魂亦飘扬，此肝病所由来也。于是肢寒脉细，腹痛里急，便艰尿涩，经闭血脱，奔豚、吐蛔、寒疝之类，由此生焉。悉当养血，以清风燥。

当归滋润滑泽，最能息风而养血，而辛温之性，又与木气相宜。酸则郁而辛则达，寒则凝而温则畅，自然之理也。血畅而脉充，故可以回逆冷而起细微。木达而土苏，故可以缓急痛而安胎产。诸凡木郁风动之证，无不宜之。但颇助土湿，败脾胃而滑大便，故仲景用之，多土木兼医。但知助阴而不知伐阳，此后世庸工所以大误苍生也。

**彭按**：当归其性辛窜，凡左关尺细弱，右寸浮大之脉，金不能收，风燥木枯，当归不宜用。盖金不能收，最忌辛窜，如须滋肝可改用甜苁蓉以代之，苁蓉滋肝阴，盖肝阳性平不窜也。温病愈后，液竭津伤十余日，不解大便者服当归一钱，大便即下，辛窜之力兼以滑利之故。当归助土湿，用当归须兼顾土。

# 阿　胶

味平，入足厥阴肝经。养阴荣木，补血滋肝，止胞胎之阻疼，收经脉之陷漏，最清厥阴之风燥，善调乙木之疏泄。

## 《金匮》胶艾汤

阿胶二两　干地黄六两　芍药四两　当归三两　川芎二两　甘草二两　艾叶三两

治妊娠胞阻，腹痛下血。以乙木不达，侵克己土，是以腹痛。乙木郁陷，而生风燥，疏泄失藏，是以下血。胶、地、归、芍养血而清风燥，甘草补中而缓迫急，川芎疏木而达遏郁，艾叶暖血而回陷漏也。

## 胶姜汤

阿胶　干姜

原方阙载，今拟加甘草、大枣、生姜、桂枝。治妇人经脉陷下，滴漏墨色。以脾肾阳亏，风木郁陷，经寒血漏，色败而黑。阿胶滋风木而止疏泄，干姜温经脉而收陷漏也。

乙木生于癸水而长于己土，水温土燥，则木达而血升，水寒土湿，则木郁而血陷。木气抑遏，不得发扬，于是怫郁而生风燥。凡诸腹痛里急，崩漏淋漓之证，无不以此。风木之性，专于疏泄，泄而未遂，则梗涩不行，泄而太过，则注倾而下。阿胶息风润燥、养血滋阴，猪苓（方在猪苓）、薯蓣（方在薯蓣）、黄土（方在黄土）、温经（方在茱萸）、白头翁（方在白头翁）、炙甘草（方在甘草）、鳖甲煎（方在鳖甲）、黄连阿胶（方在黄连）、大黄甘遂（方在大黄）诸方皆用之，以滋乙木之风燥也。其性滋润凝滞，最败脾胃而滑大肠，阳衰土湿，饮食不消，胀满溏滑之家，甚不相宜。必不得已，当辅以姜、桂、二苓之类。

蛤粉炒，研用。

**彭按**：阿胶能平疏泄，左关尺细弱而沉者，于养中方中用之，滋肝养肾，极有大功。阿胶与当归，一则性动，一则性静，助湿则一也。阿胶能清肺燥者，肺主收敛，肝主疏泄，肝郁生风则疏泄偏胜，肺难收敛则相火上逆，肺自受伤，阿胶滋木息风，能平肝家疏泄肺得收敛之故也。

# 地　黄

味甘、微苦，入足太阴脾、足厥阴肝经。凉血滋肝，清风润木，疗厥阴之消渴，调经脉之结代。滋风木而断疏泄，血脱甚良，泽燥金而开约闭，便坚亦效。

### ❧《金匮》肾气丸

干地黄八两　山茱萸四两　薯蓣四两　茯苓三两　泽泻三两　牡丹皮三两　桂枝一两　附子一两

治虚劳腰痛，小腹拘急，小便不利，及妇人转胞，不得小便，及短气有微饮，及男子消渴，小便反多。以木主疏泄，水寒土湿，乙木郁陷，不能上达，故腰痛而腹急。疏泄之令不行，故小便不利。土木郁塞，下无透窍，故胞系壅阻而转移。水饮停留，上无降路，故气道格碍而短促。木以疏泄为性，郁而莫泄，激怒而生风燥，津液伤耗，则病消渴。风木之性，泄而不藏，风盛而土湿，不能遏闭，泄之太过，故小便反多。久而精溺注倾，津液无余，则枯槁而死。燥在乙木，湿在己土，而寒在癸水。乙木之燥，病之标也，癸水之寒，病之本也，是当温补肾气，以拔病本。附子补肾气之寒，薯、萸敛肾精之泄，苓、泽渗己土之湿，地黄润乙木之燥，桂枝达肝气之郁，丹皮行肝血之滞。

盖木愈郁而风愈旺，风旺而疏泄之性愈烈，泄之不通，则小便不利，泄而失藏，则小便反多，标异而本同，总缘于土湿而水寒，生意之弗遂也。水温土燥，郁散风清，则木气发达，通塞适中，而小便调矣。

肾气者，坎中之阳，《难经》所谓肾间动气，生气之根，呼吸之门也。方以肾气为名，则君附子而不君地黄。地黄者，淮阴之兵，多多益善，而究非主将也。

仲景于地黄，无作君之方，无特加之法。肾气丸用之治消渴淋癃，君附子以温肾气，地黄滋风木之枯燥也。

### ❧ 薯蓣丸（方在薯蓣）

用之治虚劳风气，君薯蓣以敛肾精，地、胶、归、芍清风木之疏泄也。

### ❧《伤寒》炙甘草汤（方在甘草）

用之治经脉结代，君甘草以补中气，地、胶、麻仁滋经脉之燥涩也。

### ❧ 大黄䗪虫丸（方在大黄）

用之治劳伤干血，君大黄、䗪虫以破血积，地黄、芍药润经脉之枯燥也。

### ❧ 黄土汤（方在黄土）

用之治便后下血，君黄土以收血脱，地黄、阿胶清风木之疏泄也。

### ❧ 胶艾汤（方在阿胶）

用之治胎阻下血，君胶、艾以回血漏，地黄、归、芍清风木之疏泄也。

### 百合地黄汤（方在百合）

用之治百合初病，君百合以清肺热，地黄泄脏腑之瘀浊也。

地黄滋润寒凉，最滑大便，火旺土燥者宜之。伤寒阳明病腑燥便结，多服地黄浓汁，滋胃滑肠，胜用承气。鲜者尤捷，故百合地黄汤以之泻脏腑瘀浊，其力几同大黄。温疫、疹病之家，营郁内热，大用生地，壮其里阴，继以表药发之，使血热外达，皮肤斑生，亦为要物。血热不得透泄，以致经络郁热，而生痂癞，是为癞风，用生地于表散之中，清经热以达皮毛，亦为良品。水旺土湿者，切不可服！

凡人木病则燥，土病则湿，而木之病燥，究因土湿。滋木之燥，势必益土之湿，土湿愈增，则木燥愈甚，木益枯而土益败，则人死矣。地黄甚益于风木，甚不宜于湿土。阳旺土燥则不病，病者皆阴旺而土湿者也。

外感阳明之中，燥湿相半，三阴全是湿寒。内伤杂病，水寒土湿者，十之八九，土木俱燥者，不多见也。脾约之人，大便结燥，粪若羊矢，反胃噎膈，皆有此证。是胃湿而肠燥，非真燥证也。衄家，惟阳明伤寒，卫郁莫泄，逆循上窍，冲逼营血，以致鼻流，于表汗之中，加生地凉营之味，使之顺达皮毛，乃为相宜。至于内伤吐衄，悉缘土湿，更非燥证，以及种种外热烦蒸，无非土湿阳飞，火奔水泛，久服地黄，无有不死。

盖丁癸同宫，戊己并行，人之衰也，火渐消而水渐长。燥日减而湿日增，阳不胜阴，自然之理。阳旺则壮，阴旺则病，阳纯则仙，阴纯则鬼，抑阴扶阳，不易之道。但至理幽玄，非上智不解，后世庸工，以下愚之资，而谈上智之业，无知妄作，遂开补阴滋水之派。群儿冒昧，翕习成风，著作流传，遍于寰海。使抱病之家，死于地黄者十九，念之可为痛心也！

晒干，生用。仲景方中生地，是用鲜者取汁。熟地之制，庸工妄作，不足用也。

**彭按**：阴阳贵乎平匀，生地助土湿是其短，滋木息风以保津液是其长。世之庸医不知阴阳互根由于中土旋转，用生地助土湿以减其旋转，是庸医之过。黄坤载先生遂谓阴贱阳贵，使学者偏用刚燥之药，是黄代之过也。须知阴气愈旺阳气愈藏得深，何可抑阴耶？如谓寒湿之气为阴，是尚未解阴字之理，寒湿之气则当抑之耳，但亦不可偏胜，抑之太过则寒退热进，湿退燥进，亦是病也。

# 芍 药

味酸、微苦、微寒，入足厥阴肝、足少阳胆经。入肝家而清风，走胆腑而泄热。善调心中烦悸，最消腹里痛满，散胸胁之痞热，伸腿足之挛急。吐衄悉瘳，崩漏胥断，泄痢与淋带皆灵，痔漏共瘰疬并效。

### 《伤寒》桂枝加芍药汤

桂枝三两　甘草二两　大枣十二枚　生姜三两　芍药六两

治太阳伤寒，下后腹满痛，属太阴者。以木养于土，下败脾阳，己土湿陷，乙木遏郁，而生风燥，侵克己土，是以腹痛。木贼土困，便越二阳，而属太阴。姜、甘、大枣补土和中，桂枝达肝气之郁，加芍药清风木之燥也。

### 小柴胡汤（方在柴胡）

治少阳伤寒，腹中痛者，去黄芩，加芍药。

### 通脉四逆汤（方在甘草）

治少阴病，下利脉微，腹中痛者，去葱，加芍药二两。

### 《金匮》防己黄芪汤（方在防己）

治风湿脉浮身重。胃中不和者，加芍药三分。盖土湿木陷，郁生风燥。风木冲击，脾土被伤，必作疼痛，不以芍药清风燥而泄木郁，痛不能止也。

### 《伤寒》真武汤（方在茯苓）

治少阴病，腹痛，四肢沉重疼痛，而用芍药。

### 小建中汤（方在阿胶）

治少阳伤寒，腹中急痛，而倍芍药，皆此义也。

### 四逆散（方在甘草）

治少阴病，四逆，腹痛用芍药而加附子，法更妙矣。

### 新加汤（方在人参）

治太阳伤寒，发汗后，身疼痛，脉沉迟者，桂枝加芍药、生姜各一两，人参三两。以肝司营血，行经络而走一身，汗泄营中温气，木枯血陷，营气沦郁而不宣畅，故身作疼痛而脉见沉迟。木陷则生风。人参补血中之温气，生姜达经脉之郁陷，芍药清风木之枯燥也。

### 附子汤（方在附子）

治少阴病，身体疼，手足寒，骨节痛，脉沉者。以血行于经络，走一身而达肢节，水寒而风木郁陷，是以脉沉。营血郁涩，不能行一身而暖肢节，是以身疼而肢节寒痛。参、术、苓、附补火土而泄寒水，芍药清风木之枯燥也。

### 芍药甘草汤

芍药四两　甘草四两

治太阳伤寒，脉浮汗出，心烦恶寒，小便数，脚挛急。以阳虚土弱，脾陷胃逆，相火不降而心烦，风木不升而恶寒。风木疏泄，上下失藏，故汗出而尿数。津液耗伤，筋脉焦缩，故腿足挛急。甘草补其土虚，芍药双清木火，以复津液也。

相火上郁，则阳泄而烦心，小建中治少阳病心悸而烦者，芍药清相火之逆升也。

风木下郁，则阳陷而恶寒。

### 芍药附子甘草汤

芍药三两　甘草三两　附子一枚

治太阳伤寒，发汗病不解，反恶寒者。以汗伤中气，风木不达，阳气郁陷，则表病不解而反加恶寒，缘阳不外达于皮毛也。阳气之陷，因土虚而水寒，甘草补己土之虚，附子温癸水之寒，芍药清风木之燥也。

### 桂枝去芍药汤

桂枝三两　甘草三两　大枣十二枚　生

姜三两

治太阳伤寒，下后脉促胸满者。以表证未解，而误下之，经阳内陷，为里阴所拒，结于胸膈，则为结胸，若脉促者（仲景脉法：脉来数，时一止复来者，名曰促），是经阳不至全陷（脉法：阳盛则促，是为里阴所壅遏），故表证犹未解也，可用桂枝表药。若觉胸满，则当去芍药。缘下伤中气，里阴上逆，表阳内陷，为里阴所拒，是以胸虽不结，而亦觉壅满。里阳既败，故去芍药之酸寒，而以桂枝达其经阳也。若微觉恶寒，便是阳陷稍深，则于去芍药方中，加附子以温寒水也。

真武汤，下利者，去芍药，加干姜二两。以肝脾阳败，则下陷而为泄利，故去芍药之酸寒，而加干姜之辛温也。

阳根于水，升于肝脾，而化丁火，水寒土湿，脾阳郁陷，下遏肝木升达之路，则郁勃而克脾土，腹痛里急之病，于是生焉。厥阴以风木之气，生意不遂，积郁怒发，而生风燥，是以厥阴之病，必有风邪。风性疏泄，以风木抑遏，而行疏泄之令，若消、若淋、若泄、若痢、若崩、若漏、若带、若遗，始因郁而欲泄，究欲泄而终郁。其或塞、或通，均之风燥则一也。芍药酸寒入肝，专清风燥而敛疏泄，故善治厥阴木郁风动之病。肝胆表里同气，下清风木，上清相火，并有捷效。

然能泄肝胆风火，亦伐脾胃之阳。《伤寒》：太阴为病，脉弱，其人续自便利，设当行大黄、芍药者，宜减之，以其人胃气弱，易动故也。凡风木之病，而脾胃虚弱，宜稍减之，与姜、桂、苓、术并用，土木兼医。若至大便滑泄，则不可用矣。黄芩汤、大柴胡用之治少阳之下利，以甲木而克戊土，所以泄少阳之相火也。伤寒别经及杂证下利，皆肝脾阳陷，不宜芍药。其败土伐阳，未如地黄之甚，然泄而不补，亦非虚家培养之剂也。

《金匮》妇人腹痛用芍药诸方，总列于后。妊娠及杂病诸腹痛，当归芍药散主之（方在当归）。产后腹痛烦满，枳实芍药散主之（方在枳实）。产后虚羸，腹痛里急，痛引腰背，杂病腹中痛，小建中汤主之（方在胶饴）。带下，少腹满痛，经一月再见者，土瓜根散主之（方在土瓜根）。

**彭按：**人知芍药养阴，不知芍药败阳，如火土双虚而无木邪，服芍药后，未有不阳败食减而腹泻者，凡芍药之用皆宜于木邪生火，木邪生风之病若脉气微弱，不可轻服，微弱之脉少有木邪也。

# 防 风

味甘、辛，入足厥阴肝经。燥己土而泄湿，达乙木而息风。

❧《金匮》桂枝芍药知母汤（方在桂枝）

用之治历节疼痛，以其燥湿而舒筋脉也。

❧ 薯蓣丸（方在薯蓣）

用之治虚劳，风气百病，以其燥湿而达木郁也。

### 竹叶汤（方在竹叶）

用之治产后中风，发热面赤，以其疏木而发营郁也。

厥阴风木之气，土湿而木气不达，则郁怒而风生。防风辛燥发扬，最泄湿土而达木郁，木达而风自息，非防风之发散风邪也。风木疏泄，则窍开而汗出，风静而汗自收，非防风之收敛肌表也。其诸主治，行经络，逐湿淫，通关节，止疼痛，舒筋脉，伸急挛，活肢节，起瘫痪，清赤眼，收冷泪，敛自汗盗汗，断漏下崩中。

**彭按：** 木郁则风生，土湿然后木郁，盖甲木下降乙木上升，升降回环，不病木郁，木气之升降全赖中土之旋转，土湿不能旋转，于是木郁而成生风，防风除土湿以达木郁，所以称之为防风，非防外感之风也。

# 柴　胡

味苦，微寒，入足少阳胆经。清胆经之郁火，泄心家之烦热，行经于表里阴阳之间，奏效于寒热往来之会，上头目而止眩晕，下胸胁而消硬满，口苦咽干最效，眼红耳热甚灵。降胆胃之逆，升肝脾之陷，胃口痞痛之良剂，血室郁热之神丹。

### 《伤寒》小柴胡汤

柴胡半斤　半夏半升　甘草三两　黄芩三两　人参三两　大枣十二枚　生姜三两

治少阳伤寒中风五六日，往来寒热，胸胁苦满，默默不欲饮食，心烦喜呕。以少阳之经，居表阳里阴之中，表阳内郁，则热来而寒往，里阴外乘，则热往而寒来。其经行于胸胁，循胃口而下，逆而上行，戊土被克，胆胃俱逆，土木壅遏，故饮食不纳，胸胁满而烦呕生。少阳顺降，则下温而上清，少阳逆升，则下寒而上热。热胜则传阳明，寒胜则传太阴。柴胡、黄芩清泻半表，使不热胜而入阳明，参、甘、大枣温补半里，使不寒胜而入太阴，生姜、半夏降浊阴之冲逆，而止呕吐也。又治腹中急痛者，以胆胃逼迫，则生痞痛。参、甘、大枣、柴胡、黄芩内补土虚而外疏木郁也。治妇人中风，经水适断，热入血室，寒热如疟，发作有时者，以经水适断，血室方虚，少阳经热，传于厥阴，而入血室。夜而血室热作，心神挠乱，谵妄不明。外有胸胁痞满，少阳经证。肝胆同气，柴、芩清少阳经中之热，亦即清厥阴血室之热也。

### 大柴胡汤

柴胡半斤　黄芩三两　半夏半升　生姜五两　大枣十二枚　芍药二两　枳实四两　大黄二两

治少阳伤寒，汗出不解，心中痞硬，呕吐而下利者。以少阳半表阳旺，热胜而传阳明，汗愈泄而胃愈燥，故汗出不解，甲木侵迫，戊土被逼，胃气郁遏，水谷莫容，故吐利俱作。胃口壅塞，故心中痞硬。少阳证罢，便是阳明之承气证，此时痞硬呕利，正在阳明少阳经腑合病之秋，柴、芩、芍药清少阳之经，枳实、大黄泻阳明之腑，生姜、半夏降浊气而止呕逆也。

### 《金匮》鳖甲煎丸（方在鳖甲）

用之治病疟一月不瘥，结为癥瘕。以疟邪亦居少阳之部，柴胡所以散少阳经气之痞塞也。

寒性闭塞而营性发散，伤寒则寒愈闭而营愈发，发而不通，遂裹束卫气而生表寒，迟则阳郁而后发热。风性疏泄而卫性收敛，中风则风愈泄而卫愈敛，敛而不启，遂遏逼营血而生里热，迟则阴郁而后恶寒。阳盛于三阳，阴盛于三阴，少阳之经，行于二阳三阴之中，半表半里之介。半里之阴乘于外，则闭藏而为寒，及其衰也，内郁之阳，又鼓发而为热，热来则寒往矣。半表之阳发于内，则蒸腾而为热，及其衰也，内郁之阴，又裹束而为寒，寒来则热往矣。阳明之不能热往而寒来者，阳盛于表也，太阴之不能寒往而热来者，阴盛于里也。足少阳以甲木化相火，顺则下行而温水脏，相火下秘，故上清而下暖，逆而上行，出水腑而升火位，故下寒而上热。下寒则半里之阴内旺，所以胜表阳而为寒，上热则半表之阳外旺，所以胜里阴而为热。表阳里阴，各居其半，均势相争，胜负循环，则见寒热之往来。阴胜则入太阴之脏，但有纯寒而热不能来，阳胜则入阳明之腑，但有纯热而寒不能来。

入腑则吉，徐用承气，泻其内热而外无别虑，入脏则凶，急用四逆，温其里寒而未必万全，是以入脏为逆，入腑为顺。然入腑失下而亦有死者，究不如在经之更顺也。方其在经，阴阳搏战，胜负未分，以小柴胡双解表里，使表阳不至传腑，里阴不至传脏，经邪外发，汗出病退，此小柴胡之妙也。

足少阳经，自头走足，行身之侧，起于目之外眦，从耳下项，由胸循胁，绕胃口而下行，病则逆行，上克戊土而刑辛金。以甲木而克戊土，胃无下降之路，则气逆而作呕吐，以相火而刑辛金，肺无下降之路，则气逆而生咳嗽。辛金被贼，则痞塞于胸胁，戊土受虐，则胀满于腹胁，以其经气之结滞也。木气盛则击撞而痛生，火气盛则熏蒸而发热。凡自心胁胸肋而上，若缺盆颈项，若咽喉口齿，若辅颐腮颧，若耳目额角，一切两旁热痛之证，皆少阳经气之逆行也。少阳甲木，居于左而行于右，邪轻则但发于左，邪旺则并见于右。柴胡入少阳之经，清相火之烦蒸，疏木气之结塞，奏效最捷。无论内外感伤，凡有少阳经病，俱宜用之。缘少阳之性，逆行则壅迫而暴烈，顺行则松畅而和平，柴胡清泄而疏通之，经气冲和，则反逆为顺而下行也。

肝胆表里相通，乙木下陷而生热者，凡诸淋浊泄利之类，皆有殊功。以其轻清萧散，甚与肝胆之郁热相宜。热退郁消，自复升降之旧，故既降少阳之逆，亦升厥阴之陷。痔漏之证，因手少阳之陷，瘰疬之证，因足少阳之逆，并宜柴胡。

**彭按**：人都谓柴胡是升药，不知仲景用柴胡都是胆经不降之病，胆经自头走足，其性本降，胆经不降则病断无治不降之病反用升药之理，甚矣。医理不明者焉能明药性也，但柴胡性寒，须与养中之药同用，否则中虚而遇降药，中气益虚，亦有服柴胡而汗出者。

# 黄 芩

味苦，气寒，入足少阳胆、足厥阴肝经。清相火而断下利，泄甲木而止上呕，除少阳之痞热，退厥阴之郁蒸。

### 《伤寒》黄芩汤

黄芩三两　芍药二两　甘草一两　大枣十二枚

若呕者，加半夏半升、生姜三两。

治太阳少阳合病，自下利者。以太阳而传少阳，少阳经气内遏，必侵克戊土，而为呕利。逆而不降，则壅迫上脘而为呕，降而不舒，则郁迫下脘而为利。利泄胃阳，则入太阴之脏，利亡脾阴，则传阳明之腑。少阳以甲木而化相火，易传阳明而为热。甘草、大枣补其脾精，黄芩、芍药泻其相火也。

### 《外台》黄芩汤

黄芩三两　半夏半升　人参三两　大枣十二枚　干姜二两　桂枝一两

治干呕下利者。以中气虚寒，脾陷而贼于乙木，则为下利，胃逆而贼于甲木，则为干呕。人参、大枣补中培土，干姜、桂枝温升肝脾而止下利，黄芩、半夏清降胆胃而止干呕也。

### 《伤寒》小柴胡汤（方在柴胡）

用之治往来寒热，胸胁硬满。

### 大柴胡汤（方在柴胡）

用之治发热汗出，心下痞硬。

### 半夏泻心汤（方在半夏）

用之治呕而发热，心中痞满。

### 生姜泻心汤（方在生姜）

用之治干呕食臭，心下痞硬。

### 甘草泻心汤（方在甘草）

用之治水谷不化，心下痞硬。

### 附子泻心汤（方在附子）

用之治恶寒汗出，心下痞硬。

### 大黄黄连泻心汤（方在大黄）

用之治关上脉浮，心下痞濡。以少阳之经，自头走足，下胸贯膈，由心下而行两胁。经气郁遏，内攻戊土，胃气被贼，胀满不运，外逼少阳之经，结塞不开，是以心胁痞满。结微则濡，结甚则硬。少阳经郁，相火升炎，黄芩清少阳之相火，以泻痞郁之热也。

### 葛根黄芩黄连汤（方在葛根）

用之治喘而汗出者。

### 泽漆汤（方在泽漆）

用之治咳而脉浮者，清相火之刑辛金也。

### 干姜芩连人参汤（方在干姜）

用之治食入即吐者，清甲木之克戊土也。

### 《金匮》鳖甲煎丸（方在鳖甲）

用之治疟病结为癥瘕，清少阳之郁火也。

### 大黄䗪虫丸（方在大黄）

用之治虚劳内有干血，清厥阴之

燥热也。

### 🌸 当归散（方在当归）

用之治妊妇诸病，清风木之郁蒸也。

### 🌸 黄土汤（方在黄土）

用之治便后下血，清风木之疏泄也。

甲木清降，则下根癸水而上不热，乙木温升，则上生丁火而下不热。足厥阴病则乙木郁陷而生下热，足少阳病则甲木郁升而生上热，以甲木原化气于相火，乙木亦含孕乎君火也。黄芩苦寒，并入甲乙，泄相火而清风木，肝胆郁热之证，非此不能除也。然甚能寒中，厥阴伤寒，脉迟，而反与黄芩汤彻其热，脉迟为寒，今与黄芩汤复除其热，腹中应冷，当不能食，今反能食，此名除中，必死。小柴胡汤，腹中痛者，去黄芩，加芍药。心下悸、小便不利者，去黄芩，加茯苓。凡脉迟、腹痛、心下悸、小便少者，忌之。

清上用枯者，清下用实者。内行醋炒，外行酒炒。

**彭按：**黄芩寒中，若无木热，万不可用。

## 黄 柏

味苦，气寒，入足厥阴肝、足太阴脾经。泄己土之湿热，清乙木之郁蒸，调热利下重，理黄疸腹满。

### 🌸《伤寒》乌梅丸（方在乌梅）

用之治厥阴伤寒，气上撞心，心中疼热，食即吐蛔。以木郁则虫化，郁冲而生上热，黄柏泄郁升之上热而杀蛔虫也。

### 🌸 白头翁汤（方在白头翁）

用之治厥阴病，热利下重者。以木郁则利作，郁陷而生下热，黄柏泻郁陷之下热而举重坠也。

### 🌸《金匮》栀子柏皮汤（方在栀子）

用之治太阴病，身黄发热者。

### 🌸 大黄硝石汤（方在大黄）

用之治黄疸腹满，小便不利者。以乙木湿陷，不能疏泄，郁生下热，传于膀胱，水窍不开，溢于经络，则身黄腹满而发热，黄柏泄湿热而清膀胱也。

阳衰土湿，乙木不达，抑遏而生湿热。冲于胃口，则心中疼热，陷于大肠，则热利下重，郁于膀胱，淫于肌肤，则腹满身黄。黄柏苦寒迅利，疏肝脾而泄湿热，清膀胱而排瘀浊，殊有捷效，最泄肝肾脾胃之阳。后世庸工，以此为滋阴补水之剂，著书立说，传流不息，误人多矣。

黄柏清脏腑之湿热，柏皮清经络之湿热，故发热身黄用柏皮。

## 白 头 翁

味苦，性寒，入足少阳胆、足厥阴肝经。清下热而止利，解郁蒸而凉血。

### 🌸《伤寒》白头翁汤

白头翁三两　黄连三两　黄柏三两
秦皮三两

治厥阴病，热利下重，欲饮水者。以己土湿陷，木郁而生下热，不能疏泄水道，则为下利。缘风木之性，愈郁则愈泄，水道不开，谷道必不能闭也。足厥阴风木，手少阳相火，俱陷于大肠，故魄门郁热而重坠。手少阳下陷，则足少阳上逆，君相合气，升炎于上，故渴欲饮水。白头翁清少阳之相火，黄连清少阴之君火，黄柏、秦皮泄厥阴之湿热也。

白头翁苦寒之性，并入肝胆，泄相火而清风木，是以善治热利。其诸主治，消瘿瘤，平瘰疬，治秃疮，化癥块，清咽肿，断鼻衄，收血利，止腹痛，医外痔，疗偏坠。

## 秦　皮

味苦，性寒，入足厥阴肝经。清厥阴之郁热，止风木之疏泄。

### ❧《伤寒》白头翁汤（方在白头翁）

用之治热利下重者，以其清热而止利也。

秦皮苦寒酸涩，专入厥阴，清郁蒸而收陷泄。其诸主治，通经脉，开痹塞，洗目赤，收眼泪，去瘴翳，除惊痫，收崩带，止泄痢。

## 白　蔹

味苦，微寒，入足少阳胆、足厥阴肝经。清少阳上逆之火，泄厥阴下郁之热。

### ❧《金匮》薯蓣丸（方在薯蓣）

用之治虚劳，风气百疾，以其泄肝胆之郁热也。

白蔹苦寒疏利，入肝胆之经，散结滞而清郁热。其诸主治，消瘰疬，平痔漏，清赤目，止血痢，除酒齄，灭粉刺，理痈

肿，收带浊，解女子阴中肿痛。

## 豆黄卷

味甘，气平。利水泄湿，达木舒筋。

### ❧《金匮》薯蓣丸（方在薯蓣）

用之，以其泄湿而疏木也。

大豆黄卷专泄水湿，善达木郁，通腠理而逐湿痹，行经脉而破血癥，疗水郁腹胀之病，治筋挛膝痛之疾。黑大豆长于利水而行血，及其芽生而为黄卷，更能破瘀而舒筋，以其发舒通达，秉之天性也（黑豆芽生五寸，干之为黄卷）。

## 苦　参

味苦，性寒，入足厥阴肝、足太阳膀胱经。清乙木而杀虫，利壬水而泄热。

### ❧《金匮》苦参汤

苦参一斤

煎汤熏洗。

治狐惑蚀于下部者。以肝主筋，前阴者，宗筋之聚，土湿木陷，郁而为热，化生虫䘌，蚀于前阴。苦参清热而祛湿，疗疮而杀虫也。

### ❧当归贝母苦参丸（方在当归）

用之治妊娠小便难，以土湿木陷，郁而生热，不能泄水，热传膀胱，以致便难。苦参清湿热而通淋涩也。

苦参苦寒之性，清乙木之瘀热而杀虫䘌，泄壬水之热涩而开癃闭。其诸主治，疗鼻齆，止牙痛，消痈肿，除疥癞，

平瘰疬，调痔漏，治黄疸、红痢、齿衄、便血。

# 生梓白皮

味苦，性寒，入足少阳胆、足阳明胃经。泄戊土之湿热，清甲木之郁火。

### 《伤寒》麻黄连翘赤小豆汤
（方在连翘）

用之治太阴病，瘀热在里，而发黄者，以其清胃胆上逆之瘀热也。

太阴土湿，胃气逆行，胀满不运，壅碍甲木下行之路。甲木内侵，束逼戊土，相火郁遏，湿化为热，则发黄色，以木主五色，入土化黄故也。梓白皮苦寒清利，入胆胃而泄湿热，湿热消则黄自退。胆胃上逆，浊气熏冲，则生恶心呕哕之证。湿热郁遏，不得汗泄，则生疥痤癣痱之病。其诸主治，清烦热，止呕吐，洗癣疥，除瘙痒。

# 甘李根白皮

味涩，性寒，入足厥阴肝经。下肝气之奔冲，清风木之郁热。

### 《金匮》奔豚汤

甘草二两　半夏四两　生姜四两　生葛五两　黄芩三两　川芎二两　当归二两　芍药二两　甘李根白皮一斤

治奔豚气上冲胸腹痛，往来寒热。以阳亡脾败，陷遏乙木，木气郁发，冲于脐腹胸膈，则生疼痛，而兼寒热。缘乙木上冲，胃胆俱逆，少阳郁迫，内与阴争，胜负迭见，故寒热往来。厥阴，风木之气，风动血耗，温郁为热。甘草补土缓中，生姜、半夏降甲戊之上逆，黄芩、生葛清胆胃之郁热，川芎、芍药疏木而润风燥，甘李根白皮清肝而下冲气也。

甘李根白皮甘寒敛涩，善下厥阴冲气，故治奔豚。其诸主治，止消渴，除烦逆，断痢疾，收带下。

# 狼　牙

味苦，性寒，入足厥阴肝经。清乙木之郁热，疗女子之阴疮。

### 《金匮》狼牙汤

狼牙三两

水四升，煮半升，以绵缠箸如茧，浸汤沥阴，日四。

治妇人少阴脉滑而数，阴中生疮，蚀烂者。尺中候肾，尺脉滑数，是木郁于水而生下热，法当阴里生疮。温热蒸腐，故剥蚀而坏烂。狼牙清郁热而达乙木，止蚀烂而消痛痒也。

狼牙草苦寒清利，专洗一切恶疮。其诸主治，止便血，住下痢，疗疮疡蚀烂，治疥癣瘙痒，女子阴痒，理虫疮发痒，杀寸白诸虫。

# 猪 胆 汁

味苦，性寒，入足少阳胆经。清相火而止干呕，润大肠而通结燥。

### 《伤寒》白通加猪胆汁汤

葱白四茎　干姜一两　生附子一枚　人

尿五合　猪胆汁一合

治少阴病下利，厥逆无脉，干呕心烦者。以水寒土败，君相皆飞，甲木克胃，故生干呕，丁火失根，故觉心烦。猪胆汁清相火而止呕，人尿清君火而除烦也。

### ❀ 通脉四逆加猪胆汁汤

甘草三两　干姜三两　大附子一枚　猪胆汁半合

治霍乱吐下既止，汗出而厥，四肢拘急，脉微欲绝者。以相火逆升，汗孔疏泄，猪胆汁清相火而止汗也。

### ❀ 猪胆汁方

大猪胆一枚，泻汁

和醋少许，灌谷道中，食顷，当大便出。

治阳明病，自汗出，小便利，津液内竭，大便硬者。以汗出水利，津亡便硬，证非胃实，不可攻下，猪胆汁合醋，清大肠而润燥也。

猪胆汁苦寒滋润，泻相火而润燥金，胆热肠燥者宜之。

## 乌　梅

味酸，性涩，入足厥阴肝经。下冲气而止呕，敛风木而杀蛔。

### ❀ 《伤寒》乌梅丸

乌梅三百个　干姜十两　细辛六两　人参六两　桂枝六两　当归四两　川椒四两　附子六两　黄连一斤　黄柏六两

治厥阴病，气上冲心，心中疼热，消渴，食即烦生，而吐蛔者。以水寒土

湿，木气郁遏，则生蛔虫。木郁风动，肺津伤耗，则病消渴。木郁为热，冲击心君，则生疼热。脏腑下寒，蛔移膈上，则生烦呕。呕而气逆，冲动蛔虫，则病吐蛔。乌梅、姜、辛杀蛔止呕而降冲气，人参、桂、归补中疏木而润风燥，椒、附暖水而温下寒，连、柏泄火而清上热也。

乌梅酸涩收敛，泻风木而降冲击，止呕吐而杀蛔虫，善医蛔厥之证。其诸主治，止咳嗽，住泄利，消肿痛，涌痰涎，泻烦满，润燥渴，散乳痈，通喉痹，点黑痣，蚀瘀肉，收便尿下血，止刀箭流血松霍乱转筋，开痰厥牙闭。

醋浸一宿，去核，米蒸。

## 枣　仁

味甘、酸，入手少阴心、足少阳胆经。宁心胆而除烦，敛神魂而就寐。

### ❀ 《金匮》酸枣仁汤

酸枣仁二升　甘草一两　茯苓二两　川芎二两　知母二两

治虚劳虚烦不得眠。以土湿胃逆，君相郁升，神魂失藏，故虚烦不得眠睡。甘草、茯苓培土而泻湿，川芎、知母疏木而清热，酸枣敛神魂而安浮动也。

枣仁酸收之性，敛摄神魂，善安眠睡。而收令太过，颇滞中气，脾胃不旺，饮食难消者，当与建中燥土、疏木达郁之品并用，不然土木皆郁，腹胀吞酸之病作矣。其诸主治，收盗汗，止梦惊。生用泻胆热多眠，熟用补胆虚不寐。

## 山茱萸

味酸，性涩，入足厥阴肝经。温乙木而止疏泄，敛精液而缩小便。

#### 《金匮》八味丸（方在地黄）

用之治男子消渴，小便反多，以其敛精液而止疏泄也。

水主藏，木主泄，消渴之证，木能疏泄而水不能蛰藏，精尿俱下，阳根失敛。久而阳根败竭，则人死矣。山茱萸酸涩敛固，助壬癸蛰藏之冷，收敛摄精液，以秘阳根，八味中之要药也。八味之利水，则桂枝、苓、泽之力，非山茱萸所司也。

去核，酒蒸。

**彭按：** 性壅满不可多用。

## 艾 叶

味苦、辛，气温，入足厥阴肝经。燥湿除寒，温经止血。

#### 《金匮》柏叶汤（方在柏叶）

用之治吐血不止。

#### 胶艾汤（方在阿胶）

用之治胞阻漏血，以其温经而止血也。

血生于肝，敛于肺，升于脾，降于胃，行于经络，而统于中气。中气旺则肝脾左升而不下泄，肺胃右降而不上溢。中气虚败，肺胃逆升，则上流于鼻口，肝脾下陷，则下脱于便溺。盖血以阴质而含阳气，其性温暖而孕君火，温则流行而条畅，寒则凝瘀而梗涩。瘀而不行，则为癥瘕，瘀而未结，则经脉莫容，势必外脱。肺胃之阳虚，则逆流而不降；肝脾之阳虚，则陷泄而不升。肺胃之逆，非无上热，肝脾之陷，非无下热，而究其根原，全缘于中下之湿寒。

艾叶和煦通畅，逐湿除寒，暖补血海，而调经络。瘀涩既开，循环如旧，是以善于止血，而治疮疡。其诸主治，止吐衄便尿、胎产崩带、淋沥痔漏、刀箭跌损诸血，治发背、痈疽、疔毒、痔疮、臁疮、风癞、疥癣诸疮，除咽喉、牙齿、眼目、心腹诸痛，灭奸黯，落赘疣，调胎孕，扫虫蠹。

## 灶中黄土

味辛，入足太阴脾、足厥阴肝经。燥湿达木，补中摄血。

#### 《金匮》黄土汤

灶中黄土半斤　甘草二两　白术三两　黄芩三两　阿胶三两　地黄三两　附子三两

治先便后血。以水寒土湿，乙木郁陷而生风，疏泄不藏，以致便血。其下在大便之后者，是缘中脘之失统，其来远也。黄土、术、甘补中燥湿而止血，胶、地、黄芩滋木清风而泄热，附子暖水驱寒而生肝木也。

下血之证，固缘风木之陷泄，而木陷之根，全因脾胃之湿寒。后世医书，以为肠风。风则有之，而过不在肠。至于脾胃湿寒之故，则绝无知者。愈用清风润燥之剂，而寒湿愈增，则注泄愈甚，以至水泛火熄，土败人亡，而终不悟焉。此其所以为庸工也。

灶中黄土，以湿土而得火化，最能燥湿而敛血。合术、甘以燥土，附子以暖水，胶、地以清风，黄芩以泻热，下血之法备矣。盖水寒则土湿，土湿则木郁，木郁则风生，风生则血泄。水暖而土燥，土燥而木达，木达而风静，风静而血藏，此必然之理也。

足太阴以湿土主令，辛金从令化气而为湿，手阳明以燥金主令，戊土从令化气而为燥，失血之证，阳明之燥衰，太阴之湿旺也。

柏叶燥手太阴、足阳明之湿，故止吐血，燥则气降而血敛。黄土燥手阳明、足太阴之湿，故止下血，燥则气升而血收也。

其诸主治，止吐衄、崩带、便尿诸血，敷发背、痈疽、棍杖诸疮。

## 新 绛

味平，入足厥阴肝经。行经脉而通瘀涩，敛血海而止崩漏。

🎗《金匮》旋覆花汤（方在旋覆花）

用之治妇女半产漏下，以其敛血而止漏泄也。

新绛利水渗湿，湿去则木达而血升，故能止崩漏。其诸主治，止崩漏、吐衄、泄利诸血（诸血证皆缘土湿，以中气湿郁，故上溢而下泄也）。除男子消渴（消渴，厥阴风木之病，亦缘太阴土湿），通产后淋沥。

止血，烧灰存性，研用。消渴、淋

沥，煮汤，温服。

## 马 通

味辛，性温，入足厥阴肝经。最能敛气，长于止血。

🎗《金匮》柏叶汤（方在柏叶）

用之治吐血不止，以其敛气而收血也。

白马通性善摄血，其诸主治，专止吐衄崩漏诸血。

## 王不留行

味苦，入足厥阴肝经。疗金疮而止血，通经脉而行瘀。

🎗《金匮》王不留行散

王不留行十分 蒴藋细叶十分 桑东南根白皮十分 甘草十八分 厚朴二分 川椒三分 干姜二分 黄芩二分 芍药二分

治病金疮。以金疮失血，温气外亡，乙木枯槁，风燥必动，甘草培其中气，厚朴降其浊阴，椒、姜补温气而暖血，芩、芍清乙木而息风，蒴藋化凝而行瘀，桑根、王不留行通经而止血也。

王不留行通利经脉，善治金疮而止血。其诸主治，止鼻血，下乳汁，利小便，出诸刺，消发背痈疽。

八月八日采苗，阴干百日用。

## 桂 枝

味甘、辛，气香，性温。入足厥阴

肝、足太阳膀胱经。入肝家而行血分，走经络而达营郁，善解风邪，最调木气，升清阳脱陷，降浊阴冲逆，舒筋脉之急挛，利关节之壅阻，入肝胆而散遏抑，极止痛楚，通经络而开痹涩，甚去湿寒，能止奔豚，更安惊悸。

### ❧《伤寒》桂枝汤

桂枝三两　芍药三两　甘草二两　大枣十二枚　生姜三两

治太阳中风，头痛发热，汗出恶风。以营性发扬，卫性敛闭，风伤卫气，泄其皮毛，是以汗出。风愈泄而卫愈敛，郁遏营血，不得外达，是以发热。甘草、大枣补脾精以滋肝血，生姜调脏腑而宣经络，芍药清营中之热，桂枝达营气之郁也。

### ❧ 桂枝人参汤

桂枝四两　人参　白术　炙甘草　干姜各三两

治太阳伤寒，表证未解，而数下之，利下不止，心下痞硬。以误下伤其中气，己土陷下而为泄，戊土逆上而为痞，而表证犹存。人参汤理中气之纷乱，桂枝解表邪之怫郁也。

### ❧ 桂枝甘草汤

桂枝四两　甘草二两

治太阳伤寒，发汗过多，又手自冒其心，心下悸动，欲得手按者。以阳亡土败，木气郁勃，欲得手按，以定撼摇，甘草、桂枝培土以达木也。

### ❧ 桂枝加桂汤

桂枝五两　芍药三两　甘草二两　大枣十二枚　生姜三两

治太阳伤寒，烧针发汗，针处被寒，核起而赤，必发奔豚，气从小腹上冲心胸者。以汗后阳虚脾陷，木气不达，一被外寒，闭其针孔，木气郁动，必发奔豚。若气从小腹上冲心胸，便是奔豚发矣。先灸其针孔，以散其外寒，乃以桂枝加桂，疏乙木而降奔冲也。

凡气冲心悸之证，皆缘水旺土虚，风木郁动之故。

### ❧ 苓桂术甘汤（方在茯苓）

治太阳伤寒，吐下之后，心下逆满，气上冲胸，又发汗动经，身为振振摇者。

### ❧《金匮》桂苓五味甘草汤

桂枝四两　茯苓四两　五味半升　甘草三两

治痰饮咳逆，服小青龙汤后（方在麻黄）饮去咳止，气从少腹上冲胸咽者（与桂苓五味甘草，治其冲气）。

### ❧ 防己黄芪汤（方在防己）

治风湿脉浮身重，气上冲者，加桂枝三分。伤寒太阳病下后，其气上冲者，与桂枝加桂汤。

### ❧ 茯苓桂枝甘草大枣汤（方在茯苓）

治太阳伤寒汗后，脐下悸动，欲作奔豚者。

### ❧《伤寒》理中丸（方在人参）

治霍乱吐利，若脐上筑者，肾气动也，去术，加桂四两。

### ❧《伤寒》四逆散（方在甘草）

治少阴病，四逆，悸者，加桂五分。

以足之三阴，自足走胸，乙木生于癸水而长于己土，水寒土湿，脾气郁陷，乙木抑遏，经气不畅，是以动摇。其始心下振悸，枝叶之不宁也，及其根本摇撼，脐下悸作，则木气奔突，势如惊豚，直冲于胸膈咽喉之间。桂枝疏肝脾之郁抑，使其经气畅达，则悸安而冲退矣。

### 乌梅丸（方在乌梅）

治厥阴病，气上冲心，心中疼热，食则吐蛔。以木郁则虫化，木气勃升，故冲击而作痛。桂枝疏木达郁，下冲气而止心痛也。

### 《金匮》桂姜枳实汤

桂枝三两　生姜三两　枳实五两

治心中悬疼，气逆痞塞。以胆胃不降，心下痞塞，碍乙木上行之路，冲击而生疼痛。枳、姜降浊而泻痞，桂枝通经而达木也。

### 《外台》柴胡桂枝汤

柴胡四两　黄芩二两半　半夏二合半　甘草一两　芍药两半　大枣六枚　生姜　桂枝各一两半　人参一两半

治心腹卒痛。以甲木郁则上克戊土，而为心疼，乙木郁则下克己土，而为腹疼。小柴胡补土而疏甲木，芍药、桂枝清风而疏乙木也（此本太阳少阳合病之方。少阳伤寒，肢节烦疼，微呕，心下支结，是少阳之经证也。而外见发热恶寒，是太阳之经证也。故以柴胡而加桂枝，双解太少之经。然心腹疼痛之理，亦不外是也）。

### 《金匮》桂甘姜枣麻附细辛汤

桂枝三两　甘草二两　生姜三两　大枣

十二枚　麻黄二两　附子一枚　细辛三两

治气分、心下坚，大如盘，边如旋杯。气分，清阳之位，而浊气痞塞，心下坚，大如盘，边如旋杯，此下焦阴邪，逆填于阳位也。阴邪上逆，原于水旺而土虚，甘、枣补其土虚，附子温其水寒，姜、桂、细辛降其浊阴，麻黄泄其滞气也。

### 桂枝茯苓丸

桂枝　芍药　丹皮　桃仁　茯苓等份

治妊娠，宿有癥病，胎动漏血。以土虚湿旺，中气不健，胎妊渐长，与癥病相碍，中焦胀满，脾无旋运之路，陷遏乙木，郁而生风，疏泄失藏，以至血漏。木气郁冲，以致胎摇。茯苓泄湿，丹皮、桃仁破癥而消瘀，芍药、桂枝清风而疏木也。

### 桂枝芍药知母汤

桂枝　白术　知母　防风各四两　芍药三两　生姜五两　麻黄　甘草　附子各二两

治肢节疼痛，脚肿，身羸，头眩，欲吐，以四肢禀气于脾胃，中脘阳虚，四肢失养，湿伤关节，而生肿痛。浊阴阻格，阳不下济，郁升而生眩晕，逆行而作呕吐。术、甘培土以障阴邪，附子温下而驱湿寒，知母清上而宁神气，桂、芍、姜、麻通经而开痹塞也。

### 八味肾气丸（方在地黄）

治妇人转胞，不得小便。男子虚劳腰痛，少腹拘急，小便不利。男子消渴，小便反多。以木主疏泄，职司水道，水寒土湿，木气抑郁，疏泄不遂，而愈欲疏泄。泄而弗畅，则小便不利，泄而失约，则小便反多，桂枝疏木以行疏泄也。其短气有微饮者，宜从小便去之，苓桂术甘汤主之，肾气丸亦主之，桂枝善行小便，是以并泄水饮也。

### ❀ 桂枝附子汤（方在附子）

治风湿相抟，骨节疼痛，小便不利，大便坚，小便利者，去桂，加术。便利而去桂者，木达而疏泄之令行也。

桂枝辛温发散，入肝脾而行营血。风伤卫气，卫闭而遏营血，桂枝通达经络，泻营郁而发皮毛，故善表风邪。

肝应春，而主生，而人之生气充足者，十不得一。即其有之，亦壮盛而不病，病者，皆生气之不足者也。盖木生于水而长于土，水温土燥，阳气升达，而后生气畅茂。水寒土湿，生气失政，于是滞塞而克己土，以其生意不遂，故抑郁而作贼也。肝病则燥涩堙瘀，经脉亦病。木中孕火，其气本温，温气存则郁遏而生风热，温气少则风热不作，纯是湿寒。其湿寒者，生气之衰，其风热者，亦非生气之旺，此肝病之大凡也。

桂枝温散发舒，性与肝合，得之脏气条达，经血流畅，是以善达肝郁。经脏荣舒，而条风扇布，土气松和，土木双调矣。土治于中，则枢轴旋转而木气荣和，是以既能降逆，亦可升陷，善安惊悸，又止奔豚。至于调经开闭、疏木止痛、通关逐痹、活络舒筋、噎塞痞痛之类，遗浊淋涩之伦，泄秽、吞酸、便血之属，胎坠脱肛、崩中带下之条，皆其所优为之能事也。大抵杂证百出，非缘肺胃之逆，则因肝脾之陷，桂枝既宜于逆，又宜于陷，左

之右之，无不宜之，良功莫悉，殊效难详。凡润肝养血之药，一得桂枝，化阴滞而为阳和，滋培生气，畅遂荣华，非群药所能及也。

去皮用。

**彭按：** 桂枝达乙木，性偏升，如右脉大左脉小者慎用，两尺弱者亦慎用，盖水弱不藏，桂枝性极疏泄也。

# 羊 肉

味苦（《素问》：羊肉、杏、薤皆苦），气膻，入足太阴脾、足厥阴肝经。温肝脾而扶阳，止疼痛而缓急。

### ❀ 《金匮》当归生姜羊肉汤（方在当归）

用之治寒疝腹痛者。以水寒木枯，温气颓败，阴邪凝结，则为瘕疝，枯木郁冲，则为腹痛。羊肉暖补肝脾之温气，以消凝郁也。治胁痛里急者，以厥阴之经，自少腹而走两胁，肝脾阳虚，乙木不达，郁迫而生痛急，羊肉温补肝脾之阳气，以缓迫切也。治产后腹中疼痛者，产后血亡，温气脱泄，乙木枯槁，郁克己土，故腹中疼痛，羊肉补厥阴之温气，以达枯木也。治虚劳不足者，以虚劳不足，无不由脾肝之阳虚，羊肉补肝脾之阳气，以助生机也。

羊肉淳浓温厚，暖肝脾而助生长，缓迫急而止疼痛，大补温气之剂也。其诸主治，止带下，断崩中，疗反胃，治肠滑，暖脾胃，起劳伤，消脚气，生乳汁，补产后诸虚。

## 黄 酒

味苦、辛，性温，入足厥阴肝、足少阳胆经。行经络而通痹塞，温血脉而散凝瘀，善解凝郁，最益肝胆。

**《金匮》鳖甲煎丸**（方在鳖甲）

治久疟结为癥瘕。

**红蓝花酒**（方在红蓝花）

治妇人诸风，腹中血气刺痛并用之，以其通经而行血也。

《伤寒》炙甘草汤（方在甘草）、当归四逆加吴茱萸生姜汤（方在茱萸）、《金匮》肾气丸（方在地黄）、赤丸（方在乌头）、薯蓣丸（方在薯蓣）、大黄蟅虫丸（方在大黄）、小建中汤（方在胶饴）、当归芍药散（方在当归）、白术散（方在白术）、下瘀血汤（方在大黄）、土瓜根散（方在土瓜根）诸方皆用之，取其温行药力，引达经络也。

黄酒辛温升发，温血脉而消寒涩，阳虚火败，营卫冷滞者宜之，尤宜女子，故胎产诸方，多用黄酒。

## 苦 酒

味酸、苦，性涩。入足厥阴肝经。理咽喉而消肿痛，泻风木而破凝郁。

**《伤寒》苦酒汤**

鸡子一枚，去黄　半夏十四枚

苦酒浸。纳鸡子壳中，火上三沸，去滓，少少含咽之。不瘥，更作。

治少阴病，咽中生疮，声不出者。以少阴之经，癸水与丁火同宫，彼此交济，病则水下流而生寒，火上炎而生热。手少阴之经挟咽，是以生疮。金被火刑，故声不出。苦酒破瘀而水消肿，半夏降逆而驱浊，鸡子白清肺而发声也。

**猪胆汁方**（方在猪胆）

用之治津亡便硬，以其敛津液而润燥也。

**乌梅丸**（方在乌梅）

用之治消渴吐蛔，以其敛风木而泻肝也。

**《金匮》芪芍桂酒汤**（方在黄芪）

用之治黄汗身肿，以其行营瘀而泄热也。

苦酒酸苦收涩，善泻乙木而敛风燥，破瘀结而消肿痛。其诸主治，破瘀血，化癥瘕，除痰涎，消痈肿，止心痛，平口疮，敷舌肿，涂鼻衄。

**彭按：**苦酒即今之醋。

## 川 芎

味辛，微温，入足厥阴肝经。行经脉之闭涩，达风木之抑郁，止痛切而断泄利，散滞气而破瘀血。

**《金匮》白术散**（方在白术）

用之养妊娠胎气，心中痛者，倍加川芎。

**当归芍药散**（方在当归）

用之治妊娠腹中疼痛。

### 胶艾汤（方在阿胶）

用之治妊娠胞阻，漏血腹痛。

### 奔豚汤（方在李根白皮）

用之治奔豚，气冲腹痛。以风木郁冲，则气阻而痛作，川芎疏木而达木郁，散滞气而止疼痛也。

### 温经汤（方在茱萸）

用之治妇人带下，瘀血在腹，腹满里急，下利不止。以其风木郁陷，则血瘀而利生。川芎疏木达郁，破瘀血而止泄利也。

### 酸枣仁汤（方在酸枣）

用之治虚劳虚烦不眠。

### 薯蓣丸（方在薯蓣）

用之治虚劳，风气百病。

### 当归散（方在当归）

用之治妇人妊娠诸病，皆以其疏木而达郁也。

川芎辛烈升发，善达肝郁，行结滞而破瘀涩，止疼痛而收疏泄，肝气郁陷者宜之。其诸主治，痈疽发背、瘰疬瘿瘤、痔漏疥疠诸疮皆医，口鼻、牙齿、便溺诸血皆止。

**彭按：**川芎第一升发之药，如阴弱而收敛不旺之人慎用。

## 牡 丹 皮

味苦、辛，微寒，入足厥阴肝经。达木郁而清风，行瘀血而泻热，排痈疽之脓血，化脏腑之癥瘕。

### 《金匮》肾气丸（方在地黄）

用之治消渴，小便反多。以肝木藏血而性疏泄，木郁血凝，不能疏泄水道，风生而燥盛，故上为消渴而下为淋涩。及其积郁怒发，一泄而不藏，则膀胱失约而小便不禁。丹皮行血清风，调通塞之宜也。

### 鳖甲煎丸（方在鳖甲）

用之治久疟而为癥瘕。

### 桂枝茯苓丸（方在桂枝）

用之治妊娠宿有癥瘕。

### 温经汤（方在茱萸）

用之治带下，瘀血在腹。

### 大黄牡丹皮汤（方在大黄）

用之治肠痈脓成，其脉洪数，以其消癥瘀而排脓血也。

牡丹皮辛凉疏利，善化凝血而破宿癥，泻郁热而清风燥。缘血统于肝，肝木遏陷，血脉不行，以致瘀涩而生风热。血行瘀散，则木达风清，肝热自退也。其诸主治，通经脉，下胞胎，清血热，凉骨蒸，止吐衄，断淋沥，安扑损，续折伤，除癫风，消偏坠也。

## 桃 仁

味甘、苦、辛，入足厥阴肝经。通经而行瘀涩，破血而化癥瘕。

### 《伤寒》桃核承气汤

桃仁五十枚　甘草　桂枝　芒硝各一两　大黄四两

治太阳伤寒，热结膀胱，其人如狂，

外证已解，但小腹急结者。太阳为膀胱之经，膀胱为太阳之腑，太阳表证不解，经热内传，结于膀胱之腑，血室瘀蒸，其人如狂，是宜攻下。若外证未解，不可遽下，俟其表热汗散，但只小腹急结者，乃用下法。甘草补其中气，桂枝、桃仁行经脉而破凝瘀，芒硝、大黄泻郁热而下积血也。

### 抵当汤（方在大黄）

用之治血结膀胱，少腹硬满。

### 《金匮》鳖甲煎丸（方在鳖甲）

用之治久疟不愈，结为癥瘕。

### 大黄䗪虫丸（方在大黄）

用之治虚劳腹满，内有干血。

### 桂枝茯苓丸（方在桂枝）

用之治宿有癥病，胎动下血。

### 下瘀血汤（方在大黄）

用之治产妇腹痛，中有瘀血。

### 大黄牡丹皮汤（方在大黄）

用之治肠痈脓成，其脉洪数，以其破癥瘀而行脓血也。

桃仁辛苦滑利，通经行血，善润结燥而破癥瘀。其诸主治，止咳逆，平喘息，断崩漏，杀虫䗪，疗心痛，医腹痛，通经闭，润便燥，消心下坚积，止阴中肿痒，缩小儿癞疝，扫男子牙血。

泡，去皮尖。

## 土 瓜 根

味苦，微寒，入足厥阴肝经。调经脉

而破瘀涩，润肠燥而清阴癞。

### 《金匮》土瓜根散

土瓜根　䗪虫　桂枝　芍药等份

为散，酒服方寸匕，日进三服。

治女子经水不利，一月再见，少腹满痛者。以肝主藏血而性疏泄，木郁不能疏泄，血脉凝涩，故经水不利。木郁风动而愈欲疏泄，故一月再见。风木遏陷，郁塞冲突，故少腹满痛。从此郁盛而不泄，则病经闭，泄多而失藏，则病血崩。桂枝、芍药疏木而清风，土瓜根、䗪虫破瘀而行血也。又治阴门癞肿者，以其行血而达木也（肝气郁陷，则病癞肿）。又导大便结硬者，以其泻热而润燥也（阳明伤寒，自汗出，小便利，津液内竭，而便硬者，当须自欲大便，蜜煎导而通之，土瓜根、猪胆汁皆可为导。《肘后方》：土瓜根汁，入少水，内筒，吹入肛门内，取通）。

土瓜根苦寒滑利，善行经脉，破瘀行血，化癖消癥。其诸主治，通经闭，下乳汁，消瘰疬，散痈肿，排脓血，利小便，滑大肠，疗黄疸，坠胎孕。

## 萹 蓄

味酸，微凉，入足厥阴肝经。行血通经，消瘀化凝。

### 《金匮》王不留行散（方在王不留行）

用之治病金疮，以其行血而消瘀也。

萹蓄辛凉清利，善行凝瘀，而通血脉。其诸主治，疗水肿，逐湿痹，下癥块，破瘀血，洗隐疹风瘙，敷脚膝肿痛。

七月七日采细叶，阴干百日用之。

# 干 漆

味辛，入足厥阴肝经。专通经脉，善破瘕癥。

### 《金匮》大黄蟅虫丸（方在大黄）

用之治虚劳腹满，内有干血，以其化坚癥而破干血也。

干漆辛烈之性，善破瘀血，其力甚捷。而尤杀诸虫，肝气遏抑，血瘀虫化者宜之。

炒枯存性，研细。

# 红蓝花

味辛，入足厥阴肝经。专行血瘀，最止腹痛。

### 《金匮》红蓝花酒

红蓝花一两　酒一升

煎减半，分服。

治妇人诸风，腹中血气刺痛。肝主藏血，木郁风动，肝血枯燥，郁克己土，则生疼痛。红蓝花行血而破瘀，黄酒温经而散滞也。

红蓝花活血行瘀，润燥止痛，最能疏木而清风。其诸主治，通经脉，消附肿，下胎衣，开喉闭，苏血晕，吹聍耳。

# 败 酱

味苦，微寒，入足厥阴肝经。善破瘀血，最排痈脓。

### 《金匮》薏苡附子败酱散（方在薏苡）

用之治肠痈脉数，以其排积脓而行瘀血也。

败酱苦寒通利，善破瘀血而消痈肿，排脓秽而化癥瘕。其诸主治，止心痛，疗腹疼，住吐衄，破癥瘕，催生产，落胎孕，收带下，平疥癣，除翳膜，去胬肉（败酱即苦菜也）。

# 鳖 甲

味咸，气腥，入足厥阴肝、足少阳胆经。破癥瘕而消凝瘀，调痈疽而排脓血。

### 《金匮》鳖甲煎丸

鳖甲十二分　柴胡六分　黄芩三分　人参一分　半夏一分　桂枝三分　芍药五分　阿胶三分　干姜三分　大黄三分　厚朴三分　葶苈一分　石韦三分　瞿麦二分　赤硝十二分　桃仁二分　丹皮五分　乌扇三分　紫葳三分　蜣螂六分　鼠妇三分　蜂窠四分　蟅虫五分

为末，煅，灶下灰一斗，清酒一斛五斗，浸灰，候酒尽一半，入鳖甲，煎化，取汁，入诸药中，煎为丸，梧桐子大，空心服七丸，日进三服。

治病疟一月不瘥，结为癥瘕。以寒湿之邪，客于厥阴少阳之界，阴阳交争，寒热循环。本是小柴胡加桂姜证，久而不解，经气痞塞，结于胁下，而为癥瘕，名曰疟母。此疟邪埋根，不可不急治之也。鳖甲行厥阴而消癥瘕，半夏降阳明而松痞结，柴胡、黄芩清泻少阳之表热，人参、干姜温补太阴之里寒，此小柴胡之法也。桂枝、胶、芍疏肝而润风燥，此桂枝之法也。大黄、厚朴泻胃而清郁烦，此承气之法也。葶苈、石韦、瞿麦、赤硝利水而泄湿，丹皮、桃仁、乌扇、紫葳、蜣螂、鼠妇、蜂窠、䗪虫破瘀血而消癥也。

#### 🌸 升麻鳖甲汤（方在升麻）

用之治阳毒、阴毒，以其排脓秽而行血瘀也。

鳖甲化瘀凝，消癥瘕而排脓血，其诸主治，下奔豚，平肠痈，疗沙淋，治经漏，调腰痛，敷唇裂，收口疮不敛，消阴头肿痛。

醋炙焦，研细用。

### 紫　葳

味酸，微寒，入足厥阴肝经。专行瘀血，善消癥块。

#### 🌸《金匮》鳖甲煎丸（方在鳖甲）

用之治病疟日久，结为癥瘕，以其行瘀而化癖也。

紫葳酸寒通利，破瘀消癥，其诸主治，通经脉，止淋沥，除崩中，收带下，平酒齄，灭风刺，治癞风，疗阴疮（紫葳即凌霄花）。

### 䗪　虫

味咸，微寒，入足厥阴肝经。善化瘀血，最补损伤。

#### 🌸《金匮》鳖甲煎丸（方在鳖甲）

用之治病疟日久，结为癥瘕。

#### 🌸 大黄䗪虫丸（方在大黄）

用之治虚劳腹满，内有干血。

#### 🌸 下瘀血汤（方在大黄）

用之治产后腹痛，内有瘀血。

#### 🌸 土瓜根散（方在土瓜根）

用之治经水不利，少腹满痛，以其消癥而破瘀也。

䗪虫咸寒疏利，专破癥瘀，兼补伤损。其诸主治，疗折伤，续筋骨。

炒枯存性，研细用。

### 蜣　螂

味咸，微寒，入足厥阴肝经。善破癥瘕，能开燥结。

#### 🌸《金匮》鳖甲煎丸（方在鳖甲）

用之治病疟日久，结为癥瘕，以其破癥而开结也。

炒枯存性，研细用。

### 鼠　妇

味酸，微寒。入足厥阴肝经。善通经脉，能化癥瘕。

#### 🌸《金匮》鳖甲煎丸（方在鳖甲）

用之治病疟日久，结为癥瘕，以其破血而消坚也。

炒枯存性，研细用（鼠妇，湿生虫，在砖石下，形如蠹鱼）。

## 蜂 窠

味咸，入足厥阴肝经。能化结硬，善破坚积。

❦《金匮》鳖甲煎丸（方在鳖甲）

用之治病疟日久，结为癥瘕，以其消结而破坚也。

炒枯存性，研细用。

## 虻 虫

味甘，微寒。入足厥阴肝经。善破瘀血，能化宿癥。

❦《金匮》抵当汤（方在大黄）

用之治血结膀胱，少腹硬满。

❦ 大黄䗪虫丸（方在大黄）

用之治虚劳腹满，内有干血，以其破瘀而消癥也。

虻虫苦寒，专破浮结之血，最堕胎孕。

炒枯，去翅足，研细用。

## 水 蛭

味咸、苦，微寒，入足厥阴肝经。善破积血，能化坚癥。

❦《金匮》抵当汤（方在大黄）

用之治血结膀胱，少腹硬满。

❦ 大黄䗪虫丸（方在大黄）

用之治虚劳腹满，内有干血，以其破

坚而化积也。

水蛭咸寒，善下沉积之血，最堕胎孕。

炒枯存性，研细用。

## 蛴 螬

味咸，微寒，入足厥阴肝经。能化瘀血，最消癥块。

❦《金匮》大黄䗪虫丸（方在大黄）

用之治虚劳腹满，内有干血，以其破瘀而化积也。

炒枯存性，研细用。

## 蜘 蛛

味苦，微寒，入足厥阴肝经。能消偏坠，善治狐疝。

❦《金匮》蜘蛛散

蜘蛛十四枚　桂枝半两

为散，取八分匙，饮和。日再服。

治狐疝，偏坠有大小，时时上下。以水寒木陷，气郁为肿。出入无常，状如妖狐。蜘蛛破瘀而消肿，桂枝疏木而升陷也。

炒枯存性，研细用。

## 雄 黄

味苦，入足厥阴肝经。燥湿行瘀，医疮杀虫。

❦《金匮》雄黄散

雄黄

为末，筒瓦二枚合之，烧熏肛门。

治狐惑蚀于肛者。以土湿木陷，郁而生热，化生虫䘌，蚀于肛门，雄黄杀虫而医疮也。

### 🏵 升麻鳖甲汤（方在升麻）

用之治阳毒、阴毒，以其消毒而散瘀也。

雄黄燥湿杀虫，善治诸疮。其诸主治，消肿痛，治疮疡，化瘀血，破癥块，止泄痢，续折伤，避邪魔，驱虫蛇。

## 铅　丹

味辛，入足少阳胆经、足厥阴肝经。降摄神魂，镇安惊悸。

### 🏵 《伤寒》柴胡加龙骨牡蛎汤（方在龙骨）

用之治少阳伤寒，胸满烦惊，以其降逆而敛魂也。

铅丹沉重降敛，宁神魂而安惊悸。其诸主治，疗疮疡，去翳膜。

## 铅　粉

味辛，入足厥阴肝经。善止泄利，能杀蛔虫。

### 🏵 《伤寒》猪肤汤（方在猪肤）

用之治少阴病，下利咽痛。以其止利而医疮也。

### 🏵 甘草粉蜜汤（方在甘草）

用之治蛔虫，吐涎心痛，以其燥湿而杀虫也。

铅粉燥涩之性，能杀虫䘌而止滑溏。其诸主治，止诸血，疗诸疮，续折伤，染须发。

# 卷三

## 黄　芪

味甘，气平，入足阳明胃、手太阴肺经。入肺胃而补气，走经络而益营，医黄汗血痹之证，疗皮水风湿之疾，历节肿痛最效，虚劳里急更良，善达皮腠，专通肌表。

### 🏵 《金匮》黄芪芍药桂酒汤

黄芪五两　芍药三两　桂枝三两　苦酒一升

治黄汗身肿，发热汗出而渴，汗沾衣，色黄如柏汁，脉自沉者。以汗出入水，水从窍入，淫泆于经络之间，阻其卫气，壅而为肿。卫气不行，遏其营血，郁而为热。脾为己土，肌肉司焉，水气浸淫，肌肉滋湿，营行经络之中，遏于湿土之内，郁热熏蒸，化而为黄。营秉肝气，而肝司五色，入脾为黄，营热蒸发，卫不能闭，则开其皮毛，泄为黄汗，缘营血闭遏，而木郁风动，行其疏泄之令也。风热消烁，津液耗伤，是以发渴。木气遏陷，不得升达，是以脉沉。黄芪走皮毛而行卫郁，桂枝走经络而达营郁，芍药、苦酒泻营热而清风木也。

## ❧ 桂枝加黄芪汤

桂枝三两　芍药三两　甘草二两　大枣十二枚　生姜三两　黄芪二两

治黄汗，两胫自冷，腰髋弛痛，如有物在皮中，身疼重，烦躁，腰以上汗出，小便不利。以水在经络，下注关节，外阻卫阳而内遏营阴。营遏木陷，温气沦郁，内热不宣，故两胫自冷。风木郁勃，经络鼓荡，故腰髋弛痛，如有物在皮中。湿淫外束，故疼重烦躁。木陷而郁于湿土，故小便不利。风升而开其孔窍，故腰以上汗出。水谷未消，中气满胀，营愈郁而热愈发，故食已则汗。暮而卫气入阴，为营气所阻，不得内敛，故外泄皮毛而为盗汗。营热郁隆，不为汗减，热蒸血败，不能外华皮腠，久而肌肤枯涩，必至甲错。血肉腐溃，必生恶疮。甘、枣、生姜补宣中气，芍药泻营热而清风木，桂枝达营气之郁，黄芪行卫气之郁，助以热粥而发微汗，经热自随汗泄也。

## ❧ 黄芪桂枝五物汤

黄芪三两　桂枝三两　芍药三两　生姜六两　大枣十二枚

治血痹，身体不仁，状如风痹，脉尺寸关上俱微，尺中小紧。以疲劳汗出，气蒸血沸之时，安卧而被微风，皮毛束闭，营血凝涩，卫气郁遏，渐生麻痹。营卫阻梗，不能煦濡肌肉，久而枯槁无知，遂以不仁。营卫不行，经络无气，故尺寸关上俱微。营遏木陷，郁动水内，而不能上达，故尺中小紧。大枣、芍药滋营血而清风木，姜、桂、黄芪宣营卫而行瘀涩，倍生姜者，通经而开痹也。

肝脾左旋，癸水温升而化血，肺胃右转，丁火清降而化气。血司于肝，其在经络则曰营，气司于肺，其在经络则曰卫。营行脉中，为卫之根，卫行脉外，为营之叶。营卫周行，一日五十度，阴阳相贯，如环无端。其流溢之气，内溉脏腑，外濡腠理。营卫者，气血之精华者也。《二十二难》脉有是动、有所生病。是动者，气也，所生病者，血也。气主煦之，血主濡之，气留而不行者，气先病也，血滞而不濡者，血后病也。血阴而气阳，阴静而阳动，阴则内守，阳则外散，静则不辟，动则不阖。而卫反降敛，以其清凉而含阴魄，营反温升，以其温暖而抱阳魂也。卫本动也，有阴以阖之，则动者化而为降敛，营本静也，有阳以辟之，则静者变而为升发。然则血之温暖，气煦之也，营之流动，卫运之也，是以气有所动，则血病生焉。气冷而后血寒，卫梗而后营瘀，欲调血病，必益血中之温气，欲调营病，必理营外之卫阳。卫气者，逆则不敛，陷则不发，郁则不运，阻则不通，是营血受病之原也。黄芪清虚和畅，专走经络，而益卫气。逆者敛之，陷者发之，郁者运之，阻者通之，是燮理卫气之要药，亦即调和营血之上品。辅以姜、桂、芍药之类，奏功甚捷，余药不及也。

五行之气，凉则收而寒则藏，气之清凉而收敛者，秉金气也。黄芪入肺胃而益卫气，佐以辛温则能发，辅以酸凉则善敛，故能发表而出汗，亦能敛表而止汗。小儿痘病，卫为营闭，不得外泄。卫旺则发，卫衰则陷，陷而不发者，最宜参芪，助卫阳以发之。凡一切疮疡，总忌内陷，悉宜黄芪。

蜜炙用。生用微凉，清表敛汗宜之。

**彭按：**肉色黑瘦汗著慎用，以卫气虚弱之人肉色必白，卫气秉于肺金，肺虚则见白色，卫主收敛，卫气不虚故瘦而少汗。如疏泄偏胜收敛不足则肥而多汗，黄芪补卫气之收敛故也。

# 薯蓣

味甘，气平，入足阳明胃、手太阴肺经。养戊土而行降摄，补辛金而司收敛，善息风燥，专止疏泄。

### 《金匮》薯蓣丸

薯蓣三十分　麦冬六分　桔梗五分　杏仁六分　当归十分　阿胶七分　干地黄十分　芍药六分　川芎六分　桂枝十分　大枣百枚为膏　人参七分　茯苓五分　白术六分　甘草二十分　神曲十分　干姜三分　柴胡五分　白蔹二分　豆黄卷十分　防风六分

蜜丸，弹子大，空腹酒服一丸。

治虚劳诸不足，风气百疾。以虚劳之病，率在厥阴风木一经，厥阴风木，泄而不敛，百病皆生。肺主降敛，薯蓣敛肺而保精，麦冬清金而宁神，桔梗、杏仁破壅而降逆，此所以助辛金之敛也。肝主升发，归、胶滋肝而养血，地、芍润木而清风。川芎、桂枝疏郁而升陷，此所以辅乙木之升发也。升降金木，职在中气，大枣补己土之精，人参补戊土之气，苓、术、甘草培土而泻湿，神曲、干姜消滞而驱寒，此所以理中而运升降之枢也。贼伤中气，是惟木邪，柴胡、白蔹泄火而疏甲木，黄卷、防风燥湿而达乙木，木静而风息，则虚劳百病瘳矣。

阴阳之要，阳密乃固，阴平阳秘，精神乃治，阴阳离决，精气乃绝（《素问》语）。四时之气，木火司乎生长，金水司乎收藏，人于秋冬之时，而行收藏之政。宝涩精神，以秘阳根，是谓圣人。下此于蛰藏之期，偏多损失，坎阳不密，木郁风生，木火行疏泄之令，金水无封闭之权，于是惊悸、吐衄、崩带、淋遗之病，种种皆起。是以虚劳之证非一，无不成于乙木之不谧，始于辛金之失敛。究之总缘于土败，盖坎中之阳，诸阳之根，坎阳走泄，久而癸水寒增，己土湿旺，脾不能升而胃不能降，此木陷金逆所由来也。法当温燥中脘，左达乙木而右敛辛金。薯蓣之性，善入肺胃而敛精神，辅以调养土木之品，实虚劳百病之良药也。

**彭按：**人谓薯蓣为健脾之药，止泄最良。盖泄者土湿而金不能收敛之故，薯蓣补肺金之收敛，金收则水道通调，土湿去而泄止，其实非补土之药，薯蓣大养肺气，为虚劳方一要药。

# 五味子

味酸、微苦、咸，气涩，入手太阴肺经。敛辛金而止咳，收庚金而住泄，善收脱陷，最下冲逆。

### 《伤寒》小青龙汤（方在麻黄）

治太阳伤寒，心下有水气，干呕，发热而咳。用五味、干姜、细辛敛肺降逆，以止咳嗽。

### 小柴胡汤（方在柴胡）

治少阳伤寒。若咳者，去人参、大枣、生姜，加五味、干姜。

### 真武汤（方在茯苓）

治少阴病，内有水气，腹痛下利。若咳者，加五味半升，细辛、干姜各一两。

### 四逆散（方在甘草）

治少阴病，四逆，咳者，加五味、干姜各五分，并主下利。

《金匮》厚朴麻黄汤（方在厚朴）、射干麻黄汤（方在射干）并用之，以治咳嗽。小青龙汤，治痰饮咳逆，饮去咳止，气从少腹上冲胸咽者，以桂苓五味甘草汤治其气冲。咳嗽冲逆者，辛金之不敛也，泄利滑溏者，庚金之不敛也。五味酸收涩固，善敛金气，降辛金之上冲而止咳逆，升庚金之下脱而止滑泄，一物而三善备焉。金收则水藏，水藏则阳秘，阳秘则上清而下温，精固而神宁，是亦虚劳之要药也。

## 诃 黎 勒

味酸、微苦，气涩，入手阳明大肠、手太阴肺经。收庚金而住泄，敛辛金而止咳，破壅满而下冲逆，疏郁塞而收脱陷。

### 《金匮》诃黎勒散

诃黎勒十枚

为散，粥饮和，顿服。

治气利。以肝脾郁陷，二气凝塞，木郁风动，疏泄失藏，而为下利。利则气阻而痛涩，是为气利。诃黎勒行结滞而收滑脱也。

肠陷而为利者，清气滞塞而不收也，肺逆而为咳者，浊气壅塞而不敛也。诃黎勒苦善泻而酸善收，苦以破其壅滞，使上无所格而下无所碍，酸以益其收敛，使逆者自降而陷者自升，是以咳利俱止也。其治胸满心痛，气喘痰阻者，皆破壅降逆之力，其治崩中带下、便血堕胎者，皆疏郁升陷之功也。

**彭按：**诃黎勒性极涩，有病喑哑者服诃黎勒更哑，以涩之故。乌梅收而不涩，人谓其涩，非是。

## 白 前

味甘、辛，入手太阴肺经。降冲逆而止嗽，破壅塞而清痰。

### 《金匮》泽漆汤（方在泽漆）

用之治脉沉之咳。是缘水气之里冲，非由风邪之外闭，泽漆治其水气，白前降冲逆而驱痰饮也。

白前善降胸胁逆气，心肺凝痰，嗽喘冲阻，呼吸壅塞之证，得之清道立通，浊瘀悉下，宜于补中之剂并用乃效。

## 细 辛

味辛，温，入手太阴肺、足少阴肾经。降冲逆而止咳，驱寒湿而荡浊，最清气道，兼通水源。

### 《伤寒》小青龙汤（方在麻黄）

治太阳伤寒，心下有水气，干呕，发热而咳。用细辛、干姜、五味，降逆敛肺，以止咳嗽。

《金匮》以治痰饮，咳逆倚息。饮去咳止，气从少腹上冲胸咽，用桂苓五味甘草，治其气冲。冲气既低，而反更咳胸满者，用桂苓五味甘草去桂加干姜细辛（方在干姜）治其咳满。《伤寒》真武汤（方在茯苓）治少阴病，内有水气，腹痛下利。若咳者，加五味半升，细辛、干姜各一两。是皆小青龙之法也。

《金匮》厚朴麻黄汤（方在厚朴）、射干麻黄汤（方在射干）皆用之，以治咳而下寒者。

麻黄附子细辛汤（方在麻黄）、麻辛附子汤（方在桂枝）、大黄附子汤（方在大黄）、赤丸（方在乌头）、乌梅丸（方在乌梅）皆用之，以治寒气之冲逆也。

### 防己黄芪汤（方在防己）

治风湿脉浮身重，气冲者，加桂枝三分，下有陈寒者，加细辛三分。风木冲逆，则用桂枝，寒水冲逆，则用细辛，此治冲逆之良法也。

肺以下行为顺，上行则逆，逆则气道壅阻，而生咳嗽。咳嗽之证，由于肺金不降，收气失政，刑于相火。其间非无上热，而其所以不降者，全因土湿而胃逆。戊土既湿，癸水必寒，水寒土湿，中气不运，此肺金咳逆之原也。

当火炎肺热之时，而推其原本，非缘寒气冲逆，则由土湿埋塞，因而水饮停瘀者，十居七八。然则上热者，咳嗽之标，水饮湿寒者，咳嗽之本也。

外感之咳，人知风寒伤其皮毛，而不知水饮湿寒实伤其腑脏。盖浊阴充塞，中气不运，肺金下达之路既梗，而孔窍又阖，里气愈阻，肺无泄窍，是以宗气壅迫，冲逆而为咳。若使里气豁通，则皮肤虽闭，而内降有路，不至于此也。

细辛温燥开通，利肺胃之壅阻，驱水饮而逐湿寒，润大肠而行小便，善降冲逆，专止咳嗽。其诸主治，收眼泪，利鼻壅，去口臭，除齿痛，通经脉，皆其行郁破结，下冲降逆之力也。

**彭按：** 细辛降寒水上逆，其身甚猛，如系寒水上逆因而咳嗽之病，轻用数分不能见效，与干姜、五味、甘草同用为妥。此药并非散药也。

# 射　干

味苦，微寒，入手太阴肺经。利咽喉而开闭塞，下冲逆而止咳嗽，最清胸膈，善扫瘀浊。

### 《金匮》射干麻黄汤

射干十二枚　紫菀三两　款冬三两　五味半升　细辛三两　半夏半升　生姜四两　大枣七枚　麻黄四两

治咳而上气，喉中如水鸡声。以风寒外闭，皮毛不泄，肺气郁迫，逆而上行，喉窍窄狭，泄之不及，以致呼吸闭塞，声如水鸡。射干、紫菀、款冬、五味、细辛、生姜、半夏下冲逆而破壅塞，大枣补其里，麻黄泻其表也。

气通于肺，内司呼吸而外主皮毛，皮毛虽闭，而内有下行之路，不至堵塞如是。是其平日土湿胃逆，浊气升隔，肺之降路不甚清通。一被外感，皮毛束闭，里气愈阻，内不能降而外不能泄，是以逆行而上冲，塞于咽喉，此即伤风齁喘之证。当饮食未消之际，水谷郁遏，中气胀满，故呼吸闭塞，迫急非常也。不降里阴，则胸膈莫容，不泄表寒，则经络终郁。射干降逆开结，善利肺气。麻黄外散其风寒，使经络松畅，则里气不迫。射干内降其冲逆，使咽喉清虚，则表气不壅。表邪外解而里阴下达，停痰宿水，积湿凝寒，皆从水道注泄而下，根株斩灭矣。

其诸主治，通喉痹，开胸满，止咽痛，平腹胀，泻肺火，润肠燥，行积痰，化瘀血，下经闭，消结核，破癥瘕，除疟母。

✿ **鳖甲煎丸**（方在鳖甲）

用之治疟母（乌扇即射干也）。下冲破结，是其长也。

**彭按**：射干亦伤津液，阴虚者慎用。

## 紫 菀

味苦、辛，入手太阴肺经。降气逆而止咳，平息贲而止喘。

✿ **《金匮》射干麻黄汤**（方在射干）

用之治咳而上气，以其清肺而降逆也。

紫菀清金润肺，止咳定喘，而兼善敛血。劳嗽吐血之证，因于肺逆而不敛，肺气清降，则血自敛矣。其诸主治，开喉痹，通小便，定喘促，破息贲，止吐血，住便血，疗肺痈，行脓血，皆清金降逆之力也。

## 款 冬 花

味辛、气温，入手太阴肺经。降冲逆而止嗽喘，开痹塞而利咽喉。

✿ **《金匮》射干麻黄汤**（方在射干）

用之治咳而上气，喉中如水鸡声。以其开痹而止喘也。

款冬降逆破壅，宁嗽止喘，疏利咽喉，洗涤心肺，而兼长润燥。肺逆则气滞而津凝，故生烦躁。肺气清降，浊瘀荡扫，津液化生，烦躁自止。其诸主治，除肺痈脓血，去痰涕胶黏，开咽喉喘阻，润胸膈烦躁，皆去浊还清之力也。

## 杏 仁

味甘、苦，入手太阴肺经。降冲逆而开痹塞，泄壅阻而平喘嗽，消皮腠之浮肿，润肺肠之枯燥，最利胸膈，兼通经络。

✿ **《金匮》茯苓杏仁甘草汤**

茯苓三两　杏仁五十个　甘草一两

治胸中痹塞，短气。以土湿胃逆，浊气冲塞，肺无降路，是以短气。茯苓泻湿而消满，杏仁破壅而降逆，甘草补中而培土也。

薯蓣丸（方在薯蓣）、文蛤汤（方在文蛤）、厚朴麻黄汤（方在厚朴）皆用之以降逆也。

## 《伤寒》麻黄汤（方在麻黄）

治太阳伤寒，恶风，无汗而喘者。

## 麻杏甘石汤（方在麻黄）

治太阳伤寒，汗下后，汗出而喘者。

## 桂枝加厚朴杏子汤（方在厚朴）

治太阳中风，下后表未解而微喘者。

## 小青龙汤（方在麻黄）

治太阳伤寒，心下有水气，若喘者，去麻黄，加杏仁半升，皆用之以治喘也。

## 苓甘五味姜辛半夏加杏仁汤

茯苓四两　甘草三两　五味半升　干姜三两　细辛三两　半夏半升　杏仁半升

治支饮呕冒，饮去呕止，其人形肿者。以经气壅滞则为肿，杏仁利气而消滞也。麻杏薏甘汤（方在麻黄）用之以泻表气之滞。矾石丸（方在矾石）、大陷胸丸（方在大黄）用之以泻里气之滞也。麻仁丸（方在麻仁）、大黄䗪虫丸（方在大黄）用之以润燥也。

肺主藏气，气降于胸膈而行于经络，气逆则胸膈闭阻，而生喘咳。脏病而不能降，因以痞塞，经病而不能行，于是肿痛。杏仁疏利开通，破壅降逆，善于开痹而止喘，消肿而润燥，调理气分之郁，无以易此。其诸主治，治咳逆，疗失音，止咯血，断血崩，杀虫䘌，除鼲刺，开耳聋，去目翳，平胬肉，消停食，润大肠，通小便。种种功效，缘其降浊消郁之能事也。

**彭按：**杏仁泄肺气，如大便稀溏者慎用。盖亦泄大肠气，大肠之气主升，不可泄也。

# 薤　白

味辛，气温，入手太阴肺、手阳明大肠经。开胸痹而降逆，除后重而升陷，最消瘀痛，善止滑泄。

《金匮》栝楼薤白白酒汤、栝楼薤白半夏汤（二方在栝楼）、枳实薤白桂枝汤（方在枳实）并用之，治胸痹心痛，以其破壅而降逆也。

## 《伤寒》四逆散（方在甘草）

治少阴病，四逆，泄利下重者，加薤白三升，以其行滞而升陷也。

肺病则逆，浊气不降，故胸膈痹塞，肠病则陷，清气不升，故肛门重坠。薤白辛温通畅，善散壅滞，辛金不至上壅，故痹者下达而变冲和，庚金不至下滞，故重者上达而化轻清。其诸主治，断泄痢，除带下，安胎妊，散疮疡，疗金疮，下骨鲠，止气痛，消咽肿，缘其条达凝郁故也。

# 桔　梗

味苦、辛，入手太阴肺经。散结滞而消肿硬，化凝郁而排脓血，疗咽痛如神，治肺痈至妙，善下冲逆，最开壅塞。

## 《伤寒》桔梗汤

桔梗二两　甘草二两

治少阴病，咽痛者。以少阴肾脉，循喉咙而挟舌本，少阴心脉，挟咽而击目系，少阴病则癸水上冲，丁火不降，郁热抟结而生咽痛。桔梗开冲塞而利咽喉，生甘草泻郁热而缓迫急也。

### 通脉四逆汤（方在甘草）

治少阴病，下利脉微。咽痛者，去芍药，加桔梗一两，亦此法也。《金匮》以治肺痈，咳而胸满，振寒脉数，咽干不渴，时出浊唾腥臭，久而吐脓如米粥者。以肺气壅塞，湿热淫蒸，浊瘀腐败，化而为脓。桔梗破壅塞而行腐败，生甘草泻郁热而清肺金也。

### 二白散

桔梗三分　贝母三分　巴豆一分

为散，白饮和服。

治太阳中风，寒实结胸。以经病未解，而水土湿寒，乃以冷水噀灌，愈闭其表。寒湿郁动，逆冲清道，与膈上之阳，两相隔拒，寒热逼迫，痞结不开。桔梗、贝母清降其虚热，巴豆温下其湿寒，结散郁开，腐败难容，在上则涌吐而出，在下则泄利而去矣。《外台》以治肺痈者，排决脓瘀，令其吐泄而下，肺腑清空，正气续复，不使养痈以贻祸也。

### 《金匮》排脓汤

桔梗三两　甘草二两　大枣十枚　生姜二两

以疮疡脓硬，必当排而行之，使肿消而脓化。而死肌腐化，全赖中气，甘、枣培补脾精，生姜和中而行气，桔梗消结而化脓也。

### 排脓散

桔梗二分　芍药六分　枳实十六枚

为散，鸡子黄一枚，以散数钱揉均，饮和服之，日一服。

以疮疡脓成，必当排而决之，使腐去新生。而脓瘀既泻，营血必伤，桔梗行其凝瘀，枳实逐其腐败，芍药清肝风而凉营，鸡子黄补脾精而养血也。

薯蓣丸（方在薯蓣）、竹叶汤（方在竹叶）并用之，以降肺气之逆也。

桔梗苦泄辛通，疏利排决，长于降逆而开结，消瘀而化凝，故能清咽喉而止肿痛，疗疮疡而排脓血。其诸主治，清头面，理目痛，通鼻塞，疗口疮，止气喘，平腹胀，调痢疾，破血瘀，皆降逆疏壅之力也。

凡能化凝消瘀之药皆伤津液，桔梗亦然，阴血者慎用。

# 橘 皮

味辛、苦，入手太阴肺经。降浊阴而止呕哕，行滞气而泻郁满，善开胸膈，最扫痰涎。

### 《金匮》橘皮汤

橘皮四两　生姜八两

用以治干呕哕，而手足厥者。以胃土上逆，浊气熏冲，故生呕哕。中气堙郁，不能四达，故手足厥冷。橘皮破壅塞而扫瘀浊，生姜降冲逆而行凝滞也。

### 橘皮竹茹汤

橘皮一斤　竹茹二升　生姜半斤　甘草

五两　人参一两　大枣三十枚

治哕逆者。以土衰胃逆，浊阴不降，甘、枣、人参补中气以培土。橘、姜、竹茹降浊阴而行滞也。

### 橘枳生姜汤

橘皮一斤　生姜半斤　枳实三两

治胸中痹塞，短气。以胃土逆升，浊气痞塞，肺无降路，是以短气。橘、姜破壅塞而降浊阴。枳实泻痞满而扫瘀腐也。

### 《外台》茯苓饮（方在茯苓）

即于橘枳生姜汤加参、术、茯苓，以治痰饮，补泻并行，可谓妙矣。

橘皮辛散之性，疏利通畅，长于降浊止呕，行滞消痰，而和平条达，不至破气而损正，行郁理气之佳药也。其诸主治，疗吹奶，调乳痛，除痎疟，消癥瘕，行胶痰，磨宿谷，利小便，通大肠，理嘈杂，治淋痢，下鱼骨鲠，杀寸白虫，总缘善行滞气也。

## 皂荚

味辛、苦、涩，入手太阴肺经。降逆气而开壅塞，收痰涎而涤垢浊，善止喘咳，最通关窍。

### 《金匮》皂荚丸

皂荚六两，去皮，酥炙

蜜丸梧子大，枣膏和汤服三丸，日夜四服。

治咳逆上气，时时唾浊，但坐不得眠。以肺胃逆升，浊气郁塞，涎沫胶黏，下无泄路，故时时上唾。身卧则气道愈阻，弥增壅闷，故但坐不得眠。皂荚开闭塞而洗痰涎，通气道而降冲逆也。

皂荚辛烈开冲，通关透窍，搜罗痰涎，洗荡瘀浊，化其黏联，胶热之性，失其根据，攀附之援，脏腑莫容，自然外去，虽吐败浊，实非涌吐之物也。其诸主治，开口噤，通喉痹，吐老痰，消恶疮，熏久利脱肛，平妇人吹乳，皆其通关行滞之效也。

## 白酒

味辛，气温，入手太阴肺经。开胸膈之痹塞，通经络之凝瘀。

《金匮》栝楼薤白白酒汤、栝楼薤白半夏汤（二方在栝楼）并用之，以治胸痹心痛，以其开瘀而消滞也。

酒性辛温宣达，黄者重浊而走血分，白者轻清而走气分，善开闭塞而行经络，暖寒滞而止痛楚，故能治胸痹。

今之烧酒，与此证甚宜，用以代之，效更捷也。

## 葱白

味辛，气温，入手太阴肺经。回脏腑之利泄，起经脉之芤减，发达皮毛，宣扬郁遏。

### 《伤寒》白通汤

葱白四茎　干姜一两　生附子一枚

治少阴病，下利。以寒水侮土，清气下陷，而为泄利，姜、附温水土之寒，葱白升清气之陷也。

### 通脉四逆汤（方在甘草）

治少阴病，下利脉微，面色赤者，加葱九茎。以阳郁不能外达，故面赤，加葱白以宣阳气之郁也。

### 《金匮》旋覆花汤（方在旋覆花）

治妇人脉体茋减，用之以通经气之郁涩也。

葱白辛温发散，升陷达郁，行经发表，厥有功焉。其诸主治，下乳汁，散乳痈，消肿痛，止麻痹，疗下血，熨便癃，通淋涩，调泄利。

# 麻　黄

味苦、辛、气温，入手太阴肺、足太阳膀胱经。入肺家而行气分，开毛孔而达皮部，善泻卫郁，专发寒邪。治风湿之身痛，疗寒湿之脚肿，风水可驱，溢饮能散。消咳逆肺胀，解惊悸心忡。

### 《伤寒》麻黄汤

麻黄三两　桂枝二两　甘草一两　杏仁七十枚

治太阳伤寒，头痛恶寒，无汗而喘。以卫性敛闭，营性发扬，寒伤营血，闭其皮毛，是以无汗。肺气壅遏，是以发喘。寒愈闭而营愈发，裹束卫气，不得外达，是以恶寒。甘草保其中气，桂枝发其营郁，麻黄泄其卫闭，杏仁利其肺气，降逆而止喘也。

### 大青龙汤

麻黄六两　桂枝二两　杏仁五十枚　甘草二两　生姜三两　大枣十二枚　石膏如鸡子大

治太阳中风，脉紧身痛，发热恶寒，烦躁无汗。以风中卫气，卫敛而风不能泄，是以无汗。遏闭营血，内热郁隆，是以烦躁。病虽中风，而证同伤寒，桂枝不能发矣。甘、枣补其脾精，桂枝发其营郁，麻黄泄其卫闭，杏、姜利肺壅而降逆气，石膏清肺热而除烦躁也。

### 小青龙汤

麻黄三两　桂枝三两　芍药三两　甘草二两　半夏三两　五味半升　细辛三两　干姜三两

治太阳伤寒，心下有水气，干呕，发热而咳。以水饮中阻，肺胃不降，浊气逆冲，故作呕咳。甘草培其土气，麻、桂发其营卫，芍药清其经热，半夏降胃逆而止呕，五味、细辛、干姜降肺逆而止咳也。《金匮》以治痰饮咳逆倚息者，使水饮化气，而随汗泄，降以五味、姜、辛，咳逆自平也。又以大、小青龙，通治溢饮。以饮水流行，归于四肢，不能化汗而外泻，则水饮注积，遏阻卫气，以致身体疼重。麻黄发汗，泻其四末之集水也。

### 麻杏甘石汤

麻黄四两　杏仁五十枚　甘草二两　石膏半斤

治太阳伤寒，汗下后，汗出而喘，无大热者。以经热未达，表里郁蒸，故汗出而喘。麻黄泻卫，甘草保中，杏仁降其逆气，石膏清其郁热也。

### 麻黄附子细辛汤

麻黄二两　附子一枚　细辛二两

治少阴病，反发热，脉沉者。以少阴脉沉而身反发热，则里寒已作而表寒未退。麻黄发其表寒，附子驱其里寒，细辛降其阴邪也。

### 麻黄附子甘草汤

麻黄二两　附子一枚　甘草二两

治少阴病，得之二三日，无里证者。以脉见沉细，经是少阴，而里证未作，宜解表寒。麻黄轻发其表，附子重暖其里，甘草培其中气也。

### 麻黄升麻汤

麻黄二两半　升麻一两一分　葳蕤十八铢　石膏六铢　知母十八铢　当归一两一分　芍药六铢　黄芩十八铢　桂枝六铢　茯苓六铢　白术六铢　甘草六铢　干姜六铢　天冬六铢

治厥阴伤寒，大下后，咽喉不利，吐脓血，泄利不止者。以下后中气寒湿，相火上逆，刑辛金而为脓血，风木下陷，贼己土而为泄利。姜、甘、苓、术温中燥土，知、膏、冬、蕤清肺热而生津，归、芍、芩、桂滋肝燥而升陷，升麻理其咽喉，麻杏泻其皮毛也。

### 《金匮》麻杏薏甘汤

麻黄五钱　杏仁十枚　薏苡五钱　甘草一两

治风湿发热身疼，日晡所剧。以汗出当风，闭其皮毛，汗热郁遏，淫溢窍隧，日晡湿动，应候而剧。甘草、薏苡补土而燥湿，杏仁利气而破壅，麻黄开窍而发汗也。

### 越婢汤

麻黄六两　石膏半斤　甘草二两　大枣十五枚　生姜三两

治风水身肿，脉浮汗出，恶风。以汗出遇风，窍闭汗阻，淫溢经隧，壅遏卫气，而为浮肿。麻黄发皮毛而泻水，石膏清肺金而泻热，甘、枣、生姜补脾精而和中也。

### 麻黄附子汤

麻黄三两　甘草一两　附子一枚

即少阴麻黄附子甘草方，而分两不同。治水病，脉沉小，属少阴，虚肿者。以土弱阳飞，肾寒水胀，流溢经络，而为浮肿。甘草、附子补土而暖肾，麻黄发表而泻水也。

风湿与风水，皆汗为风闭，而湿则未至成水，其证稍异。缘有内水，不但表寒，故多用麻黄。

肝司营血，中抱阳魂，其性温暖而发散，肺司卫气，内含阴魄，其性清凉而收敛。卫气清敛，则孔窍阖而寒不能伤，泄之以风，窍开而汗出，卫气失其收敛之性，故病中风。营血温散，则孔窍开而风不能中，闭之以寒，窍合而汗收，营血失其发散之性，故病伤寒。但卫性收敛，风愈泄而卫愈敛，则遏闭营血而生里热，营性发散，寒愈闭而营愈发，则裹束卫气而生表寒。以营血温升，则化火而为热，卫气清降，则化水而为寒，营郁而发热，卫闭而恶寒者，其性然也。风伤卫而营郁，故用桂枝以泻营，寒伤营而卫闭，故用麻黄以泻卫。桂枝通达条畅，专走经络而泻营郁，麻黄浮散轻飘，专走皮毛而泻卫闭，窍开汗出，则营卫达而寒热退矣。

麻黄发表出汗，其力甚大，冬月伤

寒，皮毛闭塞，非此不能透发。一切水湿痰饮，淫溢于经络关节之内，得之霍然汗散，宿病立失。但走泻真气，不宜虚家。汗去阳亡，土崩水泛，阴邪无制，乘机发作，于是筋肉眴动，身体振摇，惊悸奔豚诸证风生，祸变非常，不可不慎！

盖肾主五液，入心为汗，非血不酿，非气不酝，非水不变，非火不化。鼎沸而露滴者，水热而气暖也，身劳而出汗者，火动而血蒸也。汗出而温气发泄，是以战栗而振摇。所谓夺汗者无血，夺血者无汗，以其温气之脱泄，非谓汗血之失亡。

阳者，阴之神魂；阴者，阳之体魄。体魄者，神魂之宫室；神魂者，宫室之主人。上士重其人而轻其宫，人存而宫亦修，下士贱其主而贵其室，主亡而室亦坏矣。

煮去沫用。

根节止汗，发表去其根节，敛表但用根节。

**彭按**：麻黄发汗，以其开发腠理也。如阴液素亏，腠理闭塞则循环升降不能疏泄，或病不寐，或病遗精，益皆腠理闭塞，气行不通之故。如用麻黄制为蜜丸，加以养中之人参，生津之乌梅，临睡服二十许，使腠理开而不出汗，阴阳交化，升降流通，其益不小。虚劳之病生于腠理闭塞，升降不通者居十之七八，用麻黄以开腠理和血脉，不使之汗出，是亦虚家好药，如服必汗出者，是卫气太虚，不可用也。

麻黄能后云，阳者阴之神魄，阴者阳之体魄，体魄者神魄之宫室，此论不合，

阴者所以藏阳，阴虚则阳不能藏，百病起矣。况阴阳相生，一气回环，何可贵阳而贱阴也？

# 苏 叶

味辛，入手太阴肺经。降冲逆而驱浊，消凝滞而散结。

❀《金匮》**半夏厚朴汤**（方在半夏）

用之治妇人咽中如有炙脔，以其降浊而散滞也。

苏叶辛散之性，善破凝寒而下冲逆，扩胸腹而消胀满，故能治咽中瘀结之证，而通经达脉，发泻风寒，双解中外之药也。其诸主治，表风寒，平喘嗽，消痈肿，安损伤，止失血，解蟹毒。

**彭按**：苏叶于感冒风寒之病加生姜、大枣、白糖，一服而能益。恶寒者，卫气之郁，卫主降敛，卫气降敛，不冒风寒，不降则升泄之气偏胜而病外感，苏叶为降卫气之药，非散药也。卫根于肺而原于胃，故苏叶亦降肺胃，不伤津液，妙品也。以苏叶煮浓汁多加白糖，治常吐血鼻血，神效，皆降之力，如糖不多加则降气偏重，亦能伤中而汗出也。

# 栝 楼 根

味甘、微苦，微寒，入手太阴肺经。清肺生津，止渴润燥，舒痉病之挛急，解渴家之淋癃。

❀《金匮》**栝楼桂枝汤**

栝楼根三两　桂枝三两　芍药三两　甘

草二两 大枣十二枚 生姜三两

治太阳痉病，其证备，身体强，几几然，脉沉迟者。太阳之经，外感风寒，发汗太多，因成痉病。其证身热足寒，颈强项急，头摇口噤，背反张，面目赤。发热汗出，而不恶寒者，是得之中风，名曰柔痉。以厥阴风木，藏血而主筋，筋脉枯燥，曲而不伸，是以项强而背反。木枯风动，振荡不宁，是以头摇而齿齘。太阳行身之背，故并在脊背。此因汗多血燥，重感风邪，郁其营气，故病如此。甘、枣补脾精而益营血，姜、桂达经气而泻营郁，芍药、栝楼清风木而生津液也。

### 🌺 栝楼瞿麦丸

栝楼根三两 薯蓣二两 瞿麦一两 茯苓三两 附子一枚

治内有水气，渴而小便不利者。阳衰土湿，寒水停留，乙木郁遏，不能疏泄，故小便不利。木郁风动，肺津伤耗，是以发渴。瞿麦、苓、附泄水而温寒，薯蓣、栝楼，敛肺而生津也。

### 🌺 栝楼牡蛎散

栝楼根 牡蛎等份

为散，饮服方寸匕，日三服。

治百合病，渴而不瘥者。百合之病，肺热津伤，必变渴证。津液枯燥，故渴久不止。栝楼、牡蛎清金敛肺，生津润燥而止渴也。

### 🌺 小青龙汤（方在麻黄）

治太阳伤寒，内有水气，渴者，去半夏，加栝楼根三两。

### 🌺 小柴胡汤（方在柴胡）

治少阳伤寒。渴者，去半夏，加人参、栝楼根，以其凉肃润泽，清金止渴，轻清而不败脾气也。

清肺之药，最为上品，又有通达凝瘀，清利湿热之长。其诸主治，下乳汁，通月水，医吹奶，疗乳痈，治黄疸，消囊肿，行扑损瘀血，理疮疡痛肿。

# 栝 楼 实

味甘、微苦，微寒，入手太阴肺经。清心润肺，洗垢除烦，开胸膈之痹结，涤涎沫之胶黏，最洗瘀浊，善解懊憹。

### 🌺《金匮》栝楼薤白白酒汤

栝楼实一枚 薤白三两 白酒七升

治胸痹气短，喘息咳唾，胸背疼痛，寸口脉沉而迟，关上小紧数。以胸膈痹塞，气无降路，故喘息咳唾。逆冲胸背，而生痛楚。清道埂郁，爱生烦热。薤白、白酒开扩其壅塞，栝楼清涤其郁烦也。

### 🌺 栝楼薤白半夏汤

栝楼实一枚 薤白三两 白酒一斗 半夏半升

治胸痹不得卧，心痛彻背者。以胸膈痹塞，气无降路，逼迫宫城，故心痛彻背。背者，胸之府也，气不前降于腹，胸膈莫容，是以逆冲于脊背。薤白、白酒、半夏破壅而降逆，栝楼清涤其郁烦也。

### 🌺《伤寒》小陷胸汤

大栝楼实一枚 半夏半升 黄连一两

治小结胸，正在心下，按之则痛，脉浮滑者。太阳中风，表证未解，下之太早，经阳内陷，为里阴所拒，结于胸膈，心下满痛，烦躁懊憹，脉沉而紧，是为结胸。结之小者，浊气冲塞，正在心下，其势稍缓，非按不痛，脉则浮滑，未至沉紧。而阳气郁遏，亦生烦热。半夏降其逆气，黄连泻其闷热，栝楼涤其郁烦也。

### 小柴胡汤（方在柴胡）

治少阳伤寒。胸中烦而不呕者，去人参、半夏，加栝楼实，以其清心而除烦也。

栝楼实肃清凉润，善解郁烦，浊气郁蒸，涎沫黏联，心绪烦乱，不可言喻者得之，肺腑清洁，神气慧爽，洗心涤肺之妙药也。其诸主治，消咽痛，治肺痿，涤痰涎，止咳嗽，通乳汁，下胞衣，理吹奶，调乳痈，解消渴，疗黄疸，通小便，润大肠，断吐血，收脱肛，平痈肿，医疮疡。

**彭按：** 栝楼扫除上焦浊瘀甚有力量，宜加养中之药，否则极伤肺气，如上热因于相火浮逆，并无浊瘀在胸，不可轻用。

# 麦 冬

味甘，微凉，入手太阴肺、足阳明胃经。清金润燥，解渴除烦，凉肺热而止咳，降心火而安悸。

### 《金匮》麦门冬汤

麦冬七升　半夏一升　粳米三合　人参二两　甘草一两　大枣十二枚

治咳嗽，火逆上气，咽喉不利。以肺胃上逆，相火刑金，麦冬、半夏清金泻火而降逆，甘、枣、参、粳补中化气而生津也。

### 《伤寒》炙甘草汤（方在甘草）

用之治少阳伤寒，脉结代，心动悸者。以少阳相火不降，致累君火，逆升而生烦悸，麦冬清心而宁神也。

薯蓣丸（方在薯蓣）、竹叶石膏汤（方在竹叶）皆用之，以清金而润燥也。

麦冬清凉润泽，凉金泻热，生津除烦、泽枯润燥之上品。然无益中虚肺热之家，率因阳衰土湿，中气不运，胃胆上逆，相火刑金，原非实热之证。盖土湿胃逆，则肺胆不得右降，以土者四象之中气，谷败则轴折，轮辐不转，自然之理。戊土上壅，浊气填塞，肺胆无下降之路，此相火刑金之原也。金受火刑，失其清肃降敛之性，嗽喘吐衄，于是生焉。但服清润，阴旺湿滋，中气愈败，胃土更逆，上热弥增。是以虚劳淹滞，非无上热，而清金润肺之法，绝不能效，以救其标而伤其本也。此宜金土同医，故仲景用麦冬，必与参甘同剂。麦冬而得人参，清金益气，生津化水，雾露泛洒，心肺肃凉。洗涤烦躁之法，至为佳妙也。其诸主治，安魂魄，除烦悸，疗喉疮，治肺痿，解消渴，平咳嗽，止吐衄，下痰饮，利水湿，消浮肿，下乳汁，通经水。

# 天 冬

味苦，气寒，入手太阴肺、足少阴肾经。清金化水，止渴生津，消咽喉肿痛，除咳吐脓血。

### ❀《伤寒》麻黄升麻汤（方在麻黄）

用之治厥阴伤寒，大下后，咽喉不利，吐脓血，泄利不止者，以其清火逆而利咽喉，疗肺痈而排脓血也。

水生于金，金清则水生，欲生肾水，必清肺金，清金而生水者，天冬是也。庸工以地黄血药，而滋肾水，不通极矣！盖肺主化气，气主化水，肺中之气，氤氲如雾，雾气清降，化而为水。其精液藏于肾而为精，其渣滓渗于膀胱而为尿。天暑衣厚，则表开而外泄，天寒衣薄，则表合而内注，汗尿一也，外内不同耳。而肺金化水，必因土燥，阳明庚金，燥气司权，收敛戊土之湿，化而为燥，胃气右转，肺气清降，而水化焉。此如凉秋变序，白露宵零也。土湿则中郁而胃逆，肺金莫降，雾气凝塞，淫蒸而化痰涎，水源绝矣。

天冬润泽寒凉，清金化水之力，十倍麦冬，土燥水枯者，甚为相宜。阳明伤寒之家，燥土贼水，肠胃焦涸，瘟疫斑疹之家，营热内郁，脏腑燔蒸，凡此闭涩不开，必用承气。方其燥结未甚，以之清金泻热、滋水滑肠，本元莫损，胜服大黄。又或疮疡热盛，大便秘塞，重剂酒煎热饮亦良。肾阴有盛而无衰，宜温不宜补，土燥水枯之证，外感中止有此种，至于别经伤寒，此证甚少。若内伤杂病，率皆阴旺土湿，未有水亏者。土胜而水负则生，水胜而土负则死。天冬证绝不偶见，未可轻服。其性寒滑湿濡，最败脾胃而泻大肠，阳亏阴旺，土湿便滑者，宜切忌之。久服不已，阳败土崩，无有不死。后世庸工，以此杀人，不可胜数。凡肺痿肺痈，吐衄嗽喘，一切上热之证，非土燥阳实者，概不宜此，用者慎之！其有水亏宜饵者，亦必制以渗利之味，防其助湿。土湿胃逆，痰涎淫生，愈服愈滋，而水源愈竭矣，是犹求水于阳燧也。其诸主治，止咳逆，定喘促，愈口疮，除肿痛，疗肺痿，治肺痈，去痰涎，解消渴，利小便，滑大肠。

二冬非土燥阳实之病，概不可用，如医家都知此理，当少死若干人也。

# 竹 叶

味甘，微寒，入手太阴肺经。清肺除烦，凉金泻热。

### ❀《金匮》竹叶汤

竹叶一把　桔梗一两　生姜五两　附子一枚　葛根三两　桂枝一两　防风一两　甘草一两　人参一两　大枣十五枚

治产后中风，发热面赤，喘而头痛。以产后中气虚弱，阴阳不能交济，肝脾易陷，肺胃易逆，陷则下寒，逆则上热。风伤卫气，卫敛而遏营血，上热弥增，肺胃愈逆，故发热面赤，喘而头痛。肺胃愈逆而热愈增，则肝脾益陷而寒益甚。竹叶、桔梗凉肺而除烦，葛根、生姜清肺而降逆，附子温寒而暖水，桂、防燥湿而达木，甘、枣、人参补中而培中土也。

### ❀ 竹叶石膏汤

竹叶两把　石膏一斤　麦冬一升　粳米半升　人参三两　甘草二两　半夏半升

治大病瘥后，虚羸少气，气逆欲吐者。以病后中虚，胃逆欲吐，三阳不降，燥热郁发。竹叶、石膏、麦冬清金泻热而除烦，粳米、参、甘补中化气而生津，半夏降逆而止呕也。

竹叶甘寒凉金，降逆除烦，泄热清上之佳品也。其诸主治，降气逆，止头痛，除吐血，疗发黄，润消渴，清热痰，漱齿衄，洗脱肛。

# 竹 茹

味甘，微寒，入手太阴肺、足阳明胃经。降逆止呕，清热除烦。

### 《金匮》竹皮大丸

竹茹二分　石膏二分　白薇一分，有热二分　甘草七分　桂枝一分

枣肉和丸。治产妇乳子中虚，烦乱呕逆。以乳妇产子未久，中气尚虚，遇土郁木贼之时，胃逆作呕，爰生烦乱。竹茹降浊而止呕，石膏、白薇清金而除烦，甘草、桂枝培土而达木也。

### 橘皮竹茹汤（方在橘皮）

用之治哕逆，以其降逆而驱浊也。

竹茹甘寒之性，善扫瘀浊而除呕哕，清金敛肺，更其所长。其诸主治，除吐衄，止崩漏，治膈噎，疗肺痿。

# 葳 蕤

味甘，入手太阴肺经。清肺金而润燥，滋肝木而清风。

### 《伤寒》麻黄升麻汤（方在麻黄）

用之治厥阴病，咽喉不利，吐脓血者，以金受火刑，葳蕤清金而润燥也。

葳蕤和平滋润，化气生津，解渴除烦，清金利水，益气润燥。其诸主治，止消渴，通淋涩，润皮肤，去黑黚，疗目眦赤烂，治眼睛昏花（即玉竹。《三国志·华佗传》：以漆叶青黏散方，授弟子樊阿，谓可服食长生。青黏即玉竹叶）。

# 百 合

味甘、微苦，微寒，入手太阴肺经。凉金泻热，清肺除烦。

### 《金匮》百合知母汤

百合七枚　知母二两

治百合病，发汗后者。伤寒之后，邪气传变，百脉皆病，是为百合。其证眠食俱废，吐利皆作，寒热难分，坐卧不安，口苦便赤，心烦意乱，不能指其为何经何脏之病也。然百脉之气，受之于肺，肺者，百脉之宗也，是宜清肺。其在发汗之后者，津枯而金燔，百合清肺而生津，知母凉金而泻热也。

### 滑石代赭汤

百合七枚　滑石三两，碎　代赭石如鸡子大

治百合病，下之后者。下败中脘之阳，土湿胃逆，肺热郁蒸。百合清肺而泻热，滑石、代赭渗湿而降逆也。

### 百合鸡子汤

百合七枚

煎汤,入鸡子黄一枚,搅匀煎。

治百合病,吐之后者。吐伤肺胃之津,金土俱燥。百合清肺热而生津,鸡子黄补脾精而润燥也。

### 百合地黄汤

百合七枚　生地黄汁一斤

入百合汤,煎服。大便当如漆。

治百合病,不经发汗、吐、下,病形如初者。不经发汗、吐、下,而瘀热淫蒸,败浊未泄。百合清肺而泻热,生地黄汁凉泻肠胃而下垢浊也。

### 百合洗方

百合一斤

水一斗,渍一宿,洗身。洗后食煮饼,勿以盐。

治百合病,一月不解,变成渴者。火炎金燥,则肺热不解,变而为渴。肺主皮毛,百合洗皮毛,以清肺热也。

### 百合滑石散

百合一两　滑石二两

为散,饮服方寸匕,日三服。微利,止服,热则除。

治百合病,变发热者。湿动胃逆,肺郁生热。百合清金而泻热,滑石利水而除湿也。

百合凉金润燥,泻热消郁,消肃气分之上品。其诸主治,收涕泪,止悲伤,开喉痹,通肺痈,清肺热,疗吐血,利小便,滑大肠,调耳聋、耳痛,理胁痛、乳痛、发背诸疮。

水渍一宿,白沫出,去其水,更以泉水煎汤用。

## 贝　母

味苦,微寒,入手太阴肺经。清金泻热,消郁破凝。

《伤寒》二白散(方在桔梗)、《金匮》当归贝母苦参丸(方在当归)并用之,以其清金而泻热也。

贝母苦寒之性,泻热凉金,降浊消痰,其力非小,然轻清而不败胃气,甚可嘉焉。其诸主治,疗喉痹,治乳痈,消瘿瘤,去翳肉,点翳障,敷疮痈,止吐衄,驱痰涎,润心肺,解燥渴,清烦热,下乳汁,除咳嗽,利水道。

**彭按:**今人于相火大逆升而生上热之病,好用贝母,其实肺家并无热浊可清,亦败胃气也。

## 白　薇

味苦、微咸,微寒,入手太阴肺、足太阳膀胱经。凉金泄热,清肺除烦。

### 《金匮》竹皮大丸(方在竹茹)

用之治乳妇中虚,烦乱呕逆。有热者,倍白薇,以其泄热而除烦也。

白薇苦寒,长于清金而除烦热,利水而通淋涩。其诸主治,通鼻塞,止血淋,清膀胱热涩,断胎产遗尿。

## 紫　参

味苦,微寒,入手太阴肺、手阳明大肠经。消胸中之癥结,止肺家之疼痛。

### 《金匮》紫参汤

紫参半斤　甘草三两

治下利肺痛。以肺与大肠，相为表里，肠陷而利作，则肺逆而痛生。而肺肠之失位，原于中气之不运，盖己土不升则庚金陷，戊土不降则辛金逆，甘草补中而培土，紫参清金而破凝，使肺肠之气，各复其升降之旧也。

### 泽漆汤（方在泽漆）

用之治咳逆而脉沉者，以其清金而降逆也。

紫参苦寒，清金泻热。降冲逆而破凝塞，清咳嗽而止疼痛。金清则肺气收摄，故长于敛血，金清则肺气通调，故长于行瘀。其诸主治，止吐衄，消痈肿，利小便，滑大肠，治金疮，调血痢，破瘀血，通闭经，开胸膈积聚，散腹胁坚满。

## 柏 叶

味苦、辛，涩，入手太阴肺经。清金益气，敛肺止血。

### 《金匮》柏叶汤

柏叶三两　干姜三两　艾三把　马通汁一升

治吐血不止者。以中虚胃逆，肺金失敛，故吐血不止。干姜补中而降逆，柏、艾、马通敛血而止吐也。

血生于木而摄于金，庚金不收，则下脱于便尿，辛金不降，则上溢于鼻口。柏叶秉秋金之收气，最能止血，缘其善收土湿。湿气收则金燥而自敛也。其诸主治，止吐衄，断崩漏，收便血，除尿血，敷烧灼，润须发，治历节疼痛。

## 柏 实

味甘、微辛，气香，入手太阴肺经。润燥除烦，降逆止喘。

### 《金匮》竹皮大丸（方在竹茹）

治乳妇中虚，烦乱呕逆。烦喘者，加柏实一分，以其清金降逆而止烦喘也。

柏实清润降敛，宁神调气，善去烦躁，而止喘逆。缘其香甘入土，能行凝滞。开土郁，肺胃右行，神气下达，烦喘自定。其诸主治，安魂魄，止惊悸，润肠秘，泽发焦。

蒸，晒，炒，去皮，取仁用。

## 鸡 子 白

味甘，气腥，微寒，入手太阴肺经。疗咽喉之肿痛，发声音之喑哑。

### 《伤寒》苦酒汤（方在苦酒）

治少阴病，咽中生疮，声音不出，用之以其消肿痛而发声音也。

鸡子白秉天之清气，有金象焉，善消肿痛而利咽喉，清肺金而发声音。其诸主治，涂鼻疮，治发黄，敷肿痛，洗烧灼（鸡子黄在一卷）。

## 猪 肤

味甘，微寒，入手太阴肺经。利咽喉而消肿痛，清心肺而除烦满。

### 《伤寒》猪肤汤

猪肤一斤　白蜜一斤　白粉五合

治少阴病，下利咽痛，胸满心烦者。以少阴寒水，侵侮脾胃，脾土下陷，肝脾不升，则为下利。胃土上逆，胆胃不降，相火刑金，则为咽痛。浊气冲塞，宫城不清，则胸满而心烦。猪肤、白蜜清金而止痛，润燥而除烦，白粉涩滑溏而收泄利也。

肺金清凉而司皮毛，猪肤秉金气之凉肃，善于清肺。肺气清降，君相归根，则咽痛与烦满自平也（猪膏在四卷）。

彭按：凡用阿胶之病，如无阿胶，可以猪肤汤代之。

## 瓜　子

味甘，性寒，入手太阴肺、手阳明大肠经。清肺润肠，排脓决瘀。

### 《金匮》大黄牡丹皮汤（方在大黄）

用之，以其破瘀而排脓也。

瓜子仁甘寒疏利，善开壅滞而决脓血，故能治肠痈。

## 知　母

味苦，气寒，入手太阴肺、足太阳膀胱经。清金泻热，止渴除烦。

《伤寒》白虎汤（方在石膏）、《金匮》酸枣仁汤（方在枣仁）、桂枝芍药知母汤（方在桂枝）并用之，以其清金而泻火，润燥而除烦也。

知母苦寒之性，专清心肺而除烦躁，仲景用之，以泄上焦之热也。甚败脾胃而泄大肠，火衰土湿，大便不实者忌之。后世庸工，以此通治内伤诸病，滋水灭火，误人性命，至今未绝。其诸主治，泻大肠，清膀胱。

## 石　膏

味辛，气寒。入手太阴肺、足阳明胃经。清金而止燥渴，泻热而除烦躁。

### 《伤寒》白虎汤

石膏一斤　知母六两　甘草二两　粳米六两

治太阳伤寒，表解后，表有寒，里有热，渴欲饮水，脉浮滑而厥者。太阳表解之后，阴旺则汗去阳亡，而入太阴，阳旺则汗去阴亡，而入阳明，表解而见燥渴，是腑热内动，将入阳明也。阳明戊土，从庚金化气而为燥，太阴辛金，从己土化气而为湿。阳旺之家，则辛金不化己土之湿而亦化庚金之燥，胃热未发而肺燥先动，是以发渴。石膏清金而除烦，知母泻火而润燥，甘草、粳米补中化气，生津而解渴也。

### 《金匮》小青龙加石膏汤

麻黄三两　桂枝三两　芍药三两　甘草二两　半夏半升　五味半升　细辛三两　干姜二两　石膏二两

治心下有水，咳而上气，烦躁而喘，肺胀脉浮者。以水饮内阻，皮毛外阖，肺气壅遏，而生咳喘。小青龙发汗以泻水饮，石膏清热而除烦躁也。

❀《伤寒》**大青龙汤**（方在麻黄）

用之治太阳中风，不汗出而烦躁者。

❀ **麻杏甘石汤**（方在麻黄）

用之治太阳伤寒，汗下后汗出而喘，无大热者。

❀ **竹叶石膏汤**（方在竹叶）

用之治大病瘥后，气逆欲吐者。

❀《金匮》**越婢汤**（方在麻黄）

用之治风水恶风，续自汗出者。

❀ **木防己汤**（方在防己）

用之治膈间支饮，其人喘满者。

❀ **厚朴麻黄汤**（方在厚朴）

用之治咳而脉浮者。

❀ **文蛤汤**（方在文蛤）

用之治吐后渴欲得水，而贪饮者。

❀ **竹皮大丸**（方在竹茹）

用之治乳妇烦乱呕逆者。皆以其泻热而除烦也。

石膏辛凉之性，最清心肺而除烦躁，泻郁热而止燥渴。甚寒脾胃，中脘阳虚者勿服。其诸主治，疗热狂，治火嗽，止烦喘，消燥渴，收热汗，消热痰，住鼻衄，除牙痛，调口疮，理咽痛，通乳汁，平乳痈，解火灼，疗金疮。

研细，绵裹，入药煎，虚热，煅用。

**彭按**：古人用白虎汤，重在炙甘草、粳米，补中气，然后用石膏、知母清燥金，今人用白虎汤只知用石膏、知母，所以白虎汤后腹泻而死，凡服白虎汤见腹泻者，即须急用理中汤以挽脾阳也。

服白虎汤不应见腹泻。

## 桑根白皮

味甘、涩、辛，微寒，入手太阴肺经。清金利水，敛肺止血。

❀《金匮》**王不留行散**（方在王不留行）

用之，治病金疮，以其清肺而敛血也。

桑根白皮甘、辛、敛、涩，善泻湿气而敛营血。其诸主治，清肺火，利气喘，止吐血，断崩中，通小便，疗水肿，消痰饮，止吐泄，理金疮，敷石痈，生眉发，泽须发，去寸白虫，涂鹅口疮。汁搽口疮，沥搽疥疮。

三月三日采东南根，阴干百日。

## 旋覆花

味咸，入手太阴肺、足阳明胃经。行凝涩而断血漏，涤瘀浊而下气逆。

❀《金匮》**旋覆花汤**

旋覆花三两　葱白十四茎　新绛少许

煎，顿服。

治妇人半产漏下。以肝脾阳虚，胎元失养，是以半产。血瘀不升，是以漏下。旋覆行血脉之瘀，葱白通经气之滞，新绛止崩而除漏也。

❀《伤寒》**旋覆代赭汤**

旋覆花三两　半夏半升　代赭石一两

人参二两　甘草三两　大枣十二枚　生姜五两

治伤寒，汗吐下后，表证已解，心下痞硬，噫气不除者。以土虚胃逆，碍甲木下行之路，胃口痞塞，浊气不降。参、甘、大枣补其中脘，半夏、姜、赭降其逆气，旋覆花行其瘀浊也。

旋覆花通血脉而行瘀涩，能除漏滴，清气道而下痰饮，善止哕噫。其诸主治，逐痰饮，止呕逆，消满结，软痞硬，通血脉，消水肿。

# 卷四

## 茯 苓

味甘，气平，入足阳明胃、足太阴脾、足少阴肾、足太阳膀胱经。利水燥土，泄饮消痰，善安悸动，最豁郁满。除汗下之烦躁，止水饮之燥渴，淋癃泄痢之神品，崩漏遗带之妙药，气膨与水胀皆灵，反胃共噎膈俱效。功标百病，效著千方。

### 《伤寒》五苓散

茯苓十八铢　猪苓十八铢　泽泻一两六铢　白术十八铢　桂枝半两

治太阳中风，内有水气，渴欲饮水，水入则吐者。以宿水停留，因表郁而内动，阻隔三阳，不得下行，是以渴欲饮水。而以水投水，又复不受，是以水入则吐。茯、猪、术、泽泄水而燥土，桂枝行经而发表也。治太阳伤寒，汗后脉浮，小便不利，热微消渴者。以汗泄脾阳，己土湿陷，乙木抑遏，不能疏泄水道，故小便不利。木郁风生，肺津伤耗，是以消渴。茯、猪、术、泽泄湿而生津液，桂枝达木以行疏泄也。

### 《金匮》小半夏加茯苓汤

半夏一升　生姜半斤　茯苓四两

治饮家水停心下，先渴后呕。饮家水停心下，土湿津凝，必作燥渴。而再得新水，愈难消受，是以呕吐。苓、姜、半夏降浊阴泄水饮也。

### 茯苓泽泻汤

茯苓八两　泽泻四两　白术三两　甘草二两　桂枝二两　生姜四两

治反胃呕吐、渴欲饮水者。以土湿木郁，抑塞不升，下窍闭结，浊阴无降泄之路，胆胃俱逆，是以呕吐。桂枝达木郁而升陷，生姜利胃壅而降逆，术、甘补土而生津，苓、泽泻水而祛湿也。

### 《外台》茯苓饮

茯苓三两　人参三两　白术三两　枳实三两　橘皮二两半　生姜四两

治心胸中停痰宿水，吐出水后，心胸间虚满，不能食者。心胸阳位，而痰水停宿，全缘中焦土湿。宿水虽吐，停痰尚在，而其中脘不旺。一吐之后，胃土上逆，浊气壅塞，是以虚满，不能下食。参、术、茯苓补中而燥土，枳、橘、生姜降浊而消满也。

### 《伤寒》桂枝去桂加茯苓白术汤

芍药二两　甘草二两　生姜三两　大枣十二枚　茯苓三两　白术三两

治太阳伤寒，汗出不解，头疼发热无汗，心下满痛，小便不利。以汗后亡阳，水泛土湿，胃气上逆，则心下满痛，脾气下陷，则小便不利，苓、术燥土泻水而消满也。

### 小青龙汤（方在麻黄）

治太阳伤寒，心下有水气，小便不利，少腹满者，去麻黄，加茯苓四两。

### 《金匮》黄芪建中汤（方在黄芪）

治虚劳里急。腹满者，去大枣，加茯苓一两半。缘土湿木郁，两气壅塞，而生痞满，茯苓泻湿，满自消也。

### 《伤寒》苓桂术甘汤

茯苓四两　桂枝二两　白术二两　甘草二两

治太阳伤寒，吐下之后，心下逆满，气上冲胸，起则头眩，又复发汗动经，身为振振摇者。吐下泻其脏中之阳，风木动于脏，而气上冲胸膈，复汗以泻其经中之阳，风木动于经，则身体振摇，缘水泛土湿，而木气郁动也。桂枝疏木而达郁，术、甘、茯苓培土而泻水也。

### 真武汤

茯苓三两　白术二两　附子一枚　芍药二两　生姜三两

治少阴病，内有水气，腹痛下利，小便不利，四肢沉重疼痛，或呕者。以水泛土湿，风木郁遏，不能疏泄水道，故小便不利。木郁贼土，脾陷胃逆，故腹痛呕利。营血寒涩，不能行经络而充肢节，故四肢沉重疼痛。附子温癸水之寒，芍药清乙木之风，生姜降浊而止呕，苓、术燥土而泻湿也。治太阳中风，服大青龙汤，汗后亡阳，手足厥逆，筋惕肉瞤者，以阳亡土败，寒水大发，风木失温，郁动不宁，故手足厥冷而筋肉振动。芍药敛风木之摇荡，苓、术、附子温补火土而泻寒水也。治太阳伤寒，汗出不解，发热头眩，心下悸，身瞤动，振振欲擗地者。以汗后亡阳，水寒土湿，风木郁动，身体战摇。芍药清风木之振撼，苓、术、附子温补火土而泻寒水也。

### 苓桂甘枣汤

茯苓半斤　桂枝四两　甘草二两　大枣十五枚

治汗后脐下悸动，欲作奔豚。风木郁动，是生振悸。心下悸者，枝叶之不宁，脐下悸者，根本之不安。脐下振悸，根本撼摇，则奔豚作矣。因于水旺土崩，而根本失培也。甘、枣补脾精以滋风木，桂枝达木郁而安动摇，茯苓泻水而燥土也。

《金匮》：假令瘦人，脐下有悸，吐涎水而颠眩，此水也，五苓散主之。

### 理中丸（方在人参）

治霍乱吐利，若脐下筑者，肾气动也，去术，加桂四两，悸者，加茯苓二两。

### 《伤寒》小柴胡汤（方在柴胡）

治少阳伤寒。心下悸，小便不利者，

去黄芩，加茯苓。盖悸者，木也，所以致木之悸者，水也。缓则悸于心下，急则悸于脐间。脐下之悸，用桂枝以疏木，心下之悸，用茯苓以泻水，缓急之不同故也。

### 茯苓四逆汤

茯苓四两　甘草二两　人参一两　干姜一两　附子一两

治汗下之后，病仍不解，烦躁者。以汗下亡阳，土败水发，阳气拔根，扰乱无归，故生烦躁。参、甘、姜、附温补火土，茯苓泄其水邪也。

火位于上，水位于下，水寒而下润，火热而上炎。人之生也，火水必交，交则火胎于坎而水不寒，水孕于离而火不炎。水火相交，爰生湿气，土位在中，是以性湿。火燥水湿，自然之性。土生于火，而土之湿气，实化于水。水火之交，全赖乎土，己土左旋，坎阳东升而化火，戊土右转，离阴西降而化水。水火互根，寒热交济，则胃不偏燥而脾不偏湿，阴阳和平，是以无病。

物不能有盛而无衰，火盛则土燥，水盛则土湿。水不胜火，则湿不胜燥，然丁癸同宫，丁火不能敌癸水之寒，戊己并列，而戊土何能敌己土之湿。人之衰也，火消而水长，燥减而湿增，其大凡也。

土湿不运，升降倒行，水木下陷而寒生，火金上逆而热作，百病之来，莫不以此。自此以往，阳火渐亏，阴水渐盛。火复而土生则人存，水盛而土崩则人亡，是以仲景垂教，以少阴之负跌阳者为顺。土胜为顺，水胜为逆，古之圣人，燥土而制水，后之庸工，滋水而伐土，上智之与下愚，何其相远也。

土燥之病，伤寒惟阳明有之，而湿居其半，他经已不少睹，内伤杂病之中，那复有此！后世庸工，开滋阴补水之门，而医如萧斧，人若朝菌矣。凡内伤诸病，如气鼓水胀，咳嗽痰饮，泄利淋浊，吐衄崩漏，瘕疝带下，黄疸消渴，中风癫狂，惊悸遗精，反胃噎膈，泄秽吞酸，骨蒸毛热，闭经绝产，霍乱腹痛，伤风齁喘，种种幻怪，百出不穷，究其根原，悉缘土湿。茯苓泄水燥土，冲和淡荡，百病皆宜，至为良药。道家称其有延年之功，信非过也。

庸工用乳制，最缪不通！

**彭按：**茯苓泄湿燥土，性不损滞，白术则损滞，以苓无补性，术有补性，故也。

# 猪　苓

味甘，气平，入足少阴肾、足太阳膀胱经。利水燥土，泄饮消痰，开汗孔而泄湿，清膀胱而通淋，带浊可断，鼓胀能消。

### 《伤寒》猪苓汤

猪苓一两　茯苓一两　泽泻一两　滑石一两　阿胶一两

治阳明伤寒，脉浮发热，渴欲饮水，小便不利者。阳明之证，有燥有湿，阳明旺而太阴虚，则燥胜其湿，太阴旺而阳明虚，则湿胜其燥。己土湿陷，乙木抑遏，不能疏泄水道，则小便不利。木郁风动，肺津伤耗，则渴欲饮水。风气飘扬，而表寒未解，则脉浮发热。猪、茯、滑、泽燥己土而泻湿，阿胶滋乙木而清风也。治少阳病，下利，咳而呕渴，心烦不得眠者。以水旺土湿，风木郁陷，下克己土，疏泄不藏则为利，风燥亡津则为渴。乙木陷而甲木逆，上克戊土，浊气逆冲，则为咳呕，相火上炎，则心烦不得眠睡。猪、茯、泽、滑渗癸水而泻湿，阿胶滋乙木而清风也。

### 《金匮》猪苓散

猪苓　泽泻　白术等份

为散。

治病在膈上，呕吐之后，而思水者。痰饮内阻，多见渴证，而投以新水，益复难容，故随饮而即吐。呕伤津液，应当作渴，而水停心下，则反不渴，是以先渴而即呕者，必有支饮。若饮在膈上，吐后而思饮者，是饮去而津伤，为欲解也。此当急与之水，以救其渴。但其平日阳衰土湿，而后饮停膈上，宿水方去，又得新水，而土湿如前，不能蒸水化气，则新水又停矣，是当泄湿而生津。泽、苓泻水而祛湿，白术燥土而生津也。

猪苓渗利泄水，较之茯苓更捷。但水之为性，非土木条达，不能独行。猪苓散之利水，有白术之燥湿土也，猪苓汤之利水，有阿胶之清风木也，五苓之利水，有白术之燥土，桂枝之达木也，八味之利水，有桂枝之达木，地黄之清风也。若徒求利于猪、茯、滑、泽之辈，恐难奏奇功耳。

去皮用。

## 泽 泻

味咸，微寒，入足少阴肾、足太阳膀胱经。燥土泻湿，利水通淋，除饮家之眩冒，疗湿病之燥渴，气鼓水胀皆灵，膈噎反胃俱效。

### 《金匮》泽泻汤

泽泻五两　白术二两

治心下有支饮，其人苦冒眩者。以饮在心下，阻隔阳气下降之路。阳不根阴，升浮旋转，故神气昏冒而眩晕。此缘土湿不能制水，故支饮上泛。泽泻泄其水，白术燥其土也。

泽泻咸寒渗利，走水府而开闭癃，较之二苓淡渗，更为迅速。五苓、八味、茯苓、泽泻、当归、芍药诸方皆用之，取其下达之速，善决水窦，以泄土湿也。

## 葵 子

味甘，微寒，性滑，入足太阳膀胱经。滑窍而开癃闭，利水而泻膀胱。

### 《金匮》葵子茯苓散

葵子一升　茯苓三两

为末，饮服方寸匕。治妊娠有水气，身重，小便不利，洒淅恶寒，起则头眩。以阳衰土湿，乙木下郁，不能行水，故身重而小便不利。木郁阳陷，是以恶寒。停水瘀阻，阳气浮荡，不能下根，故起则头眩。葵子滑窍而利水，茯苓泄满而渗湿。

妊娠胎气胀满，脾胃不运，积水郁遏，颇难疏决。葵子寒滑通利，善于开窍而行水，以茯苓泄其满，葵子滑其窍，满消而窍利，然后奔注而下。长于滑胎通乳。消散初起奶痈，以其泄湿燥土，滑利经脉之壅塞也。

## 瞿　麦

味苦，微寒，入足厥阴肝、足太阳膀胱经。利水而开癃闭，泄热而清膀胱。

❧《金匮》栝楼瞿麦丸（方在栝楼）

用之，治内有水气，渴而小便不利者，以其通水道而利小便也。又能行血。

❧ 鳖甲煎丸（方在鳖甲）

用之，以清湿热而破血积也。

瞿麦渗利疏通，善行血梗而达木郁，木达而疏泄之令畅，故长于利水。其诸主治，清血淋，通经闭，决痈脓，落胎妊，破血块，消骨鲠，出竹刺，拔箭镞，皆其疏决开宕之力也。

## 蒲　灰

味咸，微寒，入足太阳膀胱经。开膀胱之闭，泻皮肤之水。

❧《金匮》蒲灰散

蒲灰半斤　滑石二斤

为散，饮服方寸匕，日三服。

治小便不利。以水泛土湿，木郁生热，不能行水。热传己土，而入膀胱，膀胱热涩，小便不利。蒲灰咸寒而开闭涩，滑石淡渗而泻湿热也。

蒲灰咸寒，直走膀胱，而清热涩，利水至捷。

## 通　草

味辛，入足厥阴肝、手少阴心、足太阳膀胱经。行血脉之瘀涩，利水道之淋癃。

❧《伤寒》当归四逆汤（方在当归）

用之，治厥阴病，手足厥冷，脉细欲绝。以其通经络而开结涩也。

通草疏利壅塞，开通隧道，善下乳汁，而通月水。故能治经络结涩，性尤长于泻水。其诸主治，通经闭，下乳汁，疗黄疸，消水肿，开淋涩，消痈疽，利鼻痈，除心烦。

## 石　韦

味苦，入足太阳膀胱经。清金泄热，利水开癃。

❧《金匮》鳖甲煎丸（方在鳖甲）

用之治疟日久，结为癥瘕，以其泄水而消瘀也。

石韦清肺除烦，利水泄湿，专治淋涩之证，并疗崩漏金疮，发背痈肿。

## 茵陈蒿

味苦，微寒，入足太阴脾、足太阳膀胱经。利水道而泄湿淫，消瘀热而退黄疸。

❧《伤寒》茵陈蒿汤

茵陈蒿六两　栀子十四枚，劈　大黄二两

治太阴病，身黄腹满，小便不利者。以己土湿陷，木郁热生，湿热传于膀胱，水窍不开，淫溢经络，郁蒸而发黄色。茵陈利水而除湿，栀子、大黄泻热而消瘀也。

### 《金匮》茵陈五苓散

茵陈蒿末十分　五苓散五分

治病黄疸，茵陈行经而泄湿，五苓利水而开癃也。

茵陈通达经络，渗泄膀胱，性专祛湿，故治发黄，并浴疮疥瘙痒之疾。

## 连 翘

味苦，性凉，入足太阴脾、足太阳膀胱经。清丁火而退热，利壬水而泻湿。

### 《伤寒》麻黄连翘赤小豆汤

麻黄二两　生姜二两　甘草一两　大枣十二枚　生梓白皮一斤　杏仁四十枚　连翘二两　赤小豆一升

治太阴伤寒，瘀热在里，身必发黄。以太阴湿旺，胃土贼于甲木，肺金刑于相火，木火郁遏，湿化为热，则发黄色。缘肺热则水道不利，湿无泄路，木主五色，入土而化黄也。甘、枣、生姜补土和中，麻黄泄皮毛之郁，杏仁降肺气之逆，生梓白皮清相火而疏木，连翘、小豆泄湿热而利水也。

连翘清心泄火，利水开癃，善除郁热之证，尤能行血通经，凉营散结，疗痈疽瘰疬之病，擅消肿排脓之长。

**彭按：** 仲景用连翘清里热，今人于虚热证温证亦用连翘，伤败胃气，以致坏证迭出，可叹矣。

## 泽 漆

味苦，微寒，入足太阳膀胱经。专行水饮，善止咳嗽。

### 《金匮》泽漆汤

泽漆三升　半夏半升　白前五两　紫参五两　黄芩三两　人参三两　甘草三两　桂枝三两　生姜五两

治咳而脉沉者。火浮水沉，自然之性，其脉见沉，是有里水。水邪阻格，肺气不降，金受火刑，是以作咳。人参、甘草补中而培土，生姜、半夏降逆而驱浊，紫参、白前清金而破壅，桂枝、黄芩疏木而泻火，泽漆行其水积也。

泽漆苦寒之性，长于泻水，故能治痰饮阻格之咳。

入药用长流水煎。

## 赤 小 豆

味甘，入手太阳小肠、足太阳膀胱经。利水而泄湿热，止血而消痈肿。

### 《金匮》赤小豆当归散

赤小豆三升　当归十两

为散，浆水服方寸匕，日三服。治狐惑脓成，脉数心烦，默默欲卧，目赤眦青，汗出能食。以湿旺木郁，郁而生热，湿热淫蒸，肉腐脓化。赤小豆利水而泻湿热，当归养血而排脓秽也。又治先血后便者。以土湿木遏，郁而生风，疏泄不藏，以致便血。其下在大便之先者，是缘肝血之陷漏，其来近也。赤小豆利水而泻湿热，当归养血而清风木也。

### 《伤寒》瓜蒂散（方在瓜蒂）

用之，治胸有寒瘀，心中痞硬，气冲咽喉，以其涤胸中之湿淫也。

### 麻黄连翘赤小豆汤（方在连翘）

用之，治太阴病，瘀热在里，身必发黄，以其泄经络之湿邪也。

赤小豆利水泄湿，行郁退热，安胎下乳，善治一切痈肿，及诸下血之病。

浸令毛出，曝干用。

## 防　己

味苦、辛，性寒，入足太阴脾、足太阳膀胱经。泄经络之湿邪，逐脏腑之水气。

### 《金匮》防己黄芪汤

防己一两　黄芪一两　甘草五钱　白术七钱五分　生姜四两　大枣三枚

服后当如虫行皮中，从腰以下如冰，上下绕被，温令微汗，瘥。治风湿脉浮身重，汗出恶风。以汗出当风，开其皮毛，汗液郁遏，不得外泄，浸淫经络，是谓风湿。病在经络，是以脉浮。湿性沉着，是以身重。风性疏泄，是以汗出恶风。术、甘燥土而补中，黄芪益卫以发表，防己泻腠理之湿邪也。

### 防己茯苓汤

防己三两　茯苓六两　黄芪三两　桂枝三两　甘草二两

治皮水为病，四肢肿者。水在皮肤，是谓皮水。四肢秉气于脾胃，缘土旺于四季也，水邪侮土，不能行气于四肢，故四肢作肿，聂聂动摇。甘草补土，黄芪、桂枝宣营卫之郁，防己、茯苓泻皮肤之水也。

### 己椒苈黄丸

防己一两　椒目一两　葶苈一两　大黄一两

蜜丸，如梧子大，食前服一丸，日三服。治肠间有水气，腹满，口舌干燥者。水在肠间，阻遏中气，升降不行，是以腹满。防己、椒目泻湿而行水，葶苈、大黄浚流而决壅也。

### 木防己汤

木防己三两　石膏如鸡子大　人参四两　桂枝二两

治膈间支饮，其人喘满，心下痞坚。面色黧黑，脉沉紧者。以土湿胃逆，不能行水，故饮食停于胸膈。胃逆而阻胆经之降路，故心下痞坚。胃逆而阻肺气之降路，故胸中喘满。人参、桂枝补中而疏木，防己、石膏泻水而清金也。

汉防己泄经络之湿淫，木防己泻脏腑之水邪。凡痰饮内停，湿邪外郁，皮肤黑黄，膀胱热涩，手足挛急，关节肿痛之证，悉宜防己。

## 海　藻

味咸，性寒，入足少阴肾、足太阳膀胱经。利水而泄痰，软坚而消瘿。

**《伤寒》牡蛎泽泻散**（方在牡蛎）

用之，治大病瘥后，从腰以下有水气者，以其利水而清热涩也。

海藻咸寒下行，走膀胱而通水道，善疗奔豚脚气，气鼓水胀之疾，而软坚化痞，尤为擅长，且凡瘿瘤瘰疬，溃疝癥瘕，一切痈肿坚顽之病皆医。

## 商陆根

味苦、辛、酸，入足太阳膀胱经。专泻水饮，善消肿胀。

**《伤寒》牡蛎泽泻散**（方在牡蛎）

用之治大病瘥后，从腰以下有水气者，以其泄水而开闭癃也。

商陆根酸苦涌泻，专于利水，功力迅急，与芫、遂、大戟相同，得水更烈。善治水气肿胀之病，神效非常，兼疗痈肿痃癖诸证。

赤者大毒，用白者。鲜根捣汁，服后勿饮水。

## 葶苈

味苦、辛，性寒，入足太阳膀胱经。破滞气而定喘，泄停水而宁嗽。

**《金匮》葶苈大枣泻肺汤**

葶苈捣丸如弹子大　大枣十二枚

治支饮，喘不得息。饮阻肺津下降之路，肺气壅碍，喘不得息。大枣补脾精而保中气，葶苈泻肺壅而决支饮也。又治肺痈，喘不得卧者。以土湿胃逆，浊气痞塞，腐败瘀蒸，化而为脓。肺气阻格，喘不得卧。大枣补脾精而保中气，葶苈破肺壅而排脓秽也。

**《伤寒》大陷胸丸**（方在大黄）

用之，治太阳结胸，以其开痹塞而泄痰饮也。

葶苈苦寒迅利，行气泻水，决壅塞而排痰饮，破凝瘀而通经脉。凡停痰宿水、嗽喘肿胀之病，甚奏奇功。月闭经阻，夜热毛蒸之疾，亦有捷效。

## 芫花

味苦、辛，入足太阳膀胱经。性专泻水，力能止利。

**《伤寒》小青龙汤**（方在麻黄）

治太阳伤寒，心下有水气。若微利者，去麻黄，加芫花如鸡子大，熬令赤色。水旺土湿则利作，芫花泄水而止利也。

**《金匮》十枣汤**（方在大枣）

用之治心胁痞痛，下利呕逆者，治悬饮内痛，脉沉而弦者，以其破壅塞而泻饮也。

芫花破气泄水，逐饮涤痰，止喘嗽而化疝瘕，消痈肿而平疮疥，善杀虫鱼，妙枯瘤痔，牙痛、头秃之病，皆有奇功。

## 甘遂

味苦，性寒，入足太阳膀胱经。善泄积水，能驱宿物。

### 《金匮》甘遂半夏汤

甘遂大者二枚　半夏十二枚　芍药五枚
甘草指大一枚

水二升，煮半升，入蜜半升，煎八
合，顿服。

治留饮欲去，心下坚满，脉伏，自
利反快者。心下坚满，脉气沉伏，是有留
饮。忽而自利反快，是水饮下行，溃于肠
胃也。甘遂、半夏泻水而涤饮，甘草、芍
药培土而泻木，蜂蜜滑大肠而行水也。

### 《伤寒》大陷胸汤（方在大黄）

用之治结胸热实，烦躁懊憹者。

### 十枣汤（方在大枣）

用之治心胁痞痛，下利呕逆者，治悬
饮内痛，脉沉而弦者。

### 大黄甘遂汤（方在大黄）

用之治水与血结在血室者。皆以其破
壅而泻痰饮也。

甘遂苦寒迅利，专决积水，凡宿痰
留饮、经腑停瘀、皮肤肿胀、便尿阻涩之
证，一泄而下。其力甚捷，并下癥瘕积
聚、一切陈郁之物。

## 大　戟

味苦，性寒，入足太阳膀胱经。泻水
饮之停留，通经脉之瘀涩。

### 《金匮》十枣汤（方在大枣）

用之治心胁痞痛，下利呕逆者，治悬
饮内痛，脉沉而弦者，以其破结而驱饮也。

大戟破气泻水，兼化老血癥瘀，通经

脉结闭，散颈腋痈肿，洗脚气肿痛之病，
胥有捷效。

**彭按**：凡葶苈、芫花、甘遂、大戟力
量猛捷无比，如有必用之时，宜用散，少
进，不可用汤猛进，又须顾着中气，大概
用此等药时，医生不可难病人，恐药猛生
变，须预备防救之药才妥。

## 滑　石

味苦，微寒，入足太阳膀胱经。清膀
胱之湿热，通水道之淋涩。

### 《金匮》滑石白鱼散

滑石一斤　白鱼一斤　乱发一斤

为散，饮服方寸匕。治小便不利。以
膀胱湿热，水道不通。滑石渗湿而泄热，
白鱼、发灰利水而开癃也。

### 滑石代赭汤

滑石三两　代赭石如鸡子大　百合七枚

治百合病，下后者。下伤中气，湿
动胃逆，肺郁生热。滑石利水而泻湿，百
合、代赭清金而降逆也。

### 《伤寒》猪苓汤（方在茯苓）

用之治脉浮发热者，渴欲饮水，小便
不利者，以其渗膀胱而泄湿热也。

### 《金匮》蒲灰散（方在蒲灰）

用之治皮水为病，四肢肿满者，以其
泻经络之水也。治小便不利者，以其泻膀
胱之湿也。

### 百合滑石散（方在百合）

用之治百合病，变发热者，以其利水

而泻湿也。

滑石甘寒，渗泄水湿，滑窍隧而开凝郁，清膀胱而通淋涩，善治黄疸、水肿、前阴闭癃之证。

**彭按**：暑月热蒸之时，滑石热饮，滑利水道，养阴第一，如非热蒸之时，不可轻用，如小便赤涩，多系木气下陷，不可用滑石，如陷而生热者，乃可用之。益性寒之物，须防其败脾阳也。

# 戎 盐

味咸，微寒，入足太阳膀胱经。清膀胱而泄热，开癃闭而利水。

### 《金匮》茯苓戎盐汤

茯苓半斤　戎盐弹九大　白术二两

治小便不利。以其土湿则水道不利，术、苓燥土而泄湿，戎盐利水而泄热也。

戎盐咸寒之性，直走膀胱，而清痰热，长于利水。其诸主治，能止吐血尿血、齿舌诸血，以咸走血而性清降也。

味咸而甘，入药殊胜，食盐之苦，即青盐也。

# 硝 石

味咸、苦，性寒，入足太阳膀胱、足太阴脾经。清己土而退热，利壬水而泄湿。

### 《金匮》硝矾散

硝石　矾石等份

为散，大麦粥汁合服方寸匕。病从大小便去，大便黑，小便黄。

治女劳黑疸，日晡发热，而反恶寒，足下热，膀胱急，少腹满，其腹如水状，身尽黄，额上黑，因作黑疸，大便黑，时溏。以女劳泄其肾阳，久而水寒土湿，乙木遏陷，郁生下热，攻逼己土，己土受之，湿亦化热，以其湿热传于膀胱，而木郁不能疏泄，故小便黄涩而不利。一感风邪，泻其卫气，卫气愈泻而愈敛，皮毛遂闭，膀胱瘀热，下不能泄而表不能达，因而淫溢经络，熏蒸肌肤，而发黄色。乙木陷于壬水，积郁莫散，则少腹胀满而膀胱迫急。日晡土旺之时，湿盛热发而木郁阳陷，故足下常热而身反恶寒。太阳膀胱之经，自目之内眦上额交颠，经气上逆，故额见黑色。久而土负水胜，黄化而黑，因成黑疸。谷渣不从土化而从水化，因而大便亦黑。水从脾胃而侮土，则大便黑。土传膀胱而克水，则小便黄。总之，皆由于木邪，以肝主五色，入肾为黑，入脾为黄也。硝石咸苦，清热瘀而泻木，矾石酸涩，收湿淫而泻水也。

水中土木之郁，泄于小便，故其色黄，土中水木之郁，泻于大便，故其色黑。黑疸水陆瘀涩，隧路梗阻，硝石咸寒之性，直达下脘，利水路而泻谷道，合之矾石涤荡郁陈，注于二便，腐败扫除，正气清通。继以补中养火之剂，垂尽之命，可以再延也。

### 大黄硝石汤（方在大黄）

治黄疸腹满，小便不利，用之以清膀胱之湿热也。

硝石，扫地霜熬成，在上者，锋芒细

白，是谓芒硝，水底成块者，谓之硝石。其性重浊下行，善于利水泻热，消瘀化腐，故能医黄疸之疾。

# 芒　硝

味咸、苦、辛，性寒，入手少阴心、足太阳膀胱经。泄火而退燔蒸，利水而通淋沥。

### 《伤寒》柴胡加芒硝汤

柴胡半斤　黄芩三两　半夏半升　人参三两　甘草三两　大枣十二枚　生姜三两　芒硝六两

治少阳伤寒，十三日不解，胸胁满而呕，日晡所发潮热，已而微利者。伤寒之证，六日经尽当解，自能汗愈。迟者，十二日再经解矣。若十三日不解，已过再经之期，此非入脏，即是入腑，必不在经中也。其胸胁痞满，而作呕吐，是少阳经证。日晡所发潮热，已而微利者，是阳明腑证。以少阳之经，循胸胁而走足，经病而侵胃腑，胃腑被逼，逆而上行，阻格少阳下降之路，二气壅塞，故胸胁痞满。胃腑郁迫，故水谷莫容，而生呕利。少阳以甲木而化相火，传于戊土，则胃腑生热。阳明以戊土而化燥金，日晡土金旺相之时，故腑热应期，发如潮信。经腑双病，此本大柴胡证，外解其经而内下其腑，一定之法。乃已曾用丸药下过，缓不及事，而又遗其经证，是以犹见微利。宜先以小柴胡解其经病，后以柴胡而加芒硝，清其腑热。缘已服丸药，无须用大黄也。

### 《金匮》木防己去石膏加茯苓芒硝汤

木防己三两　人参四两　桂枝二两　茯苓四两　芒硝三合

治支饮在胸，喘满，心下痞坚，面黧黑，脉沉，服木防己汤，三日复发，复与不愈者。以土湿木郁，而生下热，去石膏之清上，加茯苓以泄湿，芒硝以清热也。

### 《伤寒》大承气汤（方在大黄）

用之治阳明病，胃热便难，所以泄阳明之燥热也。

### 大陷胸汤（方在大黄）

用之治太阳病结胸，所以泻胸膈之湿热也。

### 《金匮》大黄牡丹皮汤（方在大黄）

用之治肠痈脓成，脉洪数者，所以泄肠中之瘀热也。

芒硝咸苦大寒，下清血分，泄火救焚，软坚破积，利水道而通淋涩，利谷道而开结闭。结热瘀蒸，非此不退，宿痰老血，非此不消，寒泄之力，诸药不及。

# 赤　硝

味咸、苦，入足厥阴肝、足太阳膀胱经。软坚破积，化癖消癥。

### 《金匮》鳖甲煎丸（方在鳖甲）

用之治久疟结为癥瘕，以其破瘀而消癥也。

赤硝即朴硝之赤者，凡斥卤之地，咸水之旁，咸气浸淫，土上生霜，有白、有赤、有黄。《本草》所谓清白者佳，黄者伤人，赤者杀人，性烈故也。其清热软坚，消块化积，亦同诸硝，而迅利过之。

# 矾 石

味酸，涩，微寒，入足太阴脾、足太阳膀胱经。善收湿淫，最化瘀浊，黑疸可消，白带能除。

### 《金匮》矾石丸

矾石三分，烧　杏仁一分

炼蜜丸，枣核大，内脏中。

治妇人带下，经水闭不利，脏坚癖不止，中有干血，下白物。以干血结瘀，脏中癖硬，阻碍经脉下行之路，以致经水闭涩不利。血瘀因于木陷，木陷因于土湿，湿土遏抑，木气不达，故经水不利。木陷于水，愈郁而愈欲泄，癸水不能封蛰，精液溢流，故下白物。矾石化败血而消癖硬，收湿淫而敛精液，杏仁破其郁陷之滞气也。

### 硝矾散（方在硝石）

治女劳黑疸，以其燥湿而利水也。

### 《千金》矾石汤

矾石二两　浆水一斗五升

煎，浸脚气。

治脚气冲心，以其燥湿也。

矾石酸涩燥烈，最收湿气，而化瘀腐，善吐下老痰宿饮。缘痰涎凝结，黏滞于上下窍隧之间，牢不可动，矾石搜罗而扫荡之，离根失据，脏腑不容，高者自吐，低者自下，实非吐下之物也。其善治痈疽者，以中气未败，痈疽外发，肉腐脓泄而新肌生长，自无余事。阳衰土湿，中气颓败，痈疽不能外发，内陷而伤腑脏，是以死也。矾石收脏腑之水湿，土燥而气达，是以愈也。

煅枯，研细用。

# 云 母

味甘，入足少阳胆、足太阳膀胱经。利水泄湿，消痰除疟。

### 《金匮》蜀漆散（方在蜀漆）

用之治牝疟多寒，以其泄湿而行痰也。

疟以寒湿之邪，结于少阳之经，与淋沥之证，皆缘土湿而阳陷。云母泄湿行痰，故治牝疟而除淋。

# 白 鱼

味甘，入足太阳膀胱经。善行水道，最通淋涩。

### 《金匮》滑石白鱼散（方在滑石）

用之治小便不利，以其利水也。

# 文 蛤

味咸，微寒，入手太阴肺、足太阳膀胱经。清金除烦，利水泄湿。

### ❦《伤寒》文蛤散

文蛤

为散，沸汤和服方寸匕。

治太阳中风，应以汗解，反以冷水噀灌，经热被却而不得去，弥更益烦，肉上起粟，意欲饮水，反不渴者。表病不以汗解，反以冷水闭其皮毛，经热莫泻，烦躁弥增。卫郁欲发，升于汗孔，冲突皮肤，凝起如粟。烦热郁隆，意欲饮水，而热在经络，非在脏腑，则反不觉渴，是其己土必当湿旺，若使非湿，表郁燥动，未有不渴者。文蛤除烦而泄湿也。《金匮》治渴欲饮水不止者。以湿土埋郁，乙木不得升泄，则膀胱热壅，辛金不得降敛，则胸膈烦渴，文蛤清金而泻水也。

### ❦ 文蛤汤

文蛤五两　石膏五两　生姜三两　杏仁五十枚　麻黄三两　甘草三两　大枣十二枚

温服一升，汗出即愈。

治吐后，渴欲得水，而贪饮者。以水饮既吐，胃气上逆，肺金格郁，刑于相火，是以渴而贪饮。甘草、大枣补土而益精。石膏、文蛤清金而泄湿，杏、姜破壅而降逆，麻黄发表而达郁也。

文蛤咸寒，清金利水，解渴除烦，化痰止嗽，软坚消痞，是其所长。兼医痔疮鼠瘘，胸痹腰疼，鼻口疳蚀，便溺血脱之证。

煅粉，研细用。

## 鸡 屎 白

微寒，入足太阳膀胱经。利水而泻湿，达木而舒筋。

### ❦《金匮》鸡屎白散

鸡屎白

为散，水服方寸匕。

治转筋为病，臂脚直，脉上下，微弦，转筋入腹。筋司于肝，水寒土湿，肝木不舒，筋脉挛缩，则病转筋。鸡屎白利水道而泻湿寒，则木达而筋舒也。

《素问·腹中论》：有病心腹满，旦食则不能暮食，名为鼓胀。治之以鸡矢醴，一剂知，二剂已。

其性神于泻水，一切淋沥黄疸之证皆医。兼能化瘀破结，善磨癥瘕而消痈肿，敷瘰疬而涂鼠瘘。

白鸡者良，腊月收之。

## 猪 膏

味甘，微寒，入足太阳膀胱经，利水泻湿，滑窍行瘀。

### ❦《金匮》猪膏发煎

猪膏半斤　乱发三枚，鸡子大

膏中煎之，发消药成，分再服。病从小便去。

治诸黄。以土湿木陷，郁生下热，传于膀胱。膀胱闭癃，湿热熏蒸，随经逆上，侵于皮肤，则病黄疸。猪膏利水而清热，发灰泄湿而消瘀也。又治妇人阴吹，以土湿木陷，谷道郁塞，胃中浊气，不得后泄，故自前窍，喧吹而下。猪膏利水而滑大肠，发灰泄湿而通膀胱也。

猪膏利水滑肠，善通大小二便，治水肿、带下之证。

## 乱 发

味苦，入足太阳膀胱，足厥阴肝经。利水通淋，泻湿行瘀。

### 《金匮》猪膏发煎（方在猪膏）

用之治诸黄疸，及女子阴吹，以其泄湿而行滞也。

### 滑石白鱼散（方在滑石）

用之治小便不利，以其利水而通淋也。

发灰长于利水而善行血瘀，能止上下九窍之血，消一切痈肿，通女子经闭。童女发灰，治梦遗最神。

烧灰存性，研细用。

## 人 尿

味咸，气臊，性寒，入手少阴心经。清心泄火，退热除烦。

### 《伤寒》白通加猪胆汁汤（方在猪胆汁）

用之治少阴病，下利，厥逆无脉，干呕烦者。以手足少阴，水火同居，少阴经病，水火不交，癸水下旺，丁火上炎，是以烦生。猪胆汁清相火而止呕，人尿清君火而除烦也。

水曰润下，润下作咸。水入膀胱，下从寒水化气，是以咸寒而清火，除烦而泄热。性能止血，而寒泄脾阳，不宜中虚家。

用童子小便清白者。

## 裈 裆 灰

味苦，入足少阴肾、足太阳膀胱经。泄壬水之湿寒，疗阴阳之交易。

### 《伤寒》烧裈散

中裈近隐处剪烧灰，阴阳水服方寸匕，日三服，小便即利，阴头微肿则愈。男用女者，女用男者。

治伤寒阴阳易病。身体重，少气，少腹满，里急，或阴中筋挛，热上冲胸，头重不能举，眼中生花，膝胫拘急者。以伤寒之病，坎阳发泄，肌肤热蒸而阴精自寒。大病新愈，遽与人交，以其阴寒，传之于人。寒邪内入，直走命门，水寒木枯，筋脉紧急。缘肝主筋，筋聚于前阴而属于关节，故阴器与膝胫皆挛。裈裆灰利水道而泻阴邪也。

裈裆受前阴之熏染，同类相招，善引阴邪，而通小便，故治阴阳易病，兼医女劳黄疸之病。

## 黄 连

味苦，性寒，入手少阴心经。清心退热，泄火除烦。

### 《伤寒》黄连汤

黄连三两　桂枝三两　甘草三两　干姜三两　人参二两　大枣十二枚　半夏半升

治太阴伤寒，胸中有热，胃中有邪气，腹中痛，欲呕吐者。以中气虚寒，木邪克土，脾陷而贼于乙木，故腹中痛，胃逆而贼于甲木，故欲呕吐。君火不降，故胸中有热。姜、甘、参、枣温中而补土，桂枝达乙木而止疼，半夏降戊土而止呕，黄连清君火而泄热也。

### 黄连阿胶汤

黄连四两　黄芩一两　芍药二两　阿胶三两　鸡子黄二枚

水五升，煎二升，去滓，入胶，消化，纳鸡子黄，搅，温分三服。

治少阴病，心烦不得卧。少阴水火同经，水胜则火负，火胜则水负。火本不胜水，其所以胜者，火旺而土燥也。君火下蛰，则心清而善寐，君火上亢，则心烦而不得卧。缘坎水根于离阴，燥土克水，消耗心液，神宇不清，是以生烦。黄连清君火而除烦，芩、芍清相火而泻热，阿胶、鸡子黄补脾精而滋燥土也。

### 《金匮》黄连粉

黄连

研末，水调服。

治浸淫疮。以土湿火升，郁生上热，湿热浸淫，结为毒疮。从口而走四肢则生，从四肢而入口则死。黄连泄湿热之浸淫也。

### 《伤寒》大黄黄连泻心汤（方在大黄）

治太阳伤寒，误下成痞。

### 附子泻心汤（方在附子）

治心下痞硬，恶寒汗出。

### 甘草泻心汤（方在甘草）

治心下痞硬，干呕心烦。

### 生姜泻心汤（方在生姜）

治心下痞硬，干噫食臭。

### 半夏泻心汤（方在半夏）

治少阳伤寒，心下痞满。

### 葛根黄连黄芩汤（方在葛根）

治中风下后，喘而汗出。

### 干姜芩连人参汤（方在干姜）

治厥阴吐下后，食入即吐。

### 小陷胸汤（方在栝楼）

治小结胸，脉浮滑者。

### 白头翁汤（方在白头翁）

治厥阴下利，热渴饮水者。

### 乌梅丸（方在乌梅）

治厥阴蛔厥，心中疼热。皆用之，以其泻心君之火也。

火蛰于土，土燥则火降而神清，土湿则火升而心烦。黄连苦寒，泄心火而除烦热，君火不降，湿热烦郁者宜之。土生于火，火旺则土燥，火衰则土湿，凡太阴之湿，皆君火之虚也。虚而不降，则升炎而上盛。其上愈盛，其下愈虚，当其上盛之时，即其下虚之会。故仲景黄连清上诸方，多与温中暖下之药并用，此一定之法也。凡泄火清心之药，必用黄连，切当中病即止，不可过剂，过则中下寒生，上热愈甚。庸工不解，以为久服黄连，反从火化，真可笑也。

黄连不可多用，至一钱由二三分用起最好，一二岁小儿如须用之时，一二厘便行，益。若苦寒之性，此为第一也。

# 朱 砂

味甘，微寒，入手少阴心经。善安神魂，能止惊悸。

### ❧《金匮》赤丸

茯苓四两　半夏四两　乌头二两　细辛一两

研末，炼蜜丸，朱砂为衣，麻子大，酒下三丸。

治寒气厥逆。以火虚土败，不能温水，寒水上凌，直犯心君。茯苓、乌头泄水而逐寒邪，半夏、细辛降逆而驱浊阴，朱砂镇心君而护宫城也。

朱砂降摄心神，镇安浮荡，善医惊悸之证。赤丸用之，取其保护君主，以胜阴邪也。

# 牡 蛎

味咸，微寒，性涩，入手少阴心、足少阴肾经。降胆气而消痞，敛心神而止惊。

### ❧《伤寒》牡蛎泽泻散

牡蛎　泽泻　海藻　蜀漆　葶苈　商陆根　栝楼根等份

为散，白饮和服方寸匕。小便利，止服。

治大病瘥后，从腰以下有水气者。大病新瘥，汗下伤中，之后脾阳未复，不能行水，从腰以下，渐有水气。牡蛎、栝楼清金而泻湿，蜀漆、海藻排饮而消痰，泽泻、葶苈、商陆决州都而泻积水也。

### ❧《伤寒》小柴胡汤（方在柴胡）

治少阳伤寒，胁下痞硬，去大枣，加牡蛎，以其软坚而消痞也。

### ❧ 柴胡桂枝干姜汤（方在干姜）

用之治少阳伤寒，汗下后胸胁满结者，以其化结而消满也。

### ❧《金匮》栝楼牡蛎散（方在栝楼）

用之治百合病，渴不瘥者，以其凉金而泻热也。

### ❧ 白术散（方在白术）

用之养妊娠胎气，以其消瘀而除烦也。

《金匮》桂枝龙骨牡蛎汤、《伤寒》桂枝甘草龙骨牡蛎汤、桂枝去芍药加蜀漆龙骨牡蛎汤、柴胡加龙骨牡蛎汤（诸方并在龙骨）皆用之，以其敛神而止惊也。

牡蛎咸寒降涩，秘精敛神，清金泻热，安神魂而保精液。凡心悸神惊、遗精盗汗之证皆医，崩中带下，便滑尿数之病俱疗。善消胸胁痞热，缘少阳之经，逆而不降，则胸胁硬满，而生瘀热，牡蛎降摄君相之火，甲木下行，经气松畅，硬满自消。一切痰血癥瘕、瘿瘤瘰疬之类，得之则化，软坚消痞，功力独绝，粉身止汗最良。

煅粉，研细用。

# 龙 骨

味咸，微寒，性涩，入手少阴心、足少阴肾、足厥阴肝、足少阳胆经。敛神魂而定惊悸，保精血而收滑脱。

### 《金匮》桂枝龙骨牡蛎汤

桂枝三两　芍药三两　甘草二两　生姜三两　大枣十二枚　龙骨二两　牡蛎三两

治虚劳，失精血，少腹弦急，阴头寒，目眩发落，脉得芤动微紧虚迟者。凡芤动微紧虚迟之脉，是谓清谷亡血失精之诊，男子得之，则为失精，女子得之，则为梦交。以水寒土湿，风木疏泄，精血失藏故也。相火升泄，则目眩发落。风木郁陷，则少腹弦急。桂枝、芍药达木郁而清风燥，甘、枣、生姜补脾精而调中气，龙骨、牡蛎敛精血之失亡也。

### 《伤寒》桂枝甘草龙骨牡蛎汤

桂枝一两　甘草二两　龙骨二两　牡蛎二两

治太阳伤寒火逆，下后，因烧针烦躁者。火逆之证，下之亡其里阳，又复烧针发汗，亡其表阳，神气离根，因至烦躁不安。桂枝、甘草疏木郁而培中宫，龙骨、牡蛎敛神气而除烦躁也。

### 桂枝去芍药加蜀漆龙骨牡蛎汤

桂枝三两　甘草二两　大枣二两　生姜三两　龙骨四两　蜀漆三两　牡蛎五两

治太阳伤寒，脉浮，火劫亡阳，惊狂，起卧不安者。以火逼汗多，因致阳亡。君火飞腾，神魂失根，是以惊生。浊阴上逆，迷失心宫，是以狂作。龙骨、牡蛎敛神魂而止惊，加蜀漆以吐瘀浊，去芍药之泄阳气也。

### 柴胡加龙骨牡蛎汤

柴胡四两　半夏二合　人参两半　大枣六枚　生姜两半　牡蛎二两半　桂枝两半　茯苓两半　铅丹两半　大黄一两　龙骨两半

治少阳伤寒下后，胸满烦惊谵语，小便不利，一身尽重，不可转侧者。以下败里阳，胆气拔根，是以惊生。甲木逆冲，是以胸满。相火升炎，故心烦而语妄。水泛土湿，故身重而便癃。大枣、参、苓补土而泄水，大黄、柴、桂泄火而疏木，生姜、半夏下冲而降浊，龙骨、牡蛎、铅丹敛魂而镇逆也。

龙骨蛰藏闭涩之性，保摄精神，安惊悸而敛疏泄，凡带浊遗泄，崩漏吐衄，一切失精亡血之证皆医。断鬼交，止盗汗，除多梦，敛疮口，涩肠滑，收肛脱。

白者佳，煅，研细用。

**彭按：**龙骨、牡蛎性极镇涩，中气虚者慎用，今人过虚证多用之，中气益滞而不自知。

# 附　子

味辛、咸、苦，温，入足太阴脾、足少阴肾经。暖水燥土，泄湿除寒，走中宫而温脾，入下焦而暖肾，补垂绝之火种，续将断之阳根。治手足厥冷，开脏腑阴滞，定腰腹之疼痛，舒踝膝之挛拘，通经脉之寒瘀，消疝瘕之冷结。降浊阴逆上，能回哕噫，提清阳下陷，善止胀满。

### 《伤寒》附子汤

附子二枚　茯苓三两　白术四两　人参二两　芍药二两

治少阴病，身体疼，骨节痛，手足寒，

脉沉者。以少阴水旺，阴凝气滞，故骨节疼痛。寒水侮土，脾胃不能温养四肢，故手足厥冷。水寒木陷，故脉沉细。参、术、茯苓培土而泄水，芍药清乙木之风，附子温癸水之寒也。《金匮》治妊娠六七月，子脏开，脉弦发热，其胎愈胀，腹痛恶寒，少腹如扇。以水寒木郁，陷而生风，故少腹如扇，子脏开张，阳气下陷，是以发热恶寒。脾土被克，气滞不通，是以腹痛胎胀。参、术、茯苓培土泄湿，芍药清其风木，附子温其水寒也。

### 《伤寒》桂枝加附子汤

桂枝三两　芍药三两　甘草二两　生姜三两　附子一枚，炮去皮，破八片，焙焦　大枣十二枚

治太阳中风，发汗，遂漏不止，恶风，小便难，四肢微急，难以屈伸者。以表阳汗泄，卫虚失敛，是以汗漏水不止。木郁不能行水，是以小便不利。桂枝疏肝木之郁陷，芍药敛风气之疏泄，甘、枣、生姜补土而和中气，附子暖水以益阳根也。

### 附子泻心汤

附子一枚　大黄二两　黄连一两　黄芩一两

治太阳伤寒，下后心下痞硬，而复恶寒汗出者。以下伤中气，升降倒行，胆胃俱逆，胃口填塞，故心下痞硬。君相二火，离根上腾，故下寒上热。上热熏蒸，是以汗出。大黄泻胃土之逆，黄连泻心火之逆，黄芩泻胆火之逆，附子温癸水之寒也。

### 《金匮》桂枝附子汤

桂枝四两　甘草二两　生姜三两　大枣十二枚　附子三枚，炮去皮脐

治风湿相抟，骨节疼痛，不呕不渴，小便不利。以水寒土湿，木气下郁，不能疏泄水道。姜、甘、大枣和中补土，桂枝疏乙木之郁，附子温癸水之寒也。

《伤寒》四逆汤（方在甘草）、真武汤（方在茯苓）、芍药甘草附子汤（方在芍药）、甘草附子汤（方在甘草）、干姜附子汤（方在干姜）、大黄附子汤（方在大黄）、《金匮》黄土汤（方在黄土）、附子粳米汤（方在粳米）、肾气丸（方在地黄）、栝楼瞿麦丸（方在栝楼）、乌头赤石脂丸（方在乌头）、薏苡附子败酱散（方在薏苡），诸方亦皆用之，以温脾肾之寒也。

### 《伤寒》小青龙汤（方在麻黄）

治太阳伤寒，心下有水气。若噎者，去麻黄，加附子一枚。水寒土湿，胃气上逆则为噎，附子温胃而降逆也。

### 四逆散（方在甘草）

治少阴病。四逆，腹中痛者，加附子一枚。水寒木郁，贼伤己土则腹痛，加附子暖水而生木也。

### 理中丸（方在人参）

治霍乱吐利。腹满者，去术，加附子。水泛土湿，贼于乙木则为满，附子暖水而燥土也。

### 《金匮》竹叶汤（方在竹叶）

治产后中风，颈项强，用大附子一枚，破之如豆大。太阳行身之背，自头下项，寒水上逆则颈项强，附子暖水而降逆也。

阴阳之理，彼此互根，阴降而化水，

而坎水之中，已胎阳气，阳升而化火，而离火之中，已含阴精。水根在离，故丙火下降，而化壬水，火根在坎，故癸水上升，而化丁火。癸水化火，阴升而化阳也，是以丁癸同经而手少阴以君火主令，丙火化水，阳降而化阴也，是以壬丙共气而足太阳以寒水司权。阴阳交济，水火互根，此下之所以不寒而上之所以不热也。水火不交，则热生于上而寒于下。病在上下，而实缘于中气之败。土者，水火之中气也，戊土不降，故火不交水而病上热，己土不升，故水不交火而病下寒。升降之倒行者，火衰水胜而土湿也。火盛则土燥，则水枯而病实热，阳明承气之证是也。承气之证少，真武之证多，以水易盛而火易衰，燥易消而湿易长。火衰土湿，丁火奔腾而癸水泛滥，是以寒盛于中下也。

盖火不胜水，自然之理，所恃者，壮盛之时，生土以制之。至其渐衰，母虚子弱，火土俱亏，土无制水之权，而火处必败之势，寒水上凌，遂得灭火而侮土。火复而土苏则生，火灭而土崩则死。人之死也，死于火土两败而水胜也，是以附子、真武、四逆诸方，悉火土双补，以胜寒水。仲景先师之意，后世庸工，不能解也。附子沉重下行，走太阴而暖脾土，入少阴而温肾水，肾水温则君火归根，上热自清，补益阳根之药，无以易此。

相火者，君火之佐也，君行则臣从，足少阳以甲木而化相火，随君火下行而交癸水。癸水之温者，相火之下秘也，君火不藏，则相火亦泄，君相皆腾，是以上热。而上热之剧者，则全缘于相火，相火之性，暴烈迅急，非同君火之温和也。人

之神宁而魂安者，二火之归根也，君火飞则心悬而神悸，相火飘则胆破而魂惊，故虚劳内伤之证，必生惊悸，其原因水寒土湿而二火不归故也。庸工以为血虚，而用清润之药，诸如归脾、补心之方，误世多矣。当以附子暖水，使君相二火归根坎府，神魂自安。但欲调水火，必先治土，非用补土养中、燥湿降逆之味，附子不能独奏奇功也。惟惊悸年深，寒块凝结，少腹硬满，已成奔豚者，莫用附子。用之药不胜病，反为大害。当以桂、附、椒、姜，研熨脐下，积寒消化，用之乃受。凡内伤虚劳，以及各门杂病，皆缘中气不足，水旺火奔，下寒上热，未有下热者。下寒若胜，即宜附子暖癸水而敛丁火，绝有奇功。至于伤寒三阴之证，更为相宜也。其下热而不宜附子者，水寒土湿而木陷也。生气不足，故抑郁而生下热，下热虽生，而病本仍是湿寒。如崩漏遗带、淋癃痔瘘、黑疸气臌之证，悉木郁下热之证。但事清肝润燥，而寒湿愈增，则木愈郁而热愈盛。法宜于姜、甘、苓、术之内，副以清风疏木之品，郁热一除，即以附子温其下焦，十有九宜。但法有工拙，时有早晚耳。

纸包数层，水湿，火中灰埋，煨熟，去皮脐，切片，砂锅隔纸焙焦用，勿令黑。庸工用童便、甘草水浸。日久全是渣滓，毫无辣味，可谓无知妄作之至矣。

**彭按：**附子性极上升，如木枯阴弱者慎用。盖阴弱则收敛之力薄弱，制不住升泄之性也。中气不足者，亦慎用。盖中气不足，附子上升之性冲动中气也。惟与甘草同用则宜。

# 乌 头

味辛、苦、温，入足厥阴肝、足少阴肾经。开关节而祛湿寒，通经络而逐冷痹，消腿膝肿疼，除心腹痞痛。治寒疝最良，疗脚气绝佳。

### 《金匮》乌头汤

乌头五枚　麻黄三两　甘草三两　黄芪三两　芍药三两

治历节肿疼，不可屈伸。以湿寒浸淫，流注关节，经络郁阻，故作肿痛。甘草培土，芍药清肝，黄芪行其卫气，麻黄通其经脉，乌头去其湿寒也。

### 乌头赤石脂丸

乌头一分，炮　蜀椒一分　干姜一两　附子半两　赤石脂一两

治心痛彻背，背痛彻心。以寒邪冲逆，凌逼宫城。赤石脂保其心君，乌、附、椒、姜驱逐其寒邪也。

### 大乌头煎

大乌头五枚

水三升，煎一升，去滓，入蜜二斤，煎令水老。

治寒疝，脐痛腹满，手足厥冷。以水寒木郁，不得发越，阴邪凝结，冲突作痛。乌头破寒气之凝，蜜煎润风木之燥也。

### 乌头桂枝汤

乌头三枚　桂枝三两　芍药三两　甘草二两　生姜三两　大枣十二枚

蜜二升，煎乌头，减半，去滓，以桂枝汤五合，煎一升。治寒疝腹痛。以肝肾寒邪，同犯脾土，桂枝补土疏木，乌头破其寒凝也。

### 赤丸（方在朱砂）

用之治寒气厥逆，以其驱寒而降逆也。

乌头温燥下行，其性疏利迅速，开通关膝，驱逐寒湿之力甚捷。凡历节脚气、寒疝冷积、心腹疼痛之类，并有良功。

制同附子，蜜煎，取汁用。

# 蛇 床 子

味苦、辛、微温，入足太阴脾、足厥阴肝、足少阴肾经。暖补命门，温养子宫，兴丈夫玉麈痿弱，除女子玉门寒冷。

### 《金匮》蛇床子散

蛇床子

为末，以米白粉少许，和合如枣核大，绵裹，纳之自温。

治妇人阴寒。蛇床子温肝而暖肾，燥湿而去寒也。

蛇床子温燥水土，暖补肾肝，壮阳宜子，男女皆良。疗前阴寒湿肿痛，理下部冷痹酸疼，断赤白带下，收溲尿遗失，浴疥癣痹癫，熏痔漏顽疮，打扑、惊痫、脱肛、脱阴并效，漱牙痛、吹聤耳，浴男子阳痿绝佳。

去壳取仁，微研用。作浴汤，生用。

# 玉楸药解篇

清·黄元御

# 卷一　草部

## 苍术

（白术已见《长沙药解》，此处互见）

味甘、微辛，入足太阴脾、足阳明胃经。燥土利水，泻饮消痰，行瘀开郁去满，化癖除癥，理吐吞酸去腐，辟山川瘴疠，起筋骨之痿软，回溲溺之浑浊。

白术守而不走，苍术走而不守，故白术善补，苍术善行。其消食纳谷，止呕住泄，亦同白术，而泄水开郁，则苍术独长。盖木为青龙，因己土而变色，金为白虎，缘戊土而化形，白术入胃，其性静专，故长于守，苍术入脾，其性动荡，故长于行，入胃则兼辛金而降浊，入脾则并走乙木而达郁。白术之止渴生津者，土燥而金清也，苍术之除酸而去腐者，土燥而木荣也。白术偏入戊土，则纳粟之功多，苍术偏入己土，则消谷之力旺，己土健则清升而浊降，戊土健则浊降而清亦升，然自此而达彼者，兼及之力也，后彼先此者，专效之力也，若是脾胃双医，则宜苍术、白术并用。

茅山者佳，制同白术。

新制双术法列下：选于茅二术坚实肥鲜者各一斤，别器泔浸，换水，令润透，去皮，切片，晒用。黄芪、沙参、生姜、半夏各八两，煎浓汁，浸白术。大枣、桂圆、砂仁各八两，煎浓汁，浸苍术。各用磁盘，隔布铺盖湿米，砂锅蒸透，晒干。再浸再蒸，汁尽而止。量加暖水温中之品合并，久饵实能延年却老。

戊己转运，水火交济，环铅聚汞之理。医家不解，妄以滋阴之药，促命天年，甚可恨也！或以黄土炒白术，芝麻炒苍术，均妄作！

## 黄 精

味甘，入足太阳脾、足阳明胃经。补脾胃之精，润心肺之燥。

黄精滋润醇浓，善补脾精，不生胃气，未能益燥，但可助湿。上动胃逆，浊气充塞，故多服头痛，湿旺者不宜。《本草》轻身延年之论，未可信也。

砂锅蒸，晒用。

钩吻即野葛，形似黄精，杀人！

## 益 智 仁

味辛，气温，入足太阴脾、足阳明胃经。和中调气，燥湿温寒，遗精与淋浊俱疗，吐血与崩漏兼医。

凡男子遗精淋浊，女子带下崩漏，皆水寒土湿，肝脾郁陷之故。总之，木郁亦生下热，而热究不在脾胃。庸工谓其相火之旺，胡说极矣！其脾胃上逆，则病吐血，往往紫黑成碗，终损性命。益智仁温燥湿寒，运行郁结，戊己旋转，金木升降，故治诸证。然非泄水补火、培土养中之药，未能独奏奇功。

去壳，炒研，消食亦良。

## 草 豆 蔻

味辛，气温，入足太阴脾、足阳明胃经。燥湿调中，运行郁浊，善磨饮食，能驱痰饮，治胃口寒湿作痛，疗腹中腐败成积，泄秽吞酸俱效，蛮烟瘴疠皆医，疟疾堪疗，霍乱可愈，反胃噎膈之佳药，呕吐泄利之良品，化鱼骨肉停留，断赤白带下。

草豆蔻调和脾胃，温燥寒湿，运行郁浊，推宕陈宿，亦与砂仁相仿，而性气颇烈，内郁稍重者宜之。

面包裹煨，研，去皮。

## 缩 砂 仁

味辛，气香，入足太阴脾、足阳明胃经。和中调气，行郁消渴，降胃阴而下食，达脾阳而化谷，呕吐与泄利皆良，咳嗽共痰饮俱妙，善疗噎膈，能安胎妊，调上焦之腐酸，理下气之秽浊，除咽喉口齿之热，化铜铁骨刺之鲠。

清升浊降，全赖中气，中气非旺，则枢轴不转，脾陷胃逆。凡水胀肿满、痰饮咳嗽、噎膈泄利、霍乱转筋、胎坠肛脱、谷宿水停、泄秽吞酸诸证，皆升降反常、清陷浊逆故也。泄之则益损其虚，补之则愈增其满，清之则滋其下寒，温之则生其上热。缘其中气堙郁，清浊易位，水木下陷，不受宣泄，火金上逆，不受温补也。惟以养中之味，而加和中之品，调其滞气，使枢轴回旋，运动则升降复职，清浊得位，然后于补中扶土之内，温升其肝脾，清降其肺胃，无有忧矣。和中之品，莫妙如砂仁，冲和条达，不伤正气，调理脾胃之上品也。

去壳，炒，研，汤冲服，则气足。

## 补 骨 脂

味辛、苦，气温，入足太阴脾、足少阴肾、手阳明大肠经。温脾暖肾，消水化食，治膝冷腰疼，疗肠滑肾泄，能安胎坠，善止遗精，收小儿遗溺，兴丈夫痿阳，除阴囊之湿，愈关节之凉。

阳衰土湿之家，中气埋郁，升降失位，火金上逆，水木下陷。夜而阴旺湿增，心肾愈格。子半阳生之际，木气萌生，不得上达，温气下郁，遂兴阳而梦泄。此宜燥土泄湿，升脾降胃，交金木而济水火。道家媒合，婴儿姹女，首重黄婆，玄理幽妙，医工不解也。

补骨脂温暖水土，消化饮食，升达肝脾，收敛滑泄、遗精带下、溺多便滑诸证，甚有功效。方书称其延年益寿，虽未必信，然要亦佳品也。

盐酒拌，炒用。

同青盐、乳香，搽日久牙痛。

## 肉 豆 蔻

味辛温，气香，入足太阴脾、足阳明胃经，温中燥土，消谷进食，善止呕吐、最收泄利，治寒湿腹痛，疗赤白痢疾，化痰水停留，磨饮食陈宿。

肉豆蔻调和脾胃，升降清浊，消纳水谷，分理便溺，至为妙品。而气香燥，善行宿滞，其质收涩，专固大肠，消食止泄，此为第一。

面包煨，研，去油，汤冲。

肉蔻辛香，颇动恶心，服之欲呕。宜蜜小丸，烘干，汤送。

## 胡 芦 巴

味苦、辛，气温，入足阳明胃、足少阴肾经，泄湿驱寒，破瘕消疝。

胡芦巴苦温下行，水土湿寒，腹肋满胀、寒疝冷瘕、囊坠脚肿之症。

## 白 豆 蔻

味辛，气香，入足阳明胃、手太阴肺经。降肺胃之冲逆，善止呕吐，开胸膈之郁满，能下饮食，噎膈可效，痎疟亦良，去睛上翳瘴，消腹中胀疼。

白豆蔻清降肺胃，最驱膈上郁浊，极疗恶心呕哕。嚼之辛凉清肃，肺腑郁烦，应时开爽。秉秋金之气，古方谓其大热，甚不然也。

研细，汤冲服。

## 红 豆 蔻

味辛，气温，入足太阴脾、足阳明胃经。治脾胃湿寒，痛胀皆消，疗水谷停瘀，吐泄俱断，善止霍乱疟痢，能除反胃噎膈，去胸腹之酸秽，散山川之瘴疠。

红豆蔻调理脾胃，温燥湿寒，开通瘀塞，宣导污浊，亦与草豆蔻无异，而力量稍健，内瘀极重者宜之。上热易作，鼻衄牙痛之家，尽属中下湿寒，胆火不降，当温燥中下，候上热不作而用之。

去壳，研用。

红豆蔻即良姜子，与良姜性同。

## 大 茴 香

味辛，微温，入足阳明胃、足少阴肾经。降气止呕，温胃下食，暖腰膝，消癫疝。

茴香性温下达，治水土湿寒，腰痛、脚气、固瘕、寒疝之上品也。

# 香　附

味苦，气平，入足太阴脾、足厥阴肝经。开郁止痛，治肝家诸证。

但肝以风木之气，升达不遂，则生风燥，香附降伏之性，最不相宜，香燥之气，亦正相反。庸工香附诸方造作，谬妄。

# 荜　茇

味辛，气温，入足太阴脾、足阳明胃经。温脾胃而化谷，暖腰膝而止痛，吐泄皆医，疝瘕并效。

荜茇辛燥温暖，治水谷不消、肠鸣水泄、心腹疼胀、呕逆酸心之病甚佳。

醋浸，焙用。

荜茇与荜澄茄性味相同，功效无殊，皆胡椒类也。

# 藿　香

味辛，微温，入足太阴脾、足阳明胃经，降逆止呕，开胃下食，煎漱口臭。

藿香辛温下气，善治霍乱呕吐、心腹胀满之病。

# 香　薷

味辛，微温，入足阳明胃、足太阳膀胱经。利水泻湿，止呕断痢，温胃调中，治霍乱、腹痛、吐利之症，利小便，消水

肿，止鼻衄，疗脚气。庸工用之治暑病。

# 荜澄茄

味辛，气温，入足太阴脾、足阳明胃经。温燥脾胃，消纳水谷，能止胀痛，善除呕吐。

澄茄温燥之性，甚宜脾胃寒湿，下气降浊，进食消谷，治霍乱吐泄，反胃噎膈之病。

酒浸，炒用。形似胡椒。

# 使 君 子

味甘，微湿，入足太阴脾、足厥阴肝经。利水燥土，杀虫止泄。

燥湿温中，疏木杀虫，治小便白浊，大便泄利，痞块，癣疮。

每月上旬，取仁数枚，空腹食之，虫皆死。

戒饮热茶，犯之则泄。

# 威 灵 仙

味苦，微温，入足太阴脾、足厥阴肝经，起痛开痹，化癖行痰。

威灵仙泻湿驱风，行痰逐饮，治手顽足痹，腰痛膝软，老血凤瘕，积水停痰，虚家并不宜用。

# 白 附 子

味辛、甘，性温，入足太阴脾、足厥阴肝经，驱风泄湿，逐痹行痰，治中风失

音，鼻口偏斜，耳聋喉痹，疥癣疝瘕，面上䵟黯，阴下湿痒。行瘀涩，止唾。

## 慈　菇

味甘，微寒，入足太阴脾、足厥阴肝经。下食消谷，止血磨癥，催产下衣，行血通经。

慈菇甘寒通利，破产后瘀血，开小便涩淋，滑胎下衣，妊妇忌食。

## 牵　牛　子

味甘，气寒，入足阳明胃、手阳明大肠、手太阳小肠、足太阳膀胱经。逐痰泻水，破聚决壅。

下停痰积水、宿谷坚瘕，杀虫泄蛊，除肿消胀，溺癃便结，风刺雀斑之证皆医。功力甚猛，虚者勿服。

去皮，研用。

## 何　首　乌

味甘，涩，气平，入足厥阴肝经。养血荣筋，息风润燥，敛肝气之疏泄，遗精最效，舒筋脉之拘挛，偏枯甚良，瘰疬痈肿皆消，崩漏淋漓俱止，消痔至妙，截疟如神。

滋益肝血，荣舒筋脉，治中风左半偏枯之病甚佳。辅以燥土暖水之味，佐以疏木导经之品，绝有奇功，而不至助湿败脾，远胜地黄、龟胶之类。方书谓其黑发乌须，悦颜却老，理颇不虚。盖阴者，阳之宅也，肝血温升，生化魂神，血败则温气亡泄，魂神脱矣，未有宫室毁坏而主人

无恙者也。

何首乌滋肝养血，则魂神畅茂，长生延年，理有必至。但宜加以扶阳之药，不可参以助阴之品。庸工开补阴之门，龟、地之杀人多矣。

米泔换浸一两天，铜刀切片，黑豆拌匀，砂锅蒸晒数次，上品也。

## 肉　苁　蓉

味甘、咸，气平，入足厥阴肝、足少阴肾、手阳明大肠经。暖腰膝，健筋骨，滋肾肝精血，润肠胃结燥。

凡粪粒坚小，形如羊屎，此土湿木郁，下窍闭塞之故。谷滓在胃，不得顺下，零星传送，断落不联，历阳明大肠之燥，炼成颗粒，秘涩难通。总缘风木枯槁，疏泄不行也，一服地黄、龟胶，反益土湿，中气愈败矣。

肉苁蓉滋木清风，养血润燥，善滑大肠而下结粪。其性从容不迫，未至滋湿败脾，非诸润药可比。方书称其补精益髓，悦色延年，理男子绝阳不兴，女子绝阴不产，非溢美之词。

## 锁　阳

味甘，微温，入足厥阴肝经。补血滋阴，滑肠润燥，荣筋起痿，最助阳事，性与肉苁蓉同。

## 丹　参

味甘，气平，入足厥阴肝经。行血破

瘀，通经止痛。

丹参调经安胎，磨坚破滞，一切痈疽、痂癞、瘿瘤、疥癣、癥瘕、崩漏皆良。《本草》谓其破宿血，生新血，落死胎，疏通血脉，治脚膝痿痹。走及奔马，行血之良品也。

## 泽 兰

味苦，微温，入足厥阴肝经。通经活血，破滞磨坚，胎产俱良，痕癥颇善，止腰腹疼痛，消痈疽热肿，跌打吐衄能瘳。

泽兰辛温香散，行血破瘀，通脉安胎，一切痈疽癥瘕、金疮扑打、吐衄诸证皆医。而气味和平，不伤迅利，行经化结之良品也。

## 益 母 草

味苦、辛，气平，入足厥阴肝经。活血行经，破瘀通脉，胎产崩漏，痈疽癥瘕、跌打损伤悉效。

益母草调经行血，治一切血证，破瘀扫腐，下死胎，催胞衣，并医各色疮疡。女子良药。

## 刘 寄 奴

味苦，微温，入足厥阴肝经。活血行瘀，化癥破结。

刘寄奴善行瘀血，凡经期产后、汤火跌仆、血瘀诸证俱瘳，止便溺失血，金疮不收口并捷。

## 延 胡 索

味苦、辛，微温，入足厥阴肝经。调经破血，化块消癥，专行滞血，治经瘀腹疼，化积聚癥瘕，理跌仆损伤。

## 胭 脂

味甘，气平，入足厥阴肝经。活血行瘀，消肿止疼。

此红兰花所作，活血与花同。

## 茜 茹

味辛，微寒，入足厥阴肝经。行老血，破宿癥，扫除凝血，消磨瘀肉。

茜茹，有去腐决壅之力，《素问》同乌贼骨治妇人血枯，王氏以为去恶也。

## 姜 黄

味甘、苦，性寒，入足厥阴肝经。破血化癥，消肿败毒，破瘀血宿癥，消扑损痈疽，止心腹疼痛，平疥癣初生。

## 地 榆

味甘，气寒，入足厥阴肝经。泻热清肝，凉营止血。

地榆苦寒沉降，止吐衄便溺、崩漏金疮诸血。但大凡失血证，内寒者多而热者少，庸工以治下焦血病，最不通。

# 三　七

味甘，微苦，入足厥阴肝经。和营止血，通脉行瘀。

三七行瘀血而敛新血，凡产后、经期、跌打、痈肿，一切瘀血皆破，凡吐衄、崩漏、刀伤、箭射，一切新血皆止，血病之上药也。

# 蒲　黄

味甘，气平，入足厥阴肝经。行瘀止血。

蒲黄，亦行瘀血而敛新血，经产、痈疽、癥瘕、跌仆能破，吐衄、崩漏、痔疮、痢疾鲜血能止，调经止带、安胎下乳、心腹诸证，下衣催生自皆善品。

# 续　断

味苦，微温，入足厥阴肝经。行血破瘀，敛营补损。

续断行瘀血而敛新血，崩漏、癥瘕、痈疽、瘰疬、淋漓、痔瘘、跌打、金疮诸血，能止能行，有回虚补损、接骨续筋之力。

# 大　蓟

味苦，微温，入足厥阴肝经。回失红，行瘀血。

大蓟亦行瘀血而敛新血，吐衄、崩漏、痈疽、跌打，及肠痈、血积、金疮、蛊毒俱治。

小蓟性同，而力犹薄，不能瘳痈消肿，但破血耳。

# 茜　草

味苦，微寒，入足厥阴肝经，通经脉瘀塞，止营血流溢。

茜草亦行瘀血，敛新血，吐衄、崩漏、跌打、损伤、痔瘘、疮疖俱治。

# 紫　草

味苦，气寒，入足厥阴肝经。清肝凉血，泻火伐阳。

紫草疏利，凉血活瘀，寒胃滑肠。痘色红紫之证，缘营闭卫虚，不能外达。庸工以为血瘀，治以紫草，百治百死。可恶！可恶！

# 三　棱

味苦，气平，入足厥阴肝经。破滞行瘀，消积化块。

三棱磨积聚癥瘕，善破老血，通经利气，下乳堕胎，止经产心腹诸病，消跌仆损伤诸瘀，软疮疡痈肿坚硬。

# 莪　术

味苦，辛，微温，入足厥阴肝经。破滞攻坚，化结行瘀。

莪，俗作术，消癖块，破血癥，化腑脏瘤冷，散跌仆停瘀，通经开闭，止痛散结。

醋炒用。

## 钩　藤

味甘，微温，入足厥阴肝经。泄湿清风，止惊安悸，治木郁筋惕、瘈疭。

## 苍耳子

味苦，微温，入足厥阴肝经。散风湿拘挛，消肿开痹，泄湿去风，治肢节挛痛，瘰疬疥疠，风瘙瘾疹。

叶主发散风湿。

## 豨莶草

味苦，气寒，入足厥阴肝经，止麻木，伸拘挛，通利关节，驱逐风湿，疮疡痈肿，服涂皆善。

研末，热酒冲服，治疗疮肿毒，汗出则愈，不可治中风。

## 羌　活

味苦，气平，入足厥阴肝经。通关逐痹，发表驱寒。

羌活泻湿除风，治中风痿痹喝斜，关节挛痛、皮肤瘙痒、痈疽疥癞诸病。

独活，性同。

## 天　麻

味辛，微温，入足厥阴肝经。通关透节，泄湿除风，治中风痿痹瘫痪、腰膝牵强、手足拘挛之证，兼消壅肿。

## 荆　芥

味辛，微温，入足厥阴肝经。散寒发表，泄湿除风，治鼻口喝斜、肢体痿痹、筋节挛痛、目弦头旋之证。消疮痍疥癞，痔瘘瘰疬，除吐衄崩漏，脱肛阴癞。

## 秦　艽

味苦，气平，入足厥阴肝经。发宣经络，驱除风湿，治中风瘫痪、湿家筋挛骨痛、黄疸之证。

## 甘菊花

味甘，气平，入足厥阴肝经。清风止眩，明目去翳。

菊花清利头目，治头目疼痛、眩晕之证。庸工凡治头目，无不用之，今古相承，不见其效。不知头目眩晕，由湿盛上逆，浊气充塞，相火失根，升浮旋转而成。愚妄以为头风，而用发散之药，此千试不灵之方也。

## 青葙子

味苦，微寒，入足厥阴肝经。清肝泄热，明目驱风，治眼病赤肿，红翳青盲。此庸工习用之药。

## 谷精草

味苦，微温，入足厥阴肝经。明目清

风，去翳消障。

谷精草苦温发散，庸工治头痛目翳之证，谓其能愈头风，愚妄极矣！

## 木 贼 草

味苦，微温，入足厥阴肝经。明目退翳，清风止崩。

木贼草磨翳清障，除漏止崩，解肌发汗，与麻黄同性。平疮疡肿硬，吐风狂痰涎，治痈疽瘰疬，疗毒结肿黯斑粉滓，崩中赤白诸证。

## 木 鳖 子

味苦，微温，入足厥阴肝经。软坚化结，消肿破瘀，治恶疮乳痈、痔瘘瘿瘤、瘰疬粉刺、黯斑癣块、疝气之证。

番木鳖，治喉痹。

## 青 蒿

味苦，气寒，入足厥阴肝经。清肝退热，泄湿除蒸，治骨蒸热劳，平疥癞瘙痒，恶疮久痢，去男子蒜发，止金创血流，医一切湿热之证。淋汁合和石灰，消诸瘀肉。

## 青 黛

味咸，气寒，入足厥阴肝经。清肝泻热，凉胆除蒸，敷金疮痈肿，疗恶犬毒蛇诸伤。

## 龙 胆 草

味苦，大寒，入足厥阴肝、足少阳胆经。清肝退热，凉胆泻火。

龙胆草除肝胆郁热，治眼肿赤痛，胬肉高起，疗鼓疸发黄，膀胱热涩，除咽喉肿痛诸证。中寒者，勿服。

## 大 青

味苦，大寒，入足厥阴肝、足少阳胆经。清风退火，泻热除蒸，治瘟疫斑疹，黄疸痢疾，喉痹口疮。捣敷肿毒。

小青，同性。

## 夏 枯 草

味苦、辛，气寒，入足厥阴肝、足少阳胆经。凉营泻热，散肿消坚，治瘰疬，瘿瘤，扑伤，血崩，带下，白点汗斑诸证。

鲜者熬膏佳。

## 山 慈 菇

味甘、辛，气平，入足厥阴肝、足少阳胆经。消肿败毒，软坚化结，平疮疡肿硬，治痈疽瘰疬、疗毒结肿、黯斑粉滓诸证，涌吐风狂痰涎。

## 沙 参

味甘，稍苦，微凉，入手太阴肺经。

清金除烦，润燥生津。

沙参凉肃冲淡，补肺中清气，退头上郁火，而无寒中败土之弊。但情性轻缓，宜多用乃效。

山东、辽东者佳，坚脆洁白，迥异他产，一切疮疡疥癣、肿痛瘙痒皆效。

## 元 参

味甘，微苦，入手太阴肺、足少阴肾经。清肺金，生肾水，涤心胸之烦热，凉头目之郁蒸、瘰疬、斑疹、鼻疮、喉痹皆医。

元参清金补水，凡疮疡热痛、胸膈燥渴、溲便红涩、膀胱癃闭之证俱善。清肺与陈皮、杏仁同服。利水合茯苓、泽泻同服。轻清飘洒，不寒中气，最佳之品。

## 茅 根

味甘，微寒，入手太阴肺、足太阳膀胱经。清金止血，利水通淋。

白茅根清金利水，敛血通经，治喘哕烦渴，吐衄崩漏，经闭溺涩，水肿黄疸。

初生茅针，止衄血便血，收金疮流血，清肿败毒，下水溃痈。酒煎服。一针溃一孔，二针溃二孔。

花止吐血，治金疮流血，上品也。

## 芦 根

味甘，性寒，入手太阴肺、足阳明胃经。将逆止呕，清热除烦。

芦根清降肺胃，消荡郁烦，生津止渴，除呕下食，治噎哕懊恼之证。芦笋清肺止渴，利水通淋，解鱼肉药箭诸毒。

芦叶清肺止呕，治背疽肺痈，灰汁煎膏，蚀瘀肉，去黑痣。

箨治金疮瘢痕。

## 前 胡

味苦，微寒，入手太阴肺经。清肺化痰，降逆止嗽。

前胡清金泄火，治气滞痰阻，咳逆喘促之证。

## 百 部

味苦，微寒，入手太阴肺经。清肺止咳，利水杀虫。

百部清金润肺，宁嗽降逆，杀白蛔虫，一切树木蛀虫，疗疥癣瘙痒，消水气黄肿，洗衣去虱。

## 白 鲜 皮

味苦，性寒，入手太阴肺、足太阳膀胱经。清金止咳，利水清疸。

白鲜皮清金利水，治咳嗽上气，黄疸溺癃，疥癣鼠瘘诸病。

## 牛 蒡 子

味辛，气平，入手太阴肺经。清风泻湿，消肿败毒。

牛蒡子发散风湿，清利咽喉，瘾疹郁蒸，泄气鼓水胀，历节肿痛之症。庸工习用小儿疹病。上品也。

## 山 豆 根

味苦，气寒，入手太阴肺经。清利咽喉肿痛，一切疮疡疥癣，杀寸白诸虫。

## 金 银 花

味辛，微凉，入手太阴肺、足厥阴肝经。凉肝清肺，消肿败毒。

金银花清散风湿，消除肿毒，治一切疮疡、杨梅、疥癣、痔瘘、痢疾之类，敷饮俱妙。功次木芙蓉。

## 马 兜 铃

味苦，气寒，入手太阴肺经。清肺降逆，定喘止嗽。

马兜铃苦寒泄火、清肺下冲，治咳逆痰喘、痔瘘肿痛，能解蛇虫之毒。多用则吐。

## 紫 苏

味辛，微温，入手太阴肺经。温肺降逆，止喘定嗽。

紫苏辛温下气，治咳逆痰喘，呕吐饮食，利膈通肠，破结消癥。兼驱腰膝湿气。解蟹毒。

## 白 及

味苦，气平，入手太阴肺经。敛肺止血，消肿散瘀。

白及黏涩，收敛肺气，止吐衄失血，治痈疽、瘰疬、痔瘘、疥癣、奸疱之病，跌打汤火金疮之类俱善。

## 南 星

味辛，性温，入手太阴肺、足阳明胃经。降气行瘀，化积消肿。

南星辛烈开通，治胃逆肺阻，胸膈壅满，痰涎胶塞，头目眩晕。磨积聚癥瘕，消痈疽肿痛，疗麻痹拘挛，止吐血便红，及疥癣疣赘，喉痹口疮、金疮打损、破伤中风之类。功同半夏，而猛烈过之。

水浸二三日，去其白涎，用牛胆汁套者，治痰郁肺热甚佳。

## 常 山

味苦，性寒，入手太阴肺、足阳明胃经。吐痰泄水，消胀除瘿。

常山苦寒迅利，排决痰饮，能吐能下。庸工以治痰疟，有无痰不疟之说，陋矣。

常山即蜀漆根，生用多服，则作呕吐。

## 蓖 麻 子

味苦，气平，入手太阴肺、足太阳膀胱经。下胎衣，收子肠，拔肿毒，泻水癥。

蓖麻子性善收引，敷足则下胎衣，涂顶则收子肠，贴鼻口喎斜，消咽喉肿痹。

熬膏贴肤，拔毒追脓，纸捻入鼻，开癃通闭。又性善走泻，能利大小二肠，下饮瀽水，兼消肿硬，平瘰疬恶疮。

## 石 斛

味甘，气平，入手太阴肺、足少阴肾经。降冲泻湿，壮骨强筋。

石斛下气通关，泄湿逐痹，温肾壮阳，暖腰健膝，治发热自汗，排痈疽脓血，疗阴囊湿痒，通小便淋漓。

## 浮 萍

味辛，微寒，入手太阴肺经。发表出汗，泄湿清风。

浮萍辛凉发表，治瘟疫斑疹，疗肌肉麻痹，中风㖞斜瘫痪，医痈疽热肿、瘾疹瘙痒、杨梅粉刺、汗斑皆良，利小便闭癃，消肌肤肿胀，止吐衄，长须发，善品也。

## 薄 荷

味辛，气凉，入手太阴肺经。发表退热，善泄皮毛，治伤风头痛，瘰疬疥癣，瘾疹瘙痒。滴鼻止衄，涂敷消疮。上品也。

## 藁 本

味辛，微温，入手太阴肺、足太阳膀胱经。行经发表，泄湿驱风。

藁本辛温香燥，发散皮毛风湿，治头

炮面皯、酒齄粉刺、疥癣之疾。

## 白 芷

味辛，微温，入手太阴肺、手阳明大肠经。发散皮毛，驱逐风湿。

白芷辛温香燥，行经发表，散风泄湿，治头痛鼻渊、乳痈背疽、瘰疬痔瘘、疮痍疥癣、风痹瘙痒、干疱疵瘢之证。兼能止血行瘀，疗崩漏便溺诸血，并医带淋之疾。刀伤蛇咬皆善，敷肿毒亦善，上品也。

## 贯 众

味苦，微寒，入手太阴肺、足厥阴肝经。止血行瘀，破积杀虫。

贯众收敛营血，消化瘀蒸，治吐衄崩带，积聚疟癖，杀寸白诸虫。

## 马 兰

味苦辛，气平，入手太阴肺、足厥阴肝经。止血破瘀，消疽除疟。

马兰调营养血，破旧生新，治吐衄疟痢，消酒齄水肿，腹痛肠痧，喉痹口紧，疗金疮折损，解蛊毒蛇伤，菌毒痔疮。

## 土茯苓

味甘，气平，入足少阴肾经。利水泄湿，燥土健中，壮筋骨而伸拘挛，利关节而消壅肿，最养脾胃，善止泄利。

土茯苓燥土泄湿，壮骨强筋，止泄

敛肠，极有殊效。善治痈疽瘰疬、杨梅恶疮，上品也。

## 灯心草

味淡，气平，入足少阴肾经。利水通淋，泄湿开癃。

灯心草利水渗湿，通小便淋涩。烧灰吹喉。散止鼻衄，并治破伤血流之证，亦上品也。

## 木通

味辛，气平，入足太阳膀胱经。通经利水，渗湿清热。

木通孔窍玲珑，通利窍隧，利水开癃，渗泄膀胱湿热。庸工利水方中，率多用之，而绝不得效。本草诸家，未参验耳。

## 萹蓄

味甘，气平，入足太阳膀胱经。清利膀胱，渗泄湿热。

萹蓄利水泄湿，治黄疸淋涩，消女子阴蚀，杀小儿蛔虫，疗浸淫疥疬、疽痔痛痒之证。

## 海带

味咸，性寒，入足太阳膀胱经。行痰泻火，消瘿化瘤。

海带咸寒疏利，清热软坚，化痰利水，治鼓胀瘿瘤，与昆布、海藻同功。

## 昆布

味咸，性寒，入足太阳膀胱经。泄水祛湿，破积软坚。

昆布咸寒清热利水，治气鼓水胀，瘰疬瘿瘤，癫疝恶疮，与海带、海藻同功。

## 地肤子

味苦，微寒，入足太阳膀胱经。利水泄湿，清热止淋。

地肤子清利膀胱湿热，治小便淋涩，疗头目肿痛、狐疝阴癞、腰疼胁痛、血痢恶疮、阳痿诸证。

苗、叶利水亦捷。

## 萆薢

味苦，气平，入足太阳膀胱经。泄水祛湿，壮骨舒筋。

萆薢疏泻水道，驱经络关节之湿，治手足痿痹瘫痪、小便白浊频数诸证。并医恶疮痔瘘。

## 牛膝

味苦、酸，气平，入足太阳膀胱、足厥阴肝经。利水开淋，破血通经。

牛膝疏利水道，治小便淋涩疼痛，疗膝胫痿痹拘挛，通女子经脉闭结，起男子宗筋软缩，破坚癥老血，消毒肿恶疮、木器刺伤。捣敷金疮，溃痈排脓。坠胎下衣、喉痹舌疮、扑伤打损、瘾疹风癞皆效。

其性下行，肝脾郁陷者勿用。

## 旱莲草

味甘、酸，入足少阴肾、足厥阴肝经。益肝肾，乌须发。

旱莲草汁黑如墨，得少阴水色，入肝滋血，黑发乌须。止一切失血，敷各种疮毒。汁涂眉发，其生速繁。

## 天 雄

味辛，性温，入足少阴肾、足厥阴肝经。驱寒泻湿，秘精壮阳，温肾荣筋。治阳痿精滑、膝挛腰痛、心腹疼痛、胸膈痰水，续筋接骨，化癥消癖，排痈疽脓血，起风痹瘫痪，治霍乱转筋。

天雄即附子长大者，制法与附子同，煨，去皮脐，切片，隔纸焙干。稍生服之，则麻木昏晕。

## 仙 茅

味辛，气温，入足少阴肾、足厥阴肝经。壮骨强筋，暖腰温膝。

仙茅暖水荣木，复脉清风，滋筋力，益房帏，治玉茎痿软，皮肤风癫。

去毛，糯米浸汁，去赤汗。

## 仙灵脾

味辛、苦，微温，入足少阴肾、足厥阴肝经。荣筋强骨，起痿壮阳。

仙灵脾滋益精血，温补肝肾，治阳痿不举，阴绝不生。消瘰疬，起瘫痪，清心明目，益志宁神。

亦名淫羊藿。羊脂拌炒。

## 巴戟天

味辛、甘，微温，入足少阴肾、足厥阴肝经。强筋健骨，秘精壮阳。

巴戟天温补精血，滋益宗筋，治阳痿精滑，鬼交梦遗。驱逐脉风，消除痈癞。

去梗，酒浸，蒸晒。

## 蒺 藜

味苦，微温，入足少阴肾、足厥阴肝经。泄湿驱风，敛精缩溺。

蒺藜子疏木驱风，治肝气输泄，精滑溺数，血淋白带。白者良，与沙苑同性。

## 菟丝子

味酸，气平，入足少阴肾、足厥阴肝经。敛精利水，暖膝温腰。

菟丝子酸涩敛固，治遗精淋漓，膝冷腰痛。但不宜于脾胃。久服中宫壅塞，饮食不化，不可用以误人。

## 覆盆子

味甘，气平，入足少阴肾、足厥阴肝经。强阴起痿，缩溺敛精。

覆盆子补肝肾精血，壮阳宜子，黑发润颜，治小便短数。

可用，上品也。

## 狗 脊

味苦，气平，入足少阴肾、足厥阴肝经。泻湿驱寒，起痿止痛。

狗脊泄肾肝湿气，通关利窍，强筋壮骨，治腰痛膝疼，足肿腿弱，遗精带浊。

去毛，酒蒸。

## 猴 姜

味苦，微温，入足少阴肾、足厥阴肝经。接骨断，止牙痛。

猴姜泄湿通经，治关节疼痛，手足不仁，耳鸣牙疼，筋断骨折。兼疗肾泄。

亦名骨碎补，上品也。

## 远 志

味辛，微温，入手少阴心、足少阴肾经。开心利窍，益智安神。

远志辛散开通，治心窍昏塞，胸膈痹痛。补肾壮阳，敛精止泄。疗骨疽乳痛，一切疮疡肿毒。

## 菖 蒲

味辛，气平，入手少阴心经。开心益智，下气行郁。

菖蒲辛烈疏通，开隧窍瘀阻，除神志迷塞，消心下伏梁，逐经络湿痹，治耳目瞆聋，疗心腹疼痛。止崩漏带下，胎动半产，散痈疽肿痛，疥癣痔瘘。

生石中者佳。四川道地，莱阳出者亦

## 地 丁

味苦、辛，微寒，入手少阴心、足少阳胆经。消肿毒，疗疮疥。

地丁行经泻火，散肿消毒，治痈疽瘰疬，疔毒恶疮。敷食皆佳。

紫花地丁，更胜白花者，亦名蒲公英。蒲公英黄花，非白花。

## 漏 芦

味咸，微寒，入足少阴肾、足厥阴肝经。利水秘精，凉血败毒。

漏芦咸寒，利水泄湿，清肝退热，治失溺遗精，淋血便红，眼痛目赤，背疽乳痈，痔瘘瘰疬，白秃金疮，历节带下，泄利。治一切虫伤跌打，恶疮毒肿。排脓止血，服浴皆善。下乳汁最捷。

## 海金沙

味甘，性寒，入手太阳膀胱经。利水泻湿，开癃止淋。

海金沙清泻膀胱湿热，治膏、血、砂、石诸淋，消鼓胀肿满。

沙乃草上细粉，如蒲黄然。

## 千金子

味辛，微涩，入足阳明胃、手阳明大肠、手太阳小肠、足太阳膀胱经。泻水下痰，决瘀扫腐。

千金子下停痰积水，一扫而空，功力迅速，远胜他药，亦不甚伤中气。凡食积血块，老癖坚癥，经闭胞转，气鼓水胀，皆有捷效。兼泄蛊毒，疗蛇咬，点黑痣赘疣，愈疥癣疕䰍。

去壳服。白仁纸包，压去油，净取霜，每服十粒。

亦名续随子，上品也。

# 卷二　木部

## 降　香

味辛，微温，入足太阴脾、手少阴心经。疗梃刃伤损，治痈疽肿痛。

降香芳烈辛温，烧之辟疫疠之邪，痈疽之病，与夫跌打多疮、皮破血漏、筋断骨伤皆疗，上品也。

## 丁　香

味辛，微温，入足太阴脾、足阳明胃经。温燥脾胃，驱逐胀满，治心腹疼痛，除腰腿湿寒，最止呕哕，善回溏滑，杀虫解蛊，化块磨坚，起丈夫阳弱，愈女子阴冷。

丁香辛烈温燥，驱寒泄湿，暖中扶土，降逆升陷，善治反胃肠滑、寒结腹痛之证。用母丁香。雄者为鸡舌香，上上之品也。

## 木　香

味辛，微温，入足太阴脾、足阳明胃经。止呕吐泄利，平积聚癥瘕，安胎保妊，消胀止痛。

木香辛燥之性，破滞攻坚，是其所长。庸工以治肝家之病，则不通矣。肝以风木司气，凡病皆燥，最不宜。

面煨实大肠，生磨消肿病。

## 白檀香

味辛，微温，入足阳明胃、足太阴脾、手太阴肺经。治心腹疼痛，消痕疝凝结。

白檀香辛温疏利，破郁消满，亦治吐胀泄利之证，磨涂面上黑痣。

紫檀香破瘀消肿，止金疮血漏，煎饮磨涂最良。

## 乌　药

味辛，气温，入足阳明胃、足太阴脾、手太阴肺经。破瘀泄满，止痛消胀。

乌药辛散走泄，治痛满吐利、胀肿喘息、寒疝冲突、脚气升逆之证。但不宜虚家，庸工以之治虚满之病，非良法也。

## 槟　榔

味苦、辛，涩，气温，入足太阴脾、足阳明胃经。降浊下气，破郁消满，化水谷之陈宿，行痰饮之停留，治心腹痛楚，疗山水瘴疠。

槟榔辛温，下气破滞，磨坚行瘀，败陈宿之气，亦有用之良材。若气虚作满，则损正益邪，不能奏效矣。

## 大腹子

味辛、苦，涩，气温，入足太阴脾、足阳明胃经。下气宽胸，行郁散浊。

大腹子即槟榔之别产，而大腹者，性既相同，效亦不殊。

大腹皮专治皮肤肿胀，亦甚不宜虚家。肿胀有根本，皮肤是肿胀之处所，非肿胀之根本也。庸工不知根本，但于皮肤求之，非徒无益，而又害之。

## 阿魏

味辛，气臭，入足太阴脾、足厥阴肝经。辟温御瘴，破积消癥。

阿魏辛烈臭恶，化血积血癥，固瘕癥疝，杀小虫，消疟母，辟温疫瘴疠之灾，解蘑菇牛马之毒。

阿魏生西番昆仑地，是木汁坚凝成冰，松脂渍胶，臭恶异常。炒研入磁碗，磁面崩损，成片而下，其克伐剥蚀之力，无坚不破，化癖磨癥，此为第一。但可入膏药敷贴，不宜汤丸服饵也。

炒焦，研细。

## 苏木

味辛、咸，气平，入足厥阴肝经。调经行血，破瘀止痛。

苏木善行瘀血，凡胎产癥瘕、疮疡跌仆、一切瘀血皆效。

## 血竭

味咸，气平，入足厥阴肝经。破瘀行血，止痛续伤。

血竭破瘀血，癥瘕积块、跌仆停瘀皆良。亦止鼻衄便血，并治恶疮疥癣。

## 乳香

味辛，微温，入足厥阴肝经。活血舒筋，消肿止痛。

乳香活血行瘀，治心腹疼痛，消痈疽结肿，散风癫瘙痒，平跌打溃烂，止口眼㖞斜，舒筋脉挛缩。

炒干，研用。

## 没药

味苦，气平，入足厥阴肝经。破血止痛，消肿生肌。

没药破血行瘀，化老血宿癥，治痈疽痔漏、金疮杖疮、跌仆损伤、一切血瘀肿痛。疗经期产后、心腹疼痛诸证。

制同乳香。

## 棕榈毛

味苦、涩，气平，入足厥阴肝经。收敛失血，固涩肠滑。

棕榈毛收涩之性，最能止血，凡九窍

流溢，及金疮跌打诸血皆止。

烧灰存性用，上品也。

# 芜荑

味辛，气平，入足厥阴肝经。杀虫破积，止痢消疮。

芜荑杀脏腑诸虫，磨气积血癥，治痔瘘疥癣、一切诸疮，止寒冷痢。

# 芦荟

味苦，性寒，入足厥阴肝经。杀虫消痔，退热除疳。

芦荟清热杀虫，治痔瘘疥癣。

亦名象胆。

# 肉桂

味甘、辛，气香，性温，入足厥阴肝经。温肝暖血，破瘀消癥，逐腰腿湿寒，驱腹胁疼痛。

肝属木而藏血，血秉木气，其性温暖。温气上升，阳和舒布，积而成热，则化心火。木之温者，阳之半升，火之热者，阳之全浮也。人知气之为阳，而不知其实含阴精，知血之为阴，而不知其实抱阳气。

血中之温，化火为热之原也，温气充足，则阳旺而人康，温气衰弱，则阴盛而人病。阳复则生，阴胜则死，生之与死，美恶不同，阳之与阴，贵贱自殊。蠢飞蠕动，尚知死生之美恶，下士庸工，不解阴阳之贵贱，千古祸源，积成于贵阴贱阳之家矣。

欲求长生，必扶阳气，扶阳之法，当于气血之中，培其根本。阳根微弱，方胎水木之中，止有不足，万无有余，世无温气太旺而生病者。其肝家痛热，缘生意不足，温气抑郁，而生风燥，非阳旺而阴虚也。

肉桂温暖条畅，大补血中温气。香甘入土，辛甘入木，辛香之气，善行滞结，是以最解肝脾之郁。

金之味辛，木之味酸，辛酸者，金木之郁，肺肝之病也。盖金之性收，木之性散，金曰从革，从则收而革不收，于是作辛。木曰曲直，直则散而曲不散，于是作酸。辛则肺病，酸则肝病，以其郁也，故肺宜酸收而肝宜辛散。肺得酸收，则革者从降而辛味收，肝得辛散，则曲者宜升而酸味散矣。事有相反而相成者，此类是也。肝脾发舒，温气升达，而化阳神。阳神司令，阴邪无权，却病延年之道，不外乎此。

凡经络堙瘀、脏腑癥结、关节闭塞、心腹疼痛等证，无非温气微弱，血分寒冱之故。以至上下脱泄，九窍不守，紫黑成块，腐败不鲜者，皆其证也。女子月期产后，种种诸病，总不出此。悉宜肉桂，余药不能。

肉桂本系树皮，亦主走表，但重厚内行，所走者表中之里。究其力量所至，直达脏腑，与桂枝专走经络者不同。

# 杜仲

味辛，气平，入足厥阴肝经。荣筋壮骨，健膝强腰。

杜仲去关节湿淫，治腰膝酸痛，腿足

拘挛，益肝肾，养筋骨。

## 五加皮

味辛，微温，入足厥阴肝经。逐湿开痹，起痿伸挛。

五加皮通关泻湿，壮骨强筋。治腰痛膝软、足痿筋拘、男子阳痿囊湿、女子阴蚀下部诸证。

## 蔓荆子

味苦，微温，入足厥阴肝经。泄风湿，清头目。

蔓荆子发散风湿，治麻痹拘挛、眼肿头痛之证。头目疼痛，乃胆胃逆升，浊气上壅所致，庸医以为头风，而用蔓荆子发散之药，不通极矣！诸家本草，皆出于下士之手，此等妄言，不可胜数。

## 密蒙花

味甘，微寒，入足厥阴肝经。清肺润燥，明目去翳。

密蒙花清肝明目，治红肿翳障。庸工习用，不效也，治病不求其本，不解眼病根源，浪用一切清凉发散之药，百治不得一效，此庸工之所以庸也。

## 大风子

味苦，微热，入足厥阴肝经。搽疥疠，涂杨梅。

大风子辛热发散，治风癣、疥疠、杨梅之证。取油涂抹。

研烂，器收，汤煮，密封，煎黑如膏，名大风子油。

## 槐角

味苦，性寒，入足厥阴肝经。凉血清风，润肠消痔。

槐角苦寒，清肝家风湿，治痔瘘肿痛、阴疮湿痒，明目止泪，清心除烦，坠胎催生，乌须黑发，口齿热痛，头目晕眩，寒泻大肠，润燥开结。

## 楝子

味苦，性寒，入足厥阴肝经。泄火除狂，利水止痛。

苦楝子清肝泻热，利水杀虫，治瘟疫伤寒，烦躁狂乱，止腹痛溺癃，癞病痔瘘，大便下血。

亦名金铃子，上品也。

## 竹沥

味甘，性寒，入手太阴肺经。清肺行痰。

竹沥甘寒疏利，清胸膈烦渴，开痰涎胶黏，治中风心肺郁热，孔窍迷塞之证。

鲜竹去节，火烘沥下，瓷器接之。其性虽寒，不至滑泻肠胃。清上之药，最为佳品。

## 荆沥

味甘，气平，入手太阴肺经。化痰泄

热，止渴清风。

荆沥化痰驱风，治头目晕眩、中风不语之病，热宜竹沥，寒宜荆沥。

## 榆白皮

味甘，气平，入手大阴肺、足太阳膀胱经。止喘降逆，利水消肿。

榆白皮清金利水，滑胎催生，行血消肿。治齁喘咳嗽，淋漓消渴，痈疽发背，瘰疬秃疮诸证。

## 木芙蓉

味辛，气平，入手太阴肺、足厥阴肝经。清风泄热，凉血消肿。

木芙蓉清利消散，善败肿毒，一切疮疡，大有捷效。涂饮俱善。

## 金樱子

味咸，性涩，入手阳明大肠、足厥阴肝经。敛肠止泄，固精断遗。

金樱子酸敛涩固，治泄利遗精。肝气郁结者，不宜。酸敛之品，服之则遗精愈甚，当与升达之药并用。

## 辛夷

味辛，微温，入手太阴肺、足阳明胃经。泄肺降逆，利气破壅。

辛夷降泄肺胃。治头痛，口齿疼，鼻塞，收涕去鼽，散寒止痒，涂面润肤，吹鼻疗疮。

亦名木笔花。

## 苏合香

味辛，性温，入手太阴肺、足厥阴肝经。辟鬼驱邪，利水消肿。

苏合香走散开通，能杀虫辟恶除邪，治肿胀疹痹，气积血癥，调和脏腑，却一切不正之气，

## 安息香

味辛、苦，气温，入手太阴肺、足厥阴肝经。除邪杀鬼，固精壮阳。

安息香温燥窜走，治鬼支邪附，阳痿精遗、历节疼痛，及心腹疼痛之病。熏服皆效。烧之神降鬼逃。

## 龙脑

味辛，性热，入手太阴肺、足厥阴肝经。通经开滞，祛湿杀虫。

龙脑辛烈之性，通关透节，祛湿，逐风，治心疼腹痛，脚气牙虫，疥癣秃疮。箱笼席簟，杀蠹辟虱。

## 冰片

味辛，性凉，入手太阴肺、足厥阴肝经。去翳明目，开痹通喉。

冰片辛凉开散，治赤目白翳，喉痹牙疼，鼻息，舌出肠脱，杀虫消痔，开窍散火。

## 蕤 仁

味甘，微温，入手太阴肺、足厥阴肝经。明目止疼，退赤收泪。

蕤仁理肺疏肝。治眼病赤肿，目烂泪流，鼻痛衄血，痞痰阻隔。生治多睡，熟治不眠。

## 琥 珀

味辛、甘，气平，入手太阴肺、足厥阴肝经。明目去翳，安魂定魄。

琥珀凉肺清肝，磨障翳，止惊悸，除遗精白浊，下死胎胞衣，涂面益色，敷疔拔毒，止渴除烦，滑胎催生。

乳浸三日，煮软，捣碎用，上品也。

## 淡 竹 叶

味甘，微寒，入足太阳膀胱经。利水祛湿，泄热除烦。

淡竹叶甘寒渗利，疏通小便，清泻膀胱湿热。

## 没 食 子

味苦，微温，入足少阴肾、足厥阴肝经。补精血，乌须发。

没食子性极温涩，治虚冷滑泄，赤白痢疾。合药染须。烧灰扑汗，治阴汗。

亦名无余子。焙，研屑用。

## 桑 椹

味甘，气平，入足大阳膀胱、足厥阴肝经。止渴生津，消肿利水。

桑椹滋木利水，清风润燥，治消渴癃淋，瘰疬秃疮，乌须黑发。

桑叶治脚气水肿，扑损金疮，行瘀止渴，长发明目。

桑枝治脚气中风，㖞斜拘挛，咳嗽上气，紫白癜风，消痈疽，利小便。

桑皮汁灭黑痣恶肉，敷金疮，化积块。亦名木硇。

桑花涩肠止嗽，治吐衄崩带，上品也。

## 女 贞 子

味苦，气平，入足少阴肾、足厥阴肝经。强筋健骨，秘精壮阳，补益精血，长养精神。

女贞子隆冬苍翠，非其温暖之性，不能如是。

## 楮 实 子

味甘，气平，入足少阴肾、足太阳膀胱、足厥阴肝经。起痿助阳，利水消肿。

楮实子温暖肝肾，补益虚劳，壮筋骨，强腰膝。治阳事痿弱，水气胀满，明目去翳，充肤悦颜，疗喉痹金疮，俱效。

## 枸杞子

味苦、微甘，性寒，入足少阴肾、足厥阴肝经。补阴壮水，滋木清风。

枸杞子苦寒之性，滋润肾肝，寒泄脾胃，土燥便坚者宜之。水寒土湿，肠滑便利者，服之必生溏泄。《本草》谓其助阳，甚不然也。

根名地骨皮，清肝泻热，凉骨除蒸，止吐血齿衄，金疮血漏，止热消渴。

## 桑 寄 生

味苦，气平，入足少阴肾、足厥阴肝经。壮骨荣筋，止血通乳。

桑寄生通达经络，驱逐湿痹，治腰痛背强，筋痿骨弱，血崩乳闭胎动，腹痛痢疾，金疮痈疽，坚发齿，长眉须。

## 雷 丸

味苦，性寒，入手少阴心、足厥阴肝经。杀虫解蛊，止汗除癫。

雷丸清热疏肝，杀寸白小虫，驱风除痫，止小儿汗。久服令人阴痿。

甘草水浸，去皮，切，炮为末，扑身止汗。

## 天 竺 黄

味甘，性寒，入手少阴心、足少阳胆经。泄热安神，止惊除痰。

天竺黄清君相火邪，治惊悸癫痫，中风痰迷，失音不语，明目安心，清热解毒。

## 柏 子 仁

味甘、辛，气平，入足少阴脾、手阳明大肠、手少阴心、足厥阴肝经。润燥除湿，敛气宁神。

柏子仁辛香甘涩，秉燥金敛肃之气，而体质则极滋润，能收摄神魂，定安惊悸，滑肠开秘，荣肝起痿，明目聪耳，健膝强腰，泽肤舒筋，敛血止汗。燥可泄湿，润亦清风，至善之品。

蒸、晒、舂、簸，取仁，炒研。烧沥取油，光泽须发。涂抹癣疥，搽黄水疮湿，最效。

## 松 子 仁

味甘、辛，气平，入手太阴肺、手阳明大肠、手少阴心、足厥阴肝经。润燥清风，除湿开痹。

松子仁与柏子仁相同。收涩不及而滋润过之，润肺止咳，滑肠通秘，开关逐痹，泽肤荣毛，亦佳善之品。研揩须发，最生光泽。

松子大如豆粒，光头三角，出云南、辽东，中原无此。

松香治痈疽疥痹，秃疮血瘘，止痛生肌，排脓收口，止崩除带，强筋固齿，历节疼痛，阴囊湿痒。

松节治腰腿湿痹，筋骨疼痛。

松花止血。

# 卷三　金石部

## 石钟乳

味甘，性温，入足太阴脾、手太阴肺、足少阴肾、足厥阴肝经。止嗽定喘，敛血秘精。

石钟乳燥湿除痰，治脾肾湿寒、遗精吐血、肠滑乳闭、虚喘劳嗽、阳痿声哑，其功甚速。寒消湿去，食进气充。恃此纵欲伤精，阳根升泄，往往发为消淋痈疽之证，固缘金石慓悍，亦因服者恃药力而雕斫也。

## 硫黄

味酸，性温，入足太阴脾、足少阴肾、足厥阴肝经。驱寒燥湿，补火壮阳。

石硫黄温燥水土，驱逐湿寒，治虚劳咳嗽、呕吐泄利、衄血便红、冷气寒瘕、腰软膝痛、阳痿精滑、痈疽痔瘘、疥癣癞秃。敷女子阴痒，洗玉门宽冷，涂䵟疣痣，消胬肉顽疮。

入萝卜内，稻糠火煨熟，去其臭气，研细用。

硝石能化硫为水，以竹筒盛，埋马粪中，一月成水，名硫黄液。

## 硇砂

味辛，性温，入足太阴脾、手太阴肺经。攻坚破结，化痞磨癥。

硇砂辛烈消克，治气块血癥、老翳胬肉、停食宿胘，疣痣赘瘤之属。《本草》谓其暖胃益阳，消食止嗽，备载服食之法。如此毒物，能使金石销毁，何可入腹！但宜入膏散外用耳。

西番者佳。

## 金屑

味辛，性寒，入足阳明胃、手太阴肺经。镇定魂魄，宁安惊悸。

金屑服之杀人，性同鸩酒，古人赐死，往往用此。《本草》谓其能止咳嗽吐血，惊悸癫痫。方士制炼服饵，以为长生不死，荒诞极矣。或谓生者有毒，熟者无毒，胡说之至！庸工每常用之。即至少服，不至杀人，而惊悸自有原本，镇重之物，何能得效！

## 砒霜

味苦、辛，性热，入足太阴脾、手太阴肺、足厥阴肝经。行痰化癖，截疟除痾。

砒霜辛热大毒，治寒痰冷癖，久疟积痢，疗痔漏瘰疬，心痛痾喘，蚀痈疽腐肉，平走马牙疳。

生名砒黄，炼名砒霜，经火更毒，得酒愈烈，过脐则生吐泄，服一钱杀人！

## 花 乳 石

味酸，涩，气平，入足厥阴肝经。止血行瘀，磨翳消瘤。

花乳石功专止血。治吐衄崩漏、胎产刀杖、一切诸血。善疗金疮，合硫黄锻炼，敷之神效。亦磨远年障翳，化瘀血老瘕，落死胎，下胞衣。

煅，研，水飞用。

## 密 陀 僧

味辛，气平，入足厥阴肝经。宁嗽止惊，化积杀虫。

密陀僧沉坠下行，能降痰止吐，化积除惊，宁嗽断痢，止血消肿，平痔瘘汗斑、口疮鼻齄、臁疮骨疽之属。

研细，水飞。

## 空 青

味苦，性寒，入足厥阴肝经。磨翳明目，化积行瘀。

空青清肝破滞，治目昏眼痛、赤肿障翳，通经下乳，利水消瘕。

石子如卵，内含水浆，摇之有声，其名空青，点久年瞖膜青盲，壳亦磨障。亦有内裹白面者，搽肿毒疮疖甚效。亦空青之别种，极难得也。

## 层 青

味酸，性寒，入足厥阴肝经。明目去翳，破积杀虫。

层青治眼痛赤烂多泪，明耳。磨瘕化积，亦同空青。

层青色如波斯青黛，层层而出，故名。

## 石 青

味甘，气平，入足厥阴肝经。明目止痛，消肿破瘕。

石青清肝退热。治目昏眼痛，跌打金疮，消痈肿，化积聚，吐顽痰。

## 石 绿

味酸，气平，入足厥阴肝经。止泄痢，吐风痰。

石绿清凉重坠，治风痰壅闷，急惊昏迷。

## 青 礞 石

味咸，气平，入手太阴肺、足太阴脾经。化痰消谷，破积攻坚。

青礞石重坠下行，化停痰宿谷，破硬块老瘀。其性迅利，不宜虚家。庸工有滚痰丸方，用礞石、大黄，泻人中气，最可恶也。

## 乳 海 石

味咸，气平，入手太阴肺、足厥阴肝经。化痰止渴，破滞软坚。

乳海石咸寒通利，能化老痰，消积块，止渴，通淋涩，去瞖障，平瘿瘤，清金止嗽。泄湿消疝。亦兼治疔毒恶疮。

## 铁 锈

味咸，气平，入手太阴肺、足厥阴肝经。消肿败毒，降逆清热。

铁锈重坠清降，消肿毒恶疮，疗蜘蛛、蜈蚣诸伤。

## 铜 青

味咸，气平，入手太阴肺、足厥阴肝经。止血行痰，消肿合疮。

铜青即铜绿，酸涩，能合金疮，止血流，平牙疳肉蚀，收烂弦冷泪，消臁疮顽癣，疗痔瘘杨梅，去虱杀虫，生发点痣。功专外用，不入汤丸。医书用吐痰，殊非良法。

## 石 灰

味辛，性温，入手太阴肺、手阳明大肠经。止血，化积杀虫。

石灰温暖燥烈，收湿驱寒，治痈疽疥癣，瘰疬癥瘕，痔瘘瘿疣，白癜黑痣，松刺息肉，水泄红烂，赤带白淫，脱肛阴挺，囊坠发落，牙疼口㖞，止痛合疮，生肌长肉，坠胎杀虫，染发乌须，收金疮血流。但可外用熏敷，不可服饵。

牛胆拌套，风干者佳。

## 绿 矾

味酸，性凉，入手太阴肺、手阳明大肠经。消痛化积，止血平疮。

绿矾燥烈收涩。治痰涎疟痢，积聚胀满，喉痹牙虫，耳疮眼疼，弦烂水肿，崩中便血，疥癣秃疮之烂蛆生者。亦外用，未可轻服。

## 蓬 砂

味咸，性凉，入手太阴肺经。化痰止嗽，磨翳消癥。

蓬砂消癥化瘀，治癖积瞖障，胬肉结核，喉痹骨鲠。《本草》谓其化痰止嗽，清肺生津，除反胃噎膈。此非循良之性，未可服饵也。

## 胆 矾

味酸，性寒，入手太阴肺经。降逆止嗽，消肿化积。

胆矾酸涩燥收，能克化癥结，消散肿毒，治齿痛牙疳；喉痹牙虫；鼻内阴蚀，脚疽痔瘘，杨梅，金疮，白癜，一切肿痛，疗带下崩中，治上气眼疼弦烂，疯狗咬伤，百虫入耳，腋下狐臭。吐风痰最捷。

## 炉 甘 石

味甘，气平，入手太阴肺经。明目退翳，收敛疮肉。

炉甘石清金燥湿，治眼病红肿，瞖障弦烂泪流。兼医痔瘘下疳，止血消毒，并疗阴囊湿痒。

炉甘石生金银矿，秉寒肃燥敛之气。

最能收湿合疮，退翳除烂。但病重根深，不能点洗收效，必须服药饵，用拔本塞源之法。若眼科诸言，一派胡说，不可服也。

煅红，童便浸数次，水洗，研细，水飞。

### 珊 瑚

味辛，气平，入手太阴肺经，点眼去翳，吹耳鼻止衄。

珊瑚磨翳消障，功载《本草》，而取效甚难，至谓化血止衄，尤妄。

### 玛 瑙

味辛，气平，入手太阴肺经。点眼去翳，熨目消红。

玛瑙磨翳退障，存此一说可也，至于收功奏效。

### 石 燕

味甘，性凉，入足少阴肾、足太阳膀胱经。利水通淋，止带催生。

石燕甘寒渗利，泻膀胱湿热，治淋沥热涩，溺血便血，消渴带下。痔瘘障翳，齿动牙疼，卷毛倒睫。

### 石 蟹

味苦、咸，性寒，入手少阴心、足少阳胆经。清心泄热，明目磨翳。

石蟹咸寒泄火，治青盲白翳，瘟疾热疾，催生落胎，行血消肿，痈疽热毒，吹喉痹，解漆疮。

### 石 蚕

味苦，微凉，入足太阳膀胱经。通淋沥，生肌肉。

石蚕清利膀胱，治石淋血结。磨服则下碎石。

### 石 鳖

味甘，性凉，入足太阳膀胱经。通淋沥，止便血。

石鳖清泻膀胱，治小便淋沥。

### 阳 起 石

味咸，微温，入足少阴肾、足厥阴肝经。起痿壮阳，止带调经。

阳起石温暖肝肾，强健宗筋，治寒疝冷瘕，崩漏带下，阴下湿痒，腰膝酸疼，腹痛无子，经期不定。

### 吸 铁 石

味辛，微寒，入足少阴肾、手太阴肺经。补肾益精。

吸铁石收敛肺肾，治耳聋目昏，喉痛颈核，筋羸骨弱，阳痿脱肛，金疮肿毒，咽铁吞针。敛肝止血，种种功效，悉载《本草》。庸工用之，殊无应验，非善品也。

火煅，醋淬，研细，水飞。

## 自 然 铜

味辛，气平，入足少阴肾、足厥阴肝经。补伤续绝，行瘀消肿。

自然铜燥湿行瘀，止痛续折。治跌打损伤，癥瘕积聚，破血消瘿，宁心定悸，疗风湿瘫痪之属。

自然铜收湿之力，与无名异同。火煅，醋淬，研细，水飞。

## 无 名 异

味咸，气平，入足少阴肾、足厥阴肝经。接骨续筋，破瘀消肿。

无名异燥湿行瘀，消肿止痛。治金疮打损、筋断骨折、痈疽杨梅、痔瘘瘰疬、脚气臁疮之类。

无名异善收湿气，调漆炼油，其干甚速，至燥之品。

## 铁 落

味辛，气平，入手少阴心、足少阳胆经。宁心下气，止怒除狂。

生铁落，《素问·病能论》用治怒狂，曰：生铁落者，下气疾也。肝主怒，肝虚则惊悸善恐，胆旺则风狂善怒。铁落镇伏肝胆，收摄神魂，止惊除狂，是所长也。

## 针 砂

味咸，气平，入手少阴心、足太阳膀胱经。安神止惊，泄湿消胀。

针砂镇定心神，疏通水道。治惊痫，扫痰饮，治水胀，除黄疸，缩瘿瘤，染须发。然金石重坠，未宜轻服。炒熨手足，去湿痹疼痛，甚效。

## 水 银

味辛，性寒，入手少阴心、足少阴肾经。杀虫去虱，止痛拔毒。

水银大寒至毒，治疥癣痔瘘，杨梅恶疮，灭白癜粉疱。但可涂搽，不可服饵，服之痿阳绝产，筋挛骨痛。

古人服方士烧炼水银，以为不死神丹，殒命夭年，不可胜数。帝王卿相多被其毒。古来服食求神仙，多为药所误，其由来远矣。

勿入疮口。

## 轻 粉

味辛，性寒，入足少阴肾、足厥阴肝经。搽疥癣，涂杨梅。

轻粉辛冷毒烈，服之筋骨拘挛，齿牙脱落。庸工用治杨梅恶疮，多被其毒，不可入汤丸也。《本草》谓其治痰涎积滞，气鼓水胀。良药自多，何为用此！

轻粉即水银、盐、矾升炼而成者，其性燥烈，能耗血亡津，伤筋损骨。

## 元 明 粉

味辛、咸，性寒，入手少阴心、手太阴肺经。泄热除烦，扫癥破结。

元明粉咸寒疏荡，治心肺烦热，伤寒发狂，眼痛鼻衄，宿滞老癖。

元明粉乃朴硝、萝卜、甘草熬炼而成，是方士造作，以为服食却病之药，泄火伐阳，舍生取死，原非通制，不必用也。

## 百 草 霜

味辛，气平，入足厥阴肝经。敛营止血，清热消瘀。

百草霜专止失血，治吐衄便溺，治产漏诸血甚效。

百草霜即灶内烟煤，与斧脐灰同性。

# 卷四 果部

## 龙 眼

味甘，微温，入足太阴脾、足厥阴肝经。补脾养血，滋肝生精。

龙眼甘能益脾，润可生精，滋肝木而清风燥，降心火而消热烦，补阴生血，而不至滋湿伐阳，伤中败土，至佳之品。胜归地诸药远矣。以有益智之名，《本草》谓其宁神益智。神生于血，智生于神，此亦固有之理也。至于惊悸不寐，根因湿旺胃逆，阳泄不藏，严氏归脾，以为血虚，而用龙眼，则难效矣。

## 荔 枝

味甘，性温，入足太阴脾、足厥阴肝经。暖补脾精，温滋肝血。

荔枝甘温滋润，最益脾肝精血。木中温气，化火生神，人身之至宝。温气亏损，阳败血寒，最宜此味。功与龙眼相同，但

血热宜龙眼，血寒宜荔枝。木郁血热，火泄金燔者，食之则龈肿鼻衄，非所当服。

干者味减，不如鲜者，而气质和平，补益无损，不至助火生热，则大胜鲜者。其功生津止渴，悦色益颜，发痘消疮，治肿疔、瘰疬、赘瘤之类。

荔枝核治癫疝囊肿，上品也。

## 甘 蔗

味甘，微寒，入足太阴脾、足阳明胃经。泄热除烦。

蔗浆甘寒，解酒清肺，故《汉书》有蔗浆折朝酲，王维有大官还有蔗浆寒之语。土燥者最宜，阳衰湿旺者，服之亦能寒中下利。《本草》谓其下气止呕，则虽属甘缓，亦颇疏利不壅。白砂糖性平，功用相仿。

## 甜 瓜

味甘，性寒，入足太阴脾、足阳明胃

经。清烦止渴，解暑凉蒸。

甜瓜甘寒疏利，甚清暑热，但泄胃滑肠，阳衰土湿者，食之必泄利，生冷败脾，以此为最。

## 莲　子

味甘，性平，入足太阴脾、足阳明胃、足少阴肾、手阳明大肠经。养中补土，保精敛神，善止遗泄，能住滑溏。

莲子甘平，甚益脾胃，而固涩之性，最宜滑泄之家，遗精便溏，极有良效。

心名莲薏，苦寒泻火，治心烦上热之证。阳虚火败，去心用。

藕能活血破瘀，敷金疮折伤，生食清肺止渴，蒸食开胃止泄。

莲蕊固精止血，悦色乌须。

莲房止崩漏诸证。

荷叶蒂能领诸药，直至颠顶。

## 胡　桃

味甘、性涩，气平，入足阳明胃、手太阴肺经。宁嗽止喘，利水下食。

胡桃核敛涩滋润，能进饮食，止喘嗽，润肠胃，通淋涩，除崩漏，消痈肿，敷瘰疬，涂疥癣，疗头疮鼻䘌聤耳、便血、遗精失溺，泽肤润肠，黑乌须发，治腰疼、腹痛、寒疝、红痢、醋心之类，鱼口、便毒、火烧、打损、疔疮之属。

油胡桃治痈肿疥癣，杨梅秃疮，润泽须发。

青皮染髭须白癜。

## 山　楂

味酸、甘，气平，入足太阴脾、足厥阴肝经。消积破结，行血开瘀。

山楂消克磨化，一切宿肉停食、血癥气块皆除。

## 栗　子

味甘、咸，气平，入足太阴脾、足少阴肾经。补中培土，养胃益脾。

《素问·脏气法时论》：脾色黄，食盐，大豆、豚肉、栗、藿皆咸。戊土降于丁火，得离中之阴精，己土升于癸水，得坎中之阳气，故苦则入胃，咸则归脾。栗子咸甘入脾，补中助气，充虚益馁。培土实脾，诸物莫逮，但多食则气滞难消，少啖则气达易克耳。生食治腰腿不遂，生嚼涂筋骨碎断，又消肿痛，行瘀血，破痃癖，去恶刺，出箭头，止鼻衄，敛泄利。

风干者佳。

壳止便血。

壳内薄皮，治骨鲠。

## 橡　子

味苦，性涩，气平，入足太阴脾、手阳明大肠经。健脾消谷，涩肠止痢。

橡子苦涩收敛，暖胃固肠，消食止泄。治泄利脱肛，断痔瘘失血，磨涂痈疽坚硬不消。

壳止下利便血，带下崩中，乌须染发，性最敛涩。

## 荸荠

味甘,微寒,入足太阴脾、足厥阴肝经。下食消谷,止血磨癥。

荸荠甘寒清利,治热烦消渴,化宿谷坚癥,疗噎膈黄疸,解金石蛊毒,医吞铜便血,止下利崩中。攻坚破聚,是其所长,但寒胃气,脾弱者食之,则脐下结痛。

荸荠即地栗,亦名凫茨,《尔雅》作凫茈。

## 西 瓜

味甘,微寒,入手太阴肺、足太阳膀胱、足阳明胃经。清金除烦,利水通淋。

西瓜甘寒疏利,清金利水,涤胸膈烦躁,泻膀胱热涩,最佳之品。脾胃寒湿,取汁热服。

## 蒲 桃

味甘、酸,微寒,入手太阴肺、足太阳膀胱、足阳明胃经。清金解渴,利水除淋。

蒲桃清金利水,治烦渴热淋,疗胎气冲心。其力未及西瓜,亦佳品也。

蒲桃出自西域。《汉书·西域传》:大宛诸国,富人以蒲桃作酒,藏之数十年不坏。张骞携其种来,中国始生。后人作葡萄。

## 黄 橘

味甘、酸,微寒,入手太阴肺经。清金止渴,凉膈除烦。

黄橘酸甘清利,治心肺烦渴。但生冷之性,滋湿败土,聚涎生痰,阳虚湿旺者忌之。

青皮破滞攻坚,伐肝泄肺,庸工最肯用之。

## 青 梨

味甘、酸,微寒,入手太阴肺经。清心凉肺,止渴消痰。

青梨甘寒清利,凉心肺烦热,滋脏腑燥渴,洗涤涎痰,疏通郁塞,滋木清风,泄火败毒。治风淫热郁,欲作瘫痪痛疽之病。阴旺土湿者忌之,泄胃滑肠,不可恣食。上热者,取汁温服。点眼病赤肿翳肉。

## 柿 霜

味甘,性凉,入手太阴肺、手少阴心经。清金止渴,化痰宁嗽。

柿霜清心肺烦热,生津解渴。善治痰嗽,消咽喉口舌诸疮肿病。

干柿饼清肺涩肠,消痰止渴。治吐血淋血,痔瘘肠癖,肺痿心热,咳嗽喑哑。

## 枇 杷

味酸、甘,气平,入手太阴肺经。润肠解渴,止呕降逆。

枇杷酸收降利,治肺胃冲逆,呕哕烦渴。

枇杷叶能清金下气,止嗽止吐,清凉泻肺,治标之品。

去毛，蜜炙，止嗽最善。

## 杨 梅

味酸、甘，微温，入手太阴肺经。除痰止呕，解渴断痢。

杨梅酸涩降敛，治心肺烦郁，止饮酒呕吐，疗痢疾损伤，止血衄。

核仁能治脚气。

杨梅生瘴疠之乡，其味酸甘，多食损齿伤筋。惟桑土者不酸。林邑生者，实如杯盏，青时极酸，熟则如蜜。酿酒号梅香酽，土人珍重之。

## 橄 榄

味酸，涩，气平，入手太阴肺经。生津止渴，下气除烦。

橄榄酸涩收敛，能降逆气，开胃口，生津液，止烦渴，消酒醒，化鱼鲠，收泄利，疗咽喉肿痛，解鱼鳖诸毒，平唇裂牙疳。

核治癞疝。

## 林 檎

味酸，涩，气平，入手太阴肺经。生津解渴，下气消痰。

林檎酸涩收敛，治肺热消渴，疗滑肠泄利。

## 金 枣

味酸、甘，微凉，入手太阴肺经。下气宽胸，解醒止渴。

金枣酸凉清肺，降胸膈逆气，治上热烦渴。

金枣亦名橘，似橘，小而皮光，大如胡桃，夏青冬黄，在树至三五年，树高数尺，霜雪不凋，实随年长，形如鸡卵，色青黄如初年也。

## 银 杏

味苦、甘，性涩，气平，入手太阴肺经。降痰下气，宁嗽止喘。

银杏苦涩敛肺，降痰涎，止喘嗽，缩小便，除白浊，收带下。根去鼉疱黚黵，平手足皴裂，疗头面癣疥，杀虫去虱皆效。

银杏即白果，熟食益人。

叶辟诸虫。

## 芡 实

味甘，性涩，入手太阴肺、足少阴肾经。止遗精，收带下。

芡实固涩滑泄，治遗精失溺、白浊带下之病。

## 石榴皮

味酸，性涩，入手阳明大肠、足厥阴肝经。敛肠固肾，涩精止血。

石榴皮酸涩收敛，治下利遗精、脱肛便血、崩中带下之病，点眼止泪，涂疮拔毒。

# 木 瓜

味酸，性涩，微寒，入手太阴肺、足厥阴肝经。敛肠止泄，逐湿舒筋。

木瓜酸敛收涩，能敛肺固肠，燥土泻肝。治霍乱吐利，腹痛转筋，疗脚气，治中风筋挛骨痛。其主治诸病，总皆寒湿之邪，但用木瓜，终难成效。《本草》谓其性温，止泄。

瓜汁寒脾，冷饮立生泄利。虽能泻肝止痛，而土虚木贼，最忌酸收。功止治标，未能无弊，何如苓、桂、姜、甘温燥之品，效大而力捷也。

木瓜鲜者，糖饯，敛肺止渴。

# 棠 梨

味酸，性涩，微寒，入手太阴肺、足厥阴肝经。收肠敛肺，止泄除呕。

棠梨酸涩，功同木瓜，治霍乱吐泻，腹痛转筋。烧食止泄利。

# 香 橼

味苦、酸，微凉，入手太阴肺经。清金下气，止嗽除痰。

香橼长于行气。

# 香 橙

味酸，入手太阴肺经。宽胸利气，解酒消瘿。

香橙善降逆气，止恶心，消瘰疬瘿瘤。

## 附谷菜部

# 芝 麻

味甘，气平，入足厥阴肝、手阳明大肠经。润肺开闭。

芝麻补益精液，滋润肝肠。治大便结塞。清风荣木，养血舒筋，疗语塞步迟、皮燥发枯、髓涸肉减、乳少经阻诸证。医一切疮疡，败毒消肿，生肌长肉。杀虫，生秃发，滑产催衣皆善，上品也。

# 白 扁 豆

味甘，气平，入足太阴脾、手阳明大肠经。培精养胃，住泄止呕。

白扁豆性甘平敛涩，补土治泄，亦良善之品也。

# 瓠 芦

味甘，气平，性滑，入手太阴肺、足太阳膀胱经。清金润燥，利水泄湿。

瓠芦清金利水。治心肺烦热、溲溺淋涩、胀满黄肿之证。鲜者作羹，甘滑清利。亚腰者，连子烧，研，饮送，每服一枚，水胀腹满，十余日消。

亦作葫芦。

瓠芦甘寒泻水，排停痰宿饮，消水肿黄疸，煮汁渍阴，能通小便。煎汤滴鼻，即出黄水。疗鼻塞牙疼，去胬肉老翳，治痈疽痔瘘、疥癣。点鼻肉，吹耳脓，吐蛊毒，下死胎。灸下部悬痈，能吐能泄。

肿辟恶皆良。

## 冬 瓜

味酸、甘，微寒，入手太阴肺、足太阳膀胱经。清金止渴，利水消胀。

冬瓜清金利水。治消渴水胀，泄痢淋涩，痈疽痔瘘皆医，解食中毒，洗头面䵟黵。

冬瓜去皮，切片，酒水煮烂，去渣熬浓，器收，每夜涂面，变黑为白，光泽异前。

## 白芥子

味辛，气温，入手太阴肺经。破壅豁痰，止喘宁嗽。

白芥子辛温利气，扫寒痰冷涎，破胸膈支满，治咳逆喘促，开胃止痛，消

## 莱菔子

味辛，气平，入手太阴肺经。下气止喘，化痰破郁。

莱菔子辛烈疏利，善化痰饮，最止喘嗽，破郁止痛，利气消谷。生研，吐老痰。

## 韭 子

味辛，性温，入足少阴肾、足厥阴肝经。秘精敛血，暖膝强腰。

韭子温补肾肝，治白淫赤带，腰膝软弱，宗筋下痿，精液常流。

韭菜汁治吐衄便溺诸血，行打扑损伤诸瘀，疗女子经脉逆行，止胸膈刺痛如锥，消散胃脘瘀血。

# 卷五　禽兽部

## 牛 肉

味甘，性平，入足太阴脾、足厥阴肝经。补中培土，养血荣筋。

《素问》：肝色青，宜食甘，粳米、牛肉、枣、葵皆甘。牛肉补益脾肝，滋养血肉，壮筋强骨，治腰膝软弱，消渴癖积，牛皮治风癣。

水牛肉性寒，兼消水肿，利小便。

牛乳清肺润肠，退热止渴，疗黄疸。

牛髓补精添力，续绝补伤。

牛脑润皲裂，清癖积。

牛胆套南星，治惊化痰。

牛角䚡通经破瘀，止血泄痢。

牛涎治反胃噎膈。

牛溺治水肿尿癃。

牛黄治惊狂风热。

败鼓皮治蛊毒淋漓。

马勃治咽喉痹痛，久嗽失声，骨鲠吐衄。马勃亦名牛屎菇。

## 马 肉

味辛、苦，性寒，入足阳明胃、手太阴肺经。清金下气，壮骨强筋。

马肉辛冷，无补益。

骏马肉有毒，醇酒、杏、芦、蔛汁解。

马肝有毒。《汉书》：文成食马肝死。景帝曰：食肉不食马肝，马肝大毒，入肠则死（栗杵灰汁浸洗，白沫出，解）。

白马尿治积聚癥瘕（祖台之《志怪》载治鳖瘕事）。

## 山 羊 血

味咸、甘，气平，入足厥阴肝经。最行瘀血，绝止瘀痛。

山羊血治瘀血作痛，疗跌仆损伤甚捷。

## 犀 角

味苦、酸，性寒，入足厥阴肝、足少阳胆、手少阴心经。泄火除烦，解毒止血。

犀角寒凉泄火，治胸膈热烦，口鼻吐衄、瘟疫营热发斑，伤寒血瘀作狂，消痈疽肿痛，解饮食药饵、山水瘴疠诸毒。

凡劳伤吐衄之证，虽有上热甚，而其中下两焦，则是寒湿，当与温中燥土之药并用。庸工犀角地黄一方，犀角可也，地黄泻火败土，滋湿伐阳，则大不可矣。

## 羚 羊 角

味苦、咸、微寒，入足厥阴肝经。清风明目，泻热舒筋。

羚羊角清散肝火，治心神惊悸，筋脉挛缩，去翳明目，破瘀行血，消瘰疬毒肿，山水瘴疠，平肝治胀满，除腹胁疼痛。

## 青 羊 肝

味苦，微寒，入足厥阴肝经。清肝退热，明目去翳。

青羊肝苦寒，清肝胆风热，治眼病红肿翳膜，昏花丧明，疗牙疳痢疾。

青羊胆治青盲白翳，红瘀赤障，便秘肠结，黯疱痦疮。

羊乳润肺止渴，治口疮舌肿，心痛肠燥。蜘蛛咬伤，蚰蜒入耳，灌之即化成水。

## 白 狗 胆

味苦，性寒，入足少阳胆、足厥阴肝经。明目退翳，破瘀消积。

白狗胆苦寒，清肝胆风热。治眼痛鼻痛，鼻衄耳聤，杀虫化积，止痛破血，凡刀箭损伤，及腹胁瘀血痛，热酒服半枚，瘀血尽下。兼敷一切恶疮。

白狗乳点久年青盲，于目未开时点，目开而瘥。涂赤秃发落，拔白生黑。

白狗血治癫疾。

黑狗血治难产横生，鬼魅侵凌。

狗宝温胃降逆，止噎纳谷，疗痈疽疔毒。

狗阴茎壮阳起痿，除女子带下阴痒。

## 獭 肝

味甘，微温，入足厥阴肝经。补虚益损，止嗽下冲。

獭肝温中降逆，治虚劳咳嗽上气、痔瘘下血、鬼魅侵侮之证。

## 五 灵 脂

味辛，微温，入足厥阴肝经。开闭止痛磨坚。

五灵脂破瘀血，善止疼痛，凡经产跌打诸瘀、心腹胁肋诸痛皆疗。又能止血，凡吐衄崩漏诸血皆收。生用行血，熟用止血。

## 夜 明 砂

味咸，气平，入足厥阴肝经。消积聚，去翳障。

蝙蝠屎名夜明砂，能磨翳明目，消肿破积，止痛除惊，去黑黯，下死胎，疗瘰疬，治马扑肿痛。

## 月 明 砂

味咸，气平，入足厥阴肝经。去翳障，疗痔瘘。

兔屎名月明砂，能明目去翳，消痔杀虫。庸工习用不效，季明又言其能治虚劳夜热，更荒诞！

## 鸡 内 金

味甘，气平，入手阳明大肠、足厥阴肝经。止痢敛血，利水秘精。

鸡内金扶中燥土，治泄痢崩带，尿血便红，喉痹乳蛾，口疮牙疳，失溺遗精，酒积食宿，胃反膈噎，并消痈疽发背。

## 鹰 屎 白

味淡，微寒，入手太阴肺、足厥阴肝经。消积灭痕，化硬退疱。

鹰屎白灭打伤瘢痕，消头面黔黯，化癖积骨鲠。

## 鹿 茸

味辛，微温，入足少阴肾、足厥阴肝经。生精补血，健骨强筋。

鹿茸补益肾肝，生精补血，最壮筋骨。治阳痿精滑、鬼交梦泄、崩漏带浊、腰疼膝软、目眩耳聋诸证。

酥炙用，研碎，酒煮，去渣，熬浓，重汤煮成膏，最佳。

## 鹿 角 胶

味辛、咸，微温，入足少阴肾、足厥阴肝经。补肾益肝，敛精止血。

鹿角胶温补肝肾，滋益精血。治阳痿精滑，鬼交梦遗、吐衄崩带、腰疼膝痛、疮疡毒肿、跌打损伤，宜子安胎，补虚回损。功效极多，但性滞不宜脾胃，中焦郁满者，切忌服之。

蛤粉炒，研用。

生研酒服，行瘀血肿毒，涂抹亦良。

炼霜熬膏，专补不行。胶霜功同，而霜不胶黏，似胜。

## 雀 卵

味咸，性温，入足少阴肾、足厥阴肝经。壮阳起痿，暖血温精。

雀卵温补肝肾精血，治男子阳痿、女子带下、精寒血枯，固瘕癥疝之证。《素问》：治女子血枯，月事衰少不来，用乌贼骨、藘茹，丸以雀卵。

雄雀屎名白丁香，能点翳膜胬肉，消积聚癥瘕，敷痈疽溃顶，吹喉开痹。

## 虎 骨

味辛、咸，气平，入足少阴肾经。疗关节气冷，治膝胫肿痛。

虎骨逐痹笔通关，强筋健骨，平历节肿痛，愈腰膝痿软，诸兽骨鲠、恶犬咬伤、痔瘘脱肛俱效。胫骨良。

酥炙，研用，熬膏佳。

手病用前腿骨，足病用后腿骨。左病用右，右病用左。

## 象 皮

味咸，气平，入足太阳膀胱经。合疮口，生肌肤。

象皮治金疮不合，一切疮疡，收口生肌俱捷。

烧灰存性，研细用。

象牙治诸刺入肉、伤喉，敷饮皆效。

## 熊 胆

味苦，性寒，入手少阴心、足少阳胆、足厥阴肝经。清心泻热，去翳杀虫。

熊胆苦寒，清君相二火，泻肝明目，去翳杀虫，宁魂止惊，治牙疳鼻衄、疮疡痔瘘之属。

## 鼠 胆

味苦，性寒，入手少阴心、足少阳胆、足厥阴肝经。点目昏，滴耳聋。

鼠胆涂箭镞不出，聤耳汁流。

鼠粪名两头尖，治伤寒劳复、男子阴易，通室女子经闭，收产妇阴脱，疗痈疽乳吹、犬咬鼠瘘。日华子谓其明目，然误入食中，令人目黄成疸。

## 燕子窠

味辛，气平，入手少阴心经。消恶疮，败肿毒。

胡燕窠土消肿解毒，治疥疬浸淫，黄水白秃，一切恶疮，涂洗皆效。

# 卷六　鳞介鱼虫部

## 腽肭脐 即海狗肾

味咸，性热，入足少阴肾、足厥阴肝经。温精暖血，起痿壮阳。

腽肭脐温暖肝肾，治宗筋痿弱、精冷血寒，破坚癥老血，治鬼交梦遗，健膝强腰，补虚益损，洗阴痒生疮。

## 海　马

味甘，性温，入足少阴肾、足厥阴肝经。暖水壮阳，滑胎消癥。

海马温暖肝肾，起痿壮阳，破癥块，消疔肿，平痈疽，催胎产。

## 龟　甲

味咸，性寒，入足少阴肾经。泻火滋阴，寒胃滑肠。

龟甲咸寒泻火，败脾伤胃，久服胃冷肠滑，无有不死。朱丹溪以下庸工，作补阴之方，用龟甲、地黄、知母、黄柏，治内伤虚劳之证，铲灭阳根，脱泄生气。俗子狂夫，广以龟、鹿诸药，祸流千载，可痛恨也！

烧研敷饮，治诸痈肿疡甚灵。

## 桑螵蛸

味咸，气平，入足少阴肾、足太阳膀胱、足厥阴肝经。起痿壮阳，回精失溺。

桑螵蛸温暖肝肾，疏通膀胱，治遗精失溺、经闭阳痿、带浊淋漓、耳痛喉痹、瘕疝骨鲠之证。

## 绿蜻蜓

味咸，微温，入足少阴肾、足厥阴肝经。强筋壮阳，暖水秘精。

绿蜻蜓温暖肝肾，治阳萎精滑。

近时房中药，多用红色者。

## 桑　虫

味苦，气平，入手少阴心、足厥阴肝经。止崩除带，消胀。

桑虫行瘀破滞，治口疮目翳，崩中带下。庸工以起小儿痘疮塌陷，不通之至！

## 蜗　牛

味咸，性寒，入足太阳膀胱、足厥阴肝经。利水泄火，消肿败毒。

蜗牛祛湿清热，治痔瘘瘰疬、发背脱肛、耳聋鼻衄、喉痹腮肿、目翳面疮，解蜈蚣、蚰蜒、蜂、蝎诸毒。

生捣，烧，研，涂敷皆良。

## 蚯蚓土

味咸，微寒，入手少阴心经。除湿热，消肿毒。

蚯蚓土清热消肿，敷乳吹卵肿，聍耳疳腮，一切肿毒，少腹小便胀闭。

## 原蚕蛾

味咸，性温，入足少阴肾、足厥阴肝经。暖肾壮阳，固精敛血。

原蚕蛾温暖肝肾，壮阳固精。治遗精溺血，疗金疮，灭瘢痕，止白浊。

## 蝼蛄

味咸，性寒，入足太阳膀胱经。利水消脓，开癃除淋。

蝼蛄咸寒，清利膀胱湿热，消水病胀满、小便淋漓，下胎衣，平瘰疬，出针刺，拔箭镞。腰前甚涩，能止大小便，腰后甚利，能利大小便。研细，吹鼻中，即出黄水，管吹茎内，立开小便，功力甚捷。

## 螺蛳

味甘，性寒，入足太阳膀胱经。清金止渴，利水泄热。

螺蛳清金利水，泻湿除热。治水肿胀满，疗脚气黄疸、淋沥消渴、疥癣瘰疬、眼病脱肛、痔瘘痢疾、一切疔肿之证。煮汁，疗热醒酒。

## 黄蜡

味甘，性寒，入手太阴肺、足厥阴肝经。敛血止痢，接骨续筋。

黄蜡凝聚收涩，治泄痢便脓，胎动下血，跌打金疮，汤火蛇咬，冻裂，一切诸疮。愈破风。

## 白蜡

味淡，气平，入手太阴肺、足厥阴肝经。止血生肌，补伤续绝。

白蜡坚凝敛聚，能消肿止痛，长肉合疮，接筋续骨，外科要品也。

白蜡即黄蜡之殊色者，此是腊树虫吐白如胡粉也。

## 珍珠

味甘、咸，微凉，入手太阴肺、足厥阴肝经。明目去翳，安魂定魄。

珍珠凉肺清肝，磨翳障，去惊悸，除遗精白浊，下死胎胞衣，涂面益色，敷疔拔毒，止渴除烦，滑胎催生。

## 石决明

味咸，气寒，入手太阴肺、足太阳膀胱经。清金利水，磨翳止淋。

石决明清肺开郁，磨翳消障，治雀目夜盲昼暗，泄膀胱湿热、小便淋漓，服点并用。但须精解病源，新制良方，用之得效。若庸工妄作眼科诸方，则终身不灵，久成大害，万不可服。

面煨，去粗皮，研细，水飞。

## 蝉 蜕

味辛，气平，入手太阴肺经。发表驱风，退翳消肿。

蝉蜕轻浮发散，专治皮毛，退翳膜，消肿毒。治大人失音，小儿夜啼，取其昼鸣夜息之意。

庸工以治大人头风眩晕，小儿痘疮痒塌，则不通矣。眩晕不缘风邪，痒塌全因卫陷，此岂蝉蜕所能治也！又治惊痫噤风，亦殊未然。

## 蛇 蜕

味咸，气平，入手太阴肺经。发表驱风，退翳败毒。

蛇蜕发散皮毛，治疮疡毒肿。至于退翳膜，止惊痫，则非蛇蜕、蝉蜕所能奏效。庸工往往不解病源，而但用表散之品，可见庸陋极矣。

## 蛤 蚧

味咸，气平，入手太阴肺、足太阳膀胱、足少阴肾、足厥阴肝经。敛血止嗽，利水助阳。

蛤蚧收降肺气，疏通水府。治喘嗽吐血、消渴淋癃，通经行血，起痿壮阳，及虚劳羸弱之病。

去头眼鳞爪，酒浸，酥炙黄，研细。

口含少许，驰百步不喘，止喘宁嗽，功力甚捷。

其毒在头足，其力在尾。如虫蛀其尾者，不足用。

## 蜥 蜴

味咸，性寒，入手太阴肺、足太阳膀胱、足少阴肾、足厥阴肝经。消癞通淋，破水积，治瘘疮。

蜥蜴亦名石龙子，能吐雹祈雨，故善通水道。

酥炙，研细用。

## 蟾 酥

味辛，微温，入手太阴肺、足少阴肾经。涩精助阳，败毒消肿。

蟾酥研，涂抹颠顶，治精滑梦遗，磨点疮头，治疔毒痈肿，摩腰暖肾，揩牙止痛。

辛烈殊常，入钵擂研，气冲鼻孔，喷嚏不止，沾唇麻辣，何能当者。外科家因作小丸服，甚非良善之治也。

## 五 倍 子

味酸，气平，入手太阴肺、手阳明大肠经。收肺除咳，敛肠止利。

五倍子酸收入肺，敛肠坠，缩肛脱，消肿毒，平咳逆，断滑泄，化顽痰，止失红，敛溃疮，搽口疮，吹喉痹，固盗汗，止遗精，治一切肿毒痔瘘、疥癞金疮之类。

五倍酿法名百药煎，与五倍同功。

## 蛤 粉

味咸，性寒，入手太阴肺、足太阳膀胱经。清金利水，化痰止嗽。

蛤粉咸寒清利，凉金退热，利水泄湿。治咳嗽气逆，胸满痰阻，水胀溺癃，崩中带下，瘿瘤积聚。

煅研用。

## 全 蝎

味辛，气平，入足厥阴肝经。穿筋透节，逐湿除风。

全蝎燥湿驱风，治中风㖞斜瘫痪、小儿惊风、女子带下诸证。此亦庸工习用之物。诸如此种，大方之家，概不取也。

## 僵 蚕

味辛、咸，气平，入足厥阴肝经。活络通经，驱风开痹。

僵蚕驱逐风邪，治中风不语、头痛胸痹、口噤牙痛、隐疹风瘙、瘰疬疔毒、黚斑粉刺、痔瘘金疮、崩中便血，治男子阴痒、小儿惊风诸证。此庸工习用之物。风邪外袭，宜发其表，风燥内动，宜滋其肝，表里不治，但事驱风，欲使之愈，复何益也！愈驱愈盛，不通之极矣。

僵蚕烧研酒服，能溃痈破顶，又治血淋崩中。

蚕脱纸烧研，治吐衄便溺诸血，小儿淋漓，诸疮肿痛。

## 白 花 蛇

味咸，微温，入足厥阴肝经。通关透节，泄湿驱风。

白花蛇穿经透骨，开痹搜风，治鼻口㖞斜、手足瘫痪、骨节疼痛、肌肤麻痒、疥癞风癫之证。

中风病因木郁风动，血燥筋枯，外风虚邪表闭，筋缩四肢而成。木郁之由，全缘水寒土湿，生发不遂。白花蛇外达筋脉，则益其枯燥，内行脏腑，不能祛其湿寒，非善品也。庸工习用诸方，标本皆背，无益于病而徒杀生灵，其无益也。读柳子厚《捕蛇》之篇，至可伤矣。

## 乌 梢 蛇

味咸，气平，入足厥阴肝经。起风瘫，除疥疠。

乌梢蛇穿筋透络，逐痹驱风，治中风麻痹，疥疠瘙痒，与白花蛇同。

风癞因风伤卫气，卫敛营郁，营热外发。红点透露，则为疹，红点不透，隐于皮里，是为瘾疹，隐而不发，血热瘀蒸，久而肌肤溃烂，则成痂癞。仲景有论及之，而后世不解，用搜风之物，枉害生灵，无补于病。诸如此类，概不足取也。

## 斑 蝥

味辛，微寒，入足厥阴肝经。消肿败毒，利水通淋。

斑蝥辛寒毒烈，坠胎破积，追毒利

水，止瘰疬疥癣、癫疝瘕疝，下虫毒，开癃淋，点疣痣，消痞瘕，解疯狗伤。

斑蝥糯米同炒，去斑蝥，用米，研细，清油少许，冷水调服。治疯狗伤，小便利下毒物而瘥。利后腹痛，冷水青靛解之。瘰疬每服一枚，不过七枚，毒从小便出，如粉片血块而瘥。宜滑石、灯心等引之使下。

## 蜈 蚣

味辛，微温，入足厥阴肝经。坠胎破积，拔脓消肿。

蜈蚣辛温毒悍，能化癥消积杀虫，解毒蛊，治瘰疬痔瘘、秃疮便毒，疗蛇瘕蛇咬，蛇瘴鬼疰。庸工以治惊痫抽搐，脐风口噤。

## 青鱼胆

味苦，性寒，入足厥阴肝经。明目去翳，消肿退热。

青鱼胆苦寒，泻肝胆风热。治眼病赤肿翳障、呕吐喉痹涎痰，化鱼骨鲠噎，平一切恶疮。

## 乌贼鱼

味咸，气平，入足厥阴肝经。行瘀止血，磨障消瘕。

乌贼鱼骨善治新血而破瘀血，《素问》治女子血枯，月事衰少不来。以乌贼鱼骨、茹芦为末，丸以雀卵。血枯必由血脱，血脱之原，缘瘀滞不流，经脉莫

容。乌贼骨行瘀固脱，兼擅其长，故能著奇功。其诸治效，止吐衄崩带，磨翳障癥瘕，疗跌打汤火、泪眼雀目、重舌鹅口、喉痹耳聤、缩瘿消肿，拔疔败毒，敛疮燥脓，化鲠止蛔，收阴囊湿痒，除小便血淋，上品也。

## 鲮 甲

味辛、咸，气平，入足阳明胃、足厥阴肝经。透络，洞骨，喉痹耳。

鲮甲通经脉，下乳汁，透筋骨，逐风湿，止疼痛，除麻痹，消肿毒，排脓血，疗瘰疬痔瘘、瘰疬疥癣、奶吹乳岩、阴瘘便毒、聤耳火眼、蚁瘘鼠疮。至于瘫痪㖞斜，缓急拘挛，未必能也。而引达木荣筋之药，斩关深入，直透拳曲拘挛之处，则莫过于此。

病在上下左右，依其方位，取甲炒焦，研细用。

亦名穿山甲。

## 鲤 鱼

味甘，性温，入足太阴脾、手太阴肺、足太阳膀胱经。降气止咳，利水消胀。

鲤鱼利水下气，止咳嗽喘促，水肿黄疸，冷气寒瘕，泄利反胃，胎动乳闭。烧灰醋和，敷一切肿毒。

常食鼻口发热，助肺火。

## 鲫 鱼

味甘，性温，入足太阴脾、足太阳膀

胱经、足厥阴肝经。补土培中，利水败毒。

鲫鱼培土益脾，温中开胃。治消渴水

肿、下利便血、噎膈反胃、骨疽肠痈、瘄痔秃疮，涂诸疮久不瘥。

# 卷七　人部

## 胎　衣

味咸，气平，入足厥阴肝经。补虚伤，益气血。

胎衣治男女虚劳，说起丹溪。胎妊化生，赖夫精气，不关衣胞。成人胎衣枯槁，精气无存，此珠玉之蚌璞，无用者耳。而下士庸工，以此治虚劳，愚矣。其所妄作，河车大造诸丸，用地黄、黄柏、龟甲、天冬，泻火伐阳，辞人近鬼，祸世戕生，毒虐千古！痛念死者，此恨无终也。

## 人中白

味咸，性寒，入手少阴心、足太阳膀胱经。清心泻火，凉血止衄。

人中白咸寒泻火，治鼻衄口疮、牙疳喉痹之证。即人溺澄清，白浊下凝者。庸工以法晒炼，而为秋石，妄作各种丹丸，泻火伐阳，以夭人命，甚可恶也！

## 人中黄

性寒，入手少阴心、足少阳胆经。清

瘟疫，止热狂。

人中黄寒凉泄火，治温热诞狂。即粪清也，名黄龙汤，乃庸工习用不效。

## 乳　汁

味甘，性凉，入手太阴肺、足太阴脾、足厥阴肝经。清肺除烦，滋肝润燥。

乳汁以肝血化于肺气，即朱汞变为白金，养育婴儿，滋生气血，全赖乎此。内伤虚劳，为小儿热吮，极佳，非寻常草木所能及也。一离人身，温气稍减，但存冷汁，其质寒滑滋润，绝无补益。血得气化，温变为肃，暖服不热，冷饮则凉，润肺滋肝，是其长耳，抑阴扶阳，非所能也。

至乳酥、乳酪之类，冷食寒饮，极损中气。惟塞外、西方之民，脾胃温燥，乃为相宜。阳亏土湿，切当远之。噎膈湿旺之病，朱丹溪以为燥证，而用乳酪，湿滋土败，其死更速。

点眼病甚良，解食牛肉中毒。

# 卷八 杂类部

## 紫梢花

味甘，性温，入足少阴肾、足厥阴肝经。起痿壮阳，暖肾秘精。

紫梢花温暖肝肾，强筋起痿，治遗精、白浊、阴痒、囊湿、冷带之证。

## 玉簪根

味辛，性寒，入足少阴肾经。化骨落牙，断产消痈。

玉簪根辛寒透骨，能落牙齿，化骨鲠，绝胎妊，散肿毒，研涂一切痈肿。作汤不可着牙，最能损齿。

## 凤仙子

味苦，微温，入足少阴肾经。软坚化骨，消癖落牙。

凤仙子其性最急，能化骨鲠，落牙齿，催生产，消癖块，与玉簪根性略同，而迅烈过之。

作油，以少许滴蟹上，其壳立碎，崩落釜中。

## 锦地罗

味苦，气平，入手少阴心经。消肿解毒，兼解瘴疠。

锦地罗治瘴气疠毒，一切饮食诸毒。生研，酒服、涂抹皆效。

## 墓田回

气平，入足少阴肾经。除崩止带，敛血秘精。

墓田回治崩中带下，收敛疏泄。

## 苋实

味甘，性寒，入手阳明大肠、足太阳膀胱、足厥阴肝经。去翳明目，杀蛔清风。

苋实清利肝肺，治青盲翳目、白翳黑花，疏木杀虫，滑肠利水，通利大小二便。

## 经水

味咸，气平，入手太阴肺、足太阴脾、足厥阴肝经。退疸去黄，止血消肿。

经水清热祛湿，治热病劳复，女劳黄疸，痈疽湿痒，疗虎狼咬药箭诸伤。俗子以为红铅，制炼服饵，愚谬不通！

## 鸡冠

味苦，微凉，入足厥阴肝经。清风退

热，止衄敛营。

鸡冠花止九窍失血，吐血、崩漏、淋痢诸血皆止。并治带淋之证。

花与子同功。

## 粟　壳

味咸，性涩，微寒，入手太阴肺、手阳明大肠经。收肺敛肠，止咳断利。

罂粟酸涩收敛，治咳嗽泄利。肺逆肠滑之病，初病忌服。当与行郁泄湿之药并用乃可。并治遗精。

## 鸦 片 烟

味酸，涩，微温，入手阳明大肠、足少阴肾经。敛肠止泄，保肾秘精。

鸦片烟收涩敛固，治泄利脱肛，精滑梦遗。《本草》谓鸦片即罂粟未开，针刺青苞，津出刮收，阴干而成，名阿芙蓉。今洋船贩卖关中，无赖之徒，以及不肖子弟，官宦长随，优娼等以为服之添筋力，长精神，御淫女，抱娈童，十倍寻常。但不永年，难逃五年。此烟非延年养生之品，断宜戒之！

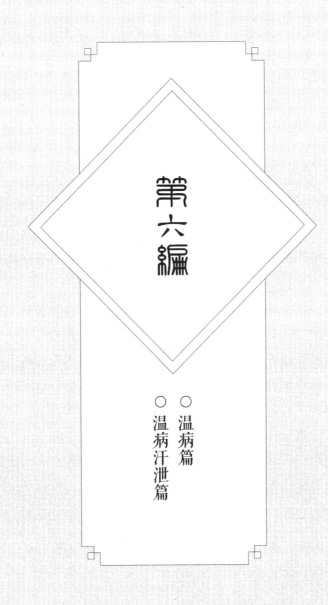

# 第六編

○ 温病篇
○ 温病汗泄篇

# 目录

## 温病篇

# 温病篇

## 序

　　温病之理本无古今之异、南北之殊，惟天时地气，既有燥湿之不同，则人身病气自有偏虚偏实之别，虚者亦以实治之，所以宜于气候偏湿之方书用于气候偏燥之地，未尽相宜也。偏湿则空气中凝聚之气多，偏燥则空气中疏泄之气多，凝聚易于病实，疏泄易于病虚，此则温病之理，同之中有不同也。仲景《金匮》《伤寒》经方于内伤外感各条虽无详晰之说明，然有症可按、有方可法，究心经方之医自少纷歧之弊。惟温病则古圣未定经方，世之奉为法则者惟吴鞠通《温病条辨》为盛行之书，此书不从中气荣卫脏腑立论，分为上焦篇、中焦篇、下焦篇，于人身气化回旋一气升降之理不合，又用药则首用桂枝汤、次用连翘散，桂枝汤之桂枝性热，大枣性补。温病最忌银翘散之薄荷、荆芥，耗散津液甚于麻黄。牛蒡子、桔梗系降除痰涎，最伤津液之品，温病最忌，所以二方治温病不效也。如在空气偏于凝聚之地，薄荷、荆芥、牛蒡子、桔梗治虽不效，尚不遗祸。若在空气偏于疏泄之地，若服薄荷、荆芥、牛蒡子、桔梗，正气必益竭，津液必益亏，所以服银翘散后，热反加者，不少也。承祖既编演系统学脉法，学《金匮方解》《伤寒读法》，因同学诸君之请又编演《温病治法》。其《温病条辨》方中有用而不合者与用之最效者，亦择而论之，合者可以为法，不效者可以为戒。适有米君辩驳中医改进研究会征稿问题，此问题承祖奉理事长之命所拟者也。米君之辩驳与陈君之评定皆于改进温病治法有极大关系，因录于篇首与同学诸君研究焉！

彭子益

# 研究会第六次征集医稿问题之辩驳

米焕章

原题仲景《伤寒论》太阳病或已发热，或未发热，必恶寒体痛，名曰伤寒。太阳病发热而渴，不恶寒者为温病。查现在温病得病之初，亦多有恶寒体痛者，医家将温病误认为伤寒，即由于恶寒之故。究竟温病何以亦复恶寒？《内经》言热病，其未满三日者，可汗而已，其已满三日者，可泄而已。《内经》所言汗泄俱是刺法，并非泻药。王叔和《伤寒序例》乃将"泄"字改为"下"字，热病泻药，古无专方，究竟热病泻药应用何药乃妥，究竟应否汗下，试各详言其理，并列药方。

详阅此次问题，其注意本在瘟疫，不在伤寒，而题中所言温病热病却又在伤寒范围之内，试以《内》《难》二经证之，《素问》曰：热病者皆伤寒之类也。又曰：人之伤于寒也，则为热病。又曰：人伤于寒而传为热何也？寒甚则生热也。又曰：凡病伤寒而成温病者，先夏至日为病温，后夏至日为病暑。按暑病即热病也。《难经·五十难》谓伤寒有五，热病、温病即在五种之中。经文俱在历历可考，今题中所言温病、热病竟与伤寒证中温热二证大相背谬，不惟不知温热二证隶于伤寒，且将伤寒证中温热二证误认为瘟疫矣。章不敏，请以一得之愚，就其题而讨论之。原

题云查现在温病得病之初亦多恶寒，体痛者，医家将温病误认为伤寒，即由于恶寒之故，究竟温病何以复恶寒？按查现在温病五字，其意是指瘟疫而言，非指太阳病发热而渴不恶寒之温病而言。温病者即王叔和所谓中而不即病者，寒毒藏于肌肤，至春分变为温病是也。瘟疫温病截然两途，何得濛混。伤寒始自太阳，太阳为寒水之经，本寒标阳，主一身之表，恶寒体痛是得病之初应有之现象，医家认为伤寒正是针锋相对，何言误耶。题又云《内经》治热病，汗泄俱是刺法，并非汤药。与王叔和《伤寒序例》"泄"字改为"下"字，毫无干涉，盖叔和是以汤药泄之也。用字虽殊，治法无异，引证比较，似无理由，而且题界亦不清矣。至问热病究竟应用何药？究竟汗下不分病在何经何腑是轻是重，汤药何能预定之，如果脉浮紧、头痛、项强、恶寒之表证，法当以麻黄汗之。有潮热、谵语、手足濈然汗出、腹满痛，大便硬之里证，法当以承气汤下之，此定法也，亦活法也。君预定一方而治千万人之病，无是理也，管见如是。

敬质

大会明师贤友指正

# 评米君焕章第六次征集医稿问题之辩驳原题及辩驳文均详

陈观光

按原题命意可分为两段，首段论伤寒与温病之鉴别法，其要点有三：①恶寒体痛为伤寒之必有证。②恶寒为温病之必无证。③现在温病初起亦多恶寒体痛与伤寒论文矛盾之处，即为医家误认聚讼之源。本段精神全在于此。米君辩驳此段有二：①谓原题不知温热二证隶于伤寒。②谓原题将温热二证误认为瘟疫。窃谓上古近世气候人事，今昔迥殊，病变日繁，如痘疹梅毒等均为古书所未备。温热各证，吴、叶、薛、王诸家早以《伤寒论》语焉未详，不足尽其幻变，著有专书，即使仲景复出，亦未必不幸其益臻明备而弗之罪。后之学者或本《内经》《难经》《伤寒论》，或宗诸温病家言，只须有裨治疗，不必开其门户。至误温热为瘟疫一层，米君似以现行温病为瘟疫，却未说出二证鉴别方法。考瘟疫以性质传染为确定之诊断，中西医所公认，恶寒体痛为瘟疫之或有证，不能据之即定为瘟疫。中医既无微菌微虫之检查，现行之温病性质是否传染，学术上无从确定，征之病象，并无把握。原题认为温病何渴厚非。况温病有单外感单伏邪及外感伏邪俱发之分，惟伏邪为病与伤寒证之发热、口渴、不恶寒针锋相对，余均现微恶寒，医家以此误人，洵属常事。此段论热病之疗法，首引《内经》以刺法汗泄，次引《伤寒序例》以汤药汗下，俱是应视文字，其意旨全在究竟应用何药，应否汗下二语。作者或就得病原因定其性质，可否汗下以为原则，而以病现若何症状，可汗可下，若何症状禁汗禁下以为例外，为有心斯道者，立一提纲大法，庸非问者作者之大快事乎。

## 问题说明——第六次征稿问题乃承祖奉中医改进研究会理事长之命所拟者

造化之气，动静而已。动则生阳，静则生阴。动则疏泄，静则收敛，动则病热，静则病寒。一年四季，十二节气，夏季气动，冬季气静。夏至一阴生，阴生则气降，冬至一阳生，阳生则气升。夏至之后，节气为小暑、大暑，冬至之后，节气为小寒、大寒。春生、夏长、秋收、冬藏，四时相维之气也。小暑、大暑长气当令，小寒、大寒藏气当令。夏至阴生交秋而阴气始降。冬至阳生交春而阳气始升。夏至阴生必经小暑、大暑之长气而后交立秋者，阴气生于夏至而培于小暑、大暑，动极而静，长气愈旺，阴根愈厚也。冬至阳生必经小寒、大寒之藏气而后交立春者，阳生于冬至而培于小寒、大寒，静极而动，藏气愈旺，阳根愈固也。故冬至节后天气不寒必病冬温，天气寒少必病春温，盖阳生不藏泄动而生热也。

《内经》曰：夫精者，人身之本也，故藏于精者，春不病温。又曰：冬不藏精，春必病温。又曰：阴阳之要，阳密乃固，阴平阳秘，精神乃治，阳强不能秘，阴气乃绝。因于露风，乃生寒热，盖精者，阳根也。言冬时能藏，阳根固秘，不化邪火，交春之后，清阳上升，不病春温，如冬时当藏不藏，阳气不能秘，阴气遂伤，内则木火偏盛，外则卫气偏虚，卫秉金水，其性收敛，荣秉木火，其性疏泄，卫气偏虚则疏泄之气旺，收敛之气衰，于是荣卫不调，偶因风露来侵则感冒而作寒热，寒者卫郁，热者荣郁也。恶寒发热太阳经病应有之证，太阳统属荣卫，曰太阳证者即荣卫不调之证，不调则恶寒而发热也。仲景曰：太阳证不恶寒，盖恶寒罢后不恶寒也。荣行脉中，卫行脉外，所以外感之病皆先恶寒而后发热，断未有不先恶寒者。

《内经》又曰：冬伤于寒，春必病温。言冬令属水，水气主藏，严寒固藏之气不伤，则阳秘水中根深本固，不化邪热。阴平阳秘，不病春温。如人当冬令应行固藏之时，疏泄不藏，凡冬时汗出、不寐、咳嗽、腹泻皆冬不藏精，与冬伤于寒义皆为疏泄不藏也。冬时阳泄化热，一交春令，木火升发之时，荣卫不和，一经外感，里气内动，内外皆热，必温病病也。王叔和《伤寒序例》谓：冬伤于寒，春必病温，系冬时为寒气所伤即刻就病者为伤寒；即刻不病，寒毒藏于肌肤，交春之后，寒变为邪热，即为温病，夫寒气交而为热，如何变法？寒毒藏于肌肤，至春始病，如何藏法？伤寒之病一得即项强体痛，何能至

春始病乎？《内经》所谓：春伤于风，夏生飧泄，夏伤于暑，秋必病疟，秋伤于湿，冬必咳嗽，冬伤于寒，春必病温者皆五行气化作用之病。非叔和所谓当时不病过后乃变而病也。缘风为木气，暑为火气，湿为土气，寒为水气，木主疏泄，火主宣发，土主运化，水主潜藏。

春伤于风，夏必飧泄者，人身水道通利则便干而不泄水，道通利者，木气疏泄之力，木气能于疏泄，必由下焦阳足，木气根深，如当春木之时，伤其疏泄之气，交夏之后，木气退歇，疏泄不行，水道不通，于是水入大肠而病飧泄也。夏伤于暑，秋必病疟者，盛夏之时，人身腠理开张，汗孔通调，乃火气发宣之力，汗孔通调，经络之中无所瘀结，交秋气敛，荣卫疏泄，无所阻滞，故不病疟。人当盛夏之时，伤其发宣之气，腠理不开，汗孔不通，水气停留于经络之间，交秋之际，发宣之气退歇，秋气收敛，经络瘀结，荣卫阻滞，则寒热交作，是以病疟也。秋伤于湿，冬病咳嗽者，湿为土气，土主运化，人身脾土左升、胃土右降。胃土右降，肺气下行，不病咳嗽，大暑、立秋、处暑、白露四节气之间，正太阴湿土主令之时，人于此时，伤其土气，胃土右降之气不足，肺气上逆，故病咳嗽。春气之能升者，己土之左旋，秋气之能降者，戊土之右转，土气虽伤，秋金当令，故咳嗽不病于秋，而病于冬也。冬伤于寒，春必病温者，寒为水气，水主潜藏，四时之气。四时之气，春生、夏长、秋收、冬藏，欲寒欲藏，自然之理。冬至阳生，藏气得令，阳根深秘，不化邪热，交春之后，清阳上

升，不病温病，冬时阳泄，藏气有伤，未到木火之时，水中一线阳根，已化邪热之气，交春火发，在天则疏泄太过，收敛不足，在人则卫气偏虚，荣气偏旺，荣卫不和，易受外感。温病者，阳虚而热伏于内，表虚而荣郁于外，荣热与伏热里应外合，内外皆热，而里气极虚之病也。非叔和所谓伏寒变热之谓也。"变"之一字空空洞洞，叔和以毫无着落之一"变"字，遂将后学教错，后之学者，不从"变"字上去寻着落，亦遂以不解解之，且深信不疑。

风热暑湿燥寒者，木火土金水之气也。木火土金水者，一气升降中五个运行作用之称也。春伤于风之"风"字，并非太空所吹的风吹入人身，春时不病，至夏病泄也。夏伤于暑之"暑"字，并非暑热伤人，夏时不病，至秋病疟也。秋伤于湿之"湿"字，并非潮湿伤人，秋时不病至冬病嗽也。冬伤于寒之"寒"字，并非外来寒气伤人，寒毒藏于肌肤，冬时不病，至春变为温病也。《内经》又曰：黄帝问于岐伯曰：愿闻虚实之要。岐伯对曰：气实形实，气虚形虚，此其常也，反此者病，气盛身寒得之伤寒，气虚身热得之伤暑。岐伯又曰：夫实者气入也，虚者气出也。经文已明言热病气虚，已明言虚由于气出。气入者收敛之意，气出者疏泄之意，是热病之理，乃天人之气疏泄太过，收敛不及，中气已虚。故仲景有汗下之戒。动静之气均不和或偏。动则疏泄，静则收敛，动静相养，是为平人。不当疏泄而疏泄，与当疏泄而太过，中气未有不虚者。叔和因将冬伤于寒之"寒"字误解

为外来风寒之"寒"字，又将"寒"字认为有毒而藏于肌肤，至春变为温病，心中已有速下藏毒之成见，故明知《内经》热病汗泄本是刺法，只好将"泄"字改为"下"字，引入《伤寒序例》。试思刺法之泄与汤药之下轻重是何等程度，后人治热病，必须治误多人，经验有得，然后知大黄、枳实不可轻用，否则皆为叔和之误，动辄寒下，可痛也。伤寒本无内热，温病则天时人事皆木火偏胜，所以恶寒少发热多，仲景言温病不恶寒者，乃言其少也，不然仲景《伤寒论》于荣卫言之甚详，外感必由荣卫病起，卫郁恶寒、荣郁发热，伤寒、温病共有之证，岂不自相背驰乎？夫温病之有内热，此内热有何而来，关系极大，此内热即阳根也，阳根生于下焦，冬时阳根藏一分即春夏内热少一分，见春夏内热多一分即知下焦阳根少一分，阳根既少，下之则阳根尽脱，阴亦消亡。所以温病戒下也。温病、谵语并非下证，金水不能收敛，阳根不固，木火熏心之故。如热甚灼金，阳明亦燥，内有燥屎，五六日不大便，乃可下之。然下之之法，宁以生津之药，重服以滋阴液，燥屎自下。人亦不伤。或用仲景猪胆汁方，取猪胆汁灌入肛门，大便亦能自下。盖人身之气由内而外者，有鼓动之力，由外而内者，有吸收之力。猪胆汁灌入肛门经吸收之力，下焦燥热皆得滋润，不伤中气，最为稳当。如已经下过，精血干枯，不能大便，至八九日者，可单服当归活血，大便亦能自下。此次征稿皆惑于叔和之说，失《内经》之旨，犯仲景之戒，故详言之。温病汗法敛疏泄、养中气、生津液，

汗自出，不可以发汗药发汗。燥药伤津液，寒药伤中气，此仲景戒汗下之旨也。疫者家家都病，势急而险，死人甚多，问题已明言系现在温病，自不必扯到并非现在之疫上去说，现在温病初起，无不恶寒也。

## 今欲解决温病宜先解决《内经》《难经》之文义

《内经》曰：病伤寒而成温者，先夏至为病温，后夏至日为病暑。《难经》曰：伤寒有五，曰中风，曰伤寒，曰湿温，曰热病，曰温病。此《内》《难》之文也。究竟这病伤寒而成温与伤寒有五曰中风曰伤寒，此三个"伤寒"两字是伤寒病乎？非伤寒病乎？如非伤寒病也，固已明言伤寒矣，如系伤寒病也，何以既病伤寒而又能成温病？何以既曰伤寒有五，又曰曰中风曰伤寒乎？如此看来，《内经》所谓病伤寒而成温者之"伤寒"二字与《难经》所谓伤寒有五之"伤寒"二字，名为伤寒其实即外感二字之代词，伤寒有五以下曰中风曰伤寒之"伤寒"二字方是伤寒病也。王叔和将伤寒热病混合，其根据即误于此。后世名家之误亦复如是，再加上《内经》"冬伤于寒，春必病温"二句经文，所以益不能分别也。故今欲解决温病宜先解决《内经》《难经》之文义也。

## 伤寒温病不可混合

伤寒之病先起于荣卫，而后入于脏腑，荣热卫寒，腑阳脏阴，腑阳内动然后入腑而病热，脏阴内动然后入脏而病寒，温病亦先起于荣卫而后病及脏腑，但脏腑均是热而无寒，此伤寒温病之大别也。

## 温病系阴虚亦系阳虚

伤寒入脏为阳虚，入腑为阳实，故入脏则宜温补，入腑则宜寒下。温病不然，入脏入腑皆为阴虚，但阴虚而阳并不实，盖人身收敛之气与疏泄之气不可或偏，收敛之气阴气也，疏泄之气阳气也。温病之理，疏泄太过，收敛不足，阳气疏泄于外，化作邪热，外热愈盛里阳愈衰，仲景于温病戒汗下者，因温病当养阴液而保阳根也。

## 养阴液保阳根必先保中气

人身疏泄之气，在新学上名曰离心力，收敛之气在新学上名曰向心力。疏泄则上升而外发，收敛则下降而内藏，此两个作用，本是对待平匀的，这对待平匀的原动力，就是人身之中气，若是不平匀了，这中气就虚了，温病的病原，全是疏泄过甚，收敛不足，疏泄的作用过甚，最伤阴液，最泄阳根，平人阳根深固，全由收敛之气足，平人阴液不伤，亦曰收敛之气足，盖能收敛则气降而液生，能收敛则阳根乃能下藏，能收敛然后疏泄可不偏胜，然皆由于中气旋转之力，中气在脾胃之间，左旋则疏泄而外发，右转则收敛而内藏，人生之初，先结中气，中气不旺则病作。中气消灭则人死。温病者阴液耗阳根弱而中气不守也。故治温病之要，在养阴液保阳根，培中气，《内经》曰：温病虚甚者死。又论疫曰：正气内守，邪不犯也。此之谓也。

## 温病出疹之关系

温病得汗而愈，便不出疹，如久不得汗，则血热外发而出疹，但血热外发而出的疹，有吉有凶，由阴液续生而血外发，所出之疹与出汗同为一理，吉疹也，疹出则病愈。如由于阴液内竭，血热外灼，所出之疹，凶疹也，疹出则病加。吉疹色红而正，凶疹色赤而黑，但色红亦有凶者，色黑亦有吉者，中气将脱表里分离荣热无归，则疹出而红，疹虽已出，人亦不活也，此色红未可为吉也。疹出虽黑，热退阴生，亦有愈者，此色赤而黑，未必为凶也。其实诊断温病之生死，全不在出疹之关系，全在腹泻不腹泻，胸紧不胸紧，如腹泻胸紧，日久不减，便是死机。缘人身之气，阳位于上而根于下，阴位于下而根于上。腹泻不减则阳根亡于下，胸紧不减则阴根亡于上，故人死也。其实皆由于中气不足，盖中气左旋则阳生于下，中气右转则阴生于上，阳生于下则腹泻自止，阴生于上则胸紧自开也。

## 温病脉是虚象

温病之脉初恶寒未发热时，薄弱而小，似浮非浮，似数非数，发热之后，薄弱而濡。《难经》谓温病之脉，不知何经之动也，即指此。温病阳根不固，阴液亏伤，木火外发，金水内竭，中气不守，故脉虚也。

## 辨伤寒温病凭脉凭气

《内经》曰：气盛身热，得之伤寒，气血身热，得之伤暑。王叔和曰：脉盛身热得之伤寒，脉虚身热得之伤暑。气盛者脉必盛，气虚者脉必虚。气盛气虚，闻而知之，望而知之。脉盛脉虚，切而知之。温病暑病同为热病，皆气虚脉虚，伤寒之病则气盛脉盛。辨别温病伤寒，全在于此，万不可谓恶寒为伤寒，不恶寒为温病。

## 恶寒发热伤寒温病共有之证

外感之病无不由荣卫病起，荣病则热，卫病则寒，一定之理。分别伤寒温病，若从恶寒不恶寒分别，无不将温病认成伤寒者，再加上《内经》病伤寒而成温病的一句经文，直错到底，不能明白矣。仲景《伤寒论》"太阳病"三字就是荣卫的事，就有恶寒在内而曰恶寒为伤寒不恶寒为温病者，系就全体而言，非指初病而言。人之误认温病为伤寒者，皆误于初病之恶寒也。至于发渴一项，肺燥者必渴，肺不燥者不渴。仲圣不恶寒而渴者为温病，按之现在温病病状不尽符合，如以温病之不渴而恶寒者断为伤寒，或断为瘟疫，是谓无温病矣。仲景立法揭其概要，不能尽人间所有之病而悉备也。在学者会其理之通而已。仲景《伤寒论》自序云：如能寻余所集，思过半矣。此之谓也。

## 伤寒救阳、温病救阴二语之错点

自来论温病大家皆曰伤寒救阳、温病救阴。此语误人不浅，伤寒之病，表郁不得汗解，里气即动，里气一动，由表入里，表者荣卫，里者脏腑。脏气属阴，动则病寒，四逆等汤用姜、附以救阳也。腑气属阳，动则病热，白虎、承气等汤用石膏、大黄以救阴也。王叔和将热病混入伤寒，后人遂将伤寒病中腑病白虎、承气之方，认为温病之方，不知伤寒腑证之方，皆阳盛灭阴，下阳气以救阴气之方，与三阴脏证干姜、附子等救阳之方居对待地位，仲景之法，并非专在救阳，温病初病，表郁不得汗解，里气亦动，但里气不论脏气、腑气全是热，并无寒气，与伤寒之腑热脏寒，腑热用石膏、大黄，脏寒用干姜、附子不同。但温病虽表里皆热，热固伤阴，仍亦伤阳，缘化热以伤阴之气，即阳气也。多化出一分温热，即减却一分阳气，故治温病，只知用苦寒之药以救阴，必至腹泻热加以至于死，救阴之药，灭了阳根。

## 温病与瘟疫初病见证之分别

温病者，时令应有之正病，初病恶寒、发热、身痛、胸紧气馁，数日不得汗解，则闷热谵语。虽见谵语却非实证，亦有一面出汗、一面发热者，非经治误，不至于死。若瘟疫则为时气离根戾属之病，初病亦恶寒、发热、身痛、胸紧气馁，但病势急而险，或距一二日，即神昏、头肿、吐血或便血或洞泄而死，或初病之时即有兼见头痛、吐血、洞泄者，然当未病之时，必已觉气馁胸紧也，气馁胸紧者，中气虚也，头肿、吐血、洞泄者，中气脱也。

## 温病为天时之正病

冬伤于寒，春必病温，冬不藏精，春必病温。据《内经》之文看来，是冬不伤于寒，冬能藏精者，即不病温病矣。何以亦病温病也？曰：温病者，春夏之正病

也，气升则疏泄，气降则收敛，人与造化所同，四时有乘除，即阴阳有消长，于是疏泄与收敛之气即不能无偏，所以四时皆有时行之病，论者谓瘟疫行于春者为温病，行于夏秋者为霍乱为疟为痢，行于冬为伤寒，岂知皆天时人事应有之病，非瘟疫也。所以《内经》曰冬不藏精，春必病温，冬伤于寒，春必病温。所谓必者，言冬能藏精冬不伤于寒，当春夏之时如不外感，不病温病，此为单温病。冬不藏精，冬伤于寒者，则春夏之时，必定外感而病温病，此为伏气温病。春夏之时，疏泄之气偏胜居多，故曰温病者，春夏之正病也。但"不藏精"三字，范围甚广，凡金水之气素虚，收藏之气弱者，阳根不固皆是也，单温病肾水之中无伏热，伏气温病肾水之中有伏热也。所谓伏热者非伏寒，乃伏自身水火邪气之热也，所谓冬伤于寒者，寒乃藏得之气，非风寒之寒也。

## 四时之根气伤则生疫病

瘟疫者，几乎人人皆病，病势最险，死人最多之病。非春夏正病之温病也，其实由正病之温病，更进一层便是瘟疫，春夏之气根于冬，秋冬之气根于夏，冬气主藏，春夏之气之根也。冬时雪大寒深，藏气不伤，次年春夏之气根气深固则收藏气足，疏泄不至太过，动静平匀阴阳调和，不生瘟疫，即春夏之时，风多暴热发生温病，此不过时气上之正病而已。如冬日雪少不寒，气暖风多，其甚者，冬至之后立春之前雷声发动，则次年春夏必有瘟疫发生，盖春夏木火之根气早已拔泄不秘，冬至一阳已化成温热之气，未到疏泄之时，

已成疏泄之气，一交春夏，应行疏泄之时，阳气全行发泄，空气之中，全是阳热之气，人之呼吸，息息与空气相通，空气之藏气旺，人身之藏气亦旺，空气偏于疏泄，人身之气亦偏于疏泄，空气之阳根化为热，所以人身之阳根亦化为热，惟中气素旺，阴阳平匀，疏泄之气与收敛之气无所偏胜之人，虽在空气疏泄过胜之中，本身收敛之气不为空气疏泄之气所夺，方可不染疫病。《内经》论疫谓：正气内守，邪自不犯是也。温病死人多而病重者，因天人之根气均已不固也，温病者，春夏之根气未伤于冬而偏于疏泄。瘟疫者，春夏之根气已伤于冬而疏泄无根也。知天地之气之虚实，即知人身之气之虚实也。动静循环，以成一岁，动则疏泄之气，静则收敛之气，收敛则气入于内，疏泄则气出于外，故《内经》曰：虚者气出也。故夏则空气热而井水寒，冬则空气寒而井水有温气。夏至以后民病腹泻者多，即上热下寒之故，夏则疏泄之极，春者正当疏泄之候也，疏泄则气出，天人之气皆虚于内，而盛于外，故温病无实证，故仲景戒汗下也。平心静气以体察造化之气之理，便知病之虚实也。

## 温病忌发汗何以温病非得汗不解

"发汗"二字，误却医家不少。须知仲景《伤寒论》之麻黄、桂枝汤，皆发汗之方，其中自有得汗之理，并非麻黄汤、桂枝汤将人身的汗提而出之也。缘人身阴阳之气，和合则治，分离则病。既分离又复和合，则汗出也。人身气降化水，水升化气。脏腑荣卫之气，升降调和。气化水

而不滞，水化气而不停。一病外感，脏腑之气郁于内，荣卫之气郁于外，气水化生之中，即停滞不通，此为作汗之原素一也。荣卫分离而又复合，阴阳交通，而生津液，一如夏日酷热，一旦天气下降，地气上升，阴阳气通而降雨泽，此为作汗之原素又一也。有此两种原素，所以荣卫一和，自然汗出而病解。

伤寒承气汤证，服承气汤得大便后，病人安卧而通身得微汗，次日病解，并非承气汤能发汗，亦脏腑荣卫之气复和之故也。荣卫之气，荣主疏泄，卫主收敛，卫闭而荣不能泄，故麻黄汤麻黄开卫气之闭以交荣气，故汗出而病解。荣泄而卫不能敛，故桂枝汤芍药敛荣气之泄以交卫气，故汗出而病解。两方皆有桂枝者，桂枝和荣卫也。仲景发汗之理如此。凡服麻黄、荆芥、薄荷等药而汗出者，皆系药力将卫分收敛之气泄开之故。所以世谓麻黄汤为发汗之剂，谓桂枝汤为解肌之剂，因见桂枝汤无开泄之药，故名之曰解肌，其实"解肌"二字甚讲不去，荣卫郁则病，和则愈。荣卫之气源于中气，发于脏腑，行于经络，何止管辖肌肉，是皆不知荣卫之理者之言也。温病忌疏泄喜收敛，麻黄、荆芥、薄荷皆疏泄之药，如误用之，疏泄更甚，自必津液耗尽，阴竭阳脱，中气灭亡而人死也。温病既系收敛之气不足，疏泄之气过甚，荣盛卫衰之病，如荣卫调和，收敛与疏泄得其平匀，自然汗出而病解，但"自然汗出"四字，须由平疏泄、复津液、养中气而来，如只知发汗，则差之毫厘失之千里矣。

## 温病汗下之过

温病全由疏泄过甚，阴液伤，阳根微，中气薄弱之故。如再用燥烈开泄之药发汗而助其疏泄，阴液益耗，阳根益微，是以登时病重，或至于死。此汗之过也。寒下之药，性往下行，不助疏泄之气，然寒下伤中，亦有坏至不起者，不过不似汗之登时奇变也。

## 温病热退与热未退之治法

温病热已退而遗他病者属于内伤，按本病治之。但燥药、补药、辛散药、伤中药、苦寒药，均宜慎用，否则阴虚热动，阳败中虚，转成虚劳。若热未退，诸病无论如何现象皆木火偏于疏泄，金水失其收敛，阴液伤耗，阳根薄弱，中气动摇，总以得汗退热为主，得汗而热不退者，本气较虚，无汗而热不退者，标气较实，故养阴液、平疏泄之中，须参酌养中之品，无汗者养中之品宜轻用，有汗者养中之品宜重用。至于坏病治法，仍不外养阴液、平疏泄、复中气而已。此为根本治法，如舍根本而枝节为之，未见当也。

## 温病之白虎承气汤证

温病由于疏泄偏胜，阴液伤耗，阳根微弱，中气不足，即是虚证，宜其无白虎汤、承气汤证，何以仍用白虎承气证

也？大寒燥渴欲得饮数碗而后快者，白虎证也，此其脉象必然浮滑，不似温病之微弱，然后可用白虎汤。并非大汗大渴，如脉不浮滑而微弱，未可用石膏以败中气也。如其人体质素强，火热灼津腹满而痛拒按，数日不大便，自是承气证，但其脉当实大而洪，或沉实而小，方可寒下，然此等实证，实不多见也。即下证已全，重用生地汁润肠胃，以通之，不攻胃气较妥。

## 瘟疫无白虎承气证

瘟病无论如何现象，皆疏泄偏胜，阴液亏伤，中气薄弱，阳根动摇，如其温而成疫之年，岁气失根，人身中下之气虚竭，相火元阳奔腾而上，凡一切现象，人之视为火毒迫血，非重用石膏、大黄不可者，皆外热内虚之证，外热内虚，一遭寒下，其死更速。瘟疫宜于初起之时大补中气兼降逆气，略加清解之药，中气回旋，阳降化阴，阳能归根，木火不至燔炽，庶可望愈，如不知岁气失根人身中下虚竭之理，第见热清热，热未清完，人已先死。补中宜理中汤丸，降逆宜生姜、苏叶、半夏加红糖以养中气也。如初病不急补中降逆，俟其火气全行升腾，中气将脱，然后治之，便不容易挽回，若误用寒凉败火伤中，不堪言矣。

# 温病概括治法

秋季燥病亦用此方，除夏季湿旺不宜用外，
秋季感冒则病燥，冬季雪天感冒亦宜

何为概括，无论初病或病已多日，无论病属何经，病已几日，或被误汗误下误吐已成坏病，均服此方，无有不效，方经明验解说如下。

### ✿ 乌梅炙甘草汤

乌梅六枚　炙甘草五分

水一茶碗，煎去二分，服八分，热服一气服完，愈热愈好，不可冷服。

——统治立春后、霜降前感冒温燥时证。

——温病初病恶寒发热、身疼胸紧或咽喉疼痛或咳者，服方后，觉胸紧顿开，静卧自然出微汗而愈，如已出汗仍热不退，病仍不减者，将炙甘草加足一钱服之，自然汗出而愈。初病时炙甘草不可多用，或不用炙甘草改用白糖一大勺尤妥。

——治得病数日热甚，谵语者，不论兼见何病，照前方服之自然汗出而愈，慎饮食，静养即可复原。

——治得病数日服他药病加重或误服发汗药或误服下药补药病加重者，不论兼见何病，只要热不退者，照前方服之自然汗出热退而病解，病解后静养自愈，没有内病，照病调治，不可峻补。

——服方后，汗出热退，胸紧不见全开，将炙甘草加足二钱，再服一剂，自然胸开进食，静养复元。

——得病数日不大便，不论兼见何病，服乌梅、白糖自然汗出热退而病解，病解后自然大便，万不可下。

——此方妙用在自然汗出，自然退热，汗出热退之后，温气已解，尚遗何病，按何病治之，但忌寒凉温燥峻补之药，耗伤胃气之药。

——感受温病皆系骤然恶寒发热身痛，登时不能起床，如非骤然恶寒发热身痛而系渐渐觉得身热牙痛目痛，数日不大便，并不倒床者，此非温病，乃实热病，大黄、黄连、黄芩少服即愈，不在温病范围之内。

——如当盛暑之时，忽然身痛恶寒，虽重衾犹冷战摇不支，逾时大烧大热，目赤唇裂，口燥舌焦，是内热为外寒闭束，热深厥深。里热实证，应以承气汤下之则愈。不在温病之例。此人必身体素强脉必实而不虚，未可与寻常一例也。

## 乌梅炙甘草汤功用之说明

温病之理，疏泄偏胜，木火耗津，阴阳双亏，中气虚弱，人身之气，旋转升降，降则收敛，升则疏泄，收敛则津生，疏泄则津耗，收敛之气阴气也，疏泄之气阳气也，收敛之气金水之气，疏泄之气木火之气也。荣主疏泄，卫主收敛，疏泄偏胜，荣卫不和，故恶寒发热而兼体痛，阳根生于下焦，阴根生于上焦，疏泄偏胜，故上焦则阴气亏伤，下焦则阳气拔泄，中气不能健运，故气逆而胸部发紧，此所以脉象虚弱也，用散药则疏泄更甚，用凉药则中气更伤，用温燥药则木火益旺，金水益弱。惟乌梅性平能生津液，能助收敛，而平疏泄，所以初病服之，自然汗出而病解，自然汗出者，荣卫和于外、里气平于内也，少用炙甘草以固中气，或多用白糖以调中气，中气者阴阳发生之根本，收敛疏泄之气之枢轴，中气不败，故收敛复而疏泄平，故阴气生于上、阳根固于下，阴阳复原，故病愈也。汗者阴阳和则液生，故自然汗出也。

此方所以能治得病数日热甚谵语者，盖温病谵语系津枯阳越并非实热。乌梅生津液敛阳，炙甘草和中，中气和则木火疏泄之气平，金水收藏之气复，阳气归根，心神清爽，故热退而谵语止也。此方所以能治得病数日为医治坏者，盖治坏病之药，无非发汗寒下峻补，无论若何误法，若要救误，总以阴津能生，阳气归根，中气能复，然后可望病愈，乌梅生阴津敛阳气，炙甘草益中气，故益治坏病也。此方能下大便者，不大便系津液枯，津生则肠润而大便也。

## 乌梅炙甘草汤实验之经过

承祖生长南方，南方地气偏湿。乙卯年来山西见土脉干燥，雨少风多，与南方大异，署汾西介休霍县六年之间为民间诊治疾病甚多，如在南方应用分两三钱者，此间一钱便愈，开发之药如麻黄、荆芥、薄荷、川芎等药，用时极少，如冬日伤寒

不过苏叶、生姜、大枣、红糖便能抵麻黄汤之用，而苦寒如黄连、栀子虽热证宜用，不过一钱。盖土脉干燥雨少风多，空气偏于疏泄，人身中气易伤。中气不足者药剂不可重用，重则过病而生他变也。每诊春夏温秋间燥病见脉象皆甚薄弱，苦寒辛散之药皆不能受用，嘱吃酸辣汤面，汗出而解者颇多，又见延医服药而成坏病者皆服辛散苦寒之药所致。即成坏病便不能食酸汤面，因立乌梅炙甘草一方，虽坏病亦应药而愈，盖面能养中气、生阴液，醋能平疏泄、敛阳气与炙甘草乌梅义同也。用酸汤面者，荒村无药取其便也。

六年之间用乌梅炙甘草汤治愈外感烧热之病不知其数，今年春诊治太原之病春温者，亦复脉象薄弱，桂枝汤固不受，银翘散亦不相宜，仍用乌梅炙甘草汤，凡服是方者，皆应药汗出热退而愈。传习所诸君病二十余人，亦用此方皆汗出热退而愈，诸君相率传播治愈甚多。

又冀宁道孙道亦用此方治病数人，道署何科长数君亦用此方见效，电政局陈监督家病者二人，亦用此方见效。

沁源任君病八日，热甚谵语，山西医院医治无效，服此方后汗出热退病解，养数日复元。

兴业钱局学生病，误汗后又误下误补，谵语目赤，满口流血，气喘摇肩，小便淋滴，不食不睡八九日矣，服此方后，胸膈有响声，安睡一夜，次日小便清长，喘平热退，血止进食，有名医三人诊其脉曰：今日大转机矣。

电报局王君病为误下，谵语发热直视，言语无声，气息奄奄，小便如血而

短，已十二日矣，服此方后汗出病解，小便清，渐能食，调养一月而愈。

旱灾救济会庶务王君病，医进寸冬、生地重剂，服后，大吐酸水，头胀痛，胸紧，更加不能食，服此方后得微汗，胸开头亦不痛亦不吐，能食粥两碗，静养三日而愈。皆乌梅炙甘草汤之见效犹能记忆者也。

乙未夏初承祖在霍县察学至灌堆村，见杏树结实甚繁，谓村人曰：杏未熟不可采食。有老人曰：有小杏捣破煮汤可以治时行温病，服后汗出即愈，友人郭翰章君在北京夏病温，病大热十余日不退，诸药不效，忽思酸枣煮汤食，家人与之，汗出而愈。酸枣外如皂角内如乌梅，此二方亦系助收敛、生津液、平疏泄、回阳根不伤中气。故亦与乌梅炙甘草汤同一效也。

## 乌梅炙甘草汤服后之善后总诀

凡治温病，无论初病或病已多日，无论病轻病重，皆宜先以乌梅炙甘草汤进之，脉不薄弱与未曾出汗者，炙甘草只宜数分，或改用白糖一勺尤妥。如气喘者炙甘草可用一二钱，服此汤无不汗出热退病解者，病解之后，如胸部尚满者，可轻用厚朴、白糖微微开之，此外如见他病，按病治之，与温病无关，但不可用温补之药，只宜平养为是，味厚之物亦宜忌之。

## 《温病条辨》方宜忌择要

治温病之方无不以《温病条辨》为通行善本，兹择其方之良者与不良者，按方解释以便选用。

### ❧ 桂枝汤

桂枝　芍药　炙甘草　生姜　大枣

温病系木火疏泄，阳根化热，阴津伤耗，中气不足，收敛无力之病，桂枝助疏泄，大枣补热气，此方不宜用，用此方者，因温病恶寒，疑有伤寒之关系，骑墙之见，殊误事也。

### ❧ 银翘散

银花　连翘　薄荷　桔梗　荆芥　牛蒡子　生甘草　淡豆豉

荆芥、薄荷性疏泄，耗中气，伤津液，桔梗、牛蒡子系降除痰涎之药，极伤津液，连翘、银花苦寒之品，中气虚者不宜，温病初病有服此方而不语，再服一剂而死者，以助疏泄伤津液败中气也。

### ❧ 白虎汤

石膏　知母　炙甘草　粳米

此方如果大汗大渴，自可用之，如不出汗，单觉发渴，万不可用。因中气既虚下焦阳弱。石膏、知母均败阳伤中，不可徒见外热而忘其内虚，加参较妥，然既不见大汗大渴，何必一定用此方也。

### ❧ 栀子豉汤

栀子　淡豆豉

栀子寒中第一，温病外虽热中气却虚，万不可用寒伤胃气之药，黄连亦宜禁用。

### ❧ 承气汤

大黄　枳实　厚朴　芒硝

温病是中虚阳浮，最忌寒下，用承气汤者少，如必认为须用承气汤者，何妨以增液汤代之。

### 增液汤

元参 麦冬 生地

元参、麦冬、生地均甘寒之品，滋润而不伤中，最宜木火化热之病，但初病仍不可用，初病火邪未盛，用之反伤中气而生他变，必定确见液涸之象，然后用之，可以代承气者，液生则大便自下也，液涸之证，汗多便结也。

### 益胃汤

沙参 玉竹 麦冬 生地 冰糖

沙参、玉竹、麦冬、生地皆甘寒生津，与苦寒伤中者大有善恶之别，再加冰糖更养胃气，沙参生津而不生温，温病妙品也。

### 复脉汤

炙甘草 干地黄 阿胶 麻仁 麦冬 白芍

炙甘草、干地黄、阿胶、麻仁、麦冬、白芍，此方能治汗下之后口燥、咽干、舌赤苔老、神倦者，能回中气、复阴液、平疏泄也。

### 一物复脉汤

牡蛎一味

治下后大便溏泻甚，日三四行，脉仍数者，此病不可与复脉汤，因大便既溏，忌寒滑之品，牡蛎能敛浮阳，并涩大便也。

## 温病分经治法

乌梅炙甘草汤，凡温病无论初起无论已病多日，无论误下误补已成坏病，凡烧热不退者，均服此汤，脉弱甚者用炙甘草，脉若不甚者去炙甘草加白糖热服一碗，自然汗出热退，退之后津液已生，疏泄已平，温病已解，所遗之病，再按病治之，均忌温补与寒凉之品。只宜平养之药，此为治温病极稳极效之概括治法。缘温病无论如何现象，总因木火疏泄之气偏胜，金水收敛之气偏衰，津液亏耗，中气不足，阴虚于外，阳虚于内，故用炙甘草养中气以培阴阳生化之本，此方经六年之实地考验，治愈多人，虽非按经分治之法，已著有益无咎之效，因地制宜、因时制宜，诚妙方也。但按经分治之法，学者不可以不知，而治温病之书如《温病条辨》等论理则杂乱而无系统，用药则苦寒而伤元气，正轨不知歧途百出。山西空气偏于疏泄，温病多于伤寒，医家不解疏泄收敛与中气之理，可忧也。黄氏温病按经分治，系统明白，养阴保中，用药稳当，兹录原本，学者读而玩之，再实地而验之，知必有与乌梅炙甘草汤互相发明之理在也。医理出于《内经》而根于河图，学医者不可以不读《内经》，亦不可死读《内经》，知《内经》之文，不知河图之理，徒用《内经》之文，不能治病也。河图之理如何，曰二土之气旋转于中，金木水火阴阳之气升降上下左右而已。木火之气主疏泄，金水之气主收敛，此人身十二经气生理之本也。太空之气，上下左右升降不息，动静之作用也，动则疏泄，静则收敛，温病者疏泄偏胜，收敛偏衰之病，人与造化同气，所以忌汗，所以不可轻下也。

# 《中医改进研究会杂志》摘录

### 理事刘君毓麟治温病一则

二旅军需黄升如，二月十六日感受春温，引动伏邪，经医误认为伤寒证，用柴葛汤一剂，胸痞不食，十七日仍用柴葛加小承气汤，服后腹泻二次，胸痞更甚，发热头晕，又改他医认为风温证，用银翘散加宣中枳朴等药，又添寐则呓语，舌短舌心黑干起刺，舌边粉红，虽有微热，不渴不食，二十七日延毓麟诊治，脉缓濡而匀，舌短干黑起刺不渴，小便利，大便结，头身不痛，面色两颧正红，天庭色暗，显系药误伤津，用保津透邪法。

西洋参四钱　寸冬三钱　连翘二钱　石菖蒲八分　银花三钱　天花粉二钱　鲜芦根二尺

水煎服两剂，呓语已止，汗出微微，舌苔已化灰，尚不思食，是阴不足之象，仍用保津调中法。

西洋参三钱　寸冬二钱　川朴花一钱炒神曲八分　炒竹茹七分　炒白米百粒

水煎服一剂而思粥矣。胃口初醒，嘱少食，大便十二日不通，无所苦。三月二日原方服之，胃口已开，每日服米粥三碗，舌苔淡黄，胸膈作闷，日用吴鞠通先生增液汤加减。

元参四钱　全瓜蒌二钱　火麻仁三钱浙贝母三钱　鼠矢二钱

一剂夜间大便已通，舌苔黄色赤退，脉静而匀，惟觉四肢酸困。

生芪二钱　桂枝末八分　茯神二钱川夏曲一钱　橘饼一个

间日一剂，十八日复诊，脉缓滑有力，肢酸亦愈能持杖而行，每食大米饭一碗，仍以原方再服五剂，二十八日又诊脉，缓而平，能食能寐，嘱其止药，静养旬月而愈。

按：此病初服柴葛汤而胸痞者，凉药伤胃气也，继服大黄而胸痞更甚发热头晕者，下伤中气，相火上逆也，继服银翘散病不减反加呓语、舌短干黑者，银翘散耗气耗尽津也，继服洋参、寸冬、连翘、石菖蒲、银花、天花粉、鲜芦根，呓语止、微汗出、舌化灰色、不思食，洋参大补肺气，肺主收敛，阴液续生，故呓语止、微汗出而病解也。连翘、银花、花粉寒药败脾，故舌化灰色不思食也。继服洋参、厚朴、神曲、炒白米而思粥者，洋参大补肺气，厚朴、神曲温运脾胃，白米养中气也。观刘君医案可见温病系阴液亏、阳根弱、疏泄偏胜而中气伤也，可见银翘散不宜于温病也。刘君用洋参补肺气生津液、助收敛、平疏泄与乌梅炙甘草原同一理。故见效如此。寒败中气故舌灰色不思食，温健脾胃故能食粥，用黄芪建中汤收功，可见温病乃虚证也。

又按：他医认为风温证，用银翘散，是认银翘散为风温应用之药矣。岂知如果确系风温，万万不可用银翘散，盖风乃木气，本主疏泄，风温者木气疏泄之甚者也，仲景

《伤寒论》桂枝汤治中风方中用芍药以敛木气之疏泄，缘木气之疏泄既甚，法当敛之，何可用散药以助疏泄者，银翘散荆芥、薄荷散药也，风木疏泄则耗津液，牛蒡子、桔梗耗津液之药也，五行六气之理不明于今世久矣，此仲景之法所以无传也。

# 黄坤载先生原本

即《四圣悬枢》瘟疫痘疹之一。黄氏于温病三阳传胃，虽亦主张寒下，但篇末汗泄之法一条，仍然皆用承气汤，仍然注重滋阴，是明认温病为虚证多实证少也。如系实证，必定脉则沉实，气则呼吸俱粗，面色必满面黄垢，必经六七日不大便，然后可下，然温病中实不多见也。

篇中有列病证系根据《内经》，按之现在发生温病症状有不同处，现在温病多不发渴者无不恶寒者，经文则不恶寒而渴也。承祖谨识。

## 温病名义

秋冬感冒，名曰伤寒；春夏感冒，名曰温病。病于春者谓之温，病于夏者谓之热，温热同病，因时异名。《素问·热论》：先夏至日者为病温，后夏至日者为病暑是也。四时之候，秋凉冬寒，春温夏热，约而言之，不过阴阳，阴阳之气，不过寒热。寒盛于冬，热盛于夏。秋之凉者，将寒而未寒也；春之温者，将热而未热也。感于冬者，谓之伤寒；感于夏者，谓之病热；感秋之凉，轻于伤寒，而实伤寒之属也；感春之温，轻于病热，而实病热之属也。故秋冬之感证，统曰伤寒，春夏之感证，统曰热病。仲景之言伤寒，兼秋月之伤凉也；《素问》之言热病，兼春月之病温也。

### 附岐伯温义

《素问·热论》：黄帝问曰：今夫热病者，皆伤寒之类也，或愈或死，其死皆以六七日之间，其愈皆以十日以上者，何也？

热病者，伤寒之类，非伤寒也。

岐伯对曰：人之伤于寒也，则为病热，热虽甚不死，其两感于寒而病者，必不免于死。

外感之病，统曰伤寒，而其中实有风寒之分。春温夏热，皆感风邪，而曰伤寒者，感病之总名也。上文曰：热病者，伤寒之类，则温热非由伤寒甚明。人之春夏感伤，风泄其卫，卫闭而遏营血，则为病热。热虽至甚，而经尽阴复，不至于死。其阳亢阴枯，外被邪客，而表里双传，一日两经，是谓两感。精液消亡，必不免于死也。

帝曰：愿闻其状。岐伯曰：伤寒一日，巨阳受之，巨阳者，诸阳之属也，故为诸阳主气也。其脉连于风府，故头项痛，腰脊强。二日阳明受之，阳明主肉，其脉挟鼻络于目，故身热目痛而鼻干，不得卧也。三日少阳受之，少阳主胆，其脉循胁络于耳，故胸胁痛而耳聋。三阳经络，皆受其病，而未入于脏者，故可汗而已。

足之三阳，自头走足。伤寒一日，太阳受之，太阳者，诸阳之所属也，故为诸阳主气也。太阳行身之后，其脉自头下项，挟脊抵腰，连于督脉之风府。邪自风府而入，客于太阳之经，故头项痛，腰脊强。二日阳明受之，阳明行身之前，其脉挟鼻络于目，故目痛鼻干。三阳之气，皆随阳明下行，阳气蛰藏则善寐，阳明上逆，阳升而火泄，故身热而不卧。三日少阳受之，少阳行身之侧，其脉从耳下颈，自胸贯膈，而循胁里，故胸胁痛而耳聋。三阳经络，皆受其病，而未入于三阴之脏者，经郁热发，汗之开其皮毛，经热外泻，则病愈矣。

四日太阴受之，太阴脉布胃中，络于嗌，故腹满而嗌干。五日少阴受之，少阴脉贯肾络于肺，系舌本，故口燥舌干而渴。六日厥阴受之，厥阴脉循阴器而络于肝，故烦满而囊缩。

足之三阴，自足走胸。四日太阴受之，太阴行身之前，其脉入腹络胃，上膈挟咽，故腹满而嗌干。五日少阴受之，少阴行身之后，其脉贯脊属肾入肺，而挟舌本，故口燥舌干而渴。六日厥阴受之，厥阴行身之侧，其脉过阴器，抵少腹，挟胃属肝络胆，故烦满而囊缩。太阴曰脉布胃中，少阴曰脉贯肾，厥阴曰脉络于肝，是三阴之病，皆入于脏也。

其不两感于寒者，七日巨阳病衰，头痛少愈；八日阳明病衰，身热少愈；九日少阳病衰，耳聋微闻；十日太阴病衰，腹减如故，则思饮食；十一日少阴病衰，渴止不满，舌干已而嚏；十二日厥阴病衰，囊纵，少腹微下。大气皆去，病日已矣。

六日而六经俱尽，六日而六经俱解，所谓其愈皆以十日以上也。

帝曰：治之奈何？岐伯曰：治之各通其脏脉，病日衰已矣。其未满三日者，可汗而已；其已满三日者，可泄而已。

腑亦称脏，《素问·十二脏相使论》：十二脏之贵贱相使是也。五脏六腑皆受病矣，各通其脏脉，是何脏腑之病，即针通其何脏腑之脉也。其未满三日者，所谓三阳经络皆受其病，而未入于脏，故可汗而已。其已满三日者，已入于脏，故可泄而已。泄非攻下之，详见"刺热篇"。

《灵枢·热病》：热病三日，而气口静，人迎躁者，取之诸阳，五十九刺，以泄其热而出其汗，实其阴以补其不足。泄之则热去，补之则汗出。热病阳有余而阴不足，故泄其阳以补其阴。其在三阳，而未入脏者，热邪尚浅，补其经中之阴，则汗自出。其在三阴，而已入于脏者，热邪已深，非泄其脏中之阳，则热不去。温热之病，所以不死者，脏阴之未亡也。已入脏而不泄，则脏阴亡矣，故用泄法。

帝曰：其两感于寒者，其脉应与其病形何如？岐伯曰：其两感于寒者，一日巨阳与少阴俱病，则头痛口干而烦满；二日阳明与太阴俱病，则腹满身热，不欲食，谵语；三日少阳与厥阴俱病，则耳聋囊缩而厥，水浆不入，不知人，六日死。三阴三阳，五脏六腑皆受病，营卫不行，五脏不通，则人死矣。帝曰：五脏已伤，六腑不通，营卫不行，如是之后六日乃死，何也？岐伯曰：阳明者，十二经脉之长也，其血气盛，故不知人，六日其气乃尽，故死矣。

两感者，阳强不密，阴气衰绝。其太

阳之寒，随少阴而化热；太阴之湿，随阳明而化燥；厥阴之风，随少阳而化火，故一日之内，两经俱病。以其表里同气，故感应神速，三日六经俱病，再三日，而阳明之气全消，是以死也。

## 附仲景温义

仲景《伤寒》：太阳病，发热而渴，不恶寒者，为温病。若发汗已，身热灼者，名曰风温。风温为病，脉阴阳俱浮，自汗出，身重，多眠睡，鼻息必鼾，语言难出。若被下者，小便不利，直视失溲。若被火者，微发黄色，剧则如惊痫，时瘛疭，若火熏之，一逆尚引日，再逆促命期。

伤寒阳乘阴位，卫气内郁，则发热。热传阳明，金土枯燥，则作渴，阴乘阳位，营气外闭，则恶寒，故太阳伤寒，未传阳明，则有寒热而无渴证。若病在太阳，发热作渴，而不恶寒，此非伤寒。是谓温病。温病之家，阳盛阴虚，津血枯槁，最忌汗、下、火攻。若发汗亡阴，身热若灼，火烈风生，名曰风温。风温为病，阳亢阴绝，其脉尺寸俱浮。毛蒸里泄，常自汗出；清气消亡，身体重浊；胆热传胃，土困则多眠睡；鼻息粗重，必作鼾声；机关燥涩，语言难出。是皆误汗之证也。若被下者，亡其肾阴，小便不利；血枯金燥，直视不转；风木疏泄，溲溺遗失。是皆误下之证也。若被火者，病微则肌肉熏蒸，而发黄色；病剧则水枯木燥，肝胆失荣，魂气震荡，形如惊痫；筋脉伸缩，时作瘛疭；肌肤焦黑，色若烟熏。是皆误火之证也。凡若汗、若下、若火，皆为逆治。一逆尚延引其时日，再逆则催促其命期矣。

## 温病根原

《素问·阴阳应象论》：冬伤于寒，春必病温。《生气通天论》：阴阳之要，阳秘乃固，阳强不能密，阴气乃绝。阴平阳秘，精神乃治，阴阳离决，精气乃绝。因于露风，乃生寒热。是以冬伤于寒，春必病温。

四时之气，春生夏长，秋收冬藏。木火旺于春夏而司生长，金水旺于秋冬而司收藏。而金水之所以收藏者，则精魄之能也。精以至阴而主藏，魄者精之始基，但能收而未能藏，是以蛰藏之职，独归于精。藏气得令，相火蛰封，肾精温暖，是谓阳密。少阴癸水与太阳壬水，两相表里，皆主蛰藏。癸水之藏，以其温也，壬水之藏，以其寒也。五行之气，热则发宣，寒则凝闭，癸水之温而善藏者，壬水之寒而善闭也。人于冬时，宜顺寒水之令，以藏阳气。阴精失藏，相火泄露，阳根不密，是谓冬伤于寒。冬伤于寒者，伤其寒水蛰藏之令气也。相火升炎，久而弥盛，春气一交，阳根尽泄，变木为火，化温成热，是以春月而行夏令也。天时之寒暄莫定，人窍之启闭无常，一遭风露侵凌，温病作矣。春时不病，至夏而感，是谓热病。冬时不病者，寒水司气，虽蛰藏失政，而经络脏腑之热，究未如春夏之盛也。

## 病原同异

温病之原，起于冬不藏精，伤其寒水之令，故春夏病感，必是内热。但冬伤于寒，春夏必病温热，而春夏之温热，不必皆冬伤于寒。其冬伤于寒而病温热者，自是内热，其不冬伤于寒而病温热者，未可定谓之内热也。病与温疫相同，而法亦无殊。其荣卫郁发，而又病于春夏之间，固无入脏生寒，用四逆、真武之证。然燥渴饮冷，积水不消者，亦未尝少，此皆不可用凉药泄之法也。

## 风寒异邪

四时感伤之因，有风有寒。寒者，天地之阴气，风者，天地之阳气。阳主开，阴主阖，伤于寒者，皮毛开而寒束之，故窍闭而无汗；中于风者，皮毛闭而风泄之，故窍开而有汗。

气统于肺，金性清凉而降敛；血司于肝，木性温暖而升发。肺气清降则窍阖，肝血温升则窍开。人之汗孔，秋冬则阖者，气清而敛之也；春夏则开者，血温而发之也。秋冬窍阖，而有时偶开，则寒气伤之，则为伤寒；春夏窍开，而有时偶闭，则风气中之，则为中风。此四时之邪感伤之因也。

## 荣卫殊伤

肺藏卫气，肝藏荣血，寒则伤荣者以卫气肃静，孔窍阖而寒莫由入，是以不伤。惟血温而窍开，乃伤于寒。风则伤卫者以荣血蒸动，孔窍开而风随汗解，是以不伤，惟气凉而窍阖，乃伤于风。然寒伤荣血，而病则在卫，以荣性升发，一被寒邪，阖其皮毛，则荣愈欲发，外乘阳位，而束卫气，故卫闭而恶寒。风伤卫气，而病则在荣，以卫性降敛，一被风邪，开其

———————————

① 太阳经证：此四字底本无，据文义补。

汗孔，则卫愈欲敛，内乘阴位，而逼荣血，故荣郁而为热。胃为戊土，乃卫气变化之原，伤寒之病，戊土与金水受之。金水司气，随戊土而下降，以阳体而胎阴魄，故气常清降而外敛，伤寒而气反内郁，是以病在气分。脾为己土，乃营血滋生之本，中风之病，己土与木火受之。木火主血，随己土而上升，以阴体而抱阳魂，故血常温升而内发，中风而血不外达，是以病在血分。气清而孕水，故气病则寒盛，而为伤寒；血温而孕火，故血病即热盛，而为温病。秋冬之感，皆是伤寒，其时非必无风，中于风者，便是秋冬之温病；春夏之感，皆是中风，其时非必无寒，伤于寒者，便是春夏之寒病。究竟秋冬寒多而风少，故往往病寒，春夏寒少而风多，故往往病温，时令不同也。

## 传经大凡

一日一经，六日经尽，凡诸感病之大凡也。若伤寒，若中风，若温病、热病，若温疫、寒疫，若痘病、疹病，无不皆然。但温热必传脏腑，余则病由外感，原无内热，不必定传脏腑耳。程氏郊倩，谓温病传经，伤寒中风不传经，其论全非。唯两感之家，一日两经，则温热之所独有，而诸感病之所无也。

## 太阳经证①

### 头痛热渴

太阳以寒水主令，手太阳以丙火而化

气于寒水，阴盛则壬水司气而化寒，阳盛则丙火违令而化热，故太阳以寒水之经，而易于病热。温病之家，冬不藏精，相火升泄，伤其寒水闭蛰之气，火旺水亏，由来已久。及其春夏病感，卫阳闭秘，营热郁隆，寒水之气愈亏。故受病之一日，即发热作渴，而不恶寒也。太阳在六经为统领，是以感则先病。其经自头下项，行身之背，故头项痛而腰脊强。肺主卫，肝主营，而总统于太阳。太阳之经，在皮毛之部，营卫者，皆皮毛之所统辖也。温病卫闭而荣郁，法当清荣热而泻卫闭。一日之初，卫闭已见，荣热方生，故一日太阳之治，宜凉金补水，而开皮毛，不易之法也。

### 玄霜丹

治一日太阳温病，头项痛，腰脊强，发热作渴。

浮萍三钱　麦冬三钱　甘草二钱，炙　元参三钱　丹皮三钱　芍药三钱　生姜三钱　大枣一枚

流水五杯，煎大半杯，热服，覆衣，饮热稀粥，取少汗。

## 阳明经证

### 目痛鼻干

阳明以燥金主令，足阳明以戊土而化气于燥金，太阴胜则阳明化气而为湿，阳明胜则太阴化气而为燥，故阳明之经，易于病燥。温病冬水失藏，相火升炎，胃津既涸，脾精亦亡，太阴之湿，亦化阳明之燥。春夏病感，卫阳遏闭，营热郁发，土

焦金燔，燥气愈甚，其经挟鼻络目，行身之前，故目痛鼻干，而身热不卧。阳莫盛于阳明，燥热在经，不得泄路，迟则胃腑积热，因表郁而内应。腑热一作，脏阴渐枯，便伏异日死机。于其腑热未动之时，凉泄经络，以清其热，则后患绝矣。

### 素雪丹

治二日阳明温病，身热，目痛，鼻干，不卧，胸燥口渴者。

浮萍三钱　石膏三钱　麦冬三钱　元参三钱　葛根三钱　甘草二钱，炙　丹皮三钱　芍药三钱　生姜三钱

流水六杯，煎大半杯，去渣，热服，覆衣，饮热稀粥，取少汗。呕者，加半夏三钱。

### 人参白虎汤

石膏五钱　知母三钱　人参三钱　甘草二钱　生姜三钱　粳米半杯

流水煎大半杯，热服，覆衣，取少汗。

温病二日，方传阳明之经，腑热未作，法宜清热而发表。热甚者，必伤肺气，当用人参白虎汤，清金泻热，益气生津，乃为善法。

## 少阳经证

### 胁痛耳聋

少阳以相火主令，足少阳以甲木而化气于相火，顺则下蛰而温肾水，逆则上炎而刑肺金，故少阳之经，最易病火。

温病寒水失藏，相火炎蒸，已旺于衰废之时。春夏病感，卫闭营郁，热盛火发，势当得令之时，愈极熏赫。少阳伤

寒，有寒热之往来，以二阳在表，三阴在里，阳胜则热，阴胜则寒，少阳居表里之半，是以寒往而热来。温病三阴经气从阳化热，故但热而无寒。其经络耳循胁，行身之侧，故胸胁痛而耳聋。火曰炎上，炎上作苦，故咽干而口苦。

相火内郁，则肺金受刑，甲木内热，则刑胃土，外无泄路，势必焦土灼金，而入阳明之腑。当以清凉和解之法，散其炎烈也。

### ❧ 红雨丹

治三日少阳温病，胸胁疼痛，耳聋口苦，咽干作渴者。

柴胡四钱　黄芩三钱　芍药三钱　石膏三钱　甘草三钱，炙　丹皮三钱　生姜三钱　元参三钱

流水煎大半杯，热服，覆衣，饮热稀粥，取微汗。

三阳经络，皆受其病，而未入于脏腑者，法应汗之。而温病与伤寒、中风，寒暄异气，不宜麻、桂辛温，以清润之剂，凉泄经络燥热，方是温病汗法。其伤在卫气，而病在荣，血热郁火发，故用丹皮、白芍，泻热而凉荣也。

## 三阳传胃

伤寒中风，病于秋冬之际，原无内热。表邪不解，阳盛则传阳明之腑，阴盛则传太阴之脏。阴阳平和，则不入脏腑，始终在经，六日经尽，则汗解矣。温病内热素积，断无但在经络，不传胃腑之理。缘其经热郁隆，外泄无路，而胃腑积热，自当感应而发。但胃热大作，必在三日之

后，经热不解，而后腑热郁勃，此自然之层次。病由外感，是以表热先发也。其在三日之内，表邪郁迫，里热方生，但当发表，未可攻里，表气疏泄，里气自平。若三日之外，腑热已作，则攻泻之法，乃可续用。盖胃土燥热，必伤脏阴。其肺脾津液，肝肾精血，久为相火煎熬，益以燥热燔蒸，脏阴枯竭，则人死矣。是宜滋其脏阴，泄其腑热，勿令阳亢而阴亡矣。

### ❧ 白英丹

大黄五钱　芒硝三钱　甘草一钱，炙　枳实二钱，炒　厚朴三钱，炒　元参三钱　麦冬八钱　丹皮三钱　芍药三钱　生地三钱

流水煎大半杯，热服。

阳明戊土，位居三阳之长，阳盛之极，必皆归宿阳明，而入胃腑。温病三日之外，三阴脏病，悉以胃热为之根本。虽曰五脏六腑皆受病，而阳明胃腑，实其纲领也。其里热发作，不拘在何脏腑，总以泻胃为主，而兼清本部。但肠胃未至燥结，则第滋阴，不须承气。即燥结未甚，亦当俟其六日经尽之后，腑邪内实，用泻热滋阴之法，一下而清矣。若燥热隆盛，则三、四、五日之内，俱可泻下。是当用《伤寒》急下之法，不可循《伤寒》缓攻之条，以其内热郁伏，原与伤寒不同也。

## 太阴经证

### 腹满嗌干

太阴以湿土主令，手太阴以辛金而化气于湿土，阳明胜则太阴化气而为燥，太

阴盛则阳明化气而为湿，故太阴之经，最易病湿。然外感风寒，以及内伤百病，其在太阴，无不是湿，而惟温病之在太阴，则化湿为燥，以其冬水失藏，相火泄而脾阴烁也。春夏病感，营卫热旺，湿气自当愈耗。其经布胃络嗌，故腹满而嗌干。太阴之湿，夺于阳明之燥，脾阴枯槁，则肾肝精血，俱难保矣。是宜清散皮毛，泄阳明之燥，而滋太阴之湿也。

### ❀ 黄酥丹

治四日太阴温病，腹满嗌干，发热作渴者。

浮萍三钱　生地四钱　甘草二钱，炙　丹皮三钱　芍药三钱　生姜三钱

流水煎大半杯，热服，覆衣。

## 少阴经证

### 干燥发渴

少阴以君火主令，足少阴以癸水而化气于君火，阳盛则丁火司权而化热，阴盛则癸水违令而生寒，故少阴以君火之经，而最易病寒。然外感风寒，以及内伤百病，其在少阴，无不是寒，而惟温病之在少阴，则化寒为热，以其冬不藏精，水亏火泄，春夏病感，更值火旺水虚之候。其经贯肾络肺，而系舌本，故口燥舌干而渴。肾者主水，人身水火对列，水枯而火亢，则人亡矣。是宜清散皮毛，泻君火之亢，而益肾水之枯也。

### ❀ 紫玉丹

治五日少阴温病，口燥舌干，发热作渴者。

浮萍三钱　生地四钱　知母三钱　甘草二钱　天冬三钱　生姜三钱　元参三钱

流水煎大半杯，热服，覆衣。

## 厥阴经证

### 烦满囊缩

厥阴以风木主令，手厥阴以相火而化气于风木，治则木达而化温，病则火郁而生热。以厥阴乙木，原胎丁火，故厥阴之经，最易病热。温病卫闭而遏营血，营郁是以发热，而营藏于肝，则温病之来，实受于厥阴。方其隆冬火泄，营血已伤，势将腾沸。春夏病感，卫闭营遏，血热自当愈剧。其经循阴器而络肝，故烦满而囊缩。手厥阴之火，扇以足厥阴之风，风烈火炎，煎迫营阴，营血枯槁，则命殒矣。是宜清散皮毛，泄相火之炎，而滋风木之燥也。

### ❀ 苍霖丹

治六日厥阴温病，烦满囊缩，发热作渴者。

浮萍三钱　生地四钱　芍药三钱　当归三钱　丹皮三钱　甘草二钱，生　生姜三钱

流水煎大半杯，热服，覆衣。

## 三阴入脏

岐伯温病治法，未满三日者，可汗而已，其满三日者，可泄而已。三阳经络，皆受其病，而未入于脏者，故可汗而已。温病内热蓄积，交春夏而受感伤，内热郁

隆，原无但传经络不传脏腑之理。第传脏传腑，必在三日之外。其未满三日，则但在经络，故曰三阳经络，皆受其病，而未入于脏。在经，是以可汗。若三日之外，则必入于脏，既入于脏，则无不入于腑矣，故曰五脏六腑皆受病。入脏入腑，是以可泄。以阳盛于外，而根于内，三日之内，病在三阳，阳盛于外，故但是经热而已；三日之外，病入三阴，而脏阴消烁，已化亢阳，则非止经热而已矣。积热郁伏，是以内传脏腑耳。

### 脏腑治法

脏以太阴为主，所谓脾者，孤脏以灌四旁者也。腑以阳明为主，所谓阳明者，五脏六腑之海，十二经脉之长也。足太阴以湿土主令，足阳明从燥金化气。温病阳明之燥，劫夺太阴之湿，滋太阴之湿而泻阳明之燥固已，推原太阴土湿之所由来，实原于水，而肾水之所以枯槁，一耗伤于燥土，一盗泄于风木。治法以麦冬润阳明之燥，以地黄滋太阴之湿，以知母、元参、天冬清金而壮少阴之水，以当归、

丹皮、白芍润木而息厥阴之风。而地黄之性，滋湿清风，兼而能之，故三阴并宜。地黄泄阳助湿，至下之品，至于温病，土燥而木枯，则反为灵宝，莫佳于此矣！

### 汗泻之法

温热之病，阳强阴弱，岐伯立法，则曰汗泻，仲景垂戒，则曰汗下，义若不同，而理实无殊。岐伯之示汗泻，补阴而泻阳也，仲景之戒汗下，泄阳而亡阴也。后世通岐伯之针刺，效仲景之汤丸，易麻桂之温燥，汗之以清凉之剂，变承气之荡涤，泄之以滋润之品，壮火既清，微阴续复，则悉得岐伯之遗法，而不犯仲景之明戒矣。岐伯论温，于《刺热篇》云：治诸热病，饮之寒水，乃刺之，必寒衣之，居止寒处，身寒而止也。仲景论温，但戒汗下火劫，未尝立法。究竟温病治法，不离汗泄两义，但须清凉滋润而已。会岐伯、仲景之义，于一百一十三方中选而用之，有汗法焉，喝病之人参白虎是也，《金匮》方中，有泄法焉，百合病之百合地黄是也。由此二法而变通之，法不胜穷矣。

# 白马通治燥气霍乱说（俗名麻脚瘟）

### 昆明市中医系统学特别研究班教授彭子益著

现有燥气霍乱，初觉手足微麻、恶寒发热，头晕心翻，胸闷身倦，继即吐泻不止，却有大泻能饮，脉则沉数，或在中取，右大于左，舌心黄腻，吐泻至于肉陷目脱，一日即死。

方用白马通三五枚，温开水绞汁，服下立愈，发散药、寒凉药、温暖药均不相宜，发散药服之汗出热不退，热反增加。因舌心黄腻、脉沉不浮，右脉大于左脉，右为金、土、火三气之位，右大于左，金、

土、火三气之阳结于中也，阳结于中，病不在表，故发散不宜，阳结于中，因于时气之燥使然，然燥结须用开通，阳结乃中虚不运，故凉药不效，脉沉而右大于左为阳结之象，热药助阳，故服后昏迷。白马通温润开通，是以下咽之后，立刻见效，白马通即白马屎，屎能解毒，凡时气为病，便含毒气，燥气结聚力大，故白马通较他药为优。《内经》曰：夫虚者，气出也，夫实者，气入也。气即阳气，春后阳气出地，故发热脉浮，秋后阳气入地，故发热则脉沉，或脉在中。秋燥而发生燥气霍乱之时证乃阳气入而不能顺下，燥结中焦，升降停滞，故吐泻发热而又作渴。白马通所以为此病特效药之方也。无白马通，他色马通亦可用，惟须早服速服，若至吐泻而目陷肉脱，便来不及挽救矣。夏秋之交，如有此病，亦可用之。预先防病，亦可服也。性气平和，多服无妨。

瘴气地方交秋之后，恶寒闷热，速服此方，立刻汗出病解，瘴疟服之尤效。

《本草纲目》谓治时行病起，合阴阳垂死者，绞汁三合，日夜各二服。合阴阳者，阴阳不分也。吐泻而又大渴，便是阴阳不分之证，《本草纲目》又谓吐利不止，不知何病症，服之即效，又治绞肠痧，痛欲死者。王孟英《霍乱论》载有此方，名独胜散。

如燥气霍乱发生之时，不吐不泻，只恶寒发热，舌苔白黄满布，或口臭，或口不臭者，白马通亦效，不愿服白马通者，渴服稻草心一握，煎服即愈。燥气霍乱，吐泻不止，亦可服稻草心，服后见愈而不痊愈，可再服之，如不能彻底解决，仍用白马通。

稻草秉秋金之气，中空善通。亦金气的结病，用金气之通药之义。恶寒发热而舌苔白黄满布乃胃气结于中，脾胃的阴阳不和，以致荣卫分离，寒热偏见，荣根于脾，卫根于胃，稻心草通开胃中结滞。脾胃的阴阳调和，所以荣卫的寒热自罢。所以此等病用表散药治寒热病，必加重也。

《易经系辞》有云：乾为天，天为金为马云云。马秉造化的金气，白为造化的金色，燥气霍乱为金气的结病，故用金气之通药，故白马通为燥气霍乱的特效药。

一小南门一百二十号，苏姓幼科，吐泻作渴，先寒后热，昏迷不醒，服此方立愈。

二南坝村萧姓幼科，吐泻发热，服此方后立愈。

三小南门外公生药方隔壁某姓幼科，吐泻，服此方后立愈。

如意巷刘澄志次子，恶寒发热，头痛心翻，舌苔满黄，舌边舌尖一线深红，脉虚不食，先服人参败毒散，病势见轻，次日仍重，用稻草心一握，煎水，服下一小时，热全退，次早舌退十分之九，只有舌心一点仍黄，再服稻草心少许，黄全退，饭食照常而愈。舌满黄而边尖一线深红，此疫病之舌苔也，稻草治愈之。如不用稻草而用他方，必缠绵多日，病将转深，而成难治也。

以上四案见效之速，可供同学研究，故录出，其余见效之案甚多，不及备述。

中华民国二十七年立冬前五日
昆明市中医系统学特别研究班印送

# 温病汗泄篇

## 概　论

壬戌春，民间温病服银翘散多坏者，银翘散医家奉若神明之《温病条辨》第一方也。

中医改进研究会理事长杨老先生谓承祖曰：银翘散治温病，不效，奈何？承祖对曰：梅苏丸好，现在太原温病有服此方者都效。先生笑而不言。盖研究会中无人认乌梅能治温病者。且曰乌梅将温毒敛在腹中必烧心烂肺而死也。呜呼！银翘散既不效，何不研究其不效之理由？仍惟《温病条辨》是遵也。梅苏丸既效，何不研究其效之理由？在医院实地验之，以立温病可靠之法也。

柯韵伯曰：肝胆为温病之原，阳明为成温之薮。柯氏两句话已将温病之理由始终说完。

《内经》热病在三日者可汗而已，满三日者，可泄而已。《内经》两句话已将治温病之法始终说完。

木主疏泄，木升火发，金水失其收藏之能，温病乃起，乌梅平木气之疏泄，生津液以降火气，荣气交卫，火气交水，阴阳调和而中气复原，是以汗出而病解。

如木气之疏泄益胜金气之收敛大败，则金气之液被木火灼伤，热气与燥气合并，于肺脏胃腑之间温病遂成，石膏清泄肺胃之燥热，是以热退而病解。

汗者非发表之汗乃荣卫和而出汗之汗也。泄者非硝黄之下而泄之，乃石膏之清而泄之也，故仲景于温病戒汗下也。

是篇，梅苏丸、白虎汤两方统治温病实验各案将温病始终包括，只要见效，何必图多。盖热已退后之病即不在温病范围内，即在内伤范围内。《金匮》与《伤寒》坏病各方可按方治之。吴鞠通将大补气血、温补火土、燥痰逐水、破气攻血各方放入温病，温病之范围益宽，温病之理法益乱。

陈修园之《伤寒》、吴鞠通之《温病》于医理医法皆以意为之，不知正规，自己尚是聋瞽，何能启发后学之聪明也。

## 要　旨

仲景先师著《伤寒论》统治外感内伤各病而言，非单指麻黄汤证之伤寒而言，故《伤寒论》首列桂枝汤证，桂枝汤证盖疏泄之气太过，收敛之气受伤之病也。麻黄汤证收敛之气太过，疏泄之气受伤之病也。热者，太空之动气，疏泄之气也。寒者，太空之静气，收敛之气也。动静一偏，升气不匀，中气受伤。故外感之病易于死也。动者生热，动者火泄，动者伤津，动者生风，动者里虚，此桂枝汤证之理即是温病之理，惟温病用桂枝汤之药则不合耳。温病即系疏泄之气偏胜，收敛之气受伤则津液亏耗，中气虚滞，阳动化热，桂枝、生姜助疏泄、伤津液、散中气、炙甘草、大枣滞中气、增邪热，芍药虽敛疏泄但性寒而力沉重，中虚亦不相宜。吴鞠通著《温病条辨》首用桂枝汤，用意甚有是处，惟次用银翘散又与温病之理全行背驰，银翘散之荸、桔梗、荆芥皆助疏泄、伤津液、损中气、散阳气之品，皆不可服。初病之方既错，以下各方皆错。温病服银翘散者病多增加，因何增加之理，医家终不得知，此温病之理法又不明于世也。《温病条辨》不知荣卫为何说，不知空气中疏泄、收敛二义与人身之关系，又不知叔和误解《内经》"冬伤于寒，春必病温"二句，经文遂凭己意，妄分上焦、下焦、中焦各篇，于中气旋转荣卫升降天人一气现成之学理一丝不解，所怪者后人用银翘散治温病不效仍不疑《温病条辨》有未合也。

承祖于《伤寒理路篇》告成之后又著《温病汗泄篇》，阅《伤寒理路》篇了然者，阅《温病汗泄篇》自亦了然，然后知《温病条辨》之误人也。惟不将《伤寒理路篇》阅看了然而徒阅《温病汗泄篇》必不知《温病汗泄篇》为何说矣。此篇分上、中、下三篇，上篇言乌梅白糖汤、白虎汤二方足以为温病概括治法之义，中篇列举二方经过之事实以为证明，下篇判断古今伤寒温病之疑案，并发明现在所谓传染病乃空气升降作用与人之关系也。中篇石膏各案系由《衷中参西录》采录附以承祖经验之意见，承祖所见温病方书《温病条辨》最劣，《衷中参西录》最优，由此书乃直隶张先生寿甫所著，先生充奉天立达医院主任中医病院，各省皆无如此院，成绩之大者，无一不是实地考验而来之效，治温病之石膏各方尤实地考验之极效者也。石膏各方石膏外之药皆辅助石膏之品，无牵扯石膏之品，处处中气有关，聪明学者以系统学之《伤寒理路篇》之法合而参之，无难治之温病也，然后知《温病条辨》方药之多繁而无当也。

# 上 篇

## 梅 苏 丸

乌梅肉八枚　苏叶一钱　白糖一两

水煎化热服，如无丸，可用此方，有丸用丸一二两。

外感之病无论伤寒温病，荣卫无不郁者，荣郁者发热，卫郁则恶寒，恶寒多者宜疏泄之，《伤寒论》之麻黄汤是也，葱豉生姜白糖汤代麻黄汤较稳，如无豆豉，用葱白、生姜、芝麻、绿豆、水、糖。发热多恶寒少或微恶寒后即发热不止者，宜收敛之。社会习用之梅苏丸是也。不论四季但晴多阴少风多雨少时令偏于燥热而外感发热多者，服乌梅后，周身微汗而愈，此即温病是也。温病之脉较伤寒之脉弱，伤寒之气较温病之气粗，温病之色较伤寒之气垢，伤寒之神较温病之神清，温病之热较伤寒之热闷，伤寒之时较温病之时冷。渴者内燥，不渴者内不燥，渴者热宜实，不渴者里极虚也。此宜乌梅以收敛疏泄之气以生津液，以平木火之热，以养伤耗之阴，以回漫散之中气，苏叶以通卫气之滞，白糖养中气而解温热也。

## 乌梅白糖汤

如已出汗而热不退者，或经医治坏而热不退，或小便如血、牙鼻出血而热不退，或大便泻利、胸满气喘、不寐谵语而热不退者，无论日期多少，无论病在何经，无论兼何病象，皆宜乌梅白糖去苏叶汤，频频服之，自然周身微汗热退而病愈，热退不净者再服之，以热退净为止，凡一切凉药、发散药、破气药、伤津药、温补药，皆弃。服如热已退净而发生他病者，已出温病范围之外，用《伤寒》《金匮》各法按病按法治之。如天气不燥或阴雨生凉之时，非疏泄发热，乌梅即不宜用，如单用乌梅便腹泻生寒，因天气不燥，阴雨生凉之时而病外感，空气与病气皆偏闭敛多，宜疏泄温散之药，热多者于疏泄药中加乌梅乃要也。

## 白 虎 汤

生石膏一两，打碎，煅石膏杀人不可用　知母三钱　粳米一两　炙甘草一钱

凡温病先服梅苏丸或乌梅白糖汤而热不退，脉转实热反加者，可服白虎汤。因肺胃已热宜石膏、知母清肺胃，粳米、甘草保中气，服后必周身微汗，热退而愈。如脉虚服乌梅而热不退者，则加人参于白虎汤之中，补气清金自必周身微汗而热退也。

热在荣卫而不在脏腑，故以乌梅收热归根，服乌梅而热不退脉转实是热已不在荣卫之空虚处，而在脏腑之实处。故宜

石膏清肺脏以救阴，清胃腑以去热。但须赖甘草、粳米、人参补中气资旋转，然后上焦客热将归下焦主位，中土有根升降复原，疏泄与收敛平习，木火与金水相和，乃能病去人安，无后患也。如不补中反杂以破气败土寒中之药，使石膏不见功而见过，未有不将温病治死者。如恐白虎汤石膏寒性伤阳，可用变通白虎汤，见后。

温病忌汗忌下，仲景《伤寒论》之明训也。热病三日可汗而已，满三日可泄而已，《内经》之明文也。仲景著《伤寒论》自叙云：撰用《素问》九卷，又忌寒下也，盖白虎汤之泄热即《内经》满三日可泄而已之热，非大黄、芒硝攻下之热，乌梅疏泄之汗即《内经》在三日可寒而已之汗，非辛散药发散之汗。如用散药以去汗，用下药以去泄热，则误会《内经》之文而大犯仲景之戒以治温病焉有不死者？然不明系统学之理者，难以此理明告之而究不解所告者为何说也。

治温病之方，此二方而已。果能明了《伤寒理路篇》者于此二方自然理得心安，手到病除也。吴鞠通《温病条辨》徒乱人意，后人奉若神明，虽用其方，将温病治坏，仍不去寻何以治坏之理，安心盲从，可痛叹也。

温病之神昏谵语并一切现象，但见热不退者，皆肺阴收敛之气受伤，木火疏泄之气太过，乌梅能助肺气之收敛平木火之疏泄火气，收而向下则生中土，故乌梅直接收敛生津间接即扶土藏阳，所以初病服之而病愈，坏病服之而病亦愈，但不可杂以他药以牵制其能。如杂以他药恐不见功，反生他变。

白虎汤能清肺脏胃腑之热，不能解荣卫之热，乌梅能解荣卫之热助肺金之收气，生脏腑之津液，不能清肺脏胃腑之热。

白虎汤用甘草保中气，是直接的因石膏只能清热之能，无敛火藏阳之能。

凡诸坏病，得乌梅而愈者，皆收敛火气归于下焦生起中气之故。

# 下 篇

## 乌梅白糖汤实验之经过

承祖生长南方，南方地气偏湿。乙卯年来山西见土脉干燥，雨少风多，与南方大异，署汾西介休霍县六年之间为民间诊治疾病甚多，如在南方应用分两三钱者，此间一钱便愈，开发之药如麻黄、荆芥、薄荷、川芎等药，用时极少，如冬日

伤寒不过苏叶、生姜、大枣、红糖便能抵麻黄汤之用，而苦寒如黄连、栀子虽热证宜用，不过一钱。盖土脉干燥雨少风多，空气偏于疏泄，人身中气易伤。中气不足者药剂不可重用，重则过病而生他变也。每诊春夏温秋燥病见脉象皆甚薄弱，苦寒辛散之药皆不能受用，嘱吃酸辣汤面，汗出而解者颇多，又见延医服药而成坏病者皆服辛散苦寒之药所致。即成坏病便不能

食酸汤面，因立乌梅炙甘草一方，虽坏病亦应药而愈，但炙甘草改用白糖时多因服炙甘草胸间多发胀也，盖面能养中气，醋能平疏泄、生津液、敛阳气与炙甘草乌梅义同也。用酸辣汤面者，荒村无药取其便也。

六年之间用乌梅治愈外感烧热之病不知其数，今年春诊治太原之病春温者，亦复脉象薄弱，桂枝汤固不受，银翘散亦不相宜，仍用乌梅白糖汤[1]，凡服是方，皆应药汗出热退而愈。传习所诸君病二十余人，亦用此方热退而愈，诸君相率传播治愈甚多。

又冀宁道尹亦用此方治病数人，道署何科长诸君亦用此方见效。

沁源任君温病八九日，热甚谵语，山西医院医治无效，辞退不治，服此方后汗出热退病解，养数日复原。

兴业钱局学生病，误汗后又误下误补，谵语目赤，满口流血，气喘摇肩，小便淋滴如血，不食不睡八九日矣，服此方后，胸膈有响声，安睡一夜，次日小便清长，喘平热退，血止进食，有名医三人诊其脉曰：今日大转机矣，问服何方药？病家告以乌梅，三人大骇曰：乌梅收敛温热，烧心烂肺，万不可吃呀！既吃乌梅救治，又诊其脉大有转机，乃又惊骇乌梅，医家之不肯讲求医理可恨也。

电报局王君病为误下，谵语发热直视，言语无声，气息奄奄，小便如血而短，已十二日矣，服此方后汗出病解，小便清，渐能食，调养一月而愈。

筹赈处王君病，医进寸冬、生地重剂，服后，大吐酸水，头胀痛，胸紧，更加不能食，服此方后得微汗，胸开头亦不痛亦不吐，能食粥两碗，静养三日而愈。

乙未夏初承祖在霍县察学至灌堆村，见杏树结实甚繁，谓村人曰：杏未熟不可采食。有老人曰：有小杏捣破煮汤可以治行温病，服后汗出即愈。友人郭翰章君在北京夏病温，病大热十余日不退，诸药不效，忽思酸枣煮汤食，家人与之，汗出而愈。酸枣外如皂角内如乌梅，此二方亦系助收敛、生津液、平疏泄、回阳根、不伤中气。故亦与乌梅同一效也。

癸亥春初在平陆县东乡，承祖与随徒警士皆病外感，身痛恶寒发热，盐少许煮开热服，睡片刻而愈，醋中加盐甚益中气，其效亦与乌梅白糖等也。民间以此方治愈外感者不少，皆空气偏于疏泄风多无雪之故。

乌梅本治温病脉虚之药，即脉实者服之亦效。壬戌春高复斋君病温病十余日，谵语热，脉沉实，痰涎胶黏，承祖主用乌梅为医家所阻，因病已危，不忍坐视，乃购乌梅二十枚，浓煎一大碗，于夜谓侍疾戚友曰：我于高君不应坐视不救，此乌梅汤可速进之，可立刻见效，如有错我负责。戚友中皆信服平日以乌梅治温病见效者，遂以乌梅汤进，高君下咽，痰即活，

---

[1] 乌梅白糖汤："温病篇"中"乌梅炙甘草汤之实验经过"此处作"乌梅炙甘草汤"。此"温病汗泄篇"为彭子益先生晚于"温病篇"所作，推测先生后期认为此汤中用白糖优于炙甘草，先生解释"炙甘草改用白糖时多因服炙甘草胸间多发胀"，所以此处改为"仍用乌梅白糖汤"。

安睡一夜，满身微汗热退大半，多日不大便，此时亦大便自下，从此日服乌梅汤，病遂得愈。温病十余日无表证矣，亦服乌梅见效，此温病不论初得表热，表里皆热以及十余日无表证之热皆可以。乌梅平疏泄、生津液、复中气以解之，皆经验可信之事实也，即伤寒阳明病热乃热气蒸发，蒸发即疏泄之意，乌梅亦能见效，惟伤寒表病之麻黄汤证则不可用乌梅，以助闭敛也。

壬戌夏精营西街李姓子温病，为医治坏，热而谵语，腹泻日行数次，不思饮食，脉摇气喘，先以乌梅炙甘草汤救之，热稍退。脉稍稳而加滞象，胸加满，仍去炙甘草仅用乌梅二十枚，白糖一大勺，煎汤，频频服之，每次只服一大口，逐日见效，一星期病痊愈。

以上各案皆用乌梅见效之事实犹能记忆者，不记忆者，不知多少。嗣后传习所诸君有以乌梅治疟痰后热不退者，亦效。盖热本由内而外之气，无论何病，凡热久不退皆动而疏泄之过，热泄于外则火虚于内而中气无根，故服乌梅收敛疏泄外出之热还为下藏生土之火，中气有根，故皆愈也。

——温病第一日初病恶寒发热、身疼胸紧或咽喉疼痛或咳者，服梅苏丸后，觉胸紧顿开，静卧自然出微汗而愈，如出汗仍热不退，病仍不减者，去苏叶将乌梅白糖煮汤热服自然汗出而愈。

得病数日热甚，谵语者，不论兼见何病，用乌梅白糖汤自然汗出而愈，慎饮食，静养即可复原。

——服他药病加重者或误服发汗药或服下药、补药病加重者，不论日数多少，病在何经，兼见何病，只要热不退者，服乌梅白糖汤自然汗出热退而病解，病解后静养自愈，病重热盛者，乌梅可加至二十枚。

——得病数日不大便，不论兼见何病，服乌梅白糖自然汗出热退津液复生，自然大便，非腹满实痛万不可下。

——此方妙用在自然汗出，自然退热，汗出热退之后，温气已解，尚遗何病，按何病治之，不在温病范围之内但温病之后阴液已伤，难见寒证，热药不可重用，以伤阴液，不比脏阴寒胜之完全寒证也。

——或感受温病皆系骤然恶寒发热身痛，登时不能起床，如非骤然恶寒发热身痛而系渐渐觉得身热牙痛目痛，数日不大便，并不倒床者，乃实热病，大黄、黄连、黄芩少服即愈，不在温病范围之内。

——如盛暑之时，忽然身痛恶寒，虽重衾犹冷战摇不支，逾时大烧大热，目赤唇裂，口燥舌焦，脉象实大，是内热为外寒闭束，热深厥深。里热实证，应以承气汤下之则愈。不在温病之列。此人必身体素强、脉必实而不虚，未可与寻常一例也。

以上系温病用乌梅效验之经过，以下系温病用生石膏效验之经过，凡热已退者即不在温病范围内也。

# 奉天立达医院张寿甫先生《衷中参西录》摘录

## 清 解 汤

治温病初得，头疼，周身骨节酸疼，肌肤壮热，背微恶寒无汗，脉浮滑者。

薄荷叶四钱　蝉蜕三钱，去足土　生石膏六钱，捣细　甘草一钱五分

**彭按**[①]：初得壮热恶寒浮滑八个字极要紧。初得即用石膏因伤寒在表则荣热卫寒，入里则腑热脏寒。温病则荣卫脏腑表里皆热，故温病初得，荣卫一热，肺胃即燥也。温病乃外感之一，外感皆由荣卫病起，卫气行荣气之外，无论荣郁卫郁，外感初得无不先恶寒者。可见仲景"不恶寒"三字之训乃言恶寒之后即恶热，不恶寒非初病毫不恶也。医家将温病认为伤寒即因初病恶寒之故，只因荣卫，荣卫之理所以如此错误。若身不壮热，初按热盛，久按热不盛，与脉不浮滑而微弱，便是梅苏丸证，便不可用薄荷如此之多，便不可用石膏。梅苏丸证自承祖发明起，古今皆有是证，无是说也。所以温病虚证多，误于实治之法。

《伤寒论》曰："太阳病，发热而渴，不恶寒者，为温病。若发汗已，身灼热者，名曰风温。风温为病，脉阴阳俱浮，自汗出，身重，多眠睡，息必鼾，言语难出。"此仲景论温病之提纲也。乃提纲详

矣，而后未明言治温病之方。及反复详细观之，乃知《伤寒论》中，原有治温病方，且亦明言治温病方，特涉猎观之不知耳。六十一节云："发汗后，不可更行桂枝汤。汗出而喘，无大热者，可与麻黄、杏仁、甘草、石膏汤主之。"夫此证既汗后不解，必是用辛热之药，发不恶寒证之汗，即温病提纲中，所谓若发汗已也（提纲中所谓若发汗，是用辛热之药强发温病之汗）。其汗出而喘，无大热者，即温病提纲中，所谓若发汗已，身灼热及后所谓自汗出、多眠睡、息必鼾也。睡而息鼾，醒则喘矣。此证既用辛热之药，误发于前，仲景恐医者见其自汗，再误认为桂枝汤证，故特戒之曰：不可更行桂枝汤，而宜治以麻杏甘石汤。此节与温病提纲遥遥相应，合读之则了如指掌。然麻杏甘石汤，诚为治温病初得之的方矣。而愚于发表药中不用麻黄，而用薄荷、蝉蜕者，曾于葛根黄芩黄连汤解后详论之，兹不再赘。

**彭按**：此论诚是，但麻杏石甘汤乃治肺气逆燥，脉象洪而有力，卫气因之不能收敛之证，麻杏所以降喘非以发表也，汗出乃胃热蒸所致，非外感之自汗也。外感自汗岂可更用麻黄泄卫气，使之更不收敛哉！"无大热"三字即是无麻黄发表之表热，而有石膏清燥之里热。麻杏石甘汤何

---

① 彭按：凡彭子益先生之按语前均加"彭按"二字。

可认为治温病初得之的方也。若发汗后汗出而喘热盛而脉弱或浮而虚，乃乌梅白糖汤证矣。外感即由内伤，只因不知寒热是荣卫脏腑之气逆，遂将"外感"二字完全认为外来之邪，古今医家同此一付眼光，医学所以坏也。苏叶、薄荷皆降肺胃之药，温病乃木气过升、肺气不降，薄荷善降肺气，肺气降木火平，故宜也。蝉蜕轻散，温病有表邪者最宜。

# 仙露汤

治伤寒温阳明证，表里俱热，心中热，嗜凉水，而不至燥渴，脉象洪滑，而不至甚实，舌苔白浓，或白而微黄，或有时背微恶寒者。

生石膏三两,捣细　玄参一两　连翘三钱　粳米五钱

上四味，用水五盅，煎至米熟，其汤即成。约可得清汁三盅，先温服一盅。若服完一剂，病犹在者，可仍煎一剂，服之如前。使药力昼夜相继，以病愈为度。然每次临服药，必详细问询病患，若腹中微觉凉，或欲大便者，即停药勿服。候两三点钟，若仍发热未大便者，可少少与服之。若已大便，即非溏泻而热犹在者，亦可少少与服。

《伤寒论》白虎汤，为阳明腑病之药，而兼治阳明经病。此汤为阳明经病之药，而兼治阳明腑病。为其所主者，责重于经，故于白虎汤方中，以玄参之甘寒（《神农本草经》言苦寒，细嚼之实甘而微苦，古今药或有不同），易知母之苦寒，又去甘草，少加连翘。欲其轻清之性，善走经络，以解阳明在经之热也。

**彭按**：伤寒温病皆有阳明金燥之证，故仙露汤并能治之，但要知此阳明气燥是来自伤寒来自温病耳。

认阳明经病为表，认阳明腑病为里，古今医家无不如此，将伤寒荣卫为表，脏腑为里之界限混乱，热证为传经，寒证为中之谬误，亦从此而起。不知伤寒表证乃由汗解之证，里证乃不可发汗之证，乃由寒下而解或由温补而解之证也。温病则初病即能表里皆热之证，脉洪者清解汤、仙露汤均可，得汗而解。脉弱者，梅苏丸、乌梅白糖汤亦可得汗而解也，即脉实者先用乌梅亦能汗解，如不汗解再用石膏不迟。

方中粳米，不可误用糯米（俗名浆米）。粳米清和甘缓，能逗留金石之药于胃中，使之由胃输脾，由脾达肺，药力四布，经络贯通。糯米质黏性热，大能固闭药力，留中不散，若错用之，即能误事。

一叟年七十有一，因感冒风寒，头疼异常，彻夜不寝。其脉洪大有力，表里俱发热，喜食凉物，大便三日未行，舌有白苔甚浓。知系伤寒之热，已入阳明之腑。因头疼甚剧，且舌苔犹白，疑犹可汗解。治以拙拟寒解汤，加薄荷叶一钱。头疼如故，亦未出汗，脉益洪实。恍悟曰：此非外感表证之头疼，乃阳明经腑之热，相并上逆，而冲头部也。为制此汤，分三次温饮下，头疼愈强半，夜间能安睡，大便亦通。复诊之，脉象余火犹炽，遂用仲景竹叶石膏汤，生石膏仍用三两，煎汁一大碗，分三次温饮下，尽剂而愈。

按：竹叶石膏汤，原寒温大热退后，

涤余热、复真阴之方。故其方不列于六经，而附载于六经之后。其所以能退余热者，不恃能用石膏，而恃石膏与参并用。盖寒温余热，在大热铄涸之余，其中必兼有虚热。石膏得人参，能使寒温后之真阴顿复，而余热自消，此仲景制方之妙也。又麦冬甘寒黏滞，虽能为滋阴之佐使，实能留邪不散，致成劳嗽。而惟与石膏、半夏并用，则无忌，诚以石膏能散邪，半夏能化滞也。或疑炙甘草汤（亦名复脉汤）中亦有麦冬，却无石膏、半夏。然有桂枝、生姜之辛温宣通者，以驾驭之，故亦不至留邪。彼惟知以甘寒退寒温之余热者，安能援以为口实哉！

**彭按**：知伤寒之热已入阳明之腑，其实乃阳明自身之热，伤寒之热亦荣气自身之热，非外来之热，麦冬非兼宣通之品，必腻滞于肺胃之间，而成痨嗽，承祖亦多所考验深信此说为然，亦不用麦冬改用玄参，则透肺膜直下胸膈，登时宽松也。

按：此证初得，而胃腑之热已实。彼谓温病入手经，不入足经者，何梦梦也！

上焦烦热太甚者，原非轻剂所能疗。而投以重剂，又恐药过病所，而病转不愈。惟用重剂，徐徐饮下，乃为合法。曾治一人，年四十余。素吸鸦片，于仲冬得伤寒，两三日间，烦躁无汗。原是大青龙汤证，因误服桂枝汤，烦躁益甚。迎愚诊视，其脉关前洪滑，两尺无力。为开仙露汤，因其尺弱，嘱其徐徐饮下，一次只饮药一口，防其寒凉侵下焦也。病家忽愚所嘱，竟顿饮之，遂致滑泻数次，多带冷沫。上焦益觉烦躁，鼻如烟熏，面如火炙。其关前脉，大于前一倍，又数至七

至。知其已成戴阳之证，急用人参一两，煎好兑童便半茶盅，将药碗置凉水盆中，候冷顿饮之。又急用玄参、生地、知母各一两，煎汤一大碗，候用。自服参后，屡诊其脉，过半点钟，脉象渐渐收敛，至数似又加数。遂急将候用之药炖热，徐徐饮下，一次饮药一口，阅两点钟尽剂，周身微汗而愈。此因病家不听所嘱，致有如此之失，幸而救愈，然亦险矣。审是，则凡药宜作数次服者，慎勿顿服也。盖愚自临证以来，无论内伤、外感，凡遇险证，皆煎一大剂，分多次服下。此以小心行其放胆，乃万全之策，非孤注之一掷也。

**彭按**：温病用生地，痰益胶黏，承祖经验甚多，是湿病，脾土亦湿也，此用生地者乃伤寒之阳明燥证，土不湿也。

服参而脉象渐收者，中气复也，服参而脉之至数增加者，根本原是燥证，中复后，燥又起也。

温病中，有当日得之，即宜服仙露汤者。一童子，年十六。暑日力田于烈日之中，午饭后，陡觉发热，无汗，烦渴引饮。诊其脉，洪而长，知其暑而兼温也。投以此汤，未尽剂而愈。按：此证初得而胃腑之热已实，彼谓温病入手经不入足经者，何梦梦也。

**彭按**：谓温病入手经者，乃误于吴鞠通《温病条辨》上焦篇太阴肺经之说也，温病表里皆热，故得病一日即宜重剂石膏者。

世医以《伤寒论》有白虎汤，以石膏为君，遂相传石膏性猛如虎，而不敢轻用，甚或终生不敢一用。尝考《伤寒》《金匮》两书用石膏之方甚多《伤寒论》中的

白虎汤、竹叶石膏汤，皆用石膏一斤。即古今分量不同，亦约今之五两许，虽分作三次服，而病未愈者，必陆续服尽，犹一剂也。《金匮》《千金》用《伤寒论》理中汤治霍乱名为治中汤，转筋者加石膏，是石膏为寻常药尔，诸凡有实热之证，皆可用者也，又考《神农本草经》石膏气味辛微寒，无毒，夫既曰微寒，则性非大寒，可知既曰无毒，则性原纯良可知，且又谓能治产乳是较他凉药尤为和平，故虽产后亦可用也。愚生平重用石膏治验之案不胜记，今略载数则于左，以释流俗之惑。

**彭按：**石膏实系大寒非微寒，如中下有寒而误服之，必阳败而成坏病，如上中下皆热，表里皆燥，石膏之寒正对症之凉药。

愚长子荫潮七岁时，患感冒风寒，四五日间身大热，舌苔黄而带黑。孺子嫌药苦，强与之，呕吐不止。遂单用生石膏两许，煎取清汤，分三次温服下，病稍愈。又煎生石膏三两，徐徐饮下如前，病遂痊愈。夫七岁孺子，约一昼夜间共用生石膏六两，病愈后饮食有加，毫无寒中之弊，则石膏果大寒乎？亦微寒乎？

一媪，年近六旬得温病，脉数而洪实，舌苔黄而干，闻药气即呕吐。俾单用生石膏细末六两，煎取清汤一大碗，恐其呕吐，一次只温饮一口，药下咽后，觉烦躁异常，病家疑药不对证。愚曰：非也，病重药轻故也。饮至三次，遂不烦躁，阅四点钟尽剂而愈。

一媪，年近七旬，于正月中旬，伤寒无汗。原是麻黄汤证，因误服桂枝汤，遂成白虎汤证而上焦烦热太甚，闻药气即呕吐，但饮所煮石膏清水及白开水亦呕吐。俾用鲜梨片，蘸生石膏细末嚼咽之，遂受药不吐，服尽二两而病愈。

一人，年三十余，素有痰饮，得伤寒证，服药调治而愈。后因饮食过度而复，三四日间，延愚诊视，其脉洪长有力，而舌苔淡白，亦不燥渴，食梨一口即觉凉甚，食石榴子一粒，心亦觉凉。愚舍证从脉，为开大剂白虎汤方，因其素有痰饮，加清半夏数钱，有一医在座问曰：此证心中不渴不热，而畏食寒凉如此，以余视之虽清解药亦不宜用，子何所据而用白虎汤也？愚曰：此脉之洪实，原是阳明实热之证，治以白虎汤乃为的方，其不觉渴与热者，因其素有痰饮湿胜故也。其畏食寒凉者，因胃中痰饮与外感之热互相胶漆，致胃腑转从其化与凉为敌也。病家素晓医理，信用愚方，两日夜间服药十余次，共用生石膏斤余，脉始和平，愚遂旋里。隔两日复来相迎愚，言病患人反复甚剧，形状异常，有危在顷刻之虑。因思此证治愈甚的，何骤如此反复。即至见其痰涎壅甚，连连咳吐不竭，精神恍惚，言语错乱，身体颤动，诊其脉甚平和微弦，胃气不舒畅。愚恍然会悟，急谓其家人曰：前因饮食过度而复，此次又因戒饮食过度而复也。其家人果谓有鉴前失，所以饮食甚少。愚曰：此无须用药，饱食即可愈矣。时已届晚八点钟，至黎明进食三次，每次搏节与之，其病遂愈。

**彭按：**不热不渴，畏食寒凉，脉仍洪实，此即外厥内热阳阴格阴之证，舍证从脉，胃腑转从其化等说，最无理由，凉物与所格阴相拒，故心中觉凉也。

石膏性本微寒而以治寒温之热百倍于他药者，以其味微辛，阴中含阳，而善发汗也，然宜生用而不宜煅用，煅之则辛散之力顿消，转成收敛外邪凝聚痰火使之不散，观点豆腐者必用煅石膏可知，用至一两足以杀伤人，用石膏者当戒之，至买石膏时又当细心考察，勿为药房所欺，致以煅者冒充生者，例言中石膏条下言之甚详可参观。

寒温为病中第一险症，而石膏为治寒温第一要药。愚生平喜用生石膏，未尝少有失误，而俗医见愚重用生石膏之方，病虽治愈，亦骇为鲁莽，或目为行险侥幸。忆五年前，族家姊，年七旬有三，忽得瘫痪证，迎愚诊视。既至见有医者在座。用药一剂，其方系散风补气理痰之品，甚为稳善，愚亦未另立方。翌日，脉变洪长，知其已成伤寒证。先时，愚外祖家近族有病者，订于斯日迎愚，其车适至，愚将行，谓医者曰：此证乃瘫痪基础预伏于内，今因伤寒而发，乃两病偕来之证。然瘫痪病缓，伤寒病急。此证阳明实热，已现于脉，非投以白虎加人参汤不可，君须放胆用之，断无差谬。后医者终畏石膏寒凉，又疑瘫痪证不可轻用凉药。迟延二日，病势垂危，复急迎愚。及至，则已夜半矣。诊其脉，洪而且数，力能搏指，喘息甚促，舌强直，几不能言。幸喜药坊即在本村，急取白虎加人参汤一剂，方中生石膏用三两，煎汤两盅，分二次温饮下，病稍愈。又单取生石膏四两，煮汁一大碗，亦徐徐饮下，至正午尽剂而愈。后瘫痪证调治不愈，他医竟归咎于愚。谓从前用过若干石膏，所以不能调治。吁！年过七旬而瘫痪者，愈者

几人？独不思愚用石膏之时，乃挽回已尽之人命也。且《金匮》治热痰痫，有风引汤，原石膏与寒水石并用。彼谤愚者，生平盖未见《金匮》也。

又尝治一少年，素羸弱多病。于初夏得温证，表里俱热，延医调治不愈。适愚自他处治病归，经过其处，因与其父素稔，入视之。其脉数近六至，虽非洪滑鼓指，而确有实热。舌苔微黄，虽不甚干，毫无津液。有煎就药一剂未服，仍系发表之剂，乃当日延医所疏方，其医则已去矣。愚因谓其父曰：此病外感实热，已入阳明之腑。其脉象不洪滑者，元气素虚故也。阳明腑热之证，断无发表之理。况其脉数液短，兼有真阴虚损之象尤忌发汗乎。其父似有会悟，求愚另为疏方。本拟用白虎加人参汤，又思用人参，即须多用石膏，其父素小心过度，又恐其生疑不敢服，遂但为开白虎汤，方中生石膏用二两。嘱其煎汁两茶盅，分二次温饮下，服后若余火不净，仍宜再服清火之药。言毕，愚即旋里。后闻其服药后，病亦遂愈。迟十余日，大便又燥结，两腿微肿，将再迎愚延医。而其父友人有自谓知医者，言其腿肿，系多服生石膏之过。而孰知系服石膏犹少之过哉！病家竟误听其言，改延他医，投以大剂承气汤，服后其人即不语矣，迁延数日而亡。夫自谓知医者，不过欲炫己之长，而妄指他人之短。岂知其言之一出，即足误人性命哉！于阴骘独无所损哉！

**彭按：** *石膏阴中有阳而善发汗，服石膏而得之汗乃大燥热之气，得大寒凉之药，阴阳平而荣卫和之汗，非石膏之发*

散，石膏绝不带阳性，不知中气阴阳之理与药之效，处以意揣测，圣者不免也，昔人谓医者，意也，此说大谬，系统学理之轨道一丝差错不可，何得凭空意揣。

病愈十余日，大便燥结，两腿微肿乃内伤也，与服石膏之温病是两事，用承气汤固大错，系服石膏犹少之言，似亦不稳当。

夫余之被谤何足惜，独惜夫石膏之功用，原能举天下病热之人尽登仁寿之域，而余学浅才疏独不能为石膏昭雪，俾石膏之功用，大显于世，每一念及，不胜扼腕，因思《伤寒论》序中大意谓其宗族素蓄胜，自建安纪元年以来，族人多患伤寒，大抵委付凡医，恣其所措以致户口凋零，遂感愤而作《伤寒论》，故一百十三方中，救误治之方，几居其半。夫仲景为医中之圣，犹任其族人之患伤寒者为庸医所误而不能以苦口争，何况于余也，又何怪乎余用生石膏而遭谤也。余今师仲景感愤而著书之意，僭成《医学衷中参西录》一书与石膏治愈之案，不觉语长词复之慨，切非过为石膏延誉也。时欲为患寒温者广开生路也，天下后世之仁人君子览斯编者，必当有所兴起也。

《神农本草经》药性有寒，有微寒，即后世所谓凉也，石膏之性本经明言微寒，不过为凉药中之一药耳，且为石之膏而并非石质，诚为凉药之极纯良之品，世俗医者何至畏之，若是能重用生石膏一味即能挽回寒温中垂危之大证，此屡经试验。下列案中已略举一二。即便石膏果系大寒而当阳明腑热方炽之时，用生石膏五六两煎汤一大碗一次止饮一口，以火腿

为度，若觉微凉，即便停止，何至遂将人凉坏，况余用此方以救寒温之热，其热退八九分石膏即可停止，初不待其觉凉也，又尝思寒温中之实火直等燔柴之烈，惟石膏则可比救燔柴之火，设使人在燔柴中不能救出之者，若不焦头烂额，急用水泼灭其火，而复从容周旋，徐为调停，则其人必为忍人，乃何以本属可救之实热而竟以不敢重用石膏者，误之耶。且余于重用石膏之证又得一确实征验，其人能恣饮新汲井泉水而不泻者，即放胆用生石膏治之，必愈。此百用不至一失之法也。

**彭按：** 能重用生石膏一味即能挽回寒温中垂危之大证，此正张先生独得之妙处，后人用生石膏将病治坏，或治不效者，不知只重用生石膏一味之理，而以他药将石膏闹坏之过也。审系实热重用生石膏，必曰每次临服药必详细问询病人若腹中微凉或欲大便者即停药勿服，候两三点钟，若仍发热未大便者可少少与服之，又曰热退八九分即可停止，又尝于白虎汤中以玄参易知母，以山药代粳米，又尝欲用白虎汤者时存一加人参之心，承祖于张先生用石膏之法极感佩，详古方证明篇中。

**按：** 重用生石膏治病名医之案甚多，今略载数条于左并今人之重用石膏之治验之案数则连类记之，以明余之重用生石膏原非一己之私见也。

濮云依曰：家君于壬午夏病热，喜立日中且恶凉饮，脉则皆伏，群医咸谓三阴证。慈未之敢信，质于师陆九芝先生，先生惊曰：此温热之大证，阳极似阴者也，误用辛热必殆。乃迭进芩、连、膏、黄热象大显。石膏用至斤许，病乃渐退。窃思

此疾当畏寒，脉伏，时谁则知其为大热者，若非家君早令习医受吾师至教，笃信吾师之说，必为群医所误。

**彭按：** 内热益深，外寒益盛，脉象必有力，不似宜服温补者之微弱而浮空也，"阳极似阴"四字笼统误人，内热过盛与阴不偕格阴于外，故喜温恶寒也，烦伏脉皆有力。

纪文达曰：乾隆癸丑春夏间，京中多疫。以张景岳法治之，十死八九，吴又可之法亦不甚验。有桐城一医，以重剂石膏治冯鸿胪星实之姬，人见者骇异。然呼吸将绝，应手辄瘥。踵其法者，活人无算。有一剂用至八两，一人服至四斤者。虽刘守真之《原病式》、张子和之《儒门事亲》，专用寒凉，亦未敢至是。实自古所未闻矣。

**彭按：** 用药只问宜与不宜，不在用多用少，承祖向不服石膏，癸亥年在平陆空气湿热，午后一二钟时必煎生石膏三四两热饮数碗，精神乃快，三月至八月共服生石膏四十来斤，每次服下，胸背四肢必有微汗，如一次不得微汗，遂觉凉气内注，大便即变白色，即不甚想吃饭。

按：桐城医者文达未详其姓名，友人刘仲华告愚曰：此医姓余名霖字师愚，于乾隆间著书名《疫疹一得》，其间重用生石膏方名清瘟败毒散，后道光年间，归安江著《笔花医镜》内有治一时疫发斑，用生石膏至十四斤而斑始透，盖深得余师愚之法者。

又曰：吴门顾松圃名靖远，因父患热病为庸医参、附所误，发愤习医，寒温无间者三十年，尝著有《医镜》十六卷，惜无刊本，近见陆定圃进士《冷庐医话》载其治汪缵功阳明热证，主白虎方，每剂用石膏三两，两剂热顿减而遍身冷汗，肢冷发呃，别医谓非参、附不克回阳，诸医和之，群哗白虎再投必毙，顾引仲景"热深厥亦深"之文，及嘉言"阳证忽变阴厥，万中无一"之说，淳淳力辩，诸医固执不从，投参、附回阳敛汗之剂，汗益多而体益冷，反诋白虎之害，微阳脱在旦暮，势甚危急，举家惊惶，复求顾诊，仍主白虎汤，连服两大剂，汗止身温，再以前汤加减，数服而瘥，遂著《辨治论》，以为温热病中宜用白虎汤，并不伤人，以解世俗之惑。

按：此案服白虎汤两剂后而转热深厥深者，以方中所用三两犹轻，不能胜此病也，若如前案中每剂用石膏半斤则无斯弊矣，幸其持论不移，卒能以大剂白虎汤挽回此证，又幸患此证者为壮实之人，其素日阴分无亏，不然参附一剂之后，其病不可问矣，岂能容日后复用白虎汤哉。

**彭按：** 半斤石膏煎成汤热饮下，果有内热并不多也，惟在能辨别脉象与其他兼证之虚实而已。

徐灵胎曰：西濠陆炳若之夫人，产后感风热，瘀血未尽，医者执产后属虚寒之说，用干姜、熟地治之，且云必无生理，汗出而身热如炭，唇燥舌紫，仍用前药。余是日偶步田间看菜花，近炳若之居，趋迎求诊。余曰：生产血枯火炽，又兼风热，复加以刚燥滋腻之品，益火塞窍，以此死者，我见甚多。非石膏则阳明之盛火不解，遵仲景法，用竹皮、石膏等药。余归而他医至，笑且非之，谓自古无产后用石膏之理。盖生平未见仲景方也。其母素信余，立主服之，一剂而苏。明日炳若复求诊，余曰：更服一剂，病已去矣。无庸易方，如言而愈。观此案则产后病寒温者，石膏亦所不忌也。

按：《金匮》有竹皮大丸治妇人乳中虚，烦乱呕逆，即此案所谓产后风热也，竹皮大丸中原有石膏。故徐氏谓遵仲景之法，而愚治产后寒温之实热，则用白虎汤加人参汤以玄参代知母，盖退寒温之实热，知母不如石膏，而其性实寒于石膏，当为产后所忌，故竹皮大丸中不用知母，至玄参则宜。于产乳余疾，本经有明文也，用白虎汤之例，汗吐下后皆加人参，以其虚也，产后较汗吐下后更虚，故必加之方妥。

又曰：嘉兴朱宗臣，以阳盛阴亏之体，又兼痰凝气逆。医者以温补治之，胸膈痞塞，而阳道痿。群医谓脾肾两亏，将恐无治，就余于山中。余视其体，丰而气旺，阳升而阴不降，诸窍皆闭。笑谓之曰：此为肝肾双实证，先用清润之药，加石膏以降其逆气，后以消痰开胃之药涤其中宫，更以滋肾强阴之药镇其元气，阳事即通。五月后，妾即怀孕，得一女，又一年复得一男。观此案则无外感而有实热者石膏亦可用也，俗医妄谈谓石膏能寒人下焦，令人无子，何其言之谬也。

**彭按：无石膏之病而误用石膏，岂止寒人下焦且寒中焦矣，中焦被石膏寒坏必死。**

袁子才曰：丙子九月，余患暑疟。早饮吕医药，至日晡，忽呕逆，头眩不止。家慈抱余起坐，觉血气自胸偾起，性命在呼吸间。忽有同征友赵藜村来访。家人以疾辞。曰：我解医理。乃延入，诊脉看方，笑曰：容易。命速买石膏，加他药投之。余甫饮一勺，如以千钧之石，将肠胃压下，血气全消。未半盂，沉沉睡去，头上微汗，朦胧中闻家慈叹曰：岂非仙丹乎？睡须臾醒，君犹在坐，问：思西瓜否？曰：想甚。即命买瓜，曰：凭君尽量，我去矣。食片许，如醍醐灌顶，头目为轻。晚便食粥。次日来，曰：君所患者，阳明经疟也。吕医误为太阳经，以升麻、羌活二味升提之，将君妄血逆流而上，惟白虎汤可治。然亦危矣！详观此案，石膏之功用直胜金丹，诚能挽回人命于顷刻也，以此普济群生之药，医者果何所畏惧而不肯轻用也。

太医院吏目杨荣春号华轩南皮人曾治一室女，周身拘挛，四肢不能少伸，年余未起，休矣。诊其阳明热甚，华轩每剂药中必重用生石膏以清阳明之热，共用生石膏四斤，其病竟愈。盖此证必因素有外感之热传入阳明经者，用甘寒滞腻之品，锢闭其热于阳明经中，久而不散，夫阳明主宗筋，宗筋为热所伤而拘挛，久之，周身之筋皆病矣，此锢闭之热，惟生石膏可清之，内消兼逐之外出，而他药不能也。

友人毛仙阁曾治一少妇，产后十余日，周身大热，无汗，心中热，而且渴。延医调治，病势转增。甚属危急。仙阁诊其脉，甚洪实，舌苔黄而欲黑，撮空摸床，内风已动。治以生石膏三两，玄参一两，野台参五钱，甘草二钱。为服药多呕，取竹皮大丸之义，加竹茹二钱，煎汤一大碗，徐徐温饮下，尽剂而愈。观此案，则外感之热，直如燎原，虽在产后，岂能从容治疗乎？孙思邈曰：智欲圆而行欲方，胆欲大而心欲小。世俗医者，遇此等证，但知心小，而不知胆大。岂病患危急之状，漠不关于心乎？

友人张少白，曾治京都阎姓叟。年近七旬，素有劳疾，发则喘而且嗽。于冬日感冒风寒，上焦烦热，劳疾大作，痰涎胶滞，喘促异常。其脉关前洪滑，按之有力。少白治以生石膏二两以清时气之热，因其劳疾，加沉香五钱，以引气归肾。且以痰涎太盛，石膏能润痰之燥，不能行痰之滞，故又借其辛温之性，以为石膏之反佐也。一日连服二剂，于第二剂加清竹沥二钱，病若失。劳疾亦从此除根永不反复。观此案则生石膏之功用不几令人不可思议哉！然非其人感冒时气又何能重用生石膏为拔除其劳疾哉！

按：《伤寒论》阳明篇中，白虎汤后，继以承气汤，以攻下肠中燥结，而又详载不可攻下诸证。诚以承气力猛，倘或审证不确，即足误事。愚治寒温三十余年，得一避难就易之法。凡遇阳明应下证，亦先投以大剂白虎汤一两剂。大便往往得通，病亦即愈。即间有服白虎汤数剂，大便犹不通者，而实火既消，津液自生，肠中不致干燥，大便自易降下。用玄明粉三钱，加蜂蜜或柿霜两许，开水冲调服下，大便即通。若仍有余火未尽，而大便不通者，单用生大黄末一钱（若凉水调服生大黄末一钱，可抵煮服者一两），蜜水调服，通其大便亦可。且通大便于服白虎汤后，更无下后不解之虞。盖下证略具，而脉近虚数者，遽以承气下之，原多有下后不解

者，以其真阴亏、元气虚也。惟先服白虎汤或先服白虎加人参汤，去其实火，即以复其真阴，培其元气，而后微用降药通之，下后又何至不解乎。此亦愚百用不至一失之法也。

**彭按**：上列诸证总要脉证辨别清楚。

宜大承气汤者重用白虎汤亦解，大承气汤乃下燥屎之法，不重在去热，无燥屎而用承气不可也，有燥屎而用白虎不知燥屎能去否也。

又按：重用石膏以退火之后，大便间有不通者，即可少用通利之药通之。此固愚常用之法，而随证制宜，又不可拘执成见。曾治一少年，伤寒已过旬日，阳明火实，大便燥结，投一大剂白虎汤，一日连进二剂，共用生石膏六两，至晚九点钟，火似见退，而精神恍惚，大便亦未通行，再诊其脉，变为弦象，夫弦主火衰，亦主气虚。知此证清解已过，而其大便仍不通者，因其元气亏损，不能营运白虎汤凉润之力也。遂单用人参五钱，煎汤俾服之，须臾大便即通，病亦遂愈。盖治此证的方，原是白虎加人参汤，因临证时审脉不确，但投以白虎汤，遂致病有更改。幸迷途未远，犹得急用人参，继所服白虎汤后以成功。诚以日间所服白虎汤，尽在腹中，得人参以助之，始能运化。是人参与白虎汤，前后分用之，亦无异于一时同用之也。益叹南阳制方之神妙，诚有令人不可思议者也。吴又可谓："如人方肉食而病适来，以致停积在胃，用承气下之，惟是臭水稀粪而已，于承气汤中，单加人参一味，虽三四十日停积之物于是方下。盖承气借人参之力鼓舞胃气，宿物始动也。"

又可此论，亦即愚用人参于白虎汤后，以通大便之理也。

**彭按：** 生大黄末此法下燥屎极稳妥极效，如下不动再加芒硝，智圆行方，胆大心小，此处话语太空，当重用生石膏之病，必有重用生石膏之证，依着理法办去，依着轨道走去，无所谓胆大胆小也。仲圣用参补中气也，张先生已见中气之效，仍未闻中气之理。

间有用白虎汤润下大便，病仍不解，用大黄降之而后解者，以其肠中有匿藏之结粪也。曾治一妪，年七十余，季冬得伤寒证，七八日间，延愚诊视。其脉洪长有力，表里俱热，烦渴异常，大便自病后未行。投以白虎加人参汤二剂，大便遂通，一日降下三次，病稍见愈，而脉仍洪长。细审病情，当有结粪未下，遂单用大黄三钱，煮数沸服之，下结粪四五枚，病遂见愈，仍非脉净身凉，又用拙拟白虎加人参以山药代粳米汤，服未尽剂而愈。然此乃百中之一二也。临证者，不可因此生平仅遇之证，遂执为成法，轻视白虎，而重视承气也。

**又按：** 石膏用于外感之阳证，虽当其时，亦无大患，惟用于阴盛格阳、真寒假热证，则危不旋踵，然此等证即误用黄芩、知母、生地、麦冬诸药其害亦同此，非生石膏之过，而医者审证不确之过也。今录古人治此等证验案数则于下，以备参观，庶不至误用寒凉之药以治阴证也。

**彭按：**"又按"一节发人深省，轻于用生地、知母等药者可以鉴矣。

李东垣尝治一阴盛格阳，伤寒面赤、目赤、烦渴、引饮。脉七八至，但按之则

散，用姜附汤加人参投半斤，得汗而愈。

按：阴盛格阳烦渴与阳证烦渴确有分辨，阳证烦渴喜用大碗饮凉水，饮后必轻快须臾。阴盛格阳烦渴，亦若嗜饮凉水而饮至口中，又似不欲下咽，不过一两口而止。

李士材曰：休宁吴文哉伤寒烦躁，面赤，昏乱闷绝，时索冷水，其弟日休求余诊，手扬足掷，五六人制之，方得就诊，其脉洪大无伦，按之如丝。余曰：浮大沉小，阴证似阳也。与附子理中汤，当有生理。日休骇曰：医者十辈至，不曰柴胡承气，则曰竹叶石膏，今反用热剂，恶乎敢？余曰：温剂犹生，凉剂立危矣。日休卜之吉，遂用理中汤加人参四钱、附子三钱，煎成，将药碗置冷水中，候冷，与饮服后一时，狂躁定矣。再剂而神爽，服参至五斤而安。文哉遗以书曰：弟为俗子所误，既登鬼录矣，而兄翁拯全之，大奇亦大幸也。方弟躁热之时，医以三黄汤入牛黄服之，转加闷绝，举室哀号，惟候目瞑而已。不意兄翁毅然以为可活，参附一投，阴霾见睍。荆妻稚子，含泪欢呼。父母生之，兄翁再生之，罔极，莫可言喻！敢志巅末，乞附案帙。俾天下万世，知药不可以轻投，命不可以轻弃，何莫非大仁人回春之泽哉？此案中有曰时索冷水，而不曰饮冷水，盖索者未必能饮也。

喻嘉言医案：徐国桢，伤寒六七日，身热目赤，索水到前，复置不饮，异常大躁，将门牖洞启，身卧地上，辗转不快，更求入井。一医急以大承气与服。喻诊其脉，洪大无伦，重按无力，谓曰：此用人参、附子、干姜之证，奈何认为下证耶？医曰：身热目赤，有余之邪，躁急若此，

再以人参、附子、干姜，逾垣上屋矣。喻曰：阳欲暴脱，外显假热，内有真寒，以姜、附救之，尚恐不能胜任回阳之任，况敢以纯阴之药，重竭其阳乎！观其得水不欲饮，情已大露，岂水尚不欲咽，而反可咽大黄芒硝乎！天气懊蒸，必有大雨，此证顷刻大汗，不可救矣。惟用姜、附，所谓补中有发，并可散邪退热，至稳至当之法，何可致疑，吾在此久坐，如有差误，吾任其咎，于是以附子、干姜各五钱，人参三钱，甘草二钱，煎汤冷服，服后，寒战戛齿有声，以重棉和头覆之，缩手不可与诊，阳微之状始著，再与前药一剂，微汗热退而安。

上所录医案皆阴极似阳也，然其证百中不一见也。余临证数十年亦未尝见，其证之少可知。至阳极似阴外面虽现大寒之状，仍需投以大剂寒凉者，余曾治过数次，前者医案中亦多有之，今复登数则于下可与上列之案对观，庶可分辨阴阳与毫厘之间也。

一人，年五十，周身发冷，两腿疼痛。医者投以温补之药，其冷益甚，欲作寒战。诊其脉，甚沉伏，重按有力。其舌苔黄厚，小便赤涩。当时仲春，知其春温之热，郁于阳明而未发，故现此假象也。欲用白虎汤加连翘治之，病患闻之，骇然。愚曰：但预购生石膏四两，追热难忍时，煎汤饮之可乎？病者曰：恐无其时耳。愚曰：若取鲜白茅根，煎汤饮之，则冷变为热，且变为大热矣。病者仍不确信，然欲试其验否，遂剖取鲜白茅根，去净皮，细锉一大碗，煮数沸，取其汤，当茶饮之。有顷热发，若难忍。须臾再诊其

脉，则洪大无伦矣。愚将所预购之四两生石膏煎汤，分三次温饮下，其热遂消。盖白茅根中空性凉而能散，故饮之能将郁热达于外也。

一妇人，年二十余，得温病。咽喉作疼，舌强直，几不能言，心中热而且渴，频频饮水，脉竟沉细异常，肌肤亦不发热。遂舍脉从证，投以寒解汤，得微汗，病稍见愈。明晨又复如故，舌之强直更甚。知药原对证，而力微不能胜病也。遂仍投以寒解汤，将石膏加倍，煎汤两盅，分二次温饮下，又得微汗，病遂愈。

按：伤寒脉若沉细，多系阴证。温病脉若沉细，则多系阳证。盖温病多受于冬，至春而发，其病机自内向外。有时病机郁而不能外达，其脉或即现沉细之象，误认为凉，必至误事。又此证，寒解汤既对证见愈矣，而明晨，舌之强直更甚，乃将方中生石膏倍作二两，分两次前后服下，其病即愈。由是观之，凡治寒温之热者，皆宜煎一大剂，分数次服下，效古人一剂三服之法也。

**彭按：**李东垣以下各案将石膏各案对照明白，经验未多者，读张先生之书当得益不浅。

伤寒脉若沉细多系阴证，温病脉若沉细多系阳证，细乃弦之甚者，皆为木邪，木气寒，脉细必兼寒象，木气热，脉细必兼热象，温病脉乃木火疏泄太过，故细兼热象也。

黄长人犯房劳。病伤寒。守不服药之戒。身热已退。十余日外。忽然昏沉，浑身战栗，手足如冰。急请余至。一医已合就姜、桂之药矣。余适见而骇之，姑俟诊

毕，再三辟其差谬。病家自疑阴证，言之不入，只得与医者约曰：此病之安危，只争此药一剂，所用当否，性命攸关，吾与丈各立担承。倘至用药差误，责有所归。医者曰：吾治伤寒三十余年，不知甚么担承。余笑曰：吾有明眼在此，不忍见人活活就顷危。如不担承，待吾用药。病家方终心安。亟请用药。余以调胃承气汤，约重五钱。煎成热服半盏。少顷，又热服半盏。厥渐退。人渐苏。仍与前药服至剂终。人事大清。忽然浑身壮热，再与大柴胡一剂，热退身安。门人问曰：病者云是阴证见厥，先生确认为阳证，而用下药果应，其理安在？答曰：凡伤寒病，初起发热，煎熬津液，鼻干口渴便秘，渐至发厥者，不问而知为热也。若阳证忽变阴厥者，万中无一，从古至今无一也。盖阴厥得之阴证，一起便直中阴经，唇青面白，遍体冷汗，便利不渴，身蜷多睡，醒则人事了了，与伤寒传经之热邪，转入转深，人事昏惑者，万万不同。按：喻氏案后之论甚明晰，学者亦细观之。

**彭按：** 答曰以下数行指南针也。

张令韶曾治一妇人，伤寒九日，发狂，面白谵语，不识人，循衣摸床，口木眴动，肌肉抽搐，遍身手足尽冷，六脉皆无。诸医皆辞不治。予因审视良久，闻其声重而长，句句有力，乃曰：此阳明内实热郁于内，故令脉不通，非脱也，若脉真将无则气息奄奄，危在顷刻，安得有如许气力大呼疾声久而不绝乎？遂用大承气汤启齿灌下，夜间解黑粪满床，脉出身热神清，舌燥而黑，更服小陷胸汤，二剂而愈。因思此证大类四逆，若愚投之立死。

及死之后，必以为原系死证，服之不效，数也。不知病人怀恨九泉矣。按：此证易辨，其绝非四逆汤证，征以前案喻氏之论自能了然。

社友韩茂远伤寒，九日以来口不能言，目不能视，体不能动，四肢俱冷。众皆曰阴证。比余诊之，六脉皆无，以手按腹，两手护之，眉皱作楚，按其趺阳，大而有力，乃知腹有燥屎也，欲与大承气汤。病家惶惧不敢进。余曰：吾郡能辨是证者，惟施笠泽耳。延至诊之，与余言若合符节。遂投以大承气汤，下燥屎六七枚，口能言，体能动矣。彼按手不及足者，何以救此垂绝之证哉？按：仲景《伤寒论》原序原有握手不及足之戒，足上脉三部，趺阳为胃脉，太渊为肾脉，太冲为肝脉，三脉之中又以趺阳为要，故其中趺阳与人迎并举，凡临证，其手上脉不见者，皆当取其趺阳为准，不但寒温之证为然也。

上列医案皆阳极似阴也，其理惟刘河间论之最透，其言曰：蓄热甚，脉须疾数，以其蓄热极甚而脉道不利，反致脉沉细欲绝，俗未明造化之理，反谓为寒极阴毒者，或始得之阳热暴甚而便有此证候者，或两感热甚者，通宜解毒加大承气汤下之，后热稍退而未愈者，黄连解毒汤调之，或微热未除者，凉解散调之。按：此论发挥阳极似阴之理甚妙，诚以河间生平治病主火，故能体会至此也，至其所论用药则不必拘。

阴极似阳，阳极似阴之外，又有所谓戴阳证者，其人面赤烦躁，气息甚粗，脉象虽大，按之无力，又多寸盛尺虚，乃下焦虚寒，孤阳上越之危候，颇类阴极似阳，而与阴极似阳微有不同，盖阴极似阳乃内外异致，戴阳证乃上下异致也。余曾治有戴阳证验案，仙露汤方后论药宜分数次服者，不可顿服，曾引案以为铜戒，兹不在赘，而前人善治此证者，喻嘉言独推陶节庵立法甚妙，用人参、附子等药收拾阳气归于下元，加葱白透表以散外邪，如法用之无不愈者，然其法实本仲景。特仲景未明言治戴阳证而节庵则明言治戴阳证耳。嘉言何不祖述仲景而但知推重节庵也。

按：《伤寒论》原有治戴阳证之方，通脉四逆汤是也。其方载少阴篇主少阴病，下利清谷，里寒外热，手足厥热，脉微欲绝，身反不恶寒，其人面赤色或腹痛或干呕或咽痛或利止脉不出者，方用炙甘草二两，生附子（经药房制过而未炮熟者即是，生附子非野间剖取之生附子也）大者一枚，去皮破八片，干姜三两，强人可四两，上三味以水三升，煮取一升二合，分两次温服，面赤者加葱白九茎，腹中痛者去葱白加芍药二两，呕者加生姜三两，咽痛者去芍药加桔梗一两，利止脉不出者去桔梗加人参三两。

按：面赤即戴阳证于通脉四逆汤中加葱九茎即治戴阳证之专方也，盖上窜之元阳原以下焦为宅窟，故用此方之理，乃中气阴阳的关系，不可空谈干姜、附子之大辛大温直达下焦，据其故垒张赤帜而招之，然恐元阳当涣散之际，不堪姜、附之健悍，故又重用炙甘草之温和甘缓者以安养元气，燮理阴阳，且俾姜、附得甘草之甘而热力愈长，得甘草之缓而猛力悉

化，洵乎节制之师，扫荡余寇，即以招集流亡，则元气自乐返其宅也。特是元阳欲还，道途不无间隔，故又用葱白之温通，且取老阳之数多至九茎，以导引介绍之，则上至九天，下至九渊，一气贯通，毫无隔碍，而元气之归还自速也，至利止而脉不出者，其下焦之元气必虚，故又加之人参二两以助元气，后日陶氏之方不过于此，汤中并加葱白、人参，何尝出仲景之范围哉。

按：治戴阳证用通脉四逆汤必须加葱白亦宜加人参，而葱白九茎可变为葱九寸。又按：腹痛者加芍药，若以治温病中之戴阳证，虽不腹痛亦宜加芍药。曾治一少年，素伤于烟色，夏月感冒时气，心中发热，因多食西瓜，遂下利清谷，上焦烦躁异常，急迎余诊视，及至黄昏，不知人，其脉上盛下虚，摇摇无根，数至六至，为疏方，附子钱半，干姜二钱，炙甘草三钱，人参四钱，葱白五寸，生芍药五钱，又加龙骨、牡蛎（皆不用煅）、玄参各四钱，煎汤一大盅，顿服之，须臾苏醒，下利与烦躁皆愈。时有医者二人在座皆先余而至，未敢出方，见余治愈，问先生何处得此良方，答曰：仲景方，余不过加药三味耳。诸君岂未见之耶？遂为发明通脉四逆汤之精义，并谓其治戴阳证，二医皆欣然以为闻所未闻云。

又喻嘉言曰石开晓病伤风咳嗽，未尝发热，自觉急迫欲死，呼吸不能相续，求余诊之。余见其头面赤红，躁扰不歇，脉亦豁大而空，谓曰：此证颇奇，全似伤寒戴阳证，何以伤风小恙亦有之，急宜用人参、附子等药，温补下元，收回阳气，不

然子丑时一身大汗，脱阳而死矣！渠不以为然，及日落，阳不用事，愈慌乱不能少支，忙服前药，服后稍宁片刻，又为床侧添同寝一人，逼出其汗，再用一剂，汗止身安，咳嗽俱不作，询其所出，云连服麻黄药四剂，遂如此躁急欲死，然后知伤风亦有戴阳证，与伤寒无别，总因其人平素下虚，是以真阳易于上越耳。按：此证由于连服麻黄四剂之后而服药后犹设法逼出其汗，岂服麻黄时未出其汗乎，独不虑其元阳因服药甫收敛，又因出汗而洪越乎？余曾治有类此之证，其病因亦类此，余重用山萸肉（去核净）二两，加人参、龙骨（不煅）各数钱而愈。其案详拙拟来复汤，在第一卷后可参观。

**彭按**：阳盛格阴、阴盛格阳与戴阳各案，嘉惠后学不小。

# 石膏粳米汤

治温病初得，其脉浮而有力，身体壮热。并治一切感冒初得，身不恶寒而心中发热者。若其热已入阳明之腑，亦可用代白虎汤。

生石膏二两，轧细　生粳米二两半

上二味，用水三大碗，煎至米烂熟，约可得清汁两大碗。乘热尽量饮之，使周身皆汗出，病无不愈者。若阳明腑热已实，不必乘热顿饮之，徐徐温饮下，以消其热可也。

或问：外感初得，即中有蕴热，阳明胃腑，不至燥实，何至速用生石膏二两？答曰：此方妙在将石膏同粳米煎汤，乘热饮之。俾石膏寒凉之性，随热汤发散之

力，化为汗液尽达于外也。西人谓，胃本无化水之能，亦无出水之路。而壮实之人，饮水满胃，须臾水气旁达，胃中即空。盖胃中原多微丝血管，能引水气以入回血管，由回血管过肝入心，以运行于周身，由肺升出为汽，由皮肤渗出为汗，余透肾至膀胱为溺。石膏煎汤，毫无气味，毫无汁浆，直与清水无异，且又乘热饮之，则敷布愈速，不待其寒性发作，即被胃中微丝血管吸去，化为汗、为汽，而其余为溺，则表里之热，亦随之俱化。此寒因热用，不使伤胃之法也。且与粳米同煮，其冲和之气，能助胃气之发达，则发汗自易。其稠润之汁，又能逗留石膏，不使其由胃下趋，致寒凉有碍下焦。不但此也，清水煎开后，变凉甚速，以其中无汁浆，不能留热也。此方粳米多至二两，汤成之后，必然汁浆甚稠。饮至胃中，又善留蓄热力，以为作汗之助也。是以人之欲发汗者，饮热茶不如啜热粥也。

**彭按**：石膏之功正在寒能清肺胃之燥也。凡病寒病者，得热药则出微汗而病愈。凡病热病者，得寒药则微汗出而病愈，皆中气旋转阴阳复和之效。此言不待寒性发作与寒因热用之语，不免教后学不求甚解之习。

初拟此方时，惟用以治温病。实验既久，知伤寒两三日后，身不恶寒而发热者，用之亦效。丙辰正月上旬，愚随巡防营自广平移居德州。自邯郸上汽车，自南而北，复自北而南，一昼夜绕行千余里。车窗多破，风寒彻骨。至德州，同行病者五六人，皆身热无汗。遂用生石膏、粳米各十余两，饭甑煮烂熟，俾病者尽量饮其

热汤，皆周身得汗而愈，一时称快。

**彭按**：石膏治温病者，因木火之热并入阳明之燥，肺脏之阴为燥热之气所伤，石膏清阳明之燥热，以复肺脏之阴也，伤寒两三日后身不恶寒而发热者，正是阳明燥热伤及肺脏阴气之病，故此方亦效，病热而昏昏不醒者，皆燥热伤肺阴之故，肺阴受伤，不能降敛，上焦各经火气皆逆而上腾，故昏昏不醒也。此方妙在只石膏一味与养中气、生津液之粳米同用，如医家之既用石膏又用破气伤中、泄火败土之药者，必不效且必坏也。

一沈阳县知事朱霭亭夫人，年五十。于戊午季秋，得温病甚剧。时愚初至奉天，霭亭系余同乡求为诊治。见其以冰囊作枕，复悬冰囊，贴面之上侧。盖从前求东人调治，如此治法，东人之所为也。合目昏昏似睡，大声呼之，毫无知觉。其脉洪大无伦，按之甚实。愚谓霭亭曰：此病阳明腑热，已至极点。外治以冰，热愈内陷。然此病尚可为，非重用生石膏不可。霭亭赿余言，遂用生石膏细末四两、粳米八钱，煎取清汁四茶杯，徐徐温灌下。约历十点钟，将药服尽，豁然顿醒。后又用知母、花粉、玄参、白芍诸药，少加连翘以清其余热，服两剂痊愈。霭亭甚喜，命其公子良佐从余学医云。

## 镇逆白虎汤

治伤寒、温病邪传胃腑，燥渴身热，白虎证俱。其人胃气上逆，心下满闷者。

生石膏三两，捣细　知母两半　清半夏八钱　竹茹粉六钱

用水五盅，煎汁三盅，先温服一盅。病已愈者，停后服。若未痊愈者，过两点钟，再温服一盅。《伤寒论》白虎汤，治阳明腑热之圣药也。盖外邪炽盛，势若燎原，胃中津液，立就枯涸，故用石膏之辛寒以祛外感之邪，知母之凉润以滋内耗之阴。特是石膏质重（虽煎作汤性亦下坠），知母味苦，苦降与重坠合并，下行之力速，胃腑之热或难尽消。且恐其直趋下焦而为泄泻也，故又借粳米之浓汁、甘草之甘，缓其下趋之势。以待胃中微丝血管徐徐吸去，由肺升出为汽，由皮肤渗出为汗，余入膀胱为溺，而内蕴之热邪随之俱清，此仲景制方之妙也。然病有兼证，即用药难拘成方。犹是白虎汤证也，因其人胃气上逆，心下胀满，粳米、甘草不可复用，而以半夏、竹茹代之，取二药之降逆，以参赞石膏、知母成功也。

**彭按**：用石膏之辛寒以祛外感之邪，万不可如此说，此"邪"字乃本身阳明燥金偏感之气，非外来之邪也，石膏乃清本身之燥气，非清外来之气，伤寒温病之乱而无绪者，诸如此类之说误人而人不知也。

此方全是下降之品，须防服后中伤之变。

一妇人，年三十余，得温证。始则呕吐，五六日间，心下满闷，热而且渴。脉洪滑有力，舌苔黄浓。闻其未病之先，曾有郁怒未伸，因得斯证，俗名夹恼伤寒。谓系最重之证，然时当春杪，一得即不恶寒，乃温病，非伤寒也。为疏此方，有一医者在座系病家姻亲，非但延之治病且以视他医之用方也，疑而问曰：此证因胃

气上逆作胀满，始将白虎汤方，另为更定。何以方中不用开通气分之药，若承气汤之用厚朴、枳实，而惟用半夏、竹茹乎？答曰：白虎汤用意，与承气迥异。盖承气汤，乃导邪下行之药，白虎汤乃托邪外出之药。故服白虎汤后，多有得汗由此尽解。若因气逆胀满，恣用破气之药，伤其气分，不能托邪外出，将邪陷愈深，胀满转不能消，甚或其势更增剧。试观《伤寒论》多有因误下伤其气分，成结胸，成心下痞硬证，不可不知也。再试观诸泻心，不轻用破气之品，却有半夏泻心汤。又仲景治"伤寒解后，气逆欲呕"有竹叶石膏汤，半夏与石膏并用；治"妇人乳、中虚、烦乱、呕逆"有竹皮大丸，竹茹与石膏并用，是半夏、竹茹善降逆气可知也。今师二方之意，用之以易白虎汤中之甘草、粳米，降逆气而不伤正气，服后仍可托邪外出，由汗而解，而胀满之证，亦即消解无余。此方余用之屡矣，未有不随手奏效者。医者闻言省悟，听余用药，服后，病患自觉胀满之处，如以手推排下行，病亦遂愈。

**彭按**："托邪外出"四字容易误人，阳明燥病最忌发汗，服石膏汗出病解，太阴肺脏之阴伤于阳明燥胜之气，石膏平阳明之阳，救太阴之阴，阴阳平故汗出病解也。

## 白虎加人参以山药代粳米汤

治寒温实热已入阳明之腑，燥渴嗜饮凉水，脉象细数者。

生石膏三两，捣细　知母一两　人参六钱　生山药六钱　粉甘草三钱

上五味，用水五盅，煎取清汁三盅，先温服一盅。病愈者，停后服。若未痊愈者，过两点钟，再服一盅。至其服法详细处，与仙露汤同。

按：伤寒法，白虎汤用于汗、吐、下后当加人参。究之脉虚者，即宜加之，不必在汗、吐、下后也。愚自临证以来，遇阳明热炽，而其人素有内伤，或元气素弱，其脉或虚数，或细微者，皆投以白虎加人参汤。实验既久，知以生山药代粳米，则其方愈稳妥，见效亦愈速。盖粳米不过调和胃气，而山药兼能固摄下焦元气，使元气素虚者，不至因服石膏、知母而作滑泻。且山药多含有蛋白之汁，最善滋阴。白虎汤得此，既祛实火，又清虚热，内伤外感，须臾同愈。愚用此方救人多矣。略列数案于下，以资参考。

**彭按**：脉象虚者此方妙极。

一叟，年近六旬。素羸弱，劳嗽，得伤寒证，三日，昏愦不知人。诊其脉甚虚数，而肌肤烙手，确有实热。知其脉虚证实，邪火横恣，元气又不能支持，故传经犹未深入，而即昏愦若斯也。踌躇再四，乃放胆投以此汤。将药煎成，乘热徐徐灌之，一次只灌下两茶匙。阅三点钟，灌药两盅，豁然顿醒。再尽其余，而病愈矣。

**彭按**："传经犹未深入"二句不知传经理解，传经者，既不入腑也不入脏，只在荣卫也，表病也，伤寒三日，热实而昏不知人，已是阳明腑病。此病当是温病，如系伤寒，虽三日已过阳明，何至燥热至于如此，既燥热如此，何至证实而脉反虚，惟温病乃有热盛人昏而脉虚之证也。

一叟，年六旬。素亦羸弱多病，得伤寒证，绵延十余日。舌苔黄厚而干，心中热渴，时觉烦躁。其不烦躁之时，即昏昏似睡，呼之，眼微开，精神之衰惫可知。脉象细数，按之无力。投以凉润之剂，因其脉虚，又加野台参佐之。大便忽滑泻，日下数次。因思此证，略用清火之药，即滑泻者，必其下焦之气化不固。先用药固其下焦，再清其上焦、中焦未晚也。遂用熟地黄二两，酸石榴一个，连皮捣烂，同煎汤一大碗。分三次温饮下，大便遂固。间日投以此方，将山药改用一两，以生地黄代知母，煎汤成，徐徐温饮下，一次只饮药一大口。阅八点钟，始尽剂，病愈强半。翌日，又按原方，如法煎服，病又愈强半。第三日，又按其方服之，尽剂而愈。

**彭按：**"躁"字当是燥字之误，躁乃阳亡，燥乃热盛也。此证当是温病也，伤寒阳明病，心中热渴昏不知人，脉不细数。

**按：**熟地黄原非治寒温之药，而病至极危时，不妨用之，以救一时之急。故仲景治脉结代，有炙甘草汤，亦用干地黄（即今生地），结代亦险脉也。如无酸石榴时，可用龙骨（煅捣）、牡蛎（煅捣）各五钱代之。

一叟，年六旬余。素吸鸦片，羸弱多病，于孟冬感冒风寒，其脉微弱而浮。愚用生黄芪数钱，同表散之药治之，得汗而愈。间日，因有紧务事，冒寒出门，汗后重感，比前较剧。病卧旅邸，不能旋里。因延彼处医者诊治，时身热饮水，病在阳明之腑。医者因其脉微弱，转进温补，病益进。更延他医，以为上有浮热，下有实寒，用附子、吴茱萸，加黄连治之。服后，齿龈尽肿，且甚疼痛，时觉烦躁，频频饮水，不能解渴。不得已复来迎，至，诊其脉细而数，按之略实。遂投以此汤，加玄参六钱，以散其浮游之热。一剂牙疼即愈，烦躁与渴亦见轻。翌日，用原方去玄参，将药煎成，调入生鸡子黄三枚，作三次温饮下，大便得通而愈。

**彭按：**外感用黄芪，此非外感之正病，乃内伤病，肺气素虚，表气不固，稍受风寒，肺气益效故耳，外感全属荣卫之事，黄芪补肺气，性热力猛，内伤中有疏泄偏胜发热自汗出之病，用黄芪补肺气以助收敛而平疏泄，于理则是，如外感用之必生他变。如系外感不如乌梅敛疏泄，性和气轻而力平为稳当。乌梅不将肺气补实也。熟地最敛疏泄，仲圣用干地黄之病，皆风气疏泄、津液木枯之病，果系风木疏泄，液伤木枯，熟地甚宜，不可谓非治寒温之药也。既不宜用又用以救一时之急，是有理而又作不凭理之言，医风之坏，大都坏于此习。

生鸡子黄大补脾精而润木燥，性温液厚，阳明胃家实滞未清者，服之必发热加病，怔忡者，中虚木动，故鸡子黄亦治之。

一人，年二十，资禀素弱。偶觉气分不舒，医者用三棱、延胡等药破之。自觉短气，遂停药不敢服。隔两日，忽发喘逆，筋惕肉动，精神恍惚。脉数至六至，浮分摇摇，按之若无。肌肤甚热，上半身时出热汗，自言心为热迫，甚觉怔忡。其舌上微有白苔，中心似黄。统观此病情状，虽陡发于一日，其受外感，已非一日。盖其气分不舒时，即受外感之时，特其初不自觉耳。为其怔忡太甚，不暇取药，急用生鸡子黄四枚，温开水调和，再将其碗置开水盆中，候温服之，喘遂止，怔忡亦见愈。继投以此汤，煎汁一大碗，仍调入生鸡子黄三枚，徐徐温饮下。自晚十点钟至早七点钟，尽剂而病若失。因其从前服药伤气，俾用玄参一两、潞参五钱，连服数剂以善其后。

一童子，年十七。于孟夏得温证，八九日间，呼吸迫促，频频咳吐，痰血相杂。其咳吐之时，疼连胸胁，上焦微嫌发闷。诊其脉，确有实热，而数至七至，摇摇无根。盖其资禀素弱，又兼读书劳心，其受外感又甚剧，故脉象若是之危险也。为其胸胁疼闷兼吐血，遂减方中人参之半，加竹茹、三七（捣细冲服）各二钱。用三七者，不但治吐血，实又兼治胸胁之疼也。一剂血即不吐，诸病亦见愈。又服一剂痊愈。

一农家孺子，年十一。因麦秋农家忙甚，虽幼童亦作劳田间，力薄不堪重劳，遂得温病。手足扰动，不能安卧，谵语不休，所言者皆劳力之事，昼夜目不能瞑。脉象虽实，却非洪滑。拟投以此汤，又虑小儿少阳之体，外邪方炽，不宜遽用人参，遂用生石膏两半、蝉蜕一钱，煎服后，诸病如故。复来询方，且言其苦于服药，昨所服者，呕吐将半。余曰：单用生石膏二两，煎取清汁，徐徐温饮之，即可不吐。乃如言服之，病仍不愈。再为诊视，脉微热退，谵语益甚，精神昏昏，不省人事。急用野台参两半、生石膏二两，

煎汁一大碗，分数次温饮下。身热脉起，目遂得瞑，手足稍安，仍作谵语。又于原渣加生石膏、麦冬各一两，煎汁二盅，分两次温饮下。降大便一次，其色甚黑，病遂愈。

按：此证莫救，虽迷途未远，犹能挽回于末路，然亦危而后安矣。愚愿世之用白虎汤者，宜常存一加人参之想也。又按：此案与前案观之，凡用白虎汤而宜加人参者，不必其脉现虚弱之象也。凡诊知其人劳心过度，或劳力过度，或在老年，或有宿疾，或热已入阳明之腑，脉象虽实，而无洪滑之象，或脉有实热，而至数甚数者，用白虎汤时，皆宜酌加人参。

**彭按**：愿世之用白虎汤者，宜常存一加人参之想，此二语即中气不可不顾之意。

或脉有实热，至数甚者三句，可见真实热，脉必缓，热而虚，脉必数甚，甚者中虚也。

寒温下后不解，医者至此，恒多束手。不知《伤寒论》原有治此证的方，即白虎加人参汤也。其一百六十八节云：伤寒病，若吐、若下后，七八日不解，热结在里，表里俱热，时时恶风，大渴、舌上干燥而烦，欲饮水数升者，白虎加人参汤主之。愚生平治寒温，未有下后不解者，于仙露汤后曾详论之。然恒有经他医下后不解，更延余为延医者，其在下后多日，大便未行，脉象不虚弱者，即按《伤寒论》原方。若在甫下之后，或脉更兼虚弱，即以山药代粳米，或更以生地代知母，莫不随手奏效。盖甫下之后，大便不实，骤用寒凉，易至滑泻。而山药收涩，

地黄黏润，以之代粳米、知母，实有固下之力，而于脉之兼虚弱者，则尤宜也。况二药皆能滋真阴，下后不解，多系阴分素虚之人，阴分充足，自能胜外感之余热也。

寒温之证，过十余日大热已退，或转现出种种危象。有宜单治以人参，不必加人参于白虎汤中者。王子泰曰：余每治伤寒温热等证，为庸医妄汗、误下已成坏证，危在旦夕者，以人参二两，童子小便煎之，水浸冰冷，饮之立效。又张子和曾治一伤寒坏证，势近垂危，手足俱冷，气息将断。用人参一两、附子一钱，于石铫内煎至一碗，新汲水浸之冰冷，一服而尽。少顷病患汗出，鼻梁尖上涓涓如水。盖鼻梁应脾，若鼻端有汗者可救，以土在人身之中周偏故也。

**彭按**：凡坏病到危急无法治之时，急从中气着眼必效。

又按：用熟地治寒温，恒为医家所訾。然遇其人真阴太亏，不能支持外感之热者，于治寒温药中，放胆加熟地以滋真阴，恒能挽回人命于顷刻。曾治一室女，资禀素羸弱，得温病五六日，痰喘甚剧。治以《金匮》小青龙汤加石膏，一剂顿止。时届晚八点钟，一夜安稳。至寅时喘复作，不若从前之剧，而精神恍惚，心中怔忡。再诊其脉，如水上浮麻不分至数，按之即无，此将脱之候也。取药不暇，幸有预购山药两许，急煎服之，病少愈。此际已疏方取药，方系熟地四两、生山药一两、野台参五钱。而近处药局无野台参，并他参亦罄尽。再至他处，又恐误事。遂单煎熟地、山药饮之，病愈强半。一日之

内，按其方连进三剂，病遂痊愈。

按：此证原当用拙拟来复汤，在第一卷。其方重用山萸肉（去核净）以收脱。而当时愚在少年，其方犹未拟出，亦不知重用萸肉。而自晨至暮，共服熟地十二两，竟能救此垂危之证，熟地之功用诚伟哉！又此证初次失处，在服小青龙汤后，未用补药。余经此证后，凡遇当用小青龙汤而脉稍弱者，服后即以补药继之。或加人参于汤中，恐其性热，可将所加之石膏加重（真阴亏者，脉必尺小于寸，右大于左，即不可用小青龙以耗内外之津液，既耗津液，熟地自然见效，承祖注）。

又按：张氏《八阵》、赵氏《医贯》、《冯氏锦囊》皆喜重用熟地，虽外感证，亦喜用之。其立言诚有偏处。然当日必用之屡次见效，而后笔之于书。张氏书中载有：治一老年伤寒，战而不汗，翌日届其时，犹有将汗之意。急与一大剂八味地黄汤以助其汗。服后，遂得大汗，阅数时周身皆凉，气息甚微，汗犹不止。精神昏昏，复与原汤一剂，汗止而精神亦复。夫用其药发汗，即用其药止汗，运用之妙，颇见慧心。又赵氏书中谓：六味地黄汤能退寒温之实热，致贻后世口实。然其言亦非尽不验。忆昔乙酉、丙戌数年间之寒温病，热入阳明腑后，凡于清解药中，能重用熟地以滋阴者，其病皆愈。此乃一时气运使然，不可笔之于书以为定法也。

又：冯氏所著本草，谓熟地能大补肾中元气，此亦确论。凡下焦虚损，大便滑泻，服他药不效者，单服熟地即可止泻。然须日用四五两，煎浓汤服之亦不作闷（对病则不闷而且快然）。熟地少用则作闷

多用转不闷，少用则无效，又善治劳嗽，气不归根，曾治一媪劳喘甚剧，十年来未尝卧寝，俾每日用熟地煎汤当茶，饮之数日即安，卧其家反惧甚，以为如此改常，恐非吉兆，不知其病之愈也，由是观之，熟地能补肾元气。可知至陈修园则一概抹倒，直视熟地为不可用，岂能知熟地哉！

寒温传里之后，其人下焦虚惫太甚者，外邪恒直趋下焦作泄泻，亦非重用熟地不能愈。癸巳秋，应试都门，曾谒一部郎，其家一女仆年三十余，得温病，十余日，势至垂危，将舁于外，问还有治否？因为诊视其证昼夜泄泻，昏不知人，呼之不应，其脉数至七至，按之即无而却无大热。遂用熟地黄二两，生山药、生杭芍各一两，甘草三钱，煎汤一大碗，趁热徐徐灌之，尽剂而愈。

一童子，年十四五，伤寒已过旬日，大便滑泻不止，心中怔忡异常，似有不能支持之状。脉至七至，按之不实。医者辞不治。投以熟地、生山药、生杭芍各一两，滑石八钱，甘草五钱，煎汤一大碗，徐徐温饮下，亦尽剂而愈。

**彭按：** 用熟地治愈之大热与滑泻与劳喘，皆下焦阴津不足以涵养木气，肝阳疏泄太过使然。熟地滋木息风平疏泄而保阴津也，谓为能保肾中元气则是，谓为能补肾中元气则非，然而古今都谓熟地能补肾，可见五行气化作用之理都不过问，陈修园则痛斥熟地，无论如何无可用处，可见陈氏之庸。余承祖戊申夏在湖南常德曾用熟地一味煎服治愈昏昏不醒，脉象细数之温病，亦与乌梅平疏泄之理相同。张氏书中，八味地黄汤发汗当是平疏泄复中气

生津液之理。熟地补阴液，凡病之因阴虚阳越、疏泄偏胜、收敛偏弱皆宜。

至产后之证，忌用寒凉。而果系产后温证，心中燥热，舌苔黄厚，脉象洪实，亦宜投以白虎加人参以山药代粳米汤，而更以玄参代知母则尤妥善。盖愚于产后温证之轻者，其热虽入阳明之腑，脉象不甚洪实，恒重用玄参一两或至二两，辄能应手奏效；若系剧者，必白虎加人参以山药代粳米汤，而更以玄参代知母方能有效。诚以石膏、玄参，《神农本草经》皆明载其治产乳。故于产后温病之轻者，可单用玄参。至温病之剧者，不妨石膏、玄参并用也。然用石膏必须佐以人参，因其时当产后，其热虽实，而体则虚也。不用知母者，《神农本草经》未载其治产乳，不敢师心自用，漫以凉药治产后也。

友人吴瑞五，深通医学，尤笃信《衷中参西录》，诸方用之，皆能奏效，其侄文博亦知医，有戚家延之治产后病。临行，瑞五嘱之曰：果系产后温热，阳明胃腑大实，非用《衷中参西录》中白虎加人参以山药代粳米汤，更以玄参代知母不可。及至诊之，果系产后温证，病脉皆甚实。文博遵所嘱，开方取药。而药坊皆不肯与，谓产后断无用生石膏之理，病家因此生疑，文博辞归。病家又延医治数日，病势垂危，复求为诊治。携药而往，如法服之，一剂而愈。

**彭按：** 产后血去甚多，中下气虚，故寒凉忌用，既病温热于血去之后，则津枯热盛，更非寻常可比，以白虎加人参而又以山药代粳米、玄参代知母，顾着中气，

以施清润，妙法可佩。

用石膏以治温热虚实各病，张先生《衷中参西录》外，承祖未见有如此之精妥者，按法实验数年，无不应者。

### 附热伤风方

忽然觉得恶寒身体拘束，胸中气紧，既而发热神昏者，温病也。加以项强，骨节疼痛或恶寒甚，或恶寒又发热而神不昏者，伤寒也，此二病皆立刻卧倒，不能营业。

如喷嚏不止，泪涕交流，虽亦微觉恶寒发热，但仍能营业，并不倒炕，但动者汗出，此热伤风也，此病甚不要紧，但日久不愈则肺气散而不敛，相火逆而不降，每每入于劳伤，不可不早治愈也。

此为木热疏泄肺金逆滞中气虚寒之病。方用：

黄芩三钱　乌梅五枚　苏叶三钱　陈橘皮二钱　炙甘草二钱　生白术二钱　干姜一钱

如大便渐溏者，干姜、白术均加倍用之。

彭子益述

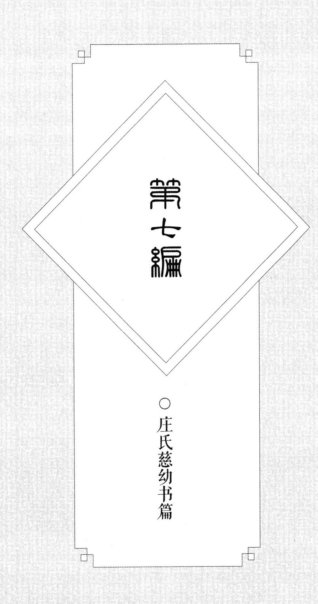

第七编

○ 庄氏慈幼书篇

# 目录

## 庄氏慈幼书篇

# 庄氏慈幼书篇

## 序文

都说小儿是纯阳体，不病虚寒病，于是乎小儿之死于凉药、消导药者，不可胜数矣。凡治病之偏于用温补药者将轻病之人补成重病，固然不是。然用药不顾元气，将下寒上热之病认为上下皆热，服清热之药，热反大加，以至于死者，其过，实者偏于温补的过。大保赤散、回春丹等药皆小儿普遍常用之药，专治急、慢惊风，岂知急惊是热，慢惊是寒。保赤散、回春丹药性极凉极散，攻下之力更大，急惊稍用甚效，慢惊一用则脾土一败，大便永不能复原，绿色渣滓脓血肠油日下数次，便难活矣。此时再用补土回阳之药，能受不能受实不敢必也。只因中气之理医家知道者少，所以杀人之药家家皆备，真是小儿的浩劫。夫中气为人身之根本，治轻病须顾中气，治重病须回中气，大人、小儿所同，何必另分小儿一科？不能治大人而能治小儿必无是理。能治大人不能治小儿更无是理。治小儿的医书惟庄氏慈幼二书最好，兹录原本以主小儿病药之准，学者既明白丛谈初编系统学之理，自知慈幼二书亦归系统一贯之内也。

彭子益

# 张序 ①

　　道光七年，余官馆陶，眷属留济南，不一月而外孙男女以痘殇者四。岂其症皆不治耶？抑治之未得其法耶？余素耽方书，而于痘症则未尝学，深悔恨焉！遂翻阅元明以来治痘诸书，率多芜杂，晚得庄氏慈幼二书，言简意精，独得枢要，用其法无不应者，其论慢惊亦尽扫谬说，爰校而刊之，读者能明白其意，通其法而勿囿于俗学则幼幼之道得矣。

道光十二年六月阳湖张琦

---

① 张序：此二字底本无，据文义补。

# 遂生编

## 痘疮治法

痘科之症，顺者不必治，逆者不能治。可治者，惟险证耳。险证治之得法则生，不得法则不生，是治法之不可不精也。《内经》未尝言及，今行世诸书，皆本之于"诸疮痒痛，皆属于热"八字，所以立意先言解毒，开方定用寒凉，在其父母闻之，解毒最为人耳，寒凉似亦应然。殊不知痘疮全以发透为吉，起发必赖气血滋培，方能自内达外。齐苗灌浆结痂，无非阳气为之主也。寒凉则血滞，克削则气破。血滞气破，毒气乘虚深入。此陷塌之所由来也。痘之始终，全凭气血，但得气血充足，则易出易结。血气不足，则变症百出。痘之欲出，阳气蒸腾，小儿发热，正是痘欲见苗。斯时气虚者，宜服补中益气汤；血虚者，宜服荆防地黄汤。兼寒者，宜服大温中饮，或大补元煎。察其气体之虚实，酌而用之。所以培补气血、疏通筋络，无不立奏全功。时师不明此理，定言用补太早，则补住毒气，乃愚陋之见也。不知补中即所以托毒，灌根即所以发苗，万无补住之理，且有散药在内。此实先哲治痘之心传，高明者必以为然，浅学者何能窥其万一？要之治痘之法，总不外乎虚、寒、实、热四字。何者为虚寒？气体薄弱，面色青黄，唇淡畏寒，大便溏而不结，小便清白，饮食减少，或不甚消化等症，知腹中火少，出痘时必难灌浆，亦难结痂，气血不足是名虚寒，速宜培补元阳，以防变症。何者为实热？气体壮实，饮食易消，出痘时大便结而燥，小便赤而臊，口鼻中出气如火，恶热喜凉等症，是名实热（琦按：实热尚有口渴而臭，舌燥而短诸候），察明果是内热，方可暂行清解，荆防地黄汤，用生地加大黄一二剂而火退矣。切不可以虚火误认为实火，察虚火、实火之法，全凭大小便为主（琦按：虚寒证亦有小便黄色数日不大便者，是宜合诸证参观也）。小便清白，大便不燥，身虽大热，乃是中宫有寒，火无所依，浮而在外，误服寒凉，亦有此证，不得以身热便认为实火。虚火者，十中八九；实火者，数十中之一二耳。

## 痘有四宜

一宜补气。真阳充足，方能送毒外出。痘顶不起等症，皆元气不足之故，宜服党参、白术、黄芪、甘草之类以补之。

二宜补血。真阴充盛，方能随气到苗以成浆。空壳无脓等症，皆阴血不足之故，宜于补气药中加熟地、当归、丹参、川芎之类以补之。

三宜补脾肾。脾土壮健，气血自充。

饮食减少、口淡无味等症，皆脾土虚弱之故，须脾肾双补，即于前气血药中加枸杞、补骨脂、附子、肉桂等药，痘疮自无陷塌、泄泻之患。经云：虚则补其母。此之谓也。

四宜察虚实。小儿饮食有味，二便如常，不服药最为稳当。设有灌浆不满、烧浆不干等症，必察其气分、血分，何处亏虚，照症调补，不可妄用凉药，必口臭、尿臊、便结，有实火可据者，方可暂行清解。

## 痘有四忌

一忌清热败毒。痘必赖阳气托送，方能发出。阳气被清，阴毒内归，痘之塌陷，实由于此。是连翘、生地、黄芩、泽泻等药，非有实火者，万不可用。

二忌克伐气血。气血充畅，痘易成功。克削之过，中气亏而毒乘虚深入，泄泻、塌陷诸症作矣。大黄、芒硝、山楂、山甲等药，在所必禁者也。

三忌妄投医药。小孩出痘，延医诊治，求其有益也。岂知近代医师，不分虚实，总是凉药，毒轻者几死，毒重者不生，是以不如不服药之为妙。客问曰：痘之顺证，可以不药，我知之矣。痘之险证，亦可不药乎？余曰：若纯用凉药以治险证，但见治毙，未见治愈也。

四忌吞服医家小丸。近代痘师所带小药，总是巴豆丸。彼以为痘是胎毒，自可攻下。岂知中虚下陷之祸。小丸数粒，断非温补气血之药，即抱龙牛黄等丸，亦与痘症大有妨碍，是以最不可误服。亲友处

受此害者甚多，目击心伤，故特表而出之。至于前人所制人牙散、独圣散、鸡冠血、桑虫之类，逼毒外出，旋即收陷，皆非正理。可曾见其治愈一人，断不可用。

## 发　热

痘者，胎中之阴毒也，必赖阳气以成之。小儿出痘，大约发热三日，肌肉松透，然后能见点，苗齐热退，乃真阳内伏，交会于阴。复发热三日，是运水到苗，以成清浆，浆足热退。及至养浆，真阳仍出，发热三日，化毒以成脓，脓成热退而阳伏。毒既化脓，又必发热蒸干，方能结痂。痂落后，真阳外出，蒸化斑点，谓之烧斑。倘有黑斑，乃是火衰，并非因吃盐酱之故，所谓痘禀于阴而成于阳也。治痘之法，始终当以补气血、扶阳气为第一义，用药以温补少加发散为首务。否则，气不足，则痘顶不起，灌浆不稠。且恐厥逆腹痛，阴寒起而坏证作矣。

或问曰：痘宜温补，此理甚明。若兼发散，岂不伤气？不知纯用散药，汗多则伤气。少加发散药于温补药中，则血脉疏通，痘疮易出，无壅滞之患，受解散之功。所以，古方补中益气汤内有升麻、柴胡，大温中饮内有麻黄。温中补气，尚用散药，可见古人用心之妙。痘之初出，是断不可减去散药者也。

或又问曰：痘宜温补兼散，此理已明，后开大补元煎、六味回阳饮，此二方重用附、桂，并无附散药，兼用龙骨、粟壳收涩之药，其义何取？不知温补兼散，乃治寻常痘疮之法。更有一种小儿，发热

一二日，即遍身出痘，古书无方，时师袖手，此乃阴毒太重，阳气太虚。阴毒一发，阳气已消，故泻痢不止，泻出之物，多作青黑色，肝气所化，胃气将竭之兆。速宜大补元煎、六味回阳饮二方大剂连进，可以扶元阳，可以消阴毒，操起死回生之功，有鬼神莫测之妙。二方合煎，名返魂丹，治痘收效，指不胜屈。余治外孙汪陵医案，所当细阅。至于清火解毒凉药，必察明果有实火者，方可暂用。若误用于齐苗时，则水不能升而顶陷。若误用于养浆时，则浆不能稠而痒塌。痒塌者，真火衰也。明者当前，速宜人参、熟地、附、桂脾肾双补，大剂叠进，尚可挽回。否则，寒战咬牙，吐泻交作，不可为矣。至于身凉而脓不干，痂落而斑不化，及痘后发毒，皆因误服生地、银花、泽泻、连翘等凉药之故，不可不知。热有邪正，必当体察。正热者，阳气蒸腾，自内达外，喜露头面不恶寒，时热时止，兼有小汗，手足温和，饮食有味，二便如常，所谓内外无邪，不必服药。邪热者，偶受风寒，头痛恶寒，四肢冷而无汗，荆防地黄汤内加肉桂一钱，一二剂尽可解散表邪而愈（琦按：地黄气性纯阴，有表邪者当去之，山萸酸敛亦宜暂减，代以参术等补中内托为佳）。古人云：热不可尽除。真格言也。

## 形 色

痘以饱满红活为形色。顶陷不起是气虚，色不鲜明是血虚，宜培补气血为主。真阳虚者，乃无红晕，甚至通身皆白，身凉不温，宜大补元煎，阳回身温，转白为红矣。又有一种遍身血疱者，此非血多，乃气少不能统血，故血妄行，急当大补元煎，阳气充满，血疱变白而成功矣。庸医不明此理，谬言血热，误用寒凉，变症日增，形与色外象也。必要饮食有味，二便如常，知其无内病，可以不服药。若二便不调，饮食不下，烦躁闷乱，夜中不宁，形色虽好，亦甚可忧。必当察其病情何故，小心用药挽回方妙。形色不佳，多半是气体虚寒，手足厥冷，头重神疲，便清泄泻等症，必当大补元煎，兼用附、桂。若泄泻不止，并当添入龙骨、粟壳等药以收涩之，泻止方可回生。

痘以红为贵，有圈红、嘌红、铺红之别。圈红者，一线红圈，紧附痘根，最为佳兆。嘌红者，痘根血色，隐隐散漫，亦气不收之故，速宜大补气血。铺红者，一片平铺，无痘之处亦红，所谓地界不分。若不恶寒，口臭作渴，小便濇而短，大便燥而结，内热有据，宜白虎地黄汤以利之，热退身凉，即宜平补，不可多剂。又有一种锡光痘，身凉不温，色白不红，此乃阳虚之象，宜大补气血，附、桂同施，气足阳回，痘根红而浆稠痂结矣。又有一种根无红盘，顶含黑水者，乃阳气大虚，阴气凝结，亦宜大补元阳，兼用附、桂，黑水化而为脓矣。

痘有五疱，曰水疱、脓疱、灰疱、血疱、紫疱。痘有五陷，曰白陷、灰陷、血陷、紫陷、黑陷。水疱者，皮薄而明，清浆、不成脓，火少故也。必当姜、桂、附子等药，大剂陡进，水必成脓。若误用凉药，作泻后转为白陷，脓疱失治，则破流脓水。灰疱失治，转为灰陷，二症亦宜参、地、附、桂大剂多进。若有小颗粒发出，谓之子救母，生意在焉。血疱者，乃气虚，非血热，亦宜大补元阳，否则变为血陷。紫疱者，其证有二，紫中带青者，因气虚不能摄血，阴血凝结而成，其人必身倦恶寒，舌苔白，饮食不多，大小便清白，速宜大补元阳，否则变为紫陷。又有一种紫黑焦枯者，乃纯阳无阴之症，其人必口干恶热，小便短，大便结，此实火也，宜清凉解毒，白虎地黄汤酌加大黄以行之，但得线浆，尚可望生，失治转为黑陷。又有一种小儿，因服凉药，腹中作痛，呕吐泻利，将成慢惊，头面大热，唇焦舌黑，亦似实火（琦按：舌黑而润者，虚燥者，实），此乃火不归元之故。实火者，二便燥闭；虚火者，泻利不止。全在细心体察为要。

## 起 胀

痘至开盘，头面腮颊亦肿，谓之起胀。至脓成浆足，痘回而胀消，谓之收胀。盖缘毒气出内达外，此时尚在肌肤之间，故腮颊亦随之而肿。迨至脓成浆足，毒气尽化为脓，而胀自消，亦必脾胃强健，方能如此。若当起胀而不起胀，乃由元气内虚，不能送毒外出之故，宜用大补气血之药，少加发散，大补元煎、大温中饮相间服之，盘自开而胀自起。若痘未开盘，而头面先肿，乃元气大虚，此乃虚肿，非起胀也，其痘必不能起胀，亦宜大补元气，肿自消而胀自起。又有痘已回而肿不消，乃元气大虚，不能摄毒，余毒留于肌肉之间，不能尽化为脓所致，亦宜大

补元煎、大温中饮相间服之，余毒尽化而胀消矣。痘书云：痘出稠密封眼者，有救。不封眼者，无救。此言不确。起胀者，有救，不起胀者，无救。此言甚确。封眼者，眼弦多痘，胭脂水涂之，仍可以不封眼。不起胀者，乃元气大虚，何以送毒外出？必当大补元煎、附子、肉桂，大剂多进，胀起而毒化，一定之理也（琦按：封眼者，必浆回痂结而后开，若早开，乃内陷之兆，宜补中扶阳大剂，速救之）。

## 养 浆

痘之紧要，全在养浆。浆成则毒化，浆不成痘斯坏矣。自发热见点，齐苗灌浆，无非为养浆而设。若颗粒稀疏，根盘红润，精神爽健，二便如常，乃上等痘也，可以不药。倘形色平常，全凭用药，助其气血以养其浆。真阳充足，方能化毒成脓。设阳气不足，何以蒸化其毒？宜大补阳气，实为上策。紧防泄泻，泻则中虚，阳气一亏，毒必内陷，定当预为堤防，补其阳气，助其脾胃，浆干痂结而成功矣。煎药方无非补中益气汤、大补元煎之类，相间服之，万不失一（琦按：补中益气汤，乃初起时所宜，养浆时不必用）。世人不明此理，养浆时被庸医误用消伐之药，中气乍亏，每致生变。若于养浆时，大剂温补，气血充足，落痂后断无后患。又有一种小儿，痘后满头溃烂，名曰虚阳贯顶，又曰发疽，经年不愈，此乃出痘时误服凉药，胃中受寒，阳无所依，上冲头顶，譬之火炉，中以水泼之，则热气必上冲。此理无二，速用大补元煎、大温中

饮，相间服之，引火归元，旬日可愈。

## 收　结

收者，浆回而胀收也。结者，脓干而痂结也。收结如法，其功成矣。倘浆回而肿不消，脓成而痂不结，亦是真阳不足，不能干浆化毒之故。脓浆充足，必赖阳气熏蒸，方能结痂。"阳气"二字，岂非痘症始终必需之至宝？设此时气体虚弱，不能结痂，培补气血，立见奇功。又有一种浆不能干而生蛆，谓之蛆痘，亦由阳气不足之故。俱宜大补元煎、大温中饮，相间服之，脓自干而蛆自化，结痂而愈。

## 痘　毒

痘本胎毒自内达外，若出痘时尽化为脓，痘后无余毒矣。当其初总宜培补元阳，兼用散药，毒气尽出，化而为脓。时师用连翘、黄芩、泽泻等药，在彼以为凉药可以解毒，岂知痘乃胎中阴毒，得阳气则行，得凉药则滞。毒气因凉药留滞于肌肉之内，痘后所以发为大疽，名之曰痘毒，皮色不变者居多，宜大温中饮数剂痊愈。其色红白相兼者，半阴半阳证也，荆防地黄汤与大温中饮，相间服之，数日亦愈。倘已溃烂，亦以荆防地黄汤与大温中饮，相间服之，计日可愈。荆、防解其凝结，姜、桂散其寒凉，所以可愈。倘时医见之，不分阴阳，统言火毒，仍用生地、连翘、银花等药，以致坚肿不消，溃烂不敛，清脓淋泻，久而不愈，渐至泄泻

不食，脾胃一败，不毙者鲜矣。若红而带紫者，乃阳证也，方可以荆防地黄汤愈之（琦按：此证宜用干地黄去山萸）。大便结者，下之。然阴证多，阳证少，痘后并未见有阳证之毒也。

## 痘症药方

### ❀ 补中益气汤

此方补气散毒。气虚者，初出痘时，服三四剂，痘易起发。痘顶陷者，亦宜服之（琦按：痘陷者，中气必虚，黄芪之性升里气，于表得升麻、柴胡，其力更甚。若中气过虚者，宜酌用之，盖过升则里气愈虚，恐化源不济，不若桂附扶阳得其本耳）。

党参三钱　黄芪二钱　白术钱半　炙甘草一钱　当归二钱　陈皮五分　升麻三分　柴胡三分

加姜煎，可与荆防地黄汤相间服。

### ❀ 荆防地黄汤

此方补血散毒。血虚者，初出痘时服三四剂，痘易灌浆，与前后各方相间服，无所不可（琦按：此方亦宜于初起时用，或去熟地、山萸加人参、白术、黄芪较稳）。

荆芥一钱　熟地四钱　山药二钱　丹皮一钱　防风一钱　云苓一钱　山萸一钱　生草一钱

加生姜三大片为引，并加黄酒冲服。

### ❀ 大温中饮

此方补气血，散寒邪，提痘浆，散痘

毒。凡痘顶不起，空壳无脓，呕吐泄泻，脾胃不开，痘色不红，将欲塌陷，速宜煎服。并与大补元煎，相间大剂连进，温中散寒，立时起发，功难尽述（琦按：麻黄、柴胡究宜酌用，不若荆防为宜，养浆及痘后尤当慎也）。

熟地五钱　白术三钱　山药二钱　党参三钱　黄芪二钱　炙甘草一钱　柴胡一钱　麻黄一钱　肉桂一钱　炮姜一钱

加生姜二片、灶心土，水煎，少加黄酒，非汗多不可减去麻黄。

### 大补元煎

此方大补气血，专治痘症误服凉药呕吐、泄泻，痘不起发，危在旦夕，速宜大剂连进，不可减去附子与六味回阳饮相间服之，立见奇功，有鬼神莫测之妙。倘二三剂后，泄泻不止，酌加附子，更加龙骨、粟壳各一钱。倘泄泻全止，减去附子。若附子太多，则小便闭塞。

熟地五钱　党参三钱　山药二钱　杜仲二钱　枣仁二钱　炒枸杞二钱　萸肉一钱　炙甘草二钱　补骨脂二钱　白术三钱　肉桂二钱　附子一钱

加生姜三大片、好核桃仁三个，打碎为引，痘后减去附子，只用肉桂数分，调理数剂，计日可复元。

### 六味回阳

饮此方大补元阳，专治小儿气血本虚，痘疮自塌；或误服凉药，呕吐泄泻，将成慢惊，危在顷刻，速宜服此方。倘有转头，即加入大补元煎之内，同煎叠进，名返魂丹，真仙方也。

附子一钱　炮姜一钱　当归三钱　肉桂二钱　党参三钱　炙甘草一钱

加胡椒细末三分，灶心土，水澄清煎药，或减去附子，亦名六味回阳饮，多进为妙。

### 白虎地黄汤

此方去实火，解邪热，专治小儿出痘，发热不退，口渴喜冷，痘疮黑陷，小便赤燥，大便闭结，口鼻气热等症，酌加大黄以行为度。若二便清白不喜饮冷，身虽大热，乃是虚火，仍宜温补，所谓甘温退大热。不可妄投此药，此乃备而不轻用之方也。

石膏三钱　生地二钱　当归三钱　枳壳一钱　大黄钱半　木通二钱　生草一钱　泽泻一钱

加灯心为引，热退身凉，即宜以荆防地黄汤调理之（琦按：诸方分两不必拘泥，随时消息可也）。

## 治　验

余外孙汪宣六岁，向日气体虚弱，偶尔感寒，或食凉药，即喘泻发热。素知其中虚生寒，宜用温补，不宜寒凉。乾隆甲寅年出痘，医师开方，皆是生地、银花等药。余曰：药性与气体相违，何能对症？因改用补中益气汤加姜、桂四剂，痘疮结痂而愈。

江姓子，二岁，发热三日，痘已出齐，亦不甚多。痘科欲以大黄、连翘等药灌之。余曰：此药灌下，作泻一二次痘即收矣。彼不信，作泻后痘果收。痘科用雏鸽子煮水灌之，次日忽有小痘暴出。余曰：宜用补也，明矣。奈痘师仍用小药数粒，泻利不止而毙。

使女喜连五岁，发热一日，红点遍身成片，痘师曰：此名火燎苗，十二日症也，万不一活。坚云：不必服药。余佯应之，乃以大补元煎，二剂而脾胃较健，四剂而苗齐浆足。惟形色晦暗，且不结痂，七剂而痂结，十剂而痊愈矣。医曰：此证能生，万不可解。

魏明府之子，三岁，出痘甚稀，痘科用凉药数剂，幸此儿体旺，虽未大泻，而黑斑不退，知其真火被清也。痘后月余，顶间忽发一毒，皮色不变，大如酒杯，此凉药凝滞故也。余用大温中饮，数剂而消。

舒友子十岁，满头溃烂，清脓血水，几数十处。其父云：此痘毒也，半年不愈。取出向日药方，都是连翘、生地等凉药，乃知是寒凉入胃，火无所依，上冲头顶，此即所谓虚阳贯顶也。宜引火归原之法，用大补元煎，兼加散药，每日一剂，十日痊愈。

余胞侄七岁，在常州出痘甚稀，师以凉药败毒，当时虽未塌陷，而形状已狼狈不堪。一月后，右腿发一大疽，皮色不变，医师坚称火毒。仍以生地、银花、黄芩、山楂、山栀等药治之，一剂而脾胃更减，神气昏沉，二剂而呕吐、泄泻，三剂而随服随吐。庸医不知药不对症，故胃中不受，而曰吐药不吐味，以致疮色晦暗，又数日不溃而殂。

六安僧人某者，风雅能诗，年二十五

余，发热出痘，予往视，见其颗粒稀疏，根盘红活。问其饮食有味、二便如常？彼求药方，予曰：如此好痘可以不药。次日有痘师往彼，为之泻火。各种凉药，每剂加大黄三钱，连服三剂，泻利不止，痘疮塌陷，绝口不食，数日而逝。虚弱人出痘，误服大黄，真是毒药，试验甚确。未敢隐讳治痘者，切宜猛省。

余外孙汪陵，丙辰五月，尚未一周，向日便溏腰软，气血不足可知。忽发热一日，遍身出痘，稠密成片，痘顶各有小孔破流黄水，目瞪不能暂瞑，昼夜下利十余次，乳汁入口，即从下窍流出，肛门无沿，空洞一穴。痘书云：肛门如竹筒者，不治。群医袖手。余曰：此阴毒太重，阳气太虚证也。非大加温补，万不能生。即将大补元煎，每剂用附子二钱、肉桂三钱、炮姜一钱五分、丁香末五分、胡椒末三分，浓煎滤汁，昼夜频频灌之。药汁入口，已从下窍流出，一连九次，灌完一剂。见者曰：不必再灌，待时而已。幸其母细心体贴，曰药虽流出，似觉较少，且灌药一次，目瞑半刻，定是效验。于是照原方又三剂，此儿竟能假寐片时，泻下之物青黑中带有黄色，知其胃气生动也。照原方又进三剂，肛门有沿泻稍止，痘顶小孔长满，且已起发，全灌清浆。照原方加龙骨末、粟壳各一钱，又进四剂，痘已全然结痂。至第十三日，痘痂落尽，斑点全无，肚腹亦好。闻者莫不称奇。余识得此儿虚寒证，用药得宜，故有效耳。

# 福幼编

## 慢惊治法

慢惊之症，缘小儿吐泻得之为最多，或久疟久痢，或痘后疹后，或因风寒饮食积滞过用攻伐肠脾，或秉赋本虚，或误服凉药，或因急惊而用药攻降太甚，或失于调理，皆可致此。其症神昏气喘，或大热不退，眼开惊搐，或乍寒乍热，或三阳晦暗，或面色淡白青黄，或大小便清白，或口唇虽开裂出血而口中气冷，或泻痢冷汗，或完谷不化，或四肢冰冷，并至腹中气响，喉内痰鸣，角弓反张，目光昏暗，此虚证也，亦危证也。俗名谓之天吊风、虚风、慢脾风，皆此证也。若再用寒凉，再行消导，或用胆星、抱龙以除痰，或用天麻、全蝎以驱风，或用知、柏、芩、连以清火，或用巴豆、大黄以去积，杀人如反掌，实可畏也。若治风而风无可治，治惊而惊亦无可治，此实因脾肾虚寒，孤阳外越，元气无根，阴寒至极，风之所由动也。治宜先用辛热，再加温补。盖补土所以敌木，治木即所以治标。凡小儿一经吐泻交作，即是最危之症，若其屡作不止，无论痘后、疹后、病后，不拘何因，皆当急用参、术以救胃气；姜、桂以救肾气。不惟伤食当急救之，即伤寒、伤暑亦当急救之。盖其先虽有寒暑实邪，一经吐泻，业已全除，脾胃空虚，仓廪空乏，若不急救，恐虚痰上涌，命在顷刻矣。庸

医见之，皆误指为热为食，投以清火去积凉药，立时告变，为之奈何？与其失之寒凉，断难生活，不若失之温补，犹可救疗。此语发明吐泻惊之理，最为明透，后之君子愿无忽诸，今将慢惊辨症胪列于后。

——慢惊吐泻，脾胃虚寒也。

——慢惊身冷，阳气抑遏不出也，服凉药之后往往至此。

——慢惊鼻孔煽动，真阴失守，虚火铄肺也。

——慢惊面色青黄及白，气血两虚也。

——慢惊口鼻中气冷，中寒也。

——慢惊大小便青白，肾与大肠全无火也。

——慢惊昏睡露睛，神气不足也。

——慢惊手足抽掣，血不行于四肢也。

——慢惊角弓反张，血虚筋急也。

——慢惊乍热乍凉，阴血虚少，阴阳错乱也。

——慢惊汗出如洗，阳虚而表不固也。

——慢惊卤门下陷，虚至极也。

——慢惊身虽发热，口唇焦裂出血，却不喜饮冷茶水，进以寒凉，愈增危笃，以及所吐之乳、所泻之物，皆不甚消化，脾胃无火可知。唇之焦黑，乃真阴之不足也。

大凡因热不退及吐泻而成者，总属阴虚阳虚越必成慢惊，并非感冒风寒发热可比，故不宜发散，治宜培元救本，加姜、桂以引火归源，必先用辛热冲开寒痰，再进温补方为得法。

## 经验二方列后

### ❀ 逐寒荡惊汤

此方药性温暖，专治小儿气体本虚，或久病不愈，或痘后疹后，或误服凉药泄泻呕吐转为慢惊。清热散风愈治愈危，速宜服此，能开寒痰，宽胸腹，止呕吐，荡惊邪，所谓回元气于无何有之乡，一二剂后呕吐渐止，即其验也。认明但系虚寒，即宜服之，不必疑畏也。

胡椒一钱　炮姜一钱　肉桂一钱　丁香十粒，打

上四味研为细末，以灶心土三两，煮水澄极清，煎药大半茶杯，频频灌之，接服后方，定获奇效。

### ❀ 加味理中地黄汤

此方助气补血，却病回阳，专治小儿精神已亏，气血大坏，形状狼狈，瘦弱至极，皆可挽回，如法浓煎，频频与服，参天救本之功。有难以尽述者。

熟地五钱　当归二钱　萸肉一钱　枸杞二钱　白术三钱　炮姜一钱　党参二钱　炙甘草一钱　枣仁二钱，砂研　肉桂一钱　补骨脂二钱　炙芪二钱

加生姜三片，红枣三枚，核桃二个打碎为引，仍用灶心土二两煮水，煎药取浓汁一茶杯，另加附子五分煎水搀入，谅儿大小分数次灌之。如咳嗽不止者，加粟壳一钱，金樱子一钱。如大热不退，加白芍一钱。泄泻不止者，加丁香五分，只服一剂，即去附子，只用丁香七粒，隔二三日只用附子二三分。盖因附子大热，中病即宜去姜也。如用附子太多，则小便闭塞不出；如不用附子，则沉寒脏腑固结不开，如不用丁香，则泄泻不止。若小儿虚寒至极者，附子又不妨用至一二钱。此所谓神而明之，存乎其人，用者审之。此方乃救阴固本之要药，治小儿慢惊称为神剂。若小儿吐泻不至已甚者，或微见惊搐，胃中尚可受药，吃乳便利者，并不必服逐寒荡惊汤，只服此药，一剂而风定神清矣。如小儿尚未成惊，不过昏睡发热不退，或时热时止，或日间安静、夜间发热，以及午后发热等症，总属阴虚，均宜服之。若新病壮实之小儿，眼红口渴者，乃实火之证，方可暂行清解。但果系实火，必大便闭结，气壮声洪，且喜多饮冷茶水。若吐泻交作，则非实火可知矣。此方补造化阴阳所不足，实回生起死有神功。倘大虚之后，服一剂无效，必须大剂多服为妙。

## 治　验

北平黄孝廉女甫周岁，病久不愈。余视之瘦弱已极，热仍不退。倾之群医毕集，俱适用山楂、神曲、荆芥、防风等味，皆消道药也。余窃谓不然，此女瘦弱已极，岂实证乎？然众论哗然，未可与辨。越三日余又往视，黄曰：我女昨大泻下黄沫，且角弓反张，不知其故。余曰：此凉药毒也。黄曰：然前山楂等药不效，复加黄连二分遂剧，适前医在侧，甚惭强

余立方。余辞之归。次日黄以众方请正，余阅之，乃五苓散仍加消导发散之味，彼时本欲另立一方，又恐医家挠阻，黄亦未必深信，因就原方加注，剖明某药可用，某药难投。黄亦心折，因谓众医曰：我女病久必虚滋阴为上，乃加大熟地二钱，连进二剂，其热陡退病亦渐愈。缘前此克削太甚，复元较迟。

邻友方元兴有子岁余，常见其持单买药，询之方曰：儿病已久，更数医矣。今又延某医包治，此其药单也。逾数日泣谓余曰：某医悔口，子不生矣，君其有术乎。细叩其故，方曰：我子体热已久，近日气弱神昏，腹中膨胀，吐泻发喘，两目上视，命在须臾。邀余往视，见其子囟门下陷，面色青黄。取向日医方阅之，悉是去积发散凉血之药，与症相反。余曰：得之矣。用理中地黄汤，去附子、泽泻，加枸杞、补骨脂，一剂而安，又十余剂，而气体复元矣。

余胞侄乳名文豹，素欠壮实，周岁疹后发热兼旬不退，咳嗽时以手扪口，喉痛可知。后数日昼夜昏睡不醒，因延本地时医，投以清热解表凉药一剂，而热立止。逾时体冷彻骨，热复大作，再投前剂，则无效矣。又延他医投以芩、连、石斛等药，非惟热不能解，且面色青黄，三阳黑暗，大喘大泻，愈增危笃，医亦束手。余用救阴固本平补之药，一剂灌之，悉皆吐出。余母顾谓予曰：腹中作响风已动矣，喉如鸡声，痰已塞矣。且吃乳即吐，头摇睛泛，气促神昏，两目无光，面无人色，败症现矣。急请前医，皆裹足不至。遍查各书，俱载疹后发热不退，而头摇睛泛，

吐泻神昏，乃慢脾风不治之症。然亦不忍坐视不救，细思喉中作响，必系寒痰。盖缘真阳外越，寒生于中，如系实火，则前此芩、连之药，何致反剧？外虽极热，内实真寒，非用大辛大热之品，不能冲开寒痰，故前诸药皆吐而不受，因取附子、姜、桂煎汤饮灌。余母曰：此儿现在发热，且唇已开裂出血，何可再用附子？余思《内经》云：假者反之。此证非辛热之品，终不能引火归原，以消寒滞也。虽易去附子，仍改用胡椒一钱、肉桂一钱、炮姜四片，似觉平淡，以期老母不疑。煎汤灌下，痰声立止。又取伏龙肝冲水灌之，吐亦渐止，少顷儿忽眼动呵欠，咳嗽时即不以手扪口；又顷，连溺小便稠浊紫黑，疹后邪毒即次尽下，似有起色，因用附子理中汤合六味地黄汤去泽泻、丹皮，加补骨脂、枸杞，一剂而败症全除。惟大热未退，乃于前汤内复加枣仁、五味、白芍敛阴之药，一剂而安。此正"治风先治血"及"甘温退大热"之义也。其后细审此证，咳嗽喉痛，心火烁肺金也，呕吐泄泻，脾肾虚寒也。用胡椒、姜、桂，所以开涌喉之寒痰也。用灶心土者，补土所以敌木也。木平则风息，土旺则金生，金既得生，火不能克，则向者克肺之邪火仍返而归心。心为君主之官，邪不能犯，心与小肠相表里，故疹毒传入膀胱，下溺为紫黑色也。余弟云：此儿疹后发热，误服凉药，命儿不测，得吾兄方药，真不啻起白骨而肉之，实如再生。爰更其名，药生将来，即取字曰佩伯，志不忘也。一知半解请政高明聊记简末以备方家采择，或者于活人之术不无小补云尔。

## 续附医案四则

余胞侄钧守南阳时生一女，偶尔伤寒。中州医者必以九制大黄丸推荡之，每月一二次，屡经克伐，至二岁此女脾胃大伤，瘦弱至极，阴虚夜热，昏睡露睛，忽成慢惊。庸医尚不知其为不足症，乃以五苓散加黄连四分，下咽即结胸不语，次日毙命。中虚生寒，再进黄连未有不毙者。

余姻亲家人之子甫二岁其母已逝，乳母哺之，饮食不调，发黄气短，发热腹胀虚弱之形已现，奈医者坚称内热，进以寒凉，吐泻不止，逐成慢惊。有邻人授以《福幼编》一本，其父与医商，医曰：小儿纯阳之体，何可用此热药？乃向药包中取出抱龙丸一粒研而灌之，尚未灌完，而已毙矣。

六安广文程公之子九岁久病不愈，泻泻抽搐，恹恹一息。医曰已成慢惊，虽神医来此亦难为力。广文呼号求救，几不欲生。同学宋孝廉以余向赠之《福幼编》授程，程阅而疑之。宋曰：此子已无生理，舍此更无他术，服此温补之剂，或可挽回

仓猝间，无肉桂，遂以桂子四钱，研碎入理中地黄汤内，如法浓煎，频频与服，一剂惊止，又三剂痊愈。乾隆壬子年，余回六安，宋孝廉亲口言之也。

裕州刺史徐公独子十岁，气体本虚，病后大热不退，屡服凉药，泄泻呕吐，角弓反张，诸症作矣。群医毕至，仍系清热解表，病势更加，万无生理。少府史某者诣署求见，司阍者曰：本官少爷染患慢惊，命悬旦夕，不暇会晤。史曰：我之来，因慢惊，非公事也。即延之入。徐曰：小儿慢惊坏症，医技已穷，君能救之乎？史袖出《福幼编》曰：此前庄本府之胞叔所著，专治慢惊，但其方与古书不同，应否与服，堂翁其自主之。徐曰：著书人断无孟浪之理，即遵照编内之方，不减分毫，用逐寒荡惊汤一剂，喉关寒痰已开，接服理中地黄汤四剂，惊止热退痊愈。余胞弟一鹏彼时在南阳已知大略，后史尉至湖北亲口言之更详。自丁酉至今二十余年此编愈人甚多，卿记数条以备酌用，阅者益可坚信无致贻误也。

# 彭子益论小儿疹病

今感儿科，除少数禀赋阳足，病患风热证而外，大半元阳薄弱，故发热数日，贪眠、吐蛔、水泻、手足冷，现三阴证候，用附片四钱、干姜一钱、甘草钱半，温经散寒。要出痧子，便头身出红。不出痧子，便微汗热退。倘或脾土败绝，眉心现出黄色，渐至鼻黄，风动抽掣，热不退，痧子不现，急宜暖土平肝定风。定风黄芪一两，平肝用肉桂二钱，暖土用炮姜一钱，扶土用炙甘草一钱，达表用芥穗、升麻各三分，透痧用香菌脚十个，风动多系筋脉失养，用潞党富于柔润的药，以养筋脉，用五钱便可。这即是保元汤加味，服后，痧子便出，烧热便退，屡试屡验，其效如神，上述各症，倘误用清热消食发汗，再耗元阳元气，千无一全矣。此李镜容先生今日治疹之医案也。疹乃木气疏泄过甚之病，故用黑豆润木气、平疏泄以为治，现在节气已过清明，木气就衰，疏泄作用已无能为力。故疹病小儿多发热不盛，闭目不睁，大便绿水。发热不盛，木气衰弱不能疏泄也。肝木开窍于目，闭目不睁，肝阳败也。绿水乃本色，大便绿水，木克土也。宜参李先生黄芪肉桂方，用黄芪、肉桂壮木气之阳，干姜、炙甘草以补土气，芥穗、桑叶以疏肺止咳，可效。或用桂附八味丸水丸者一两，加肉桂五分，煎取浓汁，频频与服，补水中之阳以培木气，亦妥亦效。桂附八味丸治温疹败证，详系统学温病开篇。大概黑豆、豆豉治平常疹病，平常者，四时之气平和正常也。昆明去冬鸣雷，木气失根，太不正常，故有现在木气衰败之疹病。凡疹病发生之时，小儿都宜保养脾胃，脾胃健壮者，木气不致克土而病不顺的疹病也。

戊寅清明后三日
彭子益谨识

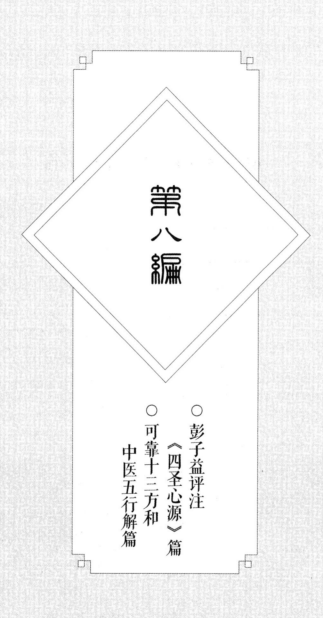

第八编

○ 彭子益评注
《四圣心源》篇

○ 可靠十三方和
中医五行解篇

# 目录

## 彭子益评注《四圣心源》篇

# 可靠十三方和中医五行解篇

# 彭子益评注《四圣心源》篇

## 劳伤解

### 中 气

脾为己土，以太阴而主升；胃为戊土，以阳明而主降。升降之权，则在阴阳之交，是谓中气。胃主受盛，脾主消化，中气旺则胃降而善纳，脾升而善磨，水谷腐熟，精气滋生，所以无病。脾升则肾肝亦升，故水木不郁，胃降则心肺亦降，金火不滞。火降则水不下寒，水升则火不上热。平人下温而上清者，以中气之善运也。

中气衰则升降窒，肾水下寒而精病，心火上炎而神病，肝木左郁而血病，肺金右滞而气病。神病则惊怯而不宁，精病则遗泄而不秘，血病则凝瘀而不流，气病则痞塞而不宣。四维之病，悉因于中气。中气者，和济水火之机，升降金木之轴，道家谓之黄婆，婴儿姹女之交，非媒不得，其义精矣。医书不解，滋阴泻火，伐削中气，故病不皆死，而药不一生。盖足太阴

脾以湿土主令，足阳明胃从燥金化气，是以阳明之燥，不敌太阴之湿。及其病也，胃阳衰而脾阴旺，十人之中，湿居八九而不止也。

胃主降浊，脾主升清，湿则中气不运，升降反作，清阳下陷，浊阴上逆，人之衰老病死，莫不由此。以故医家之药，首在中气。中气在二土之交，土生于火而火死于水，火盛则土燥，水盛则土湿。泻水补火，扶阳抑阴，使中气轮转，清浊复位，却病延年之法，莫妙于此矣。

#### ❀ 黄芽汤

人参三钱　甘草三钱，炙　茯苓二钱
干姜二钱

煎大半杯，温服。

中气之治，崇阳补火，则宜参、姜，培土泻水，则宜甘、苓。

其有心火上炎，慌悸烦乱，则加黄连、白芍以清心。肾水下寒，遗泄滑溏，则加附子、川椒以温肾。肝血左郁，凝涩

不行，则加桂枝、丹皮以舒肝。肺气右滞，痞闷不通，则加陈皮、杏仁以理肺。

四维之病，另有专方，此四维之根本也。

### 中气黄芽汤按语：

按中气在二土之间，火生于土。中气虚者，固应温补火土，但中气左旋右转，左旋生阳，右转生阴，阴阳本是平的，若是阴虚的中虚，此方便不相宜。干姜、炙甘草、党参偏助阳气，阴气必益加消减了，盖助阳之药必伤阴也。

人身左为阳道主升，右为阴道主降。若助阳伤阴，阴气不足，降气不行，身右之经络腠理、血脉津液，必日渐干枯，人身遂成偏枯之体。阴不养阳，升多降少，肝木之气上冲，胆木之气不降，必病中风、吐血、遗精、咳喘、眩晕等病。服此方后，胸腹热胀者，便是身右阴气偏虚之象。黄氏此方，只可定为湿寒偏旺、阳弱中虚之方。若是并无湿寒阴弱中虚，左半升气必定偏旺，宜重用山药、糯米、薏苡、辽沙参、白糖大补肺胃以助降气，以配太过之升气，升降平匀，中气自足。

阳弱中虚的脉，浮小虚大，或左大右小，或尺大寸小。阴弱中虚的脉，则多细数沉涩，或右大左小，或寸大尺小。凡阳虚、阴虚，中气必虚。医家治病处方，非学有系统，阅历又多，皆有偏处。偏于用热药者，扶阳伤阴，遗祸在日后；偏于用寒药者，助阴灭阳，火败土崩，轻病加重，重病致死，遗祸在目前也（沙参分两种：体松有孔，质肥色白者利水力多，补肺气力小；补肺气者须体坚无孔，质细色黄者，此种名曰辽沙参，亦名苏条参）。

黄芽汤，干姜补火除湿，旋转力甚捷，炙甘草补益火土，性极壅滞，阴虚则阳气不足，甚嫌壅滞。故阴虚之家，炙甘草亦不相宜，党参亦不宜于阴虚之家者，因阴虚则经络干涩，补气则气行不通，故发胀也。山药、辽沙参皆大补肺胃降气，糯米、薏苡补肺胃生津液，白糖甘能养土，其性疏利不壅，故宜于阴虚之家。炙甘草所以热者，因壅故也。

# 阴 阳

中气升降，是生阴阳，阴阳二气，上下回周。阴位于下，而下自左升，则为清阳；阳位于上，而上自右降，则为浊阴。清阳生发于木火，则不至于下陷；浊阴收藏于金水，则不至于上逆。清气之不陷者，阳嘘于上也；浊气之不逆者，阴吸于下也。浊气不逆，则阳降而化阴，阳根下潜而不上飞；清气不陷，则阴升而化阳，阴根上秘而不下走。彼此互根，上下环抱，是曰平人。而清气之左升，赖乎阴中之阳生，阳生则浮动而亲上，权在己土；浊阴之右降，赖乎阳中之阴生，阴生则沉静而亲下，权在戊土。戊己升降，全凭中气，中气一败，则己土不升而清阳下陷，戊土不降而浊气上逆，此阴虚、阳虚所由来也。

## 阴虚

阴盛于下而生于上，火中之液，是曰

阴根。阴液滋息，爱生金水。阴性沉静，其根一生，则沉静而亲下者，性也，是以金收而水藏。而金水之收藏，全赖胃土之降，胃土右降，金收于西而水藏于北，阳气蛰封，此木火生长之根本也。胃土不降，金水失收藏之政，君相二火泄露而升炎，心液消耗，则上热而病阴虚。

人知其金水之亏，而不知其胃土之弱。胃以阳体而含阴魄，旺则气化而阴生。以气统于肺而实化于胃，肺气清降而产阴精，即胃土之右转而变化者也。是宜降肺胃以助收藏，未可徒滋心液也。

### ✿ 地魄汤

甘草二钱，炙　半夏三钱，制　麦冬三钱，去心　芍药三钱　五味子一钱，研　元参三钱　牡蛎三钱，煅，研

煎大半杯，温服。

水为阴，而阴生于肺胃，胃逆而肺金不敛，君相升泄，则心液消亡，而阴无升化之原。麦冬、芍药，双清君相之火，半夏、五味，降摄肺胃之逆，元参清金而益水，牡蛎敛神而藏精。

若热伤肺气，不能化水，则用人参、黄芪，益气生水，以培阴精之原。此补阴之法也。

### 阴虚地魄汤按语：

按阳生于子，阴生于午，子位于下，午位于上，胆肺胃三经由上降而下行，降则阴生。故补阴之法，须养中而降胃、降胆、降肺也。

### 阳虚

阳盛于上而生于下，水中之气，是曰

阳根。阳气长养，爱生木火。阳性浮动，其根一生，则浮动而亲上者，性也，是以木生而火长。而木火之生长，全赖脾土之升，脾土左升，木生于东而火长于南，纯阳之位，阴气萌滋，此金水收藏之根本也。

脾土不升，木火失生长之政，一阳沦陷，肾气渐亡，则下寒而病阳虚。

人知其木火之衰，而不知其脾土之弱。脾以阴体而抱阳魂，旺则血生而神化。以血藏于肝而实生于脾，肝血温升，而化阳神，即脾土之左旋而变化者也。是宜升肝脾以助生长，不止徒温肾气也。

### ✿ 天魂汤

甘草二钱　桂枝三钱　茯苓三钱　干姜三钱　人参三钱　附子三钱

煎大半杯，温服。

火为阳，而阳升于肝脾，脾陷而肝木不生，温气颓败，则阳无生化之源。脾陷之根，因于土湿，土湿之由，原于水寒。甘草、茯苓，培土而泻湿，干姜、附子，暖脾而温肾，人参、桂枝，达木而扶阳。

若肝血虚弱，不能生火，则用归、地、首乌，以培阳神之原。以火清则神发，血者，神魂之母也。

夫纯阳则仙，纯阴则鬼。阳盛则壮，阴盛则病。病于阴虚者，千百之一，病于阳虚者，尽人皆是也。后世医术乖讹，乃开滋阴之门，率以阳虚之人，而投补阴之药，祸流今古，甚可恨也。

### 阳虚天魂汤按语：

按阴生于午，阳生于子，午位于上，

子位于下，肝脾肾三经由下升而上行，升则阳生。故补阳之法，须养中而升肝脾肾也。惟云病于阴虚者千百之一，病于阳虚者尽人皆是二语，则偏之甚也。黄氏因时医滋湿助寒之药以补水滋阴，将火土治败，火逆中虚，以致于死者甚多，其轻者亦成半死之人，欲救时医之偏，立言不免过激，将阴字与寒湿二字混而为一。

夫阴者下降之气，阳者上升之气；阴者收敛之气，阳者疏泄之气；阴者金水之气，阳者木火之气；阴者静气，阳者动气，分之为二气所分属，合之则为一气所廻周，一方也偏不得，双方不偏，然后中气得位。阴字之义并非湿寒二字之义。人身寒湿之气，不可偏多。寒多则热少，湿多则燥少。一多一少，便是病气。盖人身一温润之体，寒气与热气平则成温，湿气与燥气平则成润。是寒湿固不可增多，亦不可减少，减少则热气与燥气偏多，便难温润了也。

风、热、暑、湿、燥、寒六气，五行气也（火分君相，亦可曰六行）。人秉五行之气以生，人身原有此六气，六气平则和，偏则病故也。此就寒湿二字而谕，寒湿亦不可偏少，况阴气乎？学者须知黄氏抑阴之论，是因时医用寒湿药品以滋阴补水，反以灭火败土而言，并非谓阳当日长阴当日消，明白此意然后可读黄氏书，不为黄氏所误。

论阴阳之义，虽贵两平，本有重轻。阳者万物资始，阴者万物资生。生字自在始字之后，阴阳二气皆秉受于太阳，太阳升则生阳，太阳降则生阴，升降二气皆随太阳之旋转而成。土生于火，中气在二土之间，阳字应较阴字稍重。但阴虚之人，不宜再遇燥动之药也。人到四十岁以后，阴虚阳动者，千人之中不止八百，桂附干姜阳性之药，终须审慎用之。盖男人五八以后，女人五七以后，天癸衰，任脉闭，此常理也。黄氏非不知之，而曰阳宜扶阴宜抑，实将寒湿二字与阴字混合之故，不然《长沙药解》中，解薯蓣、半夏二味于阴气之义，言之精确，无以加炙，岂复忽又贱视阴气耶？

天魂汤无偏处，然须脉气不薄不细不数，方可用。如其脉气薄数、细数，则燥热之药不受，宜特缓进主义，姜桂附仅用数分，徐徐调理，或改用丸药较妥。

此方乃纯是阳虚、别无他病之方，若兼风木之邪，则金匮肾气丸较为相宜。地魄汤补阴之法固是正理，按其药性，系胃土逆而湿，肺金逆而燥，胆木逆而上炎。中气不足，降令不行，故阴气不生。若胃逆而不湿，半夏伤津，切不可用。若肺逆而不燥，元参、麦冬，生水滋湿，亦不相宜。若相火不旺，芍药苦寒，反败脾阳。若中气过虚，牡蛎寒涩，甚滞旋转，是宜本黄氏之法变通用药，轻用苏叶代半夏，重用山药、辽沙参代麦冬、元参、五味子，轻用柴胡代芍药，轻用炙甘草，重加白糖、粳米以补中生津。至于牡蛎，既非胆木横逆，不用为是。学者贵乎守经，尤贵达权，不仅读黄氏之书当如是，读仲景亦当如是。凡断一理，用一药，终须四方八面都要照顾。补阳之药防其燥，补阴之药防其湿。古人立方，所以示后人以理法之标准，后人不知会其理之通，以晓其法之变，死守不易之方，以治无定之病，治之不效，反来谤怨古人，非善学古人者也。凡病如非阳虚阴盛，即系阳盛阴虚。故于中气与阴阳三方，反复辩论，学者熟思有得，以下诸方，自知变化也。

## 阴脱

阳自右降，降于坎府而化浊阴，则又含阳气，是谓阳根。阳性温和而升散，阴气左升而不陷者，有此坎阳以辟之也。其升散之权，全在于脾，脾气不升，则精血驰走而阴脱。

二十难曰：脱阴者，目盲。目者，阳神所发，阳根于坎。坎水，阴也，而中抱阳气，坎阳温升，而生肝木。肝藏血而含魂，魂即血中温气之渐灵者。温化而为热，是魂化而为神。阳神发露，上开双窍，而为两目，目乃阳神所出入而游行也。阴脱者，阳根渐败，精血失藏，魂神不能发露，是以目盲。

凡人之清旦目盲者，是其阴气亡脱，定主死期不远。名为脱阴，而实以阳根之败。《素问》所谓目受血而能视者，亦是此理。后人不解经义，眼科书数千百部，悉以滋阴凉血，泻火伐阳，败其神明，以致眼病之家，逢医则盲。医理玄奥，非上智不解，乃以俗腐庸妄之徒，无知造孽，以祸生灵，可恨极矣！

### 乌肝汤

甘草二钱　人参三钱　茯苓三钱　干姜三钱　附子三钱，炮　首乌三钱，蒸　芍药三钱　桂枝三钱

煎大杯，温服。

### 阴脱乌肝汤按语：

按阴脱于阳，阳虚不能化阴则阴脱。干姜桂附温升下焦肝、脾、肾三经之阳，以培阴根，首乌、芍药收敛阴气，炙甘草、人参、茯苓补中扶土以助旋转升降之气。此方无偏处，但学者须知脱字与虚字不同，虚是本气虚，脱是根气脱，阴根在阳，所以宜补中扶阳也。

## 阳脱

阴自左升，升于离位而化清阳，则又含阴精，是谓阴根。阴性清肃而降敛，阳气右降而不逆者，有此离阴以翕之也。其降敛之机，全在于胃，胃气不降，则神气飞腾而阳脱。

二十难曰：脱阳者，见鬼。仙为纯阳，鬼为纯阴，人居阴阳之半，仙鬼之交。阳脱则人将为鬼，同气相感，是以见之。凡人之白昼见鬼者，是其阳气亡脱，亦将续登鬼录矣。

### 兔髓汤

甘草二钱　人参三钱　五味一钱　半夏三钱　龙骨二钱，煅，研　元参三钱　牡蛎三钱，煅，研　附子三钱

煎大半杯，温服。

阳脱则白日见鬼，阴脱则清旦目盲。阴阳既脱，无方可医。于其将脱之前，当见机而预防也。

### 阳脱兔髓汤按语：

按阳根于阴，阴虚不能化阳，则阳脱。元参、五味补降上焦肺经阴气，半夏补胃经降气，龙骨、牡蛎镇领胆经浮越阳

气，炙甘草、人参、附子补中回阳，此方无偏处。

补降胆、肺、胃，所以培阳根也。补中气，助旋转也。于培阴补中之中，加用附子，以道其阳由阴化之气，自无脱阳之虑。阳脱病在不降，阴脱病在不升，此论阴阳互根之理，是进一步论法，能知阴阳互根之理，然后知二方之妙。

# 精 神

神胎于魂而发于心，而实根于坎阳，精孕于魄而藏于肾，而实根于离阴。阴根上抱，是以神发而不飞扬，阳根下蛰，是以精藏而不驰走。阳神发达，恃木火之生长，而究赖太阴之升；阴精闭蛰，资金水之收藏，而终籍阳明之降，太阴阳明，所以降金水以吸阳神，升木火以嘘阴精者也。

阳明不降，则火金浮升，而神飘于上；太阴不升，则水木沉陷，而精遗于下。盖阳中有阴，则神清而善发；阴中有阳，则精温而能藏。脾陷则精不交神，胃逆则神不交精。阳神飞荡，故生惊悸，阴精驰走，故病遗泄。

阴升阳降，权在中气。中气衰败，升降失职，金水废其收藏，木火郁其生长，此精神所以分离而病作。培养中气，降肺胃以助金水之收藏，升肝脾以益木火之生长，则精秘而神安矣。

## 神惊

神发于心而交于肾，则神清而不摇。神不交精，是生惊悸，其原由于胆胃之不降。

乙木上行，而生君火，甲木下行，而化相火。升则为君而降则为相，虽异体而殊名，实一本而同原也。相火之降，赖乎胃土，胃气右转，阳随土蛰，相火下根，是以胆壮而神谧。相火即君火之佐，相火下秘，则君火根深而不飞动，是以心定而神安。

胃土不降，相火失根，虚浮惊怯，神宇不宁。缘君相同气，臣败而君危，故魂摇而神荡也。阳神秘藏，则甘寝而善记，阳泄而不藏，故善忘而不寐也。

胃土之不降，由于脾土之湿，足阳明化气于燥金，性清降而收敛，金收而水藏之，故阳蛰于坎府。湿则胃土上郁，收令不行，故火泄而阳飞也。

火炎于上，肾水沉寒，阴凝气结，久而弥坚，历年增长，状如怀子，是谓奔豚。奔豚者，肾肝之阴气聚而不散者也。水寒木枯，郁而生风，摇撼不已，则心下悸动。悸见脐下，则根本振摇，奔豚发矣。奔豚上腾，侮土凌心，发作欲死，最为剧证。数年之后，渐而火败土崩，则人死矣。

大凡脾肾寒湿，无不有惊悸之证，惊悸不愈，必生奔豚积块。此皆中气亏损，阴盛阳虚之病也。庸工不解，以为心血不足，乃以归脾、补心之方，清凉滋润，助阴伐阳，百不一生，最可伤也。

少阳相火，其性甚烈，而惊悸之家，则阳败而火熄，非少阳之旺也。其相火极旺，如小建中、炙甘草两证，乃少阳伤寒将传阳明，故以芍药、生地，泻胆胃之躁热，内伤中此证颇少也。

### ❀ 金鼎汤

甘草二钱　茯苓三钱　半夏三钱　桂枝三钱　芍药三钱　龙骨二钱　牡蛎三钱

煎大半杯，温服。

惊悸之证，土湿胃逆，相火不藏，应用茯苓去湿，半夏降胃，桂枝达肝，芍药敛胆，龙骨、牡蛎，藏精聚神，以蛰阳根。阳降根深，则魂谧神安，惊悸不作矣。

其上热者，倍芍药以清胆火。下寒者，加附子以温肾水。

若病重年深，奔豚凝结，少腹气块，坚硬澌寒，此阴邪已盛。缓用附子。当燥土去湿，调其脾胃，后以温躁之药，熬膏贴之。详具奔豚证中。

**神惊金鼎汤按语：**

按此方无偏处。缓用附子，尤见周妥，但龙骨、牡蛎只宜惊发之时用二、三剂，多用则重坠伤中，不可不慎。此病之发，其来由必非一日，非数剂药所能愈者。惊止后徐徐调理，便可去龙骨牡蛎也。

## 精遗

精藏于肾而交于心，则精温而不走。精不交神，乃病遗泄，其原由于肝脾之不升。

丙火下行而化壬水，癸水上行而化丁火。壬水主藏，阳归地下者，壬水之蛰藏也。壬水非寒则不能藏，阴阳之性，热则发扬而寒则凝闭，自然之理。壬水蛰藏，阳秘于内，则癸水温暖。温气左升，是生乙木。升而不已，积温成热，是谓丁火。水之生木而化火者，以其温也。木火生长，阳气发达，阴精和煦，故不陷流。

壬水失藏，则阳泄而肾寒。水寒不能生木，木气下郁，则生疏泄。木以疏泄为性，愈郁则愈欲泄，以其生意不遂，时欲发舒之故也。遇夜半阳生，木郁欲动，则梦交接。木能疏泄而水不蛰藏，是以流溢不止也。甚有木郁而生下热，宗筋常举，精液时流，庸工以为相火之旺，用知母、黄柏泻之，是益其癸水之寒，而增其乙木之陷也。

乙木之升，权在己土，木生于水而实长于土，土运则木达。以脾阳升布，寒去温回，冰泮春生，百卉荣华故也。盖戊土西降，则化辛金，北行则化癸水；己土东升，则化乙木，南行则化丁火。金水之收藏，实胃阴之右转；木火之生长，即脾阳之左旋也。土湿阳衰，生气不达，是以木陷而不升。

人之壬水之失藏而不知乙木之不生，知乙木之不生，而不知己土之弗运，乃以清凉固涩之品，败其脾阳而遏其生气，病随药增，愈难挽矣。

### ❀ 玉池汤

甘草二钱　茯苓三钱　桂枝三钱　芍药三钱　龙骨二钱　牡蛎三钱　附子三钱　砂仁一钱，炒，研，去皮

煎大半杯，温服。

遗精之证，肾寒脾湿，木郁风动。甘草、茯苓，培土泻湿，桂枝、芍药，疏木清风，附子、砂仁，暖水行郁，龙骨、牡蛎，藏精敛神。水土暖燥，木气升达，风

静郁消，遗泄自止。

其湿旺木郁而生下热，倍茯苓、白芍，加泽泻、丹皮，泻脾湿而清肝热，不可谬用清凉滋润，败其脾肾之阳。盖肾精遗失，泄其阳根，久而温气亡脱，水愈寒而土愈湿。火土双亏，中气必败。未有失精之家，阴虚而生燥热者。其木郁下热，脾阳未亏，清其肝火，不至为害。若脾阳已亏，误用清润，则土败而人亡矣。仲景《金匮》亡血失精之义，后人一丝不解也。

### 精遗玉池汤按语：

按此病亦有遗精既久，经脉枯滞，阴阳运行不能全行流通。子半阳升，左升而右不能降，以致精不化神。鼓动而遗者，曾照方治之，不惟不效，反觉加重。盖方中砂仁之调气，不能敌龙骨、牡蛎之滞涩。芍药之凉降，不敌桂附之温升故也。初病服此方甚相宜，然附子动阳，究不可用。只要乙木上升，不往下泄，则乙木既能上升以化丁君，甲木自然下降以化相火，相火自秘，不必用附子暖水，水自无不暖者也，但须凭脉象分别。如宜用附桂之脉，两尺必较他脉虚大；如不宜附桂之脉，左尺、左关必细小，右寸右关必浮大。此种脉象，如遗精既久，一交节气无不应期而遗，必是腠理经脉有所枯闭阻塞之处，曾医治此病数人，问其梦而未遗之后，虽未觉得腹中响动否，则曰或觉响动，或觉右部胸腹响动，登时宗乙助平复，然再一、二日必遗无难矣。此病服方甚多，均不见效，后用麻黄十分，大黄一分，乌梅肉四分，好参二分，蜜炼为

丸，临睡时初服一钱，半月一加，加至三钱。初服时觉腹部响动，继渐不响，病遂得愈。

综之左升右降，一气如环。有因左不能升而遗者，右不能降而遗者，金收而水藏，金不收而遗者，此右不降阴虚也。木生则火长，木不生而遗者，此左不升阳虚也。如因右不能降以致左不能升，则全属阴虚，此种阴虚必是津液枯涩、腠理不通之故，麻黄丸甚相宜。麻黄开腠理之闭塞。乌梅敛肝经之动气，大黄消积滞，参补中气也。如系右不能降遗精，清降胆、肺、胃三经兼调中气，自然愈矣。但初遗精多因左不能升，遗之既久，然后右不能降，遗之再久，然后左之不升亦因右之不降，则麻黄丸之程度也。

又按丙火下行而化壬水一句：丙火为手太阳小肠经，其性上升，与手少阳三焦相火同主中下，温运中气，化分水谷。丙火不能下行，言下行乃足少阳甲木、手厥阴相火、手少阴丁火也。经曰：三焦者，决渎之官，水道出焉。其化壬水之原在此。

又按未有失精之家，阴虚而生燥热者一句：遗精既久，肺金被上逆之相火所伤，肺燥者甚多，木枯则火废，肝胆热者更多，桂附万不可用，寒凉之药，亦不可宜用。盖金木虽见燥热，中气实已衰败。凉药伤中，便关生死。黄氏劝人莫用凉药伤中之处，每每言之过激，遂将气化旋转升降一贯之理，有所偏执，此所以来后学之诟谤也。

## ❀ 灵雪丹

甘草 薄荷 甘遂 朝脑 阳起石 紫苏叶各三钱

共研，碗盛，纸糊口，细锥纸上密刺小孔。另用碟覆碗上，碗边宽余半指，黑豆面固济。砂锅底铺粗沙，加水。坐碗砂上，出水一寸。炭火煮五香，水耗，常添热水。水冷取出，入麝香少许，研细。蟾酥少许，人乳浸化。葱涕，官粉，炼蜜为丸，绿豆大，磁瓶封收。

津水研半丸，掌上涂玉麈头。约一两时，麈顶苏麻，便是药力透彻。秘精不泄，甚有良功。

若遗泄不止，势在危急，先炼此药，封之日落，研涂。一夜不走，肾精保固，徐用汤丸。

# 气 血

气统于肺，血藏于肝，而总化于中气。胃阳右转而化气，气降则精生，阴化于阳也；脾阴左旋而生血，血升则神化，阳生于阴也。精未结而魄先凝，故魄舍于肺，气魄者，肾精之始基也；神未发而魂先见，故魂舍于肝，血魂者，心神之初气也。

气，阳也，而含阴魄，是以清凉而降敛；血，阴也，而吐阳魂，是以温暖而升发。及其魂升而神化，则又降而为气，魄降而精生，则又升而为血。盖精血温升，则蒸腾而化神气，神气清降，则洒陈而化精血。精血神气，实一物也，悉由于中气之变化耳。

火金上热，则神气飞扬而不守，水木下寒，则精血泄溢而莫藏。故补养神气，则宜清凉，而滋益精血，则宜温暖。

气秉辛金清凉之性，清则调畅，热则郁蒸，畅则冲虚，郁则滞塞，滞塞而不降，故病上逆。血秉乙木温暖之性，温则流行，寒则凝瘀，行则鲜明，瘀则腐败，腐败而不升，故病下陷。

气滞之家，胸膈胀满，痰嗽喘逆，半缘上中之虚热；血瘀之人，紫黑成块，杯碗倾泄，多因中下之虚寒。下寒则肺气之降于肝部者，亦遂陷泄而不升；上热则肝血之升于肺家者，亦遂逆流之不降。此气血致病之原也。

## 气滞

肺主藏气，凡脏腑经络之气，皆肺家之所播宣也。气以清降为性，以心火右转，则化肺气，肺气方化，而已胎阴魄，故其性清肃而降敛。实则顺降，虚则逆升，降则冲虚，升则室塞。

君相之火，下根癸水，肺气敛之也。肺气上逆，收令不行，君相升泄，而刑辛金，则生上热。凡痞闷嗳喘，吐衄痰嗽之证，皆缘肺气不降。而肺气不降之原，则在于胃，胃土逆升，浊气填塞，故肺气无下降之路。

肺胃不降，君相升炎，火不根水，必生下寒。气滞之证，其上宜凉，其下宜暖，凉则金收，暖则水藏。清肺热而降胃逆，固是定法，但不可以寒凉之剂，泻阳根而败胃气。盖胃逆之由，全因土湿，土湿则中气不运，是以阳明不降。但用清润之药，滋中湿而益下寒，则肺胃愈逆，上热弥增，无有愈期也。

### 下气汤

甘草二钱　半夏三钱　五味一钱　茯苓三钱　杏仁三钱，泡，去皮尖　贝母二钱，去心　芍药二钱　橘皮二钱

煎大半杯，温服。

治滞在胸膈右肋者。

**气滞下气汤按语：**

按此方橘皮、杏仁，疏降肺气，肺气不降，湿瘀成痰，故用茯苓、贝母、半夏，以除湿降痰。肺气不降则浮散不收，胃经与胆经必逆。故用五味以敛肺气，半夏以降胃气，芍药以降胆经。上逆之病，中气必虚，故用炙甘草以补中气。此方无偏处。

## 气积

肺藏气而性收敛，气病则积聚而不散，而肝气之积聚，较多于肺。肺气积聚，则痞塞于心胸；肝气积聚，则滞结于脐腹。

盖气在上焦则宜降，而既降于下，则又宜升。升者，肝之所司，以肝木主升，生气旺则气升，生气不足，故气陷而下郁也。而肝气之下郁，总由太阴之弱。以气秉金令，但能降而不能升，降而不至于下陷者，恃肝木之善达，肝木之善达者，脾土之左旋也。

气盛于肺胃，而虚于肝脾，故肺气可泻，而肝气不可泻。气积于胸膈右肋，宜泻肺胃以降之；气积于脐腹左肋，宜补肝脾以升之。此化积调气之法也。

### 达郁汤

桂枝三钱　鳖甲三钱，醋炙焦，研　甘草二钱　茯苓三钱　干姜三钱　砂仁一钱

煎大半杯，温服。

治积在脐腹左肋者。

肺胃积气，在胸膈右肋，肝脾积气，在脐腹左肋，皆中气虚败之病也。补之则愈闷，破之则愈结。盖其本益虚，其标益实，破之其本更虚，补之其标更实，是以俱不能效。善治者，肺胃之积，泻多而补少，肝脾之积，补多而泻少。半补而半行之，补不至于壅闭，行不至于削伐，正气渐旺，则积聚消磨矣。

**气积达郁汤按语：**

按此方桂枝、干姜，温升肝脾，鳖甲、砂仁，消结去积，茯苓、甘草，培土养中，以助旋转。如木郁生热之时，须兼清解木热之品，茵、桂、姜，系木热已清，再温未晚。黄氏方中多治本之药，学者须守其治本之法，视其有无标热而斟酌之，则善学黄氏者也。

## 血瘀

肝主藏血，凡脏腑经络之血，皆肝家之所灌注也。血以温升为性，缘肾水左旋，则生肝血，肝血方生，而已抱阳魂，故气性温和而升散。实则直升，虚则遏陷，升则流畅，陷则凝瘀。

盖血中温气，化火之本，而温气之原，则根于坎中之阳。坎阳虚亏，不能生发乙木，温气衰损，故木陷而血瘀。久而失其华鲜，是以红变而紫，紫变而黑。木主五色，凡肌肤枯槁，目眦青黑者，皆是

肝血之瘀，而肝血不升之原，则在于脾，脾土滞陷，生气遏抑，故肝无上达之路。

肝脾不升，原因阳衰阴旺，多生下寒。而温气抑郁，火胎沦陷，往往变而为热。然热在于肝，而脾肾两家，则全是湿寒，不可专用清润。至于温气颓败，下热不作者，十之六七，未可概论也。

血瘀之证，其下宜温，而上宜清，温则木生，清则火长。若木郁而为热，乃变温而为清，而脾肾之药，则纯宜温燥，无有二法。以脾陷之由，全因土湿，土湿之故，全因水寒。肾寒脾湿，则中气不运，是以太阴不升。水土湿寒，中气堙郁，君相失根，半生上热。若误认阴虚，滋湿生寒，夭枉人命，百不一救也。

### ❀ 破瘀汤

甘草二钱　茯苓三钱　丹皮三钱　桂枝三钱　丹参三钱　桃仁三钱，泡，去皮尖　干姜三钱　首乌三钱，蒸

煎大半杯，温服。

**血瘀破瘀汤按语：**

血瘀之病，本寒标热，宜寒热并治。此方桂、姜，温升肝脾，桃仁去瘀，丹参、丹皮，去瘀清热，首乌敛风养血，苓、草，培土养中，以行滞气，此方无偏处。惟桂、姜、炙甘草温补之品，须审查下寒轻重，且须审查上部右部有无逆滞不降之病，不可遽然重用，否则不降而遇温升之药，必有流弊。黄氏治本之论乃示后学以准则也。若病情变迁之时，学者当守其治本之法，以视其标病之轻重缓急为是。黄氏已明示人热在肝木，用药须变温为清，可见黄氏并非真偏。

### 血脱

肝藏血而性疏泄，血病则脱亡而不守。未脱之先，温气虚亏，凝瘀不流。瘀少则结积而不下，瘀多则注泄而莫藏。凡便溺流漓，崩漏不禁，紫黑成块，腐败不鲜者，皆阳虚而木陷，血瘀而弗容也。

盖木性善达，水土寒湿，生气不达，是以血瘀。木郁风动，疏泄不敛，是以血脱，而肺血之脱亡，较多于肝。肝血下脱，则遗泄于便溺；肺血上流，则吐衄于口鼻。以血在下焦则宜升，而既升于上，则又宜降。降者，肺之所司，缘肺金主收，收气盛则血降，收气不足，则血涌而上溢也。而肺血之上溢，总由阳明之虚。以血秉木气，但能升而不能降，升而不至于上溢者，恃肺金之善敛。肺金之收敛者，胃土之右转也。

血盛于肝脾，而虚于肺胃，其脱于便溺，则由肝脾之寒，其脱于口鼻，或缘肺胃之热。而阳衰土湿，中气颓败，实为脱血之根。若专用清凉滋润，助阴伐阳，以败中气，人随药殒，百不一生。此非血病之必死，皆粗工之罪也。

### 衄血

肺窍于鼻，肺气降敛，则血不上溢。肺气逆行，收敛失政，是以为衄，其原因于胃土之不降。

《灵枢·百病始生》：卒然多食饮，则肠满。起居不节，用力过度，则络脉伤。阳络伤则血外溢，血外溢则衄血。阴络伤则血内溢，血内溢则后血。衄血者，阳络之伤，则营血逆流，而卫气不能敛也。

肺主卫气，其性收敛，血升而不溢者，赖卫气敛之。而卫气之敛，由于肺降，降则收令行也。而肺气之降，机在胃土，胃土上壅，肺无降路，收令失政，君相升泄，肺金被刑，营血不敛，故病鼻衄。

而火炎金伤，不皆实热，多有中下湿寒，胃逆而火泻者。至于并无上热，而鼻衄时作，则全因土败而胃逆，未可清金而泻火也。外感伤寒之衄，亦非关火盛。缘寒伤营血，营郁而卫闭，卫气壅遏，蓄而莫容，逆循鼻窍，以泻积郁。卫气升发，故冲营血，而为衄证。衄则卫郁泻而表病解，原非火旺金刑之故也。

### 🌸 仙露汤

麦冬三钱　五味一钱　贝母二钱　半夏三钱　柏叶三钱　甘草二钱　芍药三钱　杏仁三钱

煎大半杯，温服。

衄血之证，火泄金刑，气伤血沸，宜清金敛肺，以回逆流。而必并降胃气，降胃必用半夏。近世误以血证为阴虚，半夏性燥，不宜血家，非通人之论也。

若上热非盛，而衄证时作，则全因中下湿寒，当加干姜、茯苓温燥之药。若大衄之后，气泄阳亡，厥逆寒冷，宜加参、芪、姜、附，以续微阳，清润之药，切不可用。

**衄血仙露汤按语：**

按此方柏叶、五味敛肺气，杏仁疏降肺气，芍药降胆经相火逆气，麦冬润肺金燥气，半夏降胃经逆气，半夏、麦冬并用，故不觉燥，若单用半夏，须用后询其有无小便加长，口加干等事。有则半夏降

痰之药必伤津液，一定之理。无论阴虚阳虚，津液终不可伤。如半夏见燥，可以苏叶代之，苏叶降肺、胃力不小。苏叶治外感者，以外感之病，卫气不能顺降，故作寒发热，苏叶降卫气，卫气顺降，故寒热平复也。

按衄血之病，若未衄之先，恶寒发热体痛，两额角疼痛，躁烦，脉象洪浮，此是外感表病未经汗解，经热敛泄无路，由鼻泄出，故病衄也，宜白虎汤。但既衄之后，额角已不痛，躁烦已止，脉象已平，白虎便不可再用，以热退阳衰故也。黄氏仙露汤所治衄血，自是劳伤之衄，非外感之衄，须分别也。

按衄血既久，土湿风生，曾以苍术、阿胶、苏叶、白糖治愈一多年衄病，盖金燥、土清、风降、养中之理也。

### 吐血

血敛于肺而降于胃，肺气能收，则鼻不衄，胃气善降，则口不吐。肺气莫收，经络之血，乃从鼻衄；胃气莫降，脏腑之血，因自口吐。而肺气之敛，亦因胃气之降，吐衄之证，总以降胃为主。

胃气不降，原于土湿，土湿之由，原于寒水之旺。水寒土湿，中气埵郁，血不流行，故凝瘀而紫黑。蓄积莫容，势必外脱。土郁而无下行之路，是以上自口出。凡呕吐瘀血，紫黑成块，皆土败阳虚，中下湿寒之证。瘀血去后，寒湿愈增，往往食减而不消，饮少而不化。一旦土崩而阳绝，则性命倾殒，故大吐瘀血之家，多至于死。

其血色红鲜者，则缘肺热。然始因上

热，而究变中寒。以血藏于肝，而肝木生火，心火之热，即血中之温气所化。血去而血中之温气亡泄，是以大失血后，寒栗而战摇也。而其上热之时，推其中下，亦是湿寒。盖君相之火，随戊土下降，而归坎水，则上清而下暖。胃土不降，则君相升泄。非戊土之逆，而火何以升！非己土之湿，而胃何以逆！非癸水之寒，而土何以湿！胃逆火泄，升炎于上，而坎阳绝根，其肾水必寒。寒水泛滥，其脾土必湿，理自然也。

若夫零星咯吐，见于痰唾之中者，其证稍缓。以血去非多，则气泄有限，虽亦中下寒湿，而一时不至困败。但一遭庸手，久服清润，败其中气，则亦归死亡耳。

血证是虚劳大病，半死半生，十仅救五。而唐后医书，皆滋阴泻火，今古雷同，百不救一，实可哀也。

### 🌸 灵雨汤

甘草二钱　人参二钱　茯苓三钱　半夏三钱　干姜三钱　柏叶三钱　丹皮三钱

煎大半杯，温服。

治大吐瘀血者。

吐血之证，中下湿寒，凝瘀上涌，用人参、甘草，补中培土，茯苓、干姜，去湿温寒，柏叶清金敛血，丹皮疏木行瘀，自是不易之法，尤当重用半夏，以降胃逆。

血本下行，肺胃既逆，血无下行之路，陈菀腐败，势必上涌。旧血既去，新血又瘀，逆行上窍，遂成熟路。再投清润之药，助其寒湿，中气败亡，速之死矣。若温中燥土，令其阳回湿去，复以半夏降逆，使胃气下行，瘀血既吐，鲜血自不再来。若下寒甚者，蜀椒、附子，亦当大用。

其零星咯吐，红鲜不凝，虽有上热，亦非实火，稍加麦冬、贝母，略清肺热。总以泻湿培土为主，不可过用苦寒也。

### 🌸 白茅汤

人参二钱　甘草二钱　茯苓三钱　半夏三钱　麦冬三钱，去心　茅根三钱　芍药三钱　五味子一钱

煎大半杯，温服。

治零星吐鲜血者。

血之零吐红鲜者，虽缘土湿胃逆，而肺家不无上热，泻湿降逆之中，自宜加清肺之药。

若相火极旺，则加黄芩而倍芍药。仲景三黄泻心汤，是治相火之极旺者，但此等颇少，未易轻用。若上热不敌下寒之剧，当大温水土，清润诸法，切不可用也。

**吐血灵雨汤、白茅汤按语：**

按吐血之病，如系中虚土湿，肺胃上逆，灵雨汤自无偏处。如系相火上盛，热逆作吐，仲景大黄黄连黄芩泻心汤自应照服，但泻心汤服后，病不见减，便不可再服。如果系火逆，泻心汤少少进之，无不火平吐止也，如其不减，便非火逆矣。

白茅汤治阴虚吐血甚效，但半夏极伤津液，须消息用之。如系阴虚吐血，不如重用山药、糯米、白糖为稳，以半夏伤津液，芍药败脾阳，麦冬亦败胃气，不如山药补肺胃之降气以生阴气，糯米、白糖，补中养阴，不伤胃气为善。中气足，胃气

降，阴自生，吐自止。盖麦冬、生地、芍药等凉性之药，非脉象旺者不受，阴虚而吐血，其脉弱可想而知矣。

## 便血

血生于脾，藏于肝，肝脾阳旺，血温而升，故不下泄。水寒土湿，脾陷土郁，风动而行疏泄之令，则后脱于大便。

阳气收敛，则土温而水暖，其脾湿而肾寒者，庚金之收令不行也。后世以为肠风而用清润，脾阳愈败而愈陷，无有止期也。

其肝脾阳败，紫黑瘀腐，当补火燥土以回残阳，暖血温肝而升郁陷。若痔漏、脱肛之治，亦依此法通之。

### ❀ 桂枝黄土汤

甘草二钱　白术三钱　附子三钱　阿胶三钱　地黄三钱　黄芩二钱　桂枝二钱　灶中黄土三钱

煎大半杯，温服

便血之证，亦因水土寒湿，木郁风动之故。仲景黄土汤，术、甘、附子，培土温寒，胶、地、黄芩，清风泻火，相火，黄土燥湿扶脾，法莫善矣。此加桂枝，以达木郁，亦甚精密。

### 便血桂枝黄土汤按语：

按此方清热温寒，补中除湿，无偏处。如系年久便血，每到秋冬节气必发者，于服此方外，灸尾脊骨两旁各一寸，五、七壮。以助肾肝上升之气。灸时觉得有热气由少腹上行胸际为止，见效更速。如年久病轻者，附子、黄芩可暂去，以寒热未盛，但除湿养中，滋风达木，亦能见愈。

## 溺血

水寒土湿，脾陷木郁，风动而行疏泄，谷道不收，则后泄于大肠，水道不敛，则前淋于小便。

阳气蛰藏，则土温而水暖，其脾湿而肾寒者，壬水之藏令不行也。水性蛰藏，木性疏泄，水欲藏而不能藏，是以流漓而不止；木欲泄而不能泄，是以梗涩而不利。缘木愈郁则愈欲泄，愈欲泄则愈郁，郁生下热，小便赤数。虽火盛之极，而实以脾肾之阳虚。

泻湿燥土，升木达郁，自是主法。寒者温之，热者清之。然热在乙木，不在脾土，在肝则宜清凉，至于脾家，但宜温燥，虽肝热极盛，不可泻其脾土也。

### ❀ 宁波汤

甘草二钱　桂枝三钱　芍药三钱　阿胶三钱　茯苓三钱　泽泻三钱　栀子三钱　发灰三钱，猪脂煎，研

煎大半杯，温服。

溺血与便血同理，而木郁较甚，故梗涩痛楚。苓、泽、甘草，培土泻湿，桂枝、芍药，达木清风，阿胶、发灰，滋肝行瘀，栀子利水泄热膀胱之热。

若瘀血紫黑，累块坚阻，加丹皮、桃仁之类行之，此定法也。

### 溺血宁波汤按语：

按此病有热无热，第一要分清楚。有热栀子宜用，无热宜去栀子。然有热不如将栀子易丹皮较好，丹皮清木热不伤中气，栀子甚伤中气也。芍药清风亦甚寒泄，如中气过虚，脉气薄弱，芍药、桂枝

宜审慎用之，盖升肝降胆，全恃中气旋转为之本，中气既薄弱，升降肝胆之药宜轻用，如不轻用，中气亦能受伤。

曾治一年五十之人，病溺血过服凉药，血下不止，溺孔痛楚，胸际发热，大便干，小便短赤，不能起立，饮食不思，两颧发赤，气息奄奄，脉薄而濡，左脉较微，方用炙甘草二钱，乌梅四枚，茯苓三钱，前先吞六味地黄丸三钱，三剂大愈，此方炙甘草补中，茯苓除湿，乌梅敛木气之疏泄。木气疏泄于小便肝脾下陷，故病溺血，六味丸地黄、山药、山茱萸收敛息风，丹皮行瘀，苓、泽泄湿，盖下焦之疏泄能止，中气旋转，湿气既去，升降复原，故尔愈也。如脉薄，不宜芍药、桂枝者，此方正可用也。

# 杂病解（上）

## 鼓胀根原

鼓胀者，中气之败也。肺主气，肾主水，人身中半以上为阳，是谓气分，中半以下为阴，是谓水分。气盛于上，水盛于下，阴阳之定位也。而气降则生水，水升则化气，阴阳互根，气水循环。究其转运之枢，全在中气。中气一败，则气不化水而抑郁于下，是谓气鼓；水不化气而泛溢于上，是为水胀。

《灵枢·营卫生会》：上焦如雾，中焦如沤，下焦如渎。上焦气盛，故如雾露之空濛。下焦水盛，故如川渎之注泻。而气水变化之原，出于中焦。中焦者，气水之交，气方升而水方降，水欲成气，气欲成水，气水未分，故其形如沤。

气之化水，由于肺胃，水之化气，由于肝脾。肺胃右降则阴生，故清凉而化水。气不化水者，肺胃之不降也。肝脾左升则阳生，故温暖而化气。水不化气者，肝脾之不升也。气不化水，则左陷于下而为气鼓；水不化气，则右逆于上而为水胀。而其根，总因土湿而阳败，湿土不运，则金木郁而升降窒故也。

## 气鼓

气从上降，而推原其本，实自下升，坎中之阳，气之根也。气升于肝脾，肝脾左旋，温暖而化清阳，是气升于水分也。肝脾不升，阴分之气埋郁而下陷，故脐以下肿。

木性善达，其发达而不郁者，水温土燥而阳升也。水寒土湿，脾阳下陷，肝木不达，抑遏而克脾土。肝脾郁迫而不升运，是以凝滞而为胀满。

肝气不达，郁而生热，传于脾土。脾土受之，以其湿热，传于膀胱。五行之性，病则传其所胜，势固然也。土燥则木达而水清，土湿则气滞而不能生水，木郁不能泄水，故水道不利，加之以热，故淋涩而黄赤。

脾土既陷，胃土必逆。脾陷则肝木下郁，胃逆则胆火上郁。其下热者，肝木之不升也；其上热者，胆火之不降也。病本则属湿寒，而病标则为湿热，宜泻湿而行郁，补脾阳而达木气，清利膀胱之郁热也。

### ❧ 桂枝姜砂汤

茯苓三钱　泽泻三钱　桂枝三钱　芍药三钱　甘草三钱，炙　砂仁一钱，炒，研　干姜三钱

煎大半杯，入砂仁，略煎，去渣，入西瓜浆一汤匙，温服。

膀胱湿热，小便红涩者，加栀子清之。

脾肺湿旺，化生郁浊，腐败胶黏，不得下行，宜用瓜蒂散，行其痰饮。在下则泻利而出，在上则呕吐而出。去其菀陈，然后调之。

续随子仁，最下痰饮，用白者十数粒，研碎，去油，服之痰水即下。

### ❧ 瓜蒂散

瓜蒂二十个，研　赤小豆三钱，研　香豉三钱，研

热水一杯，煮香豉，令浓，去渣，调二末，温服。取吐下为度。

病重人虚者，不可服此，当用葶苈散。

**气鼓桂枝砂姜汤二方按语：**

按此方炙甘草补中，苓、泽，泄湿培土，芍药清降甲木，桂枝温升乙木，砂仁行滞，干姜温运中气以复旋转之力，西瓜浆清肺利水，肺气清则降，热则逆，降则收敛，收敛则鼓胀自消。此方惟芍药一味须有木邪方可用之，干姜三钱尤嫌太及。气鼓之病，尤有阴气不足，肺金失其收敛，木气疏泄，因而气鼓者，宜补肺气、养木气、调中气，燥热之药便不相宜矣。

## 水胀

水从下升，而推原其本，实自上降，离中之阴，水之根也。水降于肺胃，肺胃右转，清凉而化浊阴，是水降于气分也。肺胃不降，阳分之水淫泆而上逆，故脐以上肿。

金性喜敛，其收敛而不郁者，阳明胃土之降也。土湿胃逆，肺无降路，阳分之水，不得下行，阴分之水，反得上泛。水入于肺，宗气隔碍，则为喘满；水入于经，卫气壅阻，则为肿胀。

水生于肺而统于肾，藏于膀胱而泄于肝。肾与膀胱之府，相为表里。饮入于胃，脾阳蒸动，化为雾气，而上归于肺。肺金清肃，雾气洒扬，充灌于经络，熏泽于皮肤，氤氲郁霭，化为雨露。及乎中焦以下，则注集滂沛，势如江汉矣。

膀胱者，水之壑也。肺气化水，传于膀胱，肝气疏泄，水窍清通，是以肿胀不作。膀胱之窍，清则开而热则闭。《灵枢》：三焦者，入络膀胱，约下焦，实则闭癃，虚则遗溺。其虚而遗溺者，相火之下虚也，其实而闭癃者，非相火之下实也。以肾主蛰藏，肾气能藏，则相火秘固而膀胱清；肾气不藏，则相火泄露而膀胱热。相火蛰藏，膀胱清利，是谓之实。膀胱之热者，相火泄于肾脏而陷于膀胱也。

相火藏于肾水，原不泄露，其泄而

不藏者，过在乙木。木性疏泄，疏泄之令畅，则但能泄水而不至泄火。水寒土湿，生气郁遏，疏泄之令不行，而愈欲疏泄，故相火不得秘藏，泄而不通，故水道不能清利。

相火之陷，其原在肝，肝气之陷，其原在脾。肝脾郁陷，合相火而生下热，传于己土，己土以其湿热传于膀胱，是以淋涩而赤黄也。

膀胱闭癃，水不归壑，故逆行于胸腹，浸淫于经络，而肿胀作焉。水热穴论：其本在肾，其标在肺，皆积水也。故水病下为胕肿大腹，上为喘呼不得卧者，标本俱病。

其本之在肾者，宜泻之于膀胱；其标之在肺者，宜泻之于汗孔。汗溺之行，总以燥土疏木为主。水病之作，虽在肺肾两脏，而土湿木郁，乃其根本也。

### 苓桂浮萍汤

茯苓三钱　泽泻三钱　半夏三钱　杏仁三钱　甘草二钱　浮萍三钱　桂枝三钱

煎大半杯，热服。覆衣，取汗。

中气虚，加人参，寒加干姜。肺热，加麦冬、贝母。

**水肿苓桂浮萍汤按语：**

按此方养中、泄湿、利水、发汗，无偏处。

### 苓桂阿胶汤

茯苓三钱　泽泻三钱　甘草二钱　桂枝三钱　阿胶三钱

煎大半杯，热服。

小便不清，加西瓜浆，热加栀子，中

虚加人参，寒加干姜。

乙木遏陷，疏泄不行，阳败土湿，不能制伏水邪，故病肿胀。泻湿燥土，疏木行水，是定法也。后世八味加减之方，地黄助脾之湿，附子益肝之热，肝脾未至极败，服之可效，肝脾病深则不效，而反益其害，最误人也。

气位于上，水位于下。气之在上，虽壅满郁遏，而不至于胀，惟下陷而不升，则病气鼓；水之在下，虽停瘀凝结，而弗至于肿，惟上逆而不降，则病水胀。肿在身半以上者，水胀也；胀在身半以下者，气鼓也。其一身俱至肿胀者，气病于下而水病于上也。气水交病，则气中亦有积水，水中不无滞气。

总之，气不离水，水不离气，气滞则水凝，水积则气聚。气病于下者，其水道必不利；水病于上者，其气道必不通。仲景《金匮·水气》之法，腰以上肿，当发其汗，汗发则气通而水亦泄；腰以下肿，当利小便，便利则水行而气亦达矣。

**苓桂阿胶汤按语：**

按凡水湿之病，最伤津液，木枯者多，养中、利水之中加阿胶以养津润木，妙法也。

# 噎膈根原

噎膈者，阳衰土湿，上下之窍俱闭也。脾阳左升，则下窍能开，胃阴右降，则上窍不闭。下窍开，故旧谷善出，上窍开，故新谷善纳。新旧递嬗，出纳无阻，气化循环，所以无病。

其上下之开，全在中气。中气虚败，湿土湮塞，则肝脾遏陷，下窍闭涩而不出，肺胃冲逆，上窍梗阻而不纳，是故便结而溺癃，饮碍而食格也。

缘气之为性，实则清空，虚则滞塞。胃主降浊，脾主升清，胃降则浊气下传，上窍清空而无碍，是以善纳；脾升则清气上行，下窍洞达而莫壅，是以善出。胃逆则肺金不降，浊气郁塞而不纳；脾陷则肝木不升，清气涩结而不出。以阳衰土湿，中气不运，故脾陷而杜其下窍，胃逆而窒其上窍，升降之枢轴俱废，出纳之机缄皆息也。

其糟粕之不出，全因脾陷而肝郁，而谷食之不纳，则不止胃逆而肺壅，兼有甲木之邪焉。甲木逆行，克贼戊土，土木抟结，肺无下行之路，雾气埋瘀，化生痰涎，胸膈滞塞，故食噎不下。肺津化痰，不能下润，水谷二窍，枯槁失滋，而乙木之疏泄莫遂，故便溺艰涩。总缘中气不治，所以升降反作，出纳无灵也。

### ❀ 苓桂半夏汤

茯苓三钱　泽泻三钱　甘草二钱　桂枝三钱　半夏三钱　干姜三钱　生姜三钱　芍药三钱

煎大半杯，温服。

噎病胸膈滞塞，雾气淫蒸而化痰饮。上脘不开，加之痰涎胶黏，故食阻不下，法宜重用半夏，以降胃气。痰盛者，加茯苓、橘皮，行其瘀浊，生姜取汁，多用益善。痰饮极旺，用瓜蒂散，吐其宿痰，下其停饮。胸膈洗荡，腐败清空，则饮食渐下矣。

胸膈之痞，缘肺胃上逆，浊气不降，而其中全是少阳甲木之邪。盖胃逆则肺胆俱无降路，胆木盘结，不得下行，经气郁迫，是以胸胁痛楚，当以甘草缓其迫急，芍药泻其木邪，柴胡、鳖甲，散其结郁。若兼风木枯燥，则加阿胶、当归，滋木清风，其痛自瘥。

其大便燥结，粪粒坚硬，缘土湿胃逆，肺郁痰盛，不能化生津液，以滋大肠。大肠以阳明燥金之腑，枯槁失滋，自应艰涩。而阴凝气闭，下窍不开，重以饮食非多，消化不速，谷滓有限，未能充满胃肠，顺行而下。盖以肝木郁陷，关窍堵塞，疏泄之令不行，是以便难。此宜以干姜、砂仁，温中破滞，益脾阳而开肠窍，以桂枝达木郁而行疏泄。干涩难下者，重用肉苁蓉，以滑肠窍，白蜜亦佳。木枯血燥，不能疏泄，加阿胶、当归，滋其风木。

其小便红涩，缘肺郁痰盛，不能生水以渗膀胱，而土湿木郁，疏泄不行，故水道不利。此宜苓、泽、桂枝，泻湿疏木，以通前窍。甚者，用猪苓汤加桂枝，猪、茯、滑、泽，泻湿燥土，桂枝、阿胶，疏木清风，水道自利。噎家痰多溲少，全是土湿。湿土莫运，肝不升达，是以溺癃；肺不降敛，是以痰盛。泻湿以苓、泽为主，佐以利肺疏肝之品，则痰消而溲长矣。

下窍闭塞，浊无泄路，痞郁胸膈，食自难下。下窍续开，胸膈浊气，渐有去路，上脘自开。再以疏利之品，去其胸中腐败，食无不下之理。而上下之开，总以温中燥土为主。土气温燥，胃不上逆，则肺降而噎开；脾不下陷，则肝升而便利矣。

庸工以为阴虚燥旺，用地黄、牛乳滋润之药，更可诛者，至用大黄。噎病之人，百不一生。尚可寿及一年者，若服汤药，则数月死矣。

医法失传，千古不得解人。能悟此理，则病去年增，不得死矣。

**噎嗝苓桂半夏汤按语：**

按此方无偏处。但论中言土气宜燥的燥字，学者须知乃不可偏湿之意，并非全去湿气，独宜干燥也。

# 反胃根原

反胃者，阳衰土湿，下脘不开也。饮食容纳，赖于胃阴之降，水谷消磨，藉乎脾阳之升。中气健旺，则胃降而善纳，脾升而善磨。水谷化消，关门洞启，精华之上奉者，清空无滞，是以痰涎不生；渣滓之下达者，传送无阻，是以便溺不涩。

湿盛阳亏，中气虚败，戊土偏衰，则能消而不能受；己土偏弱，则能受而不能消。以阳含阴则性降，降则化阴而司受盛，故胃以阳土而主纳；阴含阳则气升，升则化阳而司消腐，故脾以阴土而主磨。阳性开，阴性闭，戊土善纳，则胃阳上盛而窍开；己土不磨，则脾阴下旺而窍闭。水谷善纳，上窍常开，所以能食；饮食不磨，下窍常闭，所以善吐。盖土性回运，气化无停，新故乘除，顷刻莫间。饮食不磨，势难久驻，下行无路，则逆而上涌。

自然之理也。

其便结者，糟粕之传送无多也。隧窍闭涩，而渣滓有限，不能遽行，蓄积既久，而后破溢而下。下而又闭，闭而又下，零星断续，不相联属，及其迟日延时，传诸魄门，则粪粒坚硬，形如弹丸。缘大肠以燥金之腑，而肺津化痰，不能下润，故燥涩而艰难也。

仲景《金匮》于反胃呕吐，垂大半夏之法，补中降逆而润肠燥，反胃之圣方也。若与茯苓四逆合用，其效更神矣。

### 姜苓半夏汤

人参三钱　半夏三钱　干姜三钱　茯苓三钱　白蜜半杯

河水扬之二百四十遍，煎大半杯，入白蜜，温服。

反胃于噎膈同理，但上脘不闭耳，全以温中燥湿，降逆开结为主。土燥阳回，饮食消化，自然不吐。谷精下润，渣滓盛满，传送无阻，大便自易。

湿气渗泄，必由便溺，若肝气不能疏泄，加桂枝、阿胶，疏木清风。利水滑肠之法，依噎膈诸方，无有异也。

**反胃姜苓半夏汤按语：**

按此方无偏处。

# 消渴根原

消渴者，足厥阴之病也。厥阴风木与少阳相火，相为表里。风木之性，专欲疏泄，土湿脾陷，乙木遏抑，疏泄不遂，而强欲疏泄，则相火失其蛰藏。手少阳三焦以相火主令，足少阳胆从相火化气。手少阳陷于膀胱，故下病淋癃；足少阳逆于胸膈，故上病消渴。缘风火合邪，津血耗伤，是以燥渴也。

淋因肝脾之陷，消因胆胃之逆。脾陷而乙木不升，是以病淋；胃逆而甲木不降，是以病消。脾陷胃逆，二气不交，则消病于上，而淋病于下。但是脾陷，则淋而不消；但是胃逆，则消而不淋。淋而不消者，水藏而木不能泄也；消而不淋者，木泄而水不能藏也。木不能泄，则肝气抑郁而生热，膀胱热涩，故溲便不通；水不能藏，则肾阳泄露而生寒，肾脏寒滑，故水泉不止。

肝木生于肾水而胎心火，火之热者，木之温气所化，木之温者，水之阳根所发。水主蛰藏，木主疏泄，木虚则遏抑子气于母家，故疏泄不行，而病淋涩；木旺则盗泄母气于子家，故蛰藏失政，而善溲溺。

《素问·气厥论》：心移热于肺，肺消。肺消者，饮一溲二，死不治。此上下俱寒，上寒则少饮，下寒则多溲。饮一溲二，是精溺之各半也，是以必死。《金匮》：男子消渴，小便反多，饮一斗，小便一斗。此下寒上热，下寒则善溲，上热则善饮。饮一溲一，是溺多而精少也，则犹可治。渴欲饮水，小便不利者，是消淋之兼病者也。

### 🌸 肾气丸

地黄二两八钱　山萸一两四钱　山药一两四钱　丹皮一两　茯苓一两　泽泻一两　桂枝三钱五分　附子三钱五分

炼蜜丸，梧子大，酒下十五丸，日再服。不知，渐加。

《金匮》：消渴，饮一斗，小便一斗，上伤燥热，下病湿寒，燥热在肝肺之经，湿寒在脾肾之脏。肾气丸，茯苓、泽泻，泻湿燥土，地黄、丹、桂，清风疏木，附子温肾水之寒，薯蓣、山萸，敛肾精之泄，消渴之神方也。

肝主疏泄，木愈郁而愈欲泄，泄而不通，则小便不利，泄而失藏，则水泉不止。肾气丸能缩小便之太过，亦利小便之不通。《金匮》：小便一斗者主之，小便不利者亦主之。以其泻湿而燥土，清风而疏木也。

### 消渴肾气丸按语：

按此方桂附二味，宜消息用之。盖风热正作之时，桂附性热，反助风热，俟风热稍平，再温癸水，达乙木未晚，莫妙用乳汁多饮或好阿胶热服，木润风息之后，再进温剂以治其本为妥。

### 🌸 猪苓汤

猪苓三钱　茯苓三钱　泽泻三钱　滑石三钱，研　阿胶三钱

煎大半杯，入阿胶，消化，温服。

治上消下淋者。

上渴而下淋者，土湿木郁，而生风燥。猪、茯、滑、泽，泻湿燥土，阿胶滋木清风，解渴通淋之良法也。

若木郁不能疏泄，宜加桂枝，以达木气。若消淋兼作而发热脉浮者，是土湿木郁而感风邪，当以五苓发其汗也。

### 猪苓汤按语：

按此方无偏处。

### 桂附苓乌汤

茯苓三钱　泽泻三钱　桂枝三钱　干姜三钱　附子三钱　龙骨三钱，煅，研　牡蛎三钱，煅，研　首乌三钱，蒸

煎大半杯，温服。

治饮一溲二者。

《素问》饮一溲二，水寒土湿，木气疏泄，宜苓、泽，泻湿燥土，姜、附，暖水温中，桂枝、首乌，达木荣肝，龙骨、牡蛎，敛精摄溺。病之初起，可以救药，久则不治。

**桂附乌苓汤按语：**

按饮一溲一之症，亦有下焦气弱不能上升者。曾治一病，小便极多而长，头昏心跳，夜不能寐，六脉沉而薄，服独参汤四两，浓煎冷服，便止能睡，脉亦转和。此病如服桂附乌苓汤，必致病势加重。盖脉沉而薄，中气太虚未可再服动阳热药。龙骨、牡蛎亦重坠伤中也。独参重用，浓煎冷服，补下焦之气使之上升，小便自止，亦桂附之法。黄氏立法，重在根原，学者法以治病，当审脉象而变通之，不仅一病为然也。

# 癫狂根原

癫狂者，即惊悸之重病也。肝为木，其气风，其志怒，其声呼。心为火，其气热，其志喜，其声言。肺为金，其气燥，其志悲，其声哭。肾为水，其气寒，其志恐，其声呻。脾为土，其气湿，其志忧，其声歌。气之方升而未升则怒，已升则为喜，气之方降而未降则悲，已降则为恐。

盖陷于重渊之下，志意幽沦，是以恐作。方其半陷，则凄凉而为悲，悲者，恐之先机也。升于九天之上，神气畅达，是以喜生。方其半升。则拂郁而为怒，怒者，喜之未遂也。

凡人一脏之气偏盛，则一脏之志偏见，而一脏之声偏发。癫病者，安静而多悲恐，肺肾之气旺也；狂病者，躁动而多喜怒，肝心之气旺也。肺肾为阴，肝心为阳，二十难曰：重阴者癫，重阳者狂，正此义也。而金水之阴旺，则因于阳明之湿寒；木火之阳盛，则因于太阴之湿热。缘胃土右降，金水所从而下行，湿则不降，金水右滞而生寒，金旺则其志悲，水旺则其志恐也。脾土左升，木火所从而上行，湿则不升，木火左郁而生热，木旺则其志怒，火旺则其志喜也。湿寒动则寝食皆废，悲恐俱作，面目黄瘦，腿膝清凉，身静而神迷，便坚而溺涩，此皆金水之旺也。湿热动则眠食皆善，喜怒兼生，面目红肥，臂肘温暖，身动而神慧，便调而水利，此皆木火之旺也。

癫缘于阴旺，狂缘于阳旺。阴阳相判，本不同气，而癫者历时而小狂，狂者积日而微癫。阳胜则狂生，阴复则癫作，胜复相乘而癫狂迭见，此其阴阳之俱偏者也。

### 苓甘姜附龙骨汤

半夏三钱　甘草二钱　干姜三钱　附子三钱　茯苓三钱　麦冬三钱，去心　龙骨三钱　牡蛎三钱

煎大半杯，温服。

有痰者，加蜀漆。治癫病悲恐失正者。

**癫狂苓甘姜附龙骨汤按语：**

按此方半夏降胃除痰，麦冬清肺气之燥，干姜、炙甘草温补中气，茯苓泄湿培土，附子温肾复阳，龙骨、牡蛎，镇敛神魂，此方无偏处。

### 丹皮柴胡犀角汤

丹皮三钱　柴胡三钱　犀角一钱，研汁
生地三钱　芍药三钱　茯苓三钱　甘草二钱，炙

煎大半杯，温服。

有痰者，加蜀漆。治狂病喜怒乖常者。

劳伤中气，土湿木郁，则生惊悸。湿旺痰生，迷其神智，喜怒悲恐，缘情而发，动而失节，乃病癫狂。癫狂之家，必有停痰。痰者，癫狂之标，湿者，癫狂之本。癫起于惊，狂生于悸，拔本塞原之法，不在痰。若宿痰胶固，以瓜蒂散上下涌泄，令脏腑上下清空，然后燥土泻湿，以拔其本。

**癫狂丹皮柴胡犀角汤按语：**

按此方犀角清心经之火，生地、芍药、丹皮、柴胡，清肝胆之火，茯苓泄湿以除痰根，炙甘草补养中气以降敛火气。此方无偏处。

# 痰饮根原

痰饮者，肺肾之病也，而根原于土湿，肺肾为痰饮之标，脾胃为痰饮之本。盖肺主藏气，肺气清降则化水；肾主藏水，肾水温升则化气。阳衰土湿，则肺气壅滞，不能化水，肾水凝瘀，不能化气。

气不化水，则郁蒸于上而为痰；水不化气，则停积于下而为饮。大凡阳虚土败，金水堙菀，无不有宿痰留饮之疾。

清道堵塞，肺气不布，由是壅嗽发喘，息短胸盛，眠食非旧，喜怒乖常。盖痰饮伏留，腐败壅阻，碍气血环周之路，格精神交济之关，诸病皆起，变化无恒，随其本气所亏而发，而总由脾阳之败。缘足太阴脾以湿土主令，手太阴肺从湿土化气，湿旺脾亏，水谷消迟，脾肺之气，郁而不宣，淫生痰涎。岁月增加，久而一身精气，尽化败浊，微阳绝根，则人死矣。

高年之人，平素阳虚，一旦昏愦痰鸣，垂头闭目，二三日即死。此阳气败脱，痰证之无医者也。其余百病，未至于此。

悉宜燥土泻湿，绝其淫泆生化之源，去其瘀塞停滞之物，使之精气播宣，津液流畅，乃可扶衰起危，长生不老耳。

### 姜苓半夏汤

茯苓三钱　泽泻三钱　甘草二钱　半夏三钱　橘皮三钱　生姜三钱

煎大半杯，温服。

百病之生，悉由土湿，是以多有痰证，而鼓胀、噎膈、虚劳、吐衄、嗽喘、惊悸之家更甚。原因土湿阳虚，气滞津凝。法宜燥土泻湿，利气行郁，小半夏加茯苓、橘皮，是定法也。

在上之痰，半成湿热。在下之饮，纯属湿寒。上下殊方，温清异制，大要以温燥水土为主。上热者，加知母、石膏。下寒者，佐干姜、附子。痰之陈宿缠绵，胶固难行者，加枳实开之。饮之停瘀脏腑者，上在胸膈，用十枣汤泻其气分，下在

脐腹，用猪苓汤泻于水道。流溢经络者，用五苓散泻之汗孔。上脘之痰，可从吐出，中脘之痰，可从便下。若经络之饮，非使之化气成津，泻于汗尿，别无去路也。一切痰饮，用瓜蒂散吐下之，功效最捷。续随子仁，驱逐痰饮，亦良物也。

**痰饮姜苓半夏汤按语：**

按此方炙甘草补中，半夏、橘皮、生姜，降气降痰，苓、泽，泄湿培土，以除痰根，善法也。

# 咳嗽根原

咳嗽者，肺胃之病也。胃土右转，肺金顺下，雾气降洒，津液流通，是以无痰；呼吸安静，上下无阻，是以不嗽。胃土上逆，肺无降路，雾气堙塞，故痰涎淫生，呼吸壅碍，则咳嗽发作。其多作于秋冬者，风寒外闭，里气愈郁故也。

而胃之所以不降，全缘阳明之阳虚。太阴以己土而生湿，阳明从庚金而化燥，燥敌其湿，则胃降而脾升；湿夺其燥，则脾陷而胃逆。以燥为阳而湿为阴，阳性运而阴性滞，理自然也。

《素问·咳论》：其寒饮食入胃，从肺脉上至于肺则肺寒，肺寒则外内合邪，因而客之，则为肺咳。是咳嗽之证，因于胃逆而肺寒，故仲景治咳，必用干姜、细辛。

其燥热为嗽者，金燥而火炎也。手阳明以燥金主令，燥气旺则手太阴化气于庚金，而不化气于湿土，一当胃逆胆升，刑以相火，则壅嗽生焉。然上虽燥热，而下则依旧湿寒也。盖肺胃顺降，则相火蛰藏而下温；肺胃逆升，则相火浮动而上热。上热则下寒，以其火升而不降也。

缘足太阴之湿盛，则辛金从令而化湿，是生湿嗽；手阳明之燥盛，则戊土从令而化燥，是生燥咳。燥则上热，湿则下寒。究之，湿为本而燥为标，寒为原而热为委。悟先圣咳嗽之义，自得之矣。

### ❀ 姜苓五味细辛汤

茯苓三钱　甘草二钱　干姜三钱　半夏三钱　细辛三钱　五味一钱，研

煎大半杯，温服。

咳证缘土湿胃逆，肺金不降，气滞痰生，窍隧阻碍，呼吸不得顺布。稍感风寒，闭其皮毛，肺气愈郁，咳嗽必作。其肺家或有上热，而非脾肾湿寒，不成此病。岐伯之论，仲景之法，不可易也。

其甚者，则为齁喘，可加橘皮、杏仁，以利肺气。若肺郁生热，加麦冬、石膏，清其心肺。若胆火刑金，加芍药、贝母，以清胆肺。劳嗽吐血，加柏叶，以敛肺气。若感冒风寒，嚏喷流涕，头痛恶寒，加生姜、苏叶，以解表邪。

**咳嗽姜苓五味细辛汤按语：**

按咳嗽之病，肺胃上逆自是根原之所有，但纯由湿寒一层，都不尽然。虽仲景治法，必用干姜、细辛，只系但就寒湿一方面之法。以外因肝风上冲，亦有咳者，胆火上逆，亦有咳者，肺经本气虚不能降，亦有咳者。因肝风者，肺气以收敛为顺，肝风上冲，不能收敛，故咳也，法宜滋木息风兼养中降肺胃；因胆火上刑者，宜清降胆火，兼养中降肺胃；因肺经本气虚者，宜大补肺气兼养中降胃。此三

项咳病，若服干姜、半夏、细辛，必津液并耗，肺阴伤损，永不能降，以致不救。如因吐血而咳，非重吃山药、黄芪、白糖，兼少许姜汁、大枣，缓缓培养，不能平复，凡一切苦辛不养胃气之药，皆不宜服。如其果因湿寒，则姜、辛、半夏兼以补中之品，一定之法，不可易也。

湿寒之脉，必有紧象，咳有清痰。胆火之脉，浮，中部弦数，中沉部必兼虚象。肝风之脉必鼓指。肺经本气大虚之脉，则微而薄也。论中云燥敌其湿，则胃降而脾升，可见黄氏言燥土，并非敛其全燥也。

# 肺痈根原

肺痈者，湿热之郁蒸也。阳衰土湿，肺胃不降，气滞痰生，胸膈瘀塞，湿郁为热，淫泆熏蒸，浊瘀臭败，腐而为脓。始萌尚可救药，脓成肺败则死。此缘湿旺肺郁，风闭皮毛，卫气收敛，营郁为热，热邪内闭，蒸其痰涎，而化痈脓故也。

盖风中于表，则腠理疏泄而汗出；热蒸于里，则经阳遏闭而恶寒。卫阳外敛，呼气有出而不入；营阴内遏，吸气有入而不出。营卫不交，风热兼作，风邪外伤其皮毛。

皮毛者，肺之合也。湿土郁满，肺气不降，而风袭皮毛，泄其卫气。卫气愈泄而愈敛，皮毛始开而终闭。肺气壅塞，内外不得泄路，痞闷喘促，痰嗽弥增。口干咽燥，而不作渴，少饮汤水，则津液沸腾，多吐浊沫。热邪内伤其津血，津血与痰涎郁蒸，腐化脓秽，吐如米粥。久而肺脏溃烂，是以死也。

病生肺部，而根原于胃逆，其胸膈之痛，则是胆木之邪。以胃土不降，肺胆俱无下行之路，胆以甲木而化相火，甲木克戊土，则膈上作疼，相火刑辛金，则胸中生热。是宜并治其标本也。

### ❧ 苏叶橘甘桔汤

苏叶三钱　甘草二钱　桔梗三钱　杏仁三钱　茯苓三钱　贝母三钱　橘皮三钱　生姜三钱

煎大半杯，温服。

胃逆胸满重，加半夏。

肺痈，胸膈湿热，郁蒸痰涎，而化痈脓。痰盛宜逐，脓成当泻。胶痰堵塞，以甘遂、葶苈之属驱之。脓血腐瘀，以丹皮、桃仁之类排之。

剧者用仲景二白散，吐下脓秽，以救脏真，胜于养痈遗害者也。

### ❧ 二白散

桔梗三分　贝母三分　巴豆一分，去皮，炒，研如脂

为末，饮服半钱匕，虚者，减之。

脓在膈上则吐，在膈下则泄。下多，饮冷水一杯，则止。

### ❧ 葶苈大枣泻肺汤

葶苈炒黄，研，弹子大　大枣十二枚

水三杯，煮枣，取二杯，去枣，入葶苈，煮取一杯，顿服。

脓未成则痰下，脓已成则脓下。

**肺痈苏叶橘甘桔汤三方按语：**

按此方苏叶、橘皮、生姜、桔梗、杏仁降肺理气，茯苓化痰，贝母降热，炙甘草补中气以助肺经降气。此方无偏处。

# 杂病解（中）

## 腹痛根原

腹痛者，土湿而木贼之也。乙木升于己土，甲木降于戊土，肝脾左旋，胆胃右转，土气回运而木气条达，故不痛也。水寒土湿，脾气陷而胃气逆，肝胆郁遏，是以痛作。

盖乙木上升，是为枝叶，甲木下降，是为根本。脾陷则乙木之枝叶不能上发，横塞地下而克己土，故痛在少腹；胃逆则甲木之根本不能下培，盘郁地上而克戊土，故痛在心胸。肝胆之经，旁循胁肋，左右并行，而三阳之病，则外归于经，三阴之病，则内归于脏。以阴盛于内而阳盛于外，故痛在脏腑者，厥阴之邪，痛在胁肋者，少阳之邪也。至于中气颓败，木邪内侵，则不上不下，非左非右，而痛在当脐，更为剧也。

此其中间，有木郁而生风热者。肝以风木主令，胆从相火化气，下痛者，风多而热少，上痛者，热多而风少。而究其根原，总属湿寒。

若有水谷停瘀，当以温药下之，仲景大黄附子汤，最善之制也。若宿物留滞，而生郁热，则厚朴七物汤，是良法也。如其瘀血堙塞，气道梗阻，而生痛者，则以破结行瘀之品利之，桂枝茯苓丸、下瘀血汤，酌其寒热而选用焉。若无宿物，法宜培土疏木、温寒去湿之剂，大建中、附子粳米、乌头石脂三方，实

诸痛证之准绳也。

### 姜苓桂枝汤

桂枝三钱　苄药三钱　甘草二钱　茯苓三钱　干姜三钱

煎大半杯，温服。

治肝脾下陷，痛在少腹者。

### 柴胡桂枝鳖甲汤

柴胡三钱　鳖甲三钱，醋炙　甘草二钱　桂枝三钱　半夏三钱　苄药三钱　茯苓三钱

煎大半杯，温服。

治胃胆上逆，痛在心胸者。胃寒，加干姜、川椒、附子。

凡心腹疼痛，率因水寒土湿，木气郁冲所致。心腹痛剧欲死，四肢冰冷，唇口指甲青白者，宜姜、椒、附、桂，驱寒邪而达木郁，必重用苓、甘，泻湿培土，而缓其迫急，其痛自止。

肝以风木主令，胆从相火化气，其间木郁风动，火郁热发，亦往往而有，而推其脾肾，无不湿寒之理。即有风热兼作，用苄药、柴、苓，以泻肝胆，而脾肾之药，必宜温燥，此定法也。

肝主藏血，风动血耗，乙木枯槁，生意不遂，郁怒而贼脾土，则生疼痛。若血枯木燥，宜苄药、阿胶、归、地、首乌之类，以滋风木。木荣风退，即当减去，不可肆用，以败土气。

血郁痛作，或内在脏腑，或外在经络。其证肌肤甲错，两目黯黑，多怒而善忘。以肝窍于目，主藏血而华色，血瘀不

能外华，故皮肤粗涩而黑黯也。宜用丹皮、桃仁，破其瘀血。若癥结难开，加䗪虫、虻虫之类行之。寻常血瘀，五灵脂、山羊血，功力亦良。

饮食停滞，土困木郁，以致作痛，用仲景温下之法，大黄、姜、附，泻其食水。剧者，少加巴霜一二厘，扩清陈宿，功效最捷。一切宿物壅阻，并宜此法。

**腹痛姜苓桂枝汤二方按语：**

按此方无偏处。

## 腰痛根原

腰痛者，水寒而木郁也。木生于水，水暖木荣，生发而不郁塞，所以不痛。肾居脊骨七节之中，正在腰间，水寒不能生木，木陷于水，结塞盘郁，是以痛作。木者，水中之生意，水泉温暖，生意升腾，发于东方，是以木气根荄下萌。正须温养，忽而水结冰澌，根本失荣，生气抑遏，则病腰痛。

腰者，水之所在，腹者，土之所居。土湿而木气不达，则痛在于腹；水寒而木气不生，则痛在于腰。然腰虽水位，而木郁作痛之原，则必兼土病。盖土居水火之中，火旺则土燥，水旺则土湿，太阴脾土之湿，水气之所移也。土燥则木达而阳升，土湿则木郁而阳陷。癸水既寒，脾土必湿，湿旺木郁，肝气必陷，陷而不已，坠于深渊，故腰痛作也。

色过而腰痛者，精亡而气泄也。精，阴也，而阴中之气，是谓阳根。纵欲伤精，阳根败泄，变温泉而为寒冷之渊，化

火井而成冰雪之窟，此木枯土败之原，疼痛所由来也。缘阴阳生长之理，本自循环，木固生火，而火亦生木。少阴之火，升于九天之上者，木之子也；少阳之火，降于九地之下者，木之母也。其生于水者，实生于水中之火。水中之阳，四象之根也，《难经》所谓肾间动气，生气之原也。

### 桂枝姜附阿胶汤

茯苓三钱　桂枝三钱　甘草二钱　干姜三钱　附子三钱　阿胶三钱，炒，研

煎大半杯，温服。

**腰痛桂枝姜附阿胶汤按语：**

按腰痛之病，水寒木枯。此方干姜、附桂、阿胶并用，自是惟一之法，但宜干姜、桂附轻用，俟阿胶之力，将木气润和之后，温热之性，乃不生燥，当审病情而酌用之。

## 奔豚根原

奔豚者，肾家之积也。平人君火上升而相火下蛰，火分君相，其实同气，君相皆蛰，则肾水不寒。火之下蛰，实赖土气，胃气右降，金水收藏，则二火沉潜而不飞扬。土败胃逆，二火不降，寒水渐洂，阴气凝聚，久而坚实牢硬，结于少腹，是谓奔豚。《难经》：肾之积，曰奔豚是也。

水邪既聚，逢郁则发，奔腾逆上，势如惊豚，腹胁心胸，诸病皆作。气冲咽喉，七窍火发，危困欲死，不可支也。及其气衰而还，诸证乃止。病势之凶，

无如此甚。

然积则水邪，而发则木气。其未发也，心下先悸，至其将发，则脐下悸作。以水寒木郁，则生振摇，枝叶不宁，则悸在心下；根本不安，则悸在脐间。脐上悸生者，是风木根摇，故发奔豚。

仲景霍乱：若脐上筑者，肾气动也。肾气者，风木摇撼之根，而论其发作，实是木邪。木邪一发，寒水上凌，木则克土，而水则刑火。火土双败，正气贼伤，此奔豚所以危剧也。

悸者，风木之郁冲，惊者，相火之浮宕。火不胜水，五行之常，所恃者，子土温燥，制伏阴邪。培植阳根，蛰于坎府，根本不拔，则胆壮而神谧。土湿阳衰，不能降蛰相火，阳根泄露，飘越无依，寒水下凝，阴邪无制，巨寇在侧，而身临败地，故动惕荒悬，迄无宁宇。凡惊悸一生，既为奔豚欲发之兆，不可忽也。

### ❧ 茯苓桂枝甘草大枣汤

茯苓一两　桂枝四钱　甘草二钱　大枣十五枚

甘澜水四杯，先煎茯苓，减二杯，入诸药，煎大半杯，温服，日三剂。

作甘澜水法：大盆置水，以勺扬之千百遍，令水珠散乱，千颗相逐，乃取用之。治汗后亡阳，脐下悸动，奔豚欲作者。

### ❧ 桂枝加桂汤

桂枝五钱　芍药三钱　甘草二钱　生姜三钱　大枣四枚

煎大半杯，温服。

治奔豚方作，气从少腹上冲心部者。

### ❧ 奔豚汤

甘草二钱　半夏四钱　芍药二钱　当归二钱　黄芩二钱　生姜四钱　川芎三钱　生葛五钱　甘李根白皮三钱

煎大半杯，温服。

治奔豚盛作，气上冲胸，头疼腹痛，往来寒热者。

奔豚之生，相火升泄，肾水下寒，不能生木。风木郁冲，相火愈逆，故七窍皆热。少阳经气，被阴邪郁迫，故有往来寒热之证。芎、归，疏肝而滋风木，芩、芍，泻胆而清相火，奔豚既发，风热上隆，法应先清其上。

### ❧ 龙珠膏

川椒五钱　附子五钱　乌头五钱　巴豆三钱，研，去油　桂枝五钱　茯苓八钱　牡蛎五钱　鳖甲五钱

芝麻油、黄丹熬膏，加麝香、阿魏，研细，布摊，贴病块。

奔豚已结，气块坚硬，本属寒积。但阴邪已盛，稍服附子温下，寒邪不伏，奔豚必发。以邪深药微，非附子之过也。不治，则半年一载之间，必至殒命。此宜温燥脾胃，去其中焦湿寒。土燥阳回，力能制水，然后以此膏贴之。寒消块化，悉从大便而出，滑白黏联，状如凝脂。浊瘀后泄，少腹松软，重用附子暖水，然后乃受。

### 奔豚茯苓桂枝甘草大枣汤四方按语：

按四方轻重先后，各适其宜，理精法备矣。此病世谓之母猪疯，最难医治，果能照此法，徐徐治之，无不愈也。

## 瘕疝根原

瘕疝者，肾肝之积也。木生于水，水之为性，得阳和而冰泮，遭阴肃而冻合，冰泮则木荣，冻合则木枯。肾水渐寒，木气菀遏，壅肿结硬，根于少腹，而盘于阴丸，是谓寒疝。

水凝则结，而为内寒，木郁则发，而为外热。内寒盛则牢坚而不出，外热作则奔突而不入，大小无常，动止莫测。病发则痛楚欲死，性命攸关，非细故也。

此肾肝之邪，而实原于任脉。《素问·骨空论》：任脉为病，男子内结七疝，女子带下瘕聚。任者，诸阴之统任，少阴厥阴之气，总原于任脉。肾中阳秘，则冰消冻释，任中无固结之邪；肾中阳泄，水寒木郁，阴气凝滞，乃成疝瘕带下之疾。肾性蛰藏，肝性疏泄，水气旺则结而为疝瘕，木气旺则流而为带下，无二理也。任为阴而督为阳，男则督旺，女则任旺，故男子之疝气犹少，而女子之瘕带最多。

法宜温水木之寒，散肾肝之结。结寒温散，瘕疝自消。仲景大乌头煎、乌头桂枝二方，乃此病之良法也。

肾囊偏坠者，谓之癫疝，是肝木之郁陷，壅肿硬大，常出而不入者。其时时上下者，谓之狐疝，言如狐狸之出没无常也。

### 茱萸泽泻乌头桂枝汤

吴茱萸三钱，炮　泽泻三钱　乌头三钱，炮　桂枝三钱　芍药三钱　甘草二钱

生姜三钱　大枣四枚

煎大半杯，温服。

仲景乌头桂枝汤，用乌头汤一杯，桂枝汤半杯，合煎，取一杯，分五服，不知，再服。其知者，如醉状。得吐为中病。今加茱萸、泽泻，去其寒湿，以绝疝瘕之根。

其壅肿偏坠者，用此药汤热洗之，或用药末，盛袋中，热熨之，日作数次，令其囊消而止。

其狐疝之偏有大小，时时上下者，仲景用蜘蛛散，亦良。

### 蜘蛛散

蜘蛛十四枚，炒焦　桂枝五分

研末，取八分一匕，饮和，日再服，蜜丸亦可。

**瘕疝茱萸泽泻乌头桂枝汤二方按语：**

按此方无偏处。以病亦有服羊肉而愈者，盖羊肉温润肝木，木寒得温，木枯得润，所以病愈。如治此病，宜先以羊肉温润之，如不见效，再服本方亦妥。

## 积聚根原

积聚者，气血之凝瘀也。血积为癥，气积为瘕。

《金匮》：妇人宿有癥病，经断未及三月，而得漏下不止，胎动在脐上者，此为癥痼害，所以血不止者，其癥不去故也。缘瘀血癥聚，不在子宫，三月胎长，与癥痼相碍，故血阻而下，是癥病之为血也。

《伤寒》：阳明病，若中寒，不能饮食，小便不利，手足濈然汗出，此欲作痼

痕，必大便初硬而后溏，所以然者，以胃中冷，水谷不别故也。缘寒气凝结，水谷不消，则大便泄利，《难经》谓之大瘕泄，是瘕病之为气也。

癥瘕之病，多见寒热，以气血积聚，阳不外达，故内郁而发热；阴不内敛，故外束而恶寒。气统于肺，血藏于肝，气聚者，多下寒，血积者，多上热。盖离阴右降，而化金水，及其成水，而又抱阳气，故下焦不寒。气聚则金水失其收藏，阳不下蛰，是以寒生。坎阳左升，而化木火，及其成火，而又含阴精，故上焦不热，血积则木火失其生长，阴不上根，是以热作。

血性温暖而左升，至右降于金水，则化而为清凉，血之左积者，木之不温也；血之右积者，金之不凉也。气性清凉而右降，至左升于木火，则化为温暖，气之右聚者，金之不清也；气之左聚者，木之不暖也。而溯其原本，总原于土。己土不升，则木陷而血积；戊土不降，则金逆而气聚。中气健运而金木旋转，积聚不生，癥瘕弗病也。

### 🌸 化坚丸

甘草二两　丹皮三两　橘皮三两　桃仁三两　杏仁三两　桂枝三两

炼蜜、陈醋丸，酸枣大，米饮下三五丸，日二次。

若癥瘕结硬难消，须用破坚化癖之品。内寒加巴豆、川椒，内热加芒硝、大黄。

积聚之病，不过气血，左积者，血多而气少，加鳖甲、牡蛎，右聚者，气多而血少，加枳实、厚朴。总之，气不得血则不行，血不得气则不运，气聚者，血无有不积，血积者，气无有不聚，但有微甚之分耳。其内在脏腑者，可以丸愈，外在经络者，以膏药消之。

**积聚化坚丸按语：**

按此方橘皮、杏仁理滞气，丹皮、桃仁行瘀血，炙甘补中气，桂枝调荣卫，妙方也。

### 🌸 化坚膏

归尾四钱　鳖甲八钱　巴豆四钱，研　黄连四钱　三棱四钱　莪术四钱　山甲一两二钱　筋余一钱

以上八味，用芝麻油一斤、净丹八两，熬膏。

硼砂四两　硇砂四钱　阿魏六钱，炒，研　麝香二钱　人参四钱　三七四钱　山羊血四钱　肉桂四钱

以上八味，研细，入膏，火化，搅匀。稍冷，倾入水盆，浸二三日，罐收，狗皮摊。

皮硝水热洗皮肤，令透，拭干。生姜切搽数十次，贴膏。一切癖块积聚，轻者一贴，重者两贴，全消。渐贴渐小，膏渐离皮，未消之处，则膏黏不脱。

忌一切发病诸物，惟猪、犬、鸭、凫、有鳞河鱼、菘、韭、米、面不忌。其余海味、鸡、羊、黄瓜，凡有宿根之物，皆忌。若无鳞鱼、天鹅肉、母猪、荞麦、马齿苋，则忌之终身。犯之，病根立发。若癖块重发，则不可救矣。

## 蛔虫根原

蛔虫者，厥阴肝木之病也。木郁则蠹生，肝郁则虫化。木以水为母而火为子，乙木升于己土，胎于癸水而生君火，水升而化清阳，是以火不上热；甲木降于戊土，胎于壬水而生相火，火降而化浊阴，是以水不下寒。肝升而胆降，火清而水暖，木气温畅，故蠹蛔不生，以其土运而木荣也。

土湿脾陷，不能荣达肝木，子母分离，寒热不交，木以水火中气，埋于湿土，不得上下调济，由是寒热相逼，温气中郁，生意盘塞，腐蠹朽烂，而蛔虫生焉。

凡物湿而得温，覆盖不发，则郁蒸而虫化，或热或寒，不能生也。故虫不生于寒冰热火之中，而独生于湿木者，以木得五行之温气也。温气中郁，下寒上热，故仲景乌梅丸方，连、柏与姜、附并用，所以清子气之上热，温母气之下寒也。不去中下之湿寒，而但事杀蛔，土败木枯，则蛔愈杀而生愈繁。此当温燥水土，以畅肝木，则蛔虫扫迹而去矣。医书杀虫之方，百试不效者也。

### ❀ 乌梅丸

乌梅百枚，米蒸，捣膏　人参二两　桂枝二两　干姜二两　附子二两　川椒二两，去目，炒　当归二两　茯苓三两

炼蜜如乌梅膏丸，梧子大，每服三十丸，日二次。

若虫积繁盛者，加大黄二两，巴霜二钱，下尽为佳。

蛔虫生化，原于土湿木郁，法以燥土疏木为主。线白虫证，是肝木陷于大肠，木郁不达，是以肛门作痒。虫生大肠之位，从庚金化形，故其色白。而木陷之根，总由土湿，当于燥土疏木之中，重用杏仁、橘皮，以泻大肠滞气，佐以升麻，升提手阳明经之坠陷也。

**蛔虫乌梅丸按语：**

按此病寒湿为主，风热为标。治本不治标，治本之温药反以增风热之标气，而干姜、附、桂反受过矣，仍应遵仲景原方，加黄连、黄柏少许为是，但不宜多，照此方分两，加黄连一钱，黄柏二钱便行。

## 便坚根原

便坚者，手足阳明之病也。手阳明以燥金主令，足阳明从燥金化气，故手足阳明，其气皆燥。然手阳明，燥金也，戊土从令而化燥；足太阴，湿土也，辛金从令而化湿。土湿者，能化戊土而为湿，不能变庚金之燥；金燥者，能化辛金而为燥，不能变己土之湿，以从令者易化，而主令者难变也。故伤寒阳明之便结，肠胃之燥者也；反胃噎膈之便结，胃湿而肠燥者也，伤寒阳明之便结，肠胃之热燥者也；反胃噎膈之便结，胃之寒湿，而肠之寒燥者也。

以阳主开，阴主阖，阳盛则隧窍开通而便坚，阴盛则关门闭涩而便结。凡粪若羊矢者，皆阴盛而肠结，非关火旺也。盖肾司二便，而传送之职，则在庚金，疏泄之权，则在乙木。阴盛土湿，乙木郁陷，传送之窍既塞，疏泄之令不行。大肠以燥

金之腑，闭涩不开，是以糟粕零下而不黏联，道路梗阻而不滑利。积日延久，约而为丸。其色黑而不黄者，水气旺而土气衰也。此证仲景谓之脾约，脾约者，阳衰湿盛，脾气郁结，不能腐化水谷，使渣滓顺下于大肠也。误用清润之剂，脾阳愈败，则祸变生矣。

### 🌸 阿胶麻仁汤

生地三钱　当归三钱　阿胶三钱，研
麻仁三钱，研

煎一杯，去滓，入阿胶，火化，温服。

治阳盛土燥，大便坚硬者。

结甚，加白蜜半杯。胃热，加芒硝、大黄。精液枯槁，加天冬龟胶。

### 🌸 肉苁蓉汤

肉苁蓉三钱　麻仁三钱　茯苓三钱　半夏三钱　甘草二钱　桂枝三钱

煎一杯，温服。治阳衰土湿，粪如羊矢者。

凡内伤杂病，粪若羊矢，结涩难下，甚或半月一行，虽系肝与大肠之燥，而根缘土湿。以脾不消磨，谷精堙郁而化痰涩，肝肠失滋，郁陷而生风燥故也。法宜肉苁蓉滋肝润肠，以滑大便。一切硝、黄、归、地、阿胶、龟甲、天冬之类，寒胃滑肠，切不可用。

**便坚阿胶麻仁汤二方按语：**

按此二方无偏处。

# 泄利根原

泄利者，肝脾之陷下也，谷入于胃，脾阳生磨，精华归于五脏而化气血，糟粕传于大肠而为大便。水入于胃，脾阳消克，化为雾气，上归于肺，肺气降洒，化而为水，注于膀胱，而为小便。水入膀胱而不入大肠，而后糟粕之后传者，不至于滑泄。水之消化，较难于谷，阳衰土湿，脾阳陷败，不能蒸水化气，则水谷混合，下趋二肠，而为泄利。

谷贮于大肠，水渗于膀胱，而其疏泄之权，则在于肝。今水入二肠而不入膀胱，则乙木疏泄之令，不行于膀胱而行于大肠，是以泄而不藏也。盖木生于水而长于土，水寒则生气不旺，而湿土郁陷，又复遏其发育之机，生长之意不遂，怒而生风，愈欲疏泄。膀胱空虚，既无可泄之物，大肠盈满，水谷停积，故乙木后泄而为下利。缘木气抑遏，郁极而发，为湿土所限，不能上达，势必下行，行则水谷攉注而下故也。其发之过激，冲突脏腑，则生疼痛。奔冲抵触，而不得上达，盘郁结塞，则生胀满。其一切诸证，皆缘土败而木贼也。

### 🌸 苓蔻人参汤

人参二钱　甘草二钱　白术三钱　干姜三钱　茯苓三钱　肉蔻一钱，煨，研　桂枝三钱

煎大半杯，温服。

大便寒滑不收，小便热涩不利，加石脂以固大肠，粳米以通水道。

泄利缘肠胃寒滑，法以仲景理中为主，而加茯苓燥土，肉蔻敛肠，桂枝疏木，泄利自止。若滑泄不禁，则用桃花汤，干姜温其湿寒，石脂固其滑脱，粳米

益其中气而通水道，无有不愈也。

泄利之原，率因脾肾寒湿，法宜温燥。间有木郁而生风热者，投以温燥，泄利愈加。然乙木虽为风热，而己土则是湿寒，宜清润其肝而温燥其脾。仲景乌梅丸方，连、柏与椒、姜、桂、附并用，治蛔厥而兼久利，最善方也。

《伤寒》：太阳与少阳合病，自下利者，与黄芩汤。若呕者，与黄芩半夏生姜汤。以少阳甲木从相火化气，其经本随阳明下降，甲木不降，上逆而克戊土，戊土壅遏，水谷盛满莫容，于是吐利皆作。胆胃郁迫，相火升炎而生燥热。此黄芩汤证也。

《伤寒》：厥阴之为病，消渴，气上冲心，心中疼热，饥而不欲食，食则吐蛔，下之利不止。缘厥阴之经，木郁风动，津液耗损，故见消渴。风木郁冲，故心中疼热。下泄脾阳，乙木愈郁，己土被贼，故下利不止。此乌梅证也。

少阳之利，但有上热，故第用芩、芍以清胆火；厥阴之利，兼有下寒，故以连、柏清上，而并以姜、附温下。此虽伤寒之病，而亦杂证所时有，凡泄利之不受温燥者，皆此证也。杂证湿寒者多，燥热者少，千百之中，偶尔见之，不得与伤寒少阳之利同法治也。

泄利之家，肝脾下陷，则肺胃必上逆。胃逆不能降摄甲木，肺逆不能收敛相火，相火上炎，多生上热。久泄不已，相火郁升，往往喉舌生疮。疮愈则利作，利止则疮发。口疮者，胆胃之逆甚，下利者，肝脾之陷剧也，迭为盛衰，累年不愈。是宜温燥水土，驱其湿寒，下利既

瘳，口疮亦平。庸工见其口疮而清上热，则脾阳益泄，利愈加而疮愈增矣。

### 泄利苓蔻人参汤按语：

按泄利之病，必见小便不利，饭食忽减，乃可用此方。因中虚土湿，木郁不能疏泄，故水入大肠而为泄利，干姜温中行水，桂枝达木气助疏泄以行小便，苓、术去湿补土，参、甘补中，肉蔻行滞，自是甚法。若阴虚阳动，五更泄利者，万不可再服干姜、桂枝助阳伤阴之药。阴虚阳动之人，小便必然清利，饮食必能照常，以阳气疏泄，五更阳动，收敛不住故也，宜养阴气补中土，助收敛之药，山药、熟地炭、白术、陈橘皮、白糖为是。亦有疏泄气弱，不能受阳药者，曾治一痢疾，小便不利，大便脓血，日数十行，服术更重，干姜、桂枝亦不宜，后用甜苁蓉一两，茯苓二两，白糖浓煎汁，徐徐服之，三日小便利而愈。此则精血大枯，不能受阳动与横滞之药。甜苁蓉补肝经血中阳气，助其疏泄，小便故利而病愈。小便利则土燥中气复也。

# 痢疾根原

痢疾者，庚金乙木之郁陷也，金主气而木主血，金生于土，木生于水。水温土燥，则金融而气调，木荣而血畅。水寒土湿，不能升庚金而达乙木，则金木俱陷。

魄门者，肾之所司，而阳明燥金之腑也。金性敛而木性泄，其出而不至于遗矢者，庚金敛之也；其藏而不至于闭结者，乙木泄之也。湿土与金木俱陷，则金

愈郁而愈欲敛，木愈郁而愈欲泄。金愈欲敛，故气滞而不通，木愈欲泄，故血脱而不藏。

木气疏泄，而金强敛之，隧路梗阻，传送艰难，是以便数而不利。金气凝涩，而木强泄之，滞气缠绵，逼迫而下，血液脂膏，剥蚀摧伤，是以肠胃痛切，脓血不止。其滑白而晶莹者，金色之下泄，其后重而腥秽者，金气之脱陷也。久而膏血伤残，脏腑溃败，则绝命而死矣。

此其病湿寒为本，而湿热为标。病在少阴，则始终皆寒，病在厥阴，则中变为热，故仲景于少阴脓血，用桃花汤，于厥阴下重，用白头翁汤。缘水病则生寒，木病则生热，而寒热之原，总归于太阴之湿。盖土湿而水侮之，则郁而为湿寒，土湿而木克之，则郁而为湿热之故也。

### ❀ 桂枝苁蓉汤

甘草二钱　桂枝三钱　芍药三钱　丹皮三钱　茯苓三钱　泽泻三钱　橘皮三钱　肉苁蓉三钱

煎大半杯，温服。

湿寒加干姜，湿热加黄芩，后重加升麻。

痢家肝脾湿陷，脂血郁腐，法当燥湿疏木，而以苁蓉滋肝滑肠，尽行腐瘀为善。若结涩难下，须用重剂苁蓉，荡涤陈宿，使滞开痢止，然后调其肝脾。其脾肾寒湿，则用桃花汤温燥己土。其木郁生热，则用白头翁凉泻肝脾，湿热自当应药而瘳也。

**痢疾桂枝苁蓉汤按语：**

按此方丹皮、芍药泻木火之郁，未

可定为此病主方。缘痢疾因土湿中虚木滞，肝、脾、大肠三经下陷居多。芍药甚败脾阳，丹皮亦系凉药，如果木热，滞而不通，乃可用之。苁蓉乃补肝经血中阳气以助疏泄之药，痢疾全因肝经阳弱，不能疏泄，小便不能由前畅行，木气陷于大肠，故致后重。此病重用苁蓉乃助肝经疏泄以行小便，并非使之滑肠，尽去腐淤。便下脓血乃肠中脂膏，万不可去。有谓苁蓉系滋阴之药，见重服苁蓉有效，遂因用熟地者，此大误也。小便不利者，忌熟地。苁蓉须用无盐味者乃妥，药店谓之甜苁蓉。

痢疾有恶寒发热者，不可认为外感，缘荣秉肝木之气，卫秉肺金之气，金木之气不和，荣卫遂失常而作寒热也。

## 淋沥根原

淋沥者，乙木之郁陷于壬水也。膀胱为太阳寒水之腑，少阳相火随太阳而下行，络膀胱而约下焦，实则闭癃，虚则遗溺。相火在下，逢水则藏，遇木则泄，癸水藏之，故泄而不至于遗溺，乙木泄之，故藏而不至于闭癃，此水道所以调也。

水之能藏，赖戊土之降，降则气聚也；木之能泄，赖己土之升，升则气达也。胃逆而水不能藏，是以遗溺，脾陷而木不能泄，是以闭癃。淋者，藏不能藏，既病遗溺，泄不能泄，又苦闭癃。

水欲藏而木泄之，故频数而不收；木欲泄而水藏之，故梗涩而不利。木欲泄而不能泄，则溲溺不通；水欲藏而不能藏，则精血不秘。缘木不能泄，生气幽郁而为热，溲溺所以结涩；水不能藏，阳根泄露而生寒，精血所以流溢。

而其寒热之机，悉由于太阴之湿。湿则土陷而木遏，疏泄不行，淋痢皆作。淋痢一理，悉由木陷，乙木后郁于谷道则为痢，前郁于水腑则为淋。其法总宜燥土疏木，土燥而木达，则疏泄之令畅矣。

### ❀ 桂枝苓泽汤

茯苓三钱　泽泻三钱　甘草三钱，生桂枝三钱　芍药三钱

煎大半杯，热服。

肝燥发渴，加阿胶。

脾为湿土，凡病则湿，肝为风木，凡病则燥。淋家土湿脾陷，抑遏乙木发生之气，疏泄不畅，故病淋涩。木郁风动，津液耗损，必生消渴。其脾土全是湿邪，而其肝木则属风燥。血藏于肝，风动则血消，此木燥之原也。苓、泽、甘草，培土而泻湿，桂枝、芍药，疏木而清风，此是定法。土愈湿则木愈燥，若风木枯燥之至，芍药不能清润，必用阿胶。仲景猪苓汤，善利小便，茯苓、猪苓、泽泻、滑石，利水而泻湿，阿胶清风而润燥也。

水性蛰藏，木性疏泄。乙木生于癸水，相火封藏，癸水温暖，温气左升，则化乙木。生气畅茂，乙木发达，疏泄之令既遂，则水道清通而相火必秘。土陷木遏，疏泄不遂，而愈欲疏泄，则相火泄露而膀胱热涩。膀胱之热涩者，风木相火之双陷于膀胱也。足少阳甲木化气于相火，与手少阳三焦并温水脏，手少阳之相火泄，则下陷于膀胱而病淋；足少阳之相火泄，则上逆于胸膈而病消。其原总由于乙

木之郁也。膀胱热涩之极者，加栀子、黄柏，以清三焦之陷，则水腑清矣。

乙木之温，生化君火，木郁阳陷，温气抑遏，合之膀胱沦陷之相火，故生下热。然热在肝与膀胱，而脾则是湿，肾则是寒。寒水侮土，移于脾宫，则脾不但湿，而亦且病寒。其肝与膀胱之热，不得不清，而脾土湿寒，则宜温燥，是宜并用干姜，以温己土。若过清肝热，而败脾阳，则木火增其陷泄，膀胱热涩，永无止期矣。惟温肾之药，不宜早用，恐助膀胱之热。若膀胱热退，则宜附子暖水，以补肝木发生之根也。

肾主藏精，肝主藏血，木欲疏泄，而水莫蛰藏，则精血皆下。其精液流溢，宜薯蓣、山茱以敛之。其血块注泄，宜丹皮、桃仁以行之。

淋家或下砂石，或下白物。砂石者，膀胱热癃，溲溺煎熬所结。水曰润下，润下作咸，溲溺之咸者，水之润下而成也。百川下流，则归于海，海水熬炼，则结盐块，膀胱即人身之海，砂石即海水之盐也。

白物者，脾肺湿淫所化。湿旺津凝，则生痰涎，在脾则克其所胜，在肺则传其所生，皆入膀胱。膀胱湿盛，而下无泄窍，湿气淫泆，化为带浊。白物黏联，成块而下，即带浊之凝聚者也。与脾肺生痰，其理相同，淋家下见白物，上必多痰，泻湿宜重用苓、泽，若其痰多，用仲景小半夏加茯苓、橘皮以泻之。

女子带浊崩漏，与男子白浊血淋同理，皆湿旺木郁之证。内伤百病，大率由于土湿，往往兼病淋涩，而鼓胀、噎膈、

消渴、黄疸之家更甚。是缘阳虚土败，金木双郁。燥土温中，辅以清金疏木之品，淋涩自开。庸工见其下热，乃以大黄，益败脾阳，谬妄极矣！淋家下热之至，但有栀子、黄柏证，无有大黄、芒硝证，其热不在脾胃也。

一切带浊、崩漏、鼓胀、黄疸，凡是小便淋涩，悉宜熏法。用土茯苓、茵陈蒿、栀子、泽泻、桂枝，研末布包，热熨小腹，外以手炉烘之。热气透彻，小便即行，最妙之法。

### 淋沥桂枝苓泽汤按语：

按此方苓、泽泄土湿，桂枝达乙木，芍药清风泻火是矣。何以又用生甘草而不用炙甘草？如嫌炙甘草壅满，何妨少用？生甘草过于寒凉，此方必系木郁而热滞之方也。

此病亦有重用山药、阿胶、半夏、橘皮而愈者，则缘于身右之降气不足，收敛力弱，所以身左之升气无力，因而下陷以至于病淋沥。若遇桂枝升达之性，势必愈伤身右之降气，是为阴虚之病。阴虚之脉，右寸右关浮大，左关左尺微小，亦易分辨。

女子带浊、崩漏，固然由于土湿，其中亦有阴虚不能收敛者，当审脉象以定之。论中言膀胱热极者，加栀子、黄柏以清三焦之陷一语，此陷字是言已陷之火，郁而成热，故用凉药清而去之，并非栀、柏能升三焦之陷也。

# 杂病解（下）

## 中风根原

中风者，土湿阳衰，四肢失秉而外感风邪者也。四肢，诸阳之本，营卫之所起止，而追其根原，实秉气于脾胃。脾土左旋，水升而化血，胃土右转，火降而化气。血藏于肝，气统于肺，而行于经络，则曰营卫。四肢之轻健而柔和者，营卫之滋荣，而即脾胃之灌注也。

阳亏土湿，中气不能四达，四肢经络，凝涩不运，卫气阻梗，则生麻木。麻木者，肺气之郁，肺主皮毛，卫气郁遏，不能煦濡皮毛，故皮肤枯槁而顽废也。诸筋者，司于肝而会于节，土湿木郁，风动血耗，筋脉结涩，故肢节枯硬。一曰七情郁伤，八风感袭，闭其皮毛而郁其经脏，经络之燥盛，则筋脉急挛，肢节蜷缩，屈而不伸，痹而不仁也；脏腑之湿盛，则化生败浊，堵塞清道，神迷言拙，顽昧不灵也。人身之气，愈郁则愈盛，皮毛被感，孔窍不开，郁其筋节之燥，故成瘫痪，郁其心肺之湿，故作痴瘖。

脏腑者，肢节之根本，肢节者，脏腑之枝叶，根本既拔，枝叶必瘁，非尽关风邪之为害也。风者，百病之长，变无常态，实以病家本气之不一，因人而变，而风未尝变。风无刻而不扬，人有时而病作，风同而人异也。此与外感风伤卫气之风，原无悬殊，粗工不解，谬分西北东南，真假是非之名，以误千古，良可伤也。

### 🌸 桂枝乌苓汤

桂枝三钱　芍药三钱　甘草二钱　首乌三钱　茯苓三钱　砂仁一钱

煎大半杯，温服。

治左半偏枯者。中下寒，加干姜、附子。

### 🌸 黄芪姜苓汤

黄芪三钱　人参三钱　甘草二钱　茯苓三钱　半夏三钱　生姜三钱

煎大半杯，温服。治右半偏枯者。

中下寒，加干姜、附子。病重者，黄芪、生姜可用一二两。

中风之证，因于土湿，土湿之故，原于水寒。寒水侮土，土败不能行气于四肢，一当七情内伤，八风外袭，则病中风。

肝藏血而左升，肺藏气而右降，气分偏虚，则病于右，血分偏虚，则病于左，随其所虚而病枯槁，故曰偏枯。左半偏枯，应病在足大指，足厥阴肝经行于足大指也。若手大指亦病拳曲，则是血中之气滞也。右半偏枯，应病在手大指，手太阴肺经行于手大指也。若足大指亦病拳曲，则是气中之血枯也。究之左右偏枯，足大指无不病者，以足太阴脾行足大指，太阴脾土之湿，乃左右偏枯之原也。

土湿则肾水必寒，其中亦有湿郁而生热者。然热在上而不在下，热在肝胆而不在脾肾。而肝胆之燥热，究不及脾肾寒湿者之多，总宜温燥水土，以达肝木之郁。风袭于表，郁其肝木，木郁风生，耗伤津血，故病挛缩。木达风息，血复筋柔，则挛缩自伸。其血枯筋燥，未尝不宜阿胶、首乌之类，要当适可而止，过用则滋湿而败脾阳，不可不慎。

风家肢节挛缩，莫妙于熨法。右半偏枯，用黄芪、茯苓、生姜、附子，左半偏枯，用首乌、茯苓、桂枝、附子，研末布包，热熨病处关节。药气透微，则寒湿消散，筋脉和柔，拳曲自松，药用布巾缚住，外以火炉温之。三四次后，气味稍减，另易新者。久而经络温畅，发出臭汗，一身气息非常，胶黏如饴，则肢体活软，屈伸如意矣。

其神迷不清者，胃土之逆也；其舌强不语者，脾土之陷也。以胃土上逆，浊气郁蒸，化生痰涎，心窍迷塞，故昏愦不知人事；脾土下陷，筋脉紧急，牵引舌本，短缩不舒，故蹇涩不能言语。此总由湿气之盛也。仲景《金匮》：邪入于腑，即不识人，邪入于脏，舌即难言者，风邪外袭，郁其脏腑之气，非风邪之内入于脏腑也。一切羌、独、芫、防驱风之法，皆庸工之妄作，切不可服！惟经脏病轻，但是鼻口偏邪，可以解表。用茯苓、桂枝、甘草、生姜、浮萍，略取微汗，偏斜即止。

其大便结燥，缘于风动血耗，而风动之由，则因土湿而木郁。法宜阿胶、苁蓉，清风润燥，以滑大肠。结甚者，重用苁蓉，滋其枯槁。龟甲、地黄、天冬之类，滋湿伐阳，慎不可用，中气一败，则大事去矣。庸工至用大黄，可恨之极！

其痰涩胶塞，迷惑不清者，用葶苈散下之，痰去则神清。

## ✤ 葶苈散

葶苈三钱　白芥子三钱　甘遂一钱
研细，每服五分。
宿痰即从便下。

### 中风桂枝乌苓汤三方按语：

按中风之病，黄氏谓为土湿阳衰，四肢失秉，外感风邪，一方补中燥土兼调荣气，一方补中燥土兼调卫气，诚是矣。

但中风之病，尚有阳元离阴而病者，亦有木枯气动而病者，亦有痰食阻滞而病者。

阳元离阴者，缘人身之气，左升右降，升属阳而降属阴，中气不衰，升降平匀，阳升化阴，阴降化阳，相抱如环，不病中风。如其阳气偏元，阴气不足，相抱如环之气，忽然升而不降，人身遂至偏倒。此则中气固虚，土未必湿也。

木枯气动者，平日纵欲伤精，木气失养，一旦触怒伤肝，肝气冲动，平人木气主疏泄，金气主收敛，此时只见木气之疏泄，不见金气之收敛，人身之气偏重一边，遂至卒然昏倒，此则中虚土湿而又肾精虚弱，木气枯燥也。

食痰阻滞而病者，饱食之后，忽然头昏而卒倒，或忽然痰阻头昏而卒倒，此必中既虚土又湿，阳又元，木又枯兼而有之，中气旋转不力，阴阳升降不平，然后食下而气愈滞，痰泛而气愈凝，气既凝滞不通，所以卒然昏倒也。

黄氏两方系治中风之已成后，半身偏枯者，此病须于未中时先治之，初中时急

治之，使之不成偏枯为妙。如已偏枯，则费事矣。

治于未中之先者，未病中风，必有先兆，或觉腹部发热，或忽然头部发晕，或手足麻木，或肌肉跳动，或口眼忽觉歪斜，或夜半阳举异常，或小便过多，或大便滑溏，而面色浮红，或易动肝气。如见以上诸象，其脉必大小不调，或鼓指有力，是为将来中风之兆，急须常服滋木、补土、培阴、敛阳、去滞、消积之药，使左右升降调和不偏，自可不病。

急治于初中之时者，初中之时，中气与荣卫同时分离，离而不和，则气脱而人死，登时复合，则汗然而愈，不成偏枯。离而复合，稍见迟缓，则成偏枯。但登时复合，抑非医生所能为力，必须病人于仆跌之际，将气用力吸住，愈吸愈深，不使有气呼出，吸到十分登底之时，鼻中觉有臭气呼出，自然出汗，此时中气荣卫可免分离，速进理中汤，安卧静养，不成偏枯也。

此病并非中外来之风邪，乃中本身之风邪。言其本身风木之气不和，冲动飞扬，荣不交卫，故一跌仆，外则荣卫分离，内则中气散乱。如其离而不合，乱而不理，则登时气脱而人死。其病偏枯者，皆离而复合，乱而复理，不能复常，荣卫之行，有不到处也，右边不到，则右边半枯，左边不到，则左边偏枯。如其年方强壮，在四十以内，调治得法，当有平复之望，如四十以外，生气日不见长，能平复者少也。此病人知为中风，不知为肝阳枯元之风，至于荣卫与中气，因肝风冲动分离之理，解者更少也，其或见痰见火者，

标气之实也，而标气之实，皆由本气之虚也，标气实者，须大滋风木，透发荣卫，但须顾着中气，不顾中气祸立至矣。

# 历节根原

历节者，风寒湿之邪，伤于筋骨者也。膝踝乃众水之溪壑，诸筋之节奏，寒则凝涩于溪谷之中，湿则淫泆于关节之内，故历节病焉。

足之三阴，起于足下，内循踝膝，而上胸中。而少厥水木之升，随乎太阴之土，土湿而不升，则水木俱陷，于是癸水之寒生，乙木之风起。肉主于脾，骨属于肾，筋司于肝，湿淫则肉伤，寒淫则骨伤，风淫则筋伤。筋骨疼痛而肌肉壅肿者，风寒湿之邪，合伤于足三阴之经也。

其病成则内因于主气，其病作则外因于客邪。汗孔开张，临风入水，水湿内传，风寒外闭，经热郁发，肿痛如折，虽原于客邪之侵陵，实由于主气之感召，久而壅肿拳曲，跛蹇疲癃。此亦中风之类也，而伤偏在足，盖以清邪居上，浊邪居下，寒湿，地下之浊邪，同气相感，故伤在膝踝。诸如膝风、脚气，色目非一，而究其根源，正自相同。

凡腿上诸病，虽或木郁而生下热，然热在经络，不在骨髓，其骨髓之中，则是湿寒，必无湿热之理。《金匮》义精而法良，当思味而会其神妙也。

### ❀ 桂枝芍药知母汤

桂枝四钱　芍药三钱　甘草二钱　白术二钱　附子二钱　知母四钱　防风四钱　麻黄二钱　生姜五钱

煎大半杯，温服。

历节风证，肢节疼痛，足肿头眩，短气欲吐，身羸发热，黄汗沾衣，色如柏汁，此缘饮酒汗出，当风取凉，酒气在经，为风所闭，湿邪淫泆，伤于筋骨。湿旺土郁，汗从土化，是以色黄。其经络之中，则是湿热，其骨髓之内，则是湿寒。法宜术、甘培土，麻、桂通经，知母、芍药，泻热而清风，防风、附子，去湿而温寒。湿寒内消，湿热外除，肿痛自平。若其病剧，不能捷效，加黄芪以行经络，乌头以驱湿寒，无有不愈。一切膝风、脚气诸证，不外此法。

乌头用法：炮，去皮脐，切片，焙干，蜜煎，取汁，入药汤服。

**历节桂枝芍药知母汤：**

按此方无偏处。用时酌其寒热之轻重以定用药之缓急则得矣。

# 痉病根原

痉病者，汗亡津血而感风寒也。太阳之脉，自头下项，行身之背，发汗太多，伤其津血，筋脉失滋，复感风寒，筋脉挛缩，故颈项强急，头摇口噤，脊背反折也。《素问·诊要经终论》：太阳之脉，其终也，戴眼，反折，瘛疭，即痉病之谓。以背脊之筋，枯硬而紧急故也。

太阳以寒水主令，而实化于丙火。盖阴阳之理，彼此互根，清阳左旋，则癸水上升而化君火；浊阴右转，则丙火下降而化寒水。汗亡津血，阴虚燥动，则丙火不化寒水而生上热，是以身首发热而面目皆赤也。寒水绝其上源，故小便不利。背者，胸之府，肺位于胸，壬水生化之源也。肺气清降，氤氲和洽，蒸为雨露，自太阳之经注于膀胱，则胸膈清空而不滞，太阳不降，肺脏壅郁，故浊气上冲于胸膈也。太阳之经，兼统营卫，风寒伤人，营卫攸分，其发热汗出，不恶寒者，名曰柔痉，风伤卫也，其发热无汗，反恶寒者，名曰刚痉，寒伤营也。

病得于亡汗失血之后，固属风燥，而汗血外亡，温气脱泄，实是阳虚。滋润清凉之药，未可肆用也。

### 栝楼桂枝汤

栝楼根四钱 桂枝三钱 芍药三钱 甘草二钱 生姜三钱 大枣四枚

煎大半杯，热服，覆衣，饮热稀粥，取微汗。

治风伤卫气，发热汗出者。

### 葛根汤

葛根四钱 麻黄三钱，先煎，去沫 桂枝二钱 芍药二钱 甘草二钱 生姜三钱 大枣四枚

煎大半杯，热服，覆衣，取微汗。

治寒伤营血，发热无汗者。

痉病是太阳证，亦有在阳明经者。若胸满口噤，卧不着席，脚挛齿龄者，胃土燥热，筋脉枯焦之故。宜重用清凉滋润之味，不可拘太阳经法。甚者，宜大承气汤，泻其胃热乃愈。

**痉病栝楼桂枝汤二方按语：**

按此二方无偏处。但云丙火下降一层，其中实系相火作用，非丙火下降。丙火之经，以升为顺故也，三焦相火与小肠丙火，同主水道，故亦曰丙火化壬水也。

## 湿病根原

湿病者，太阴湿旺而感风寒也。太阴以湿土主令，肺以辛金而化湿，阳明以燥金主令，胃以戊土而化燥，燥湿相敌，是以不病。人之衰也，湿气渐长而燥气渐消。及其病也，湿盛者不止十九，燥盛者未能十一。阴易盛而阳易衰，阳盛则壮，阴盛则病，理固然也。

膀胱者，津液之腑，气化则能出，肺气化水，渗于膀胱，故小便清长。土湿则肺气埋郁，不能化水，膀胱闭癃，湿气浸淫，因而弥漫于周身。湿为阴邪，其性亲下，虽周遍一身，无处不到，究竟膝踝关节之地，承受为多。一遇风寒感冒，闭其皮毛，通身经络之气，壅滞不行，则疼痛热烦而皮肤熏黄。湿凌上焦，则痛在头目；湿淫下部，则痛在膝踝，湿侵肝肾，则痛在腰腹。湿遍一身，上下表里，无地不疼，而关窍骨节，更为剧焉。

其火盛者，郁蒸而为湿热；其水盛者，淫泆而为湿寒，而总之悉本于阳虚。法当内通其膀胱，外开其汗孔，使之表里双泻也。

### 茵陈五苓散

白术 桂枝 茯苓 猪苓 泽泻

等份，为散，每用五钱，调茵陈蒿末一两，和匀，空腹米饮调服一汤匙，日三服。多饮热汤，取汗。

湿家日晡烦疼，以土旺午后申前，时临未支，湿邪旺盛也。若发热恶寒，是表邪闭固，加紫苏、青萍，以发其汗。

### ❁ 元滑苓甘散

元明粉　滑石　茯苓　甘草

等份，为末，大麦粥汁和服一汤匙，日三服。

湿从大小便去，尿黄粪黑，是其候也。

湿旺脾郁，肺壅而生上热，小便黄涩，法宜清金利水，以泻湿热。若湿邪在腹，肺气壅滞，以致头痛鼻塞，声音重浊，神气郁烦，当于发汗利水之中，加橘皮、杏仁，以泻肺气。

### ❁ 苓甘栀子茵陈汤

茵陈蒿三钱　栀子二钱　甘草二钱，生茯苓三钱

煎大半杯，热服。

治小便黄涩，少腹满胀者。服此小便当利，尿如皂角汁状，其色正赤。一宿腹减，湿从小便去矣。

湿家腹满尿涩，是木郁而生下热，法当利水泻湿，而加栀子，以清膀胱。若湿热在脾，当加大黄、芒硝。如湿热但在肝家，而脾肾寒湿，当加干姜、附子。若膀胱无热，但用猪苓汤，利其小便可也。

**湿病茵陈五苓散三方按语：**

按此三方无偏处。但云阴易盛则未必，湿易长则诚然。

## 黄疸根原

黄疸者，土湿而感风邪也。太阴湿土主令，以阳明戊土之燥，亦化而为太阴之湿。设使皮毛通畅，湿气淫蒸，犹得外泄。一感风邪，卫气闭阖，湿淫不得外达，脾土埋郁，遏其肝木。肝脾双陷，水谷不消，谷气瘀浊，化而为热。瘀热前行，下流膀胱，小便闭涩，水道不利。膀胱瘀热，下无泄路，熏蒸淫泆，传于周身，于是黄疸成焉。

其病起于湿土，而成于风木，以黄为土色，而色司于木，木邪传于湿土，则见黄色也。或伤于饮食，或伤于酒色，病因不同，总由于阳衰而土湿。湿在上者，阳郁而为湿热，湿在下者，阴郁而为湿寒。乙木下陷而阳遏阴分，亦化为湿热；甲木上逆而阴旺阳分，亦化为湿寒。视其本气之衰旺，无一定也。

其游溢于经络，则散之于汗孔。其停瘀于膀胱，则泄之于水道。近在胸膈，则涌吐其腐败；远在肠胃，则推荡其陈宿。酌其温凉寒热，四路涤清，则证有变状而邪无遁所，凡诸疸病，莫不应手消除也。

### 谷疸

谷入于胃，脾阳消磨，蒸其精液，化为肺气。肺气宣扬，外发皮毛而为汗，内渗膀胱而为溺。汗溺输泄，土不伤湿，而木气发达，则疸病不作。阳衰土湿，水谷消迟，谷精埋郁，不能化气，陈腐壅遏，阻滞脾土，木气遏陷，土木郁蒸，则病黄疸。

中气不运，升降失职，脾陷则大便滑溏，胃逆则上脘痞闷。浊气熏腾，恶心欲吐，恶闻谷气。食则中气愈郁，头眩心

烦。此当扩清其菀陈，除旧而布新也。

## 酒疸

酒醴之性，湿热之媒，其濡润之质，入于脏腑，则生下湿；辛烈之气，腾于经络，则生上热。汗溺流通，湿气下泄而热气上达，可以不病。汗溺闭塞，湿热遏瘀，乃成疸病。

其性嗜热饮者，则濡润之下伤差少，而辛烈之上伤颇重；其性嗜冷饮者，则辛烈之上伤有限，而湿寒之下伤为多。至于醉后发渴，凉饮茶汤，寒湿伤脾者，不可胜数，未可以湿热概论也。

## 色疸

肾主蛰藏，相火之下秘而不泄者，肾藏之也。精去则火泄而水寒，寒水泛滥，浸淫脾土，脾阳颓败，则湿动而寒生。故好色之家，久而火泄水寒，土湿阳亏，多病虚劳，必然之理也。水土寒湿，不能生长木气，乙木遏陷，则生下热。土木合邪，传于膀胱，此疸病所由生也。

其湿热在于肝胆，湿寒在于脾肾。人知其阴精之失亡，而不知其相火之败泄，重以滋阴助湿之品，败其脾肾微阳，是以十病九死，不可活也。

### ❀ 甘草茵陈汤

茵陈三钱　栀子三钱　大黄三钱　甘草三钱，生

煎大半杯，热服。

治谷疸，腹满尿涩者。

服后小便当利，尿如皂角汁状，其色正赤。一宿腹减，黄从小便去也。

### ❀ 茵陈五苓散

白术　桂枝　猪苓　茯苓　泽泻

等份，为散，每用五钱，调茵陈蒿末一两，空腹米饮和服一汤匙，日三服。多饮热汤，取汗。

治日暮寒热者。

### ❀ 硝黄栀子汤

大黄四钱　芒硝三钱　栀子三钱

煎大半杯，热服。

治汗出腹满者。

### ❀ 栀子大黄汤

栀子三钱　香豉三钱　大黄三钱　枳实三钱

煎一杯，热分三服。

治酒疸，心中懊憹热疼，恶心欲吐者。

### ❀ 元滑苓甘散

元明粉　滑石　甘草　茯苓

等份，为末，大麦粥汁和服一汤匙，日三服。

治色疸，额黑身黄者。

服后病从大小便去，尿黄粪黑，是其候也。

色疸，日晡发热恶寒，膀胱急，小便利，大便黑溏，五心热，腹胀满，身黄，额黑，此水土瘀浊之证，宜泻水去湿，通其二便。仲景用硝矾散，硝石清热，矾石去湿。此变而为滑石、元明粉，亦即硝矾之意。用者酌量而通融之，不可拘泥。

黄疸之家，脾肾湿寒，无内热者，当用姜、附、茵陈，不可误服硝黄也。

**黄疸甘草茵陈汤五方按语：**

按黄疸根原，脾肾湿寒，木郁为热，热蕴湿中，无路排泄，则成疸病。是热系病标，寒系病本。甘草、茵陈诸方标病正盛之治法也，所以总结数语，谓无内热者，当用姜、附，不可误服硝、黄也，但标病正盛之时，误服姜、附，热加而阴灼，湿益无路排泄，则肿胀立至，害亦大也，医家最难措手，惟有黄病为脉法不能明辨，别难矣。

# 暍病根原

暍病者，暑热而感风寒也。热则伤气，寒则伤形。《素问·通评虚实论》：气盛身寒，得之伤寒，气虚身热，得之伤暑。以寒性敛闭，暑性疏泄，寒闭其形而皮毛不开，是以气盛而身寒；暑泄其气而腠理不阖，是以气虚而身热。暍病则伤于暑，而又伤于寒者也。

盛暑汗流，元气蒸泄，披清风而浴寒水，玄府骤闭，《素问》：玄府者，汗孔也。里热不宣，故发热恶寒，口渴齿燥，身重而疼痛，脉细而芤迟也。盖气不郁则不病，虽毒热挥汗，表里燔蒸，筋力懈惰，精神委顿，而新秋变序，暑退凉生，肺府清爽，精力如初，不遇风寒，未尝为病。及热伤于内，寒伤于外，壮火食气，而腠理忽敛，气耗而热郁，于是病作也。

汗之愈泄其气，则恶寒益甚。温之愈助其火，则发热倍增。下之愈亡其阳，则湿动木郁，而淋涩弥加。法当补耗散之元气，而不至于助火，清烦郁之暑热，而不

至于伐阳。清金而泻热，益气而生津，无如仲景人参白虎之为善也。

## ❀ 人参白虎汤

石膏三钱　　知母三钱　　甘草二钱　　粳米半杯　　人参三钱

米熟汤成，取大半杯，热服。

**暍病人参白虎汤按语：**

按此方无偏处。此病内热外寒，外寒为卫郁，何以不泄卫？缘里热郁盛，荣不交卫，故见荣郁，但乎里热，荣卫自交，外寒自去。况暑病脉虚，虽见恶寒，并无太阳表病，故无须泄卫。伤寒之必须麻黄以泄卫者，天地之气正当严寒闭塞之时，人身卫气郁阻，非泄卫气不能调和荣卫，与暑病脉虚里热，格住卫气不同，乌梅四枚，炙甘草一钱，热服亦愈，不必定用人参白虎。乌梅生津以平里热，炙甘草补中气，缘暑病亦人身疏泄之气偏胜之病，乌梅平疏泄也。

# 霍乱根原

霍乱者，饮食寒冷而感风寒也。夏秋饮冷食寒，水谷不消，其在上脘则为吐，其在下脘则为泄。或吐或泄，不并作也。一感风寒，皮毛闭塞，而宿物陈菀壅遏，中气盛满莫容，于是吐泄并作。

其吐者，胃气之上逆，其泄者，脾气之下陷。胃土之逆者，胆木之上逼也，脾土之陷者，肝木之下侵也。盖中气郁塞，脾胃不转，不能升降木气，木气郁迫，而克中宫，刑以胆木则胃逆，贼以肝木则脾陷也。肝胆主筋，水土寒湿，木气不荣，是以筋转。

吐泄无余，寒瘀尽去，土气渐回，阳和徐布，中气发扬，表邪自解。若其不解，外有寒热表证，宜以麻、桂发之，而温以理中、四逆之辈。表寒既退，而脏腑松缓，痛泄自止。若其不能吐泄，腹痛欲死，可用大黄附子，温药下之，陈宿推荡，立刻轻安。病在火令，全属寒因，是以仲景立法，率主理中、四逆。变通理中、四逆之意，则病有尽而法无穷矣。倘泥时令而用清凉，是粗工之下者也。

### ❀ 桂苓理中汤

人参一钱　茯苓二钱　甘草二钱　干姜三钱　桂枝三钱　白术三钱　砂仁二钱　生姜三钱

煎大半杯，温服。

吐不止，加半夏。泄不止，加肉蔻。外有寒热表证，加麻黄。转筋痛剧，加附子、泽泻。

### 霍乱桂苓理中汤按语：

按霍乱之见于盛夏者，夏月阳气在上，上热下寒，人气应之，下寒则中虚土弱，是以脾陷胃逆而病霍乱。仲景理中之法，不知人身气化与天时同气之理者不解也。黄氏此方自无偏处。惟胃逆而脾不陷者，相火逆升，胆、胃二经，热结不降，仲景亦用大黄黄连黄芩泻心汤，轻泻胆、胃热逆，以复中气旋转之旧。但须确系胆、胃经结热逆，乃可用之，且轻用勿犯胃气为是。此症渴热干呕而不利，若兼利虽泻亦主理中丸。此证甚少，理中汤为证甚多，不过不可不知理中之外，尚有泻心之理法耳。然说到根原二字上来，仍主理中汤丸，如中气不虚，何至胃逆也？其不能吐泄，腹痛欲死，

用大黄、附子温下之法，尤见理中之妙。

# 疟疾根原

疟疾者，阴邪闭束，郁其少阳之卫气也。人之六经，三阴在里，三阳在表，寒邪伤人，同气相感，内舍三阴。少阳之经，在二阳之内，三阴之外，内与邪遇，则相争而病作。

其初与邪遇，卫气郁阻，不得下行，渐积渐盛。内与阴争，阴邪被逼，外乘阳位，裹束卫气。闭藏而生外寒，卫为阴束，竭力外发，重围莫透，鼓荡不已，则生战栗。少阳甲木，从相火化气，及其相火郁隆，内热大作，阴退寒消，则卫气外发而病解焉。

卫气昼行六经二十五周，夜行五脏二十五周，寒邪浅在六经，则昼与卫遇而日发；深在五脏，则夜与卫遇而暮发。卫气离，则病休，卫气集，则病作。缘邪束于外，则恶寒，阳郁于内，则发热。阳旺而发之速，则寒少而热多；阳虚而发之迟，则寒多而热少。阳气日盛，则其作日早。阳气日衰，则其作日晏。阳气退败，不能日与邪争，则间日乃作。

此以暑蒸汗泄，浴于寒水，寒入汗孔，舍于肠胃之外，经脏之间。秋伤于风，闭其腠理，卫气郁遏，外无泄路，内陷重阴之中，鼓动外发，则成疟病也。

### 温疟

先伤于寒而后中于风，先寒后热，是谓寒疟；先中于风而后伤于寒，先热后寒，是谓温疟。以冬中风邪，泄其卫气，卫愈

泄而愈闭，郁为内热，又伤于寒，束其皮毛，热无出路，内藏骨髓之中。春阳发动，内热外出，而表寒闭束，欲出不能。遇盛暑毒热，或用力烦劳，气蒸汗流，热邪与汗皆出，表里如焚，及其盛极而衰，复反故位，阴气续复，是以寒生也。

### 瘅疟

其但热而不寒者，是谓瘅疟。瘅疟即温疟之重者。以其阳盛阴虚，肺火素旺，一当汗出而感风寒，卫郁热发，伤其肺气，手足如烙，烦冤欲呕。阳亢阴枯，是以但热无寒。其热内藏于心，外舍分肉之间，令人神气伤损，肌肉消铄，疟之最剧者也。

### 牝疟

其寒多而热少者，是谓牝疟。以其阴盛阳虚，卫郁不能透发，故寒多热少。盖疟病之寒，因阴邪之束闭，疟病之热，缘卫阳之郁发。其相火虚亏，郁而不发，则纯寒而无热；相火隆盛，一郁即发，则纯热而无寒。其热多者，由相火之偏胜，其寒多者，因相火之偏虚也。疟在少阳，其脉自弦，弦数者火盛则多热，弦迟者水盛则多寒，理自然耳。

#### ❧ 柴胡栝楼干姜汤

柴胡三钱　黄芩三钱　甘草二钱　人参一钱　生姜三钱　大枣三枚　干姜三钱　栝楼三钱

煎大半杯，热服，覆衣。

呕加半夏。治寒疟，先寒后热者。

#### ❧ 柴胡桂枝干姜汤

柴胡三钱　甘草二钱　人参一钱　茯苓三钱　桂枝三钱　干姜三钱

煎大半杯，热服，覆衣。

治牝疟，寒多热少，或但寒不热者。

#### ❧ 白虎桂枝柴胡汤

石膏三钱　知母三钱　甘草二钱　粳米半杯　桂枝三钱　柴胡三钱

煎大半杯，热服，覆衣。

治温疟，先热后寒，热多寒少，或但热不寒者。

#### ❧ 减味鳖甲煎丸

鳖甲二两四钱　柴胡一两二钱　黄芩六钱　人参二钱　半夏二钱　甘草二钱　桂枝六钱　芍药一两　丹皮一两　桃仁四钱　阿胶六钱　大黄六钱　干姜六钱　葶苈二钱

为末，用清酒一坛，入灶下灰一升，煮鳖甲，消化，绞汁，去渣，入诸药，煎浓，留药末，调和为丸，如梧子大，空腹服七丸，日三服。

治久疟不愈，结为癥瘕，名曰疟母。

**痎疟柴胡栝楼干姜汤四方按语：**

按此四方无偏处。今人治疟之方，必用槟郎等消滞之药，解养中之品，愈治而愈病，益去理太远也。

## 伤风根原

伤风者，中虚而外感也。阳衰土湿，中脘不运，胃土常逆，肺金失降，胸中宗气不得四达。时时郁勃于皮毛之间。遇饮食未消，中气胀满，阻格金火沉降之路。肺金郁发，蒸泄皮毛，宗气外达，是以不病。一被风寒，闭其皮毛，肺气壅遏，不能外发，故逆循鼻窍，嚏喷而出，湿气淫蒸，清涕流溢。譬之水汽蒸腾，滴而为露也。水生于金，肺气上逆，无以化水，故小便不利。

《素问·风论》：劳风法在肺下，巨阳引精者三日，中年者五日，不精者七日，咳出青黄涕，其状如脓，大如弹丸，从口中若鼻中出，不出则伤肺，伤肺则死矣。盖膀胱之水，全是肺气所化，水利则膀胱之郁浊下泄，肺家之壅滞全消。湿去而变燥，故痰涕胶黏，色化青黄，出于口鼻，肺脏不伤也。少年阳衰未极，肺不终郁，则气降而化水，故引精于三日。中年者五日。末年阳衰，不能引精者七日。若其终不能引，久而郁热蒸腐，则肺伤而死矣。

太阳引精，赖乎阳明之降。中气运转，阳明右降，则肺金下达，而化水尿，积郁始通。阳明不降，肺无下行之路，太阳无引精之权也。法宜泻肺而开皮毛，理中而泻湿郁。湿消而郁散，气通而水调，无余事已。

### ❀ 紫苏姜苓汤

苏叶三钱　生姜三钱　甘草二钱　茯苓三钱　半夏三钱　橘皮二钱　干姜三钱　砂仁二钱

煎大半杯，热服，覆衣。

**伤风紫苏姜苓汤按语：**

按伤风之病，如鼻流黄涕，其状如脓。且须小便短赤，方可用半夏、干姜。因病原属于中气虚寒而土湿也。如小便清长，鼻流清涕，滴流不止，此便是卫分收敛之气受伤，肺胃燥逆，津液不能下降，

中气虽虚，却非湿寒，必现喷嚏不已，眼泪不收，动则出汗，似乎恶寒，似乎发热，亦能营业而不倒床，人谓之热伤风，多病在天气干燥之时，如服姜、苓、半夏病必登时加重，以其药燥伤液也，曾有效验之方如下，如初觉伤风只服白糖、苏叶、乌梅即行。

苏叶三钱　橘皮三钱　栝楼二钱　黄芩三钱　白术三钱　炙甘草五钱　白糖一两　大枣一枚　乌梅二枚

此方用苏叶、橘皮以降逆，栝楼、黄芩润燥清热，白术保精，炙甘草、大枣补中养液，白糖调和胃气。此方见效甚速，与黄氏方竟成反对。盖一则伤风中虚而内寒，一则伤风中虚而内热也。然伤风之病，内热者多，其内寒者，必伤风日久不愈，相火泄久不降，乃生内寒，其初病伤风，无内寒证也。此病能照常荣业者，经络不病也。喷嚏不止者，卫气开而仍闭，闭而仍开也。卫气病则荣卫不和，故恶寒而发热也，卫气不降，故鼻流清涕，收敛之气不足，必疏泄之气太过，故汗出而小便长也，眼泪不收者，木气疏泄之气盛也，故用降逆、清热、保精、平疏泄、调中气之药而见效也。

# 齁喘根原

齁喘者，即伤风之重者也。其阳衰土湿，中气不运，较之伤风之家倍甚。脾土常陷，胃土常逆，水谷消迟，浊阴莫降。一遇清风感袭，闭其皮毛，中脘郁满，胃气愈逆，肺脏壅塞，表里不得通达，宗气逆冲，出于喉咙。而气阻喉闭，不得透

泄，于是壅闷喘急，不可名状。此齁喘之由来也。

轻则但作于秋冬，是缘风邪之外束，重则兼发于夏暑，乃由湿淫之内动。湿居寒热之中，水火逼蒸，则生湿气。湿气在上，则随火而化热；湿气在下，则随水而化寒。火盛则上之湿热为多，水盛则下之湿寒斯甚。此因水火之衰旺不同，故其上下之寒热亦殊。而齁喘之家，则上焦之湿热不敌下焦之湿寒，以其阳衰而阴旺，火败而水胜也。

此当温中燥土，助其推迁。降戊土于坎中，使浊阴下泄于水道；升己土于离位，使清阳上达于汗孔。中气一转而清浊易位，汗溺一行而郁闷全消，则肺气清降，喘阻不作。若服清润之剂，中脘愈败，肺气更逆，是庸工之下者也。

### ❁ 紫苏姜苓汤

苏叶三钱　杏仁三钱　橘皮三钱　半夏三钱　茯苓三钱　干姜三钱　甘草二钱　砂仁二钱　生姜三钱

煎大半杯，热服，覆衣。

若皮毛闭束，表邪不解，则加麻黄。若言语谵妄，内热不清，则加石膏。

**齁喘紫苏姜苓汤按语：**

按此病此方，与伤风参酌，视其有热无热，酌用之为妥。

# 七窍解

## 耳目根原

耳目者，清阳之门户也。阴位于下，左升而化清阳，阳位于上，右降而化浊阴。浊阴降泄，则开窍于下，清阳升露，则开窍于上。莫浊于渣滓，故阴窍于二便而传粪溺；莫清于神气，故阳窍于五官而司见闻。清阳上达，则七窍空明，浊阴上逆，则五官晦塞。晦则不睹，塞则不闻，明则善视，空则善听。

木主五色，以血藏于肝，血华则为色也。血，阴也，而阳魂生焉，故血之内华者则为色，而魂之外光者则为视。金主五声，以气藏于肺，气发则为声也。气，阳也，而阴魄生焉，故气之外发者则为声，而魄之内涵者则为闻。

木火升清，清升则阳光外发而为两目；金水降浊，浊降则阳体内存而为双耳。盖神明而精暗，气虚而血实，外明乃见，内虚乃闻。木火阴体而阳用，魂中有魄，外明内暗，故能见不能闻；金水阳体而阴用，魄中有魂，内虚外实，故能闻不能见。目以用神，耳以体灵，用神则明，体灵则聪。木火之用，金水之体，皆阳也，体善存而用善发，是以聪明而神灵。

耳聋者善视，阳体已败，故神于用；目瞽者善听，阳用既废，故灵于体，所谓绝利一源，用师十倍也。清阳一败，体用皆亡，浊阴逆上，孔窍障塞，则熟视不睹泰山，静听不闻雷霆，耳目之官废矣。

# 目病根原

目病者，清阳之上衰也。金水为阴，阴降则精盈，木火为阳，阳升则神化，精浊故下暗，神清故上光。而清阳之上发，必由于脉，脉主于心而上络于目，心目者，皆宗脉之所聚也。《内经》：心者，宗脉之所聚也。又曰：目者，宗脉之所聚也。宗脉之阳，上达九天，阳气清明，则虚灵而神发，所谓心藏脉而脉舍神也。《灵枢经》语。神气发现，开双窍而为精明，《素问》：夫精明者，所以别白黑，视长短。目者，神气之所游行而出入也。窍开而光露，是以无微而不烛。一有微阴不降，则云雾暧空，神气障蔽，阳陷而光损矣。

清升浊降，全赖于土。水木随己土左升，则阴化而为清阳；火金随戊土右降，则阳化而为浊阴。阴暗而阳明，夜晦而昼光，自然之理也。后世庸工，无知妄作，补阴泻阳，避明趋暗，其轻者遂为盲瞽之子，其重者竟成夭枉之民。愚谬之恶，决海难流也！

慨自师旷哲人，不能回既霍之目，子夏贤者，不能复已丧之明，况委之愚妄粗工之手，虽有如炬之光，如星之曜，安得不殒灭而亡失乎！然千古之人，未有如师旷、子夏之明者，所谓盲于目而不盲于心也。古之明者，察于未象，视于无形。夫未象可察，则象为糟粕，无形可视，则形为赘疣。官骸者，必敝之物，神明者，不朽之灵，达人不用其官用其神，官虽止而神自行，神宇泰而天光发，不饮上池而见垣人，不燃灵犀而察渊鱼，叶蔽两目而无远弗照，云碍双睛而无幽不烛。如是则听不用耳，视不用目，可以耳视，可以目听。此之谓千古之明者，何事乞照于庸工，希光于下士也！

## 疼痛

眼病疼痛，悉由浊气逆冲。目居清阳之位，神气冲和，光彩发露，未有一线浊阴。若使浊阴冲逆，遏逼清气，清气升发，而浊气遏之，二气壅迫，两相击撞，是以作疼。而浊气之上逆，全缘辛金之不敛。金收而水藏之，则浊阴归于九地之下，金不能敛，斯水不能藏，故浊阴逆填于清位。金水逆升，浊阴填塞，则甲木不得下行，而冲击于头目。头目之痛者，甲木之邪也。甲木化气于相火，随辛金右转而温水脏，甲木不降，相火上炎，而刑肺金，肺金被烁，故白珠红肿而热滞也。

手足少阳之脉，同起于目锐眦，而手之三阳，阳之清者，足之三阳，阳之浊者，清则上升，浊则下降。手之三阳，自手走头，其气皆升；足之三阳，自头走足，其气皆降。手三阳病则下陷，足三阳病则上逆。凡下热之证，因手少阳三焦之陷；上热之证，因足少阳胆经之逆。故眼病之热赤，独责甲木不责于三焦也。其疼痛而赤热者，甲木逆而相火旺；其疼痛而不赤热者，甲木逆而相火虚也。

赤痛之久，浊阴蒙蔽，清阳不能透露，则云翳生而光华碍。云翳者，浊气之所郁结也。阳气未陷，续自升发，则翳退而明复，阳气一陷，翳障坚老而精明丧矣。其疼痛者，浊气之冲突。其盲瞽者，清阳陷败而木火不升也。

木火之升，机在己土，金火之降，机在戊土。己土左旋，则和煦而化阳神，戊土右转，则凝肃而产阴精。阴精之魄，藏于肺金，精魄重浊，是以沉降；阳神之魂，藏于肝木，神魂轻清，是以浮升。本乎天者亲上，本乎地者亲下，自然之性也。

脾升胃降，则在中气。中气者，脾胃旋转之枢轴，水火升降之关键。偏湿则脾病，偏燥则胃病，偏热则火病，偏寒则水病。济其燥湿寒热之偏，而归于平，则中气治矣。

### ❀ 柴胡芍药丹皮汤

黄芩三钱，酒炒　柴胡三钱　白芍药三钱　甘草二钱　丹皮三钱

煎半杯，热服。

治左目赤痛者。

### ❀ 百合五味汤

百合三钱　五味一钱，研　半夏三钱　甘草二钱　丹皮三钱　芍药三钱

煎半杯，热服。

治右目赤痛者。热甚加石膏、知母。

### ❀ 百合五味姜附汤

百合三钱　五味一钱　芍药三钱　甘草二钱　茯苓三钱　半夏三钱　干姜三钱　附子三钱

煎大半杯，温服。

治水土寒湿而上热赤痛者。或不赤不热，而作疼痛，是无上热，去百合、芍药，加桂枝。

### ❀ 茯泽石膏汤

茯苓三钱　泽泻三钱　栀子三钱　甘草二钱　半夏三钱　石膏三钱

煎大半杯，热服。

治湿热熏蒸，目珠黄赤者。

### ❀ 桂枝丹皮首乌汤

桂枝三钱　丹皮三钱　首乌三钱　甘草二钱　茯苓三钱　半夏三钱　干姜三钱　龙眼十个，肉

煎大半杯，热服。治昏花不明，而无赤痛者。

### ❀ 桂枝菖蒲汤

柴胡三钱　桂枝三钱　丹皮三钱　生姜三钱　甘草二钱　菖蒲二钱

煎半杯，热服。

治瞳子缩小者。

### ❀ 乌梅山萸汤

五味一钱　乌梅三钱，肉　山萸三钱，肉　甘草二钱　首乌三钱　芍药三钱　龙骨二钱　牡蛎三钱

煎半杯，温服。

治瞳子散大者。

### ❀ 姜桂参苓首乌汤

人参三钱　桂枝三钱　甘草二钱　茯苓三钱　首乌三钱　干姜三钱

煎半杯，温服。

治目珠塌陷者。

### ❀ 芍药枣仁柴胡汤

芍药三钱　甘草三钱　首乌三钱　枣仁

三钱，生，研　柴胡三钱　丹皮三钱

煎半杯，热服。

治目珠突出者。

医书自唐以后无通者，而尤不通者，则为眼科。庸妄之徒，造孽误人，毒流千古，甚可痛恨！谨为洗发原委，略立数法，以概大意，酌其脏腑燥湿寒热而用之，乃可奏效。若内伤不精，但以眼科名家，此千古必无之事也。

**目病柴胡芍药丹皮汤九方按语：**

按此九方无偏处，眼科诸书，名目繁多，方药杂乱，不知根原之故也。

## 耳病根原

耳病者，浊阴之上填也。阳性虚而阴性实，浊阴下降，耳窍乃虚，虚则清彻而灵通，以其冲而不盈也。目者，木火之终气，耳者，金水之始基。木火外明，故神清而善发，金水内虚，故气空而善内。凡大块之噫气，生物之息吹，有窍则声入，声入则籁发，非关声音之钜细也。

窾窍空洞，翕聚而鼓荡之，故声入而响达，譬之空谷传声，万壑皆振。声不传于崇山，而独振于空谷者，以其虚也。声之入也以其虚，而响之闻也以其灵。声入于听宫，而响达于灵府，是以无微而不闻也。

浊气一升，孔窍堵塞，则声入而不通矣。人之衰者，脾陷胃逆，清气不升，浊气不降，虚灵障蔽，重听不闻。阴日长而阳日消，窍日闭而聪日损，气化自然之数也。然窍闭于天而灵开于人，达者于是，有却年还聪之术也。

## 疼痛

耳病疼痛，悉由浊气壅塞。耳以冲虚之官，空灵洞彻，万籁毕收，有浊则降，微阴不存。若使浊气升填，结滞壅肿，则生疼痛。久而坚实牢硬，气阻而为热，血郁而化火，肌肉腐溃，则成痈脓。

浊气之上逆，缘于辛金之失敛，甲木之不降。甲木上冲，听宫胀塞，相火郁遏，经气壅迫，是以疼痛而热肿。凡头耳之肿痛，皆甲木之邪也。

手足少阳之脉，俱络于耳，而少阳一病，则三焦之气善陷，胆经之气善逆。耳病之痛肿，尽甲木之为害，于三焦无关也。甲木逆升，相火郁发，则为热肿。木邪冲突，则为疼痛。木气堵塞，则为重听。仲景《伤寒》：少阳中风，两耳无所闻。太阳伤寒，病人叉手自冒心，师因教试令咳，而不咳者，此必两耳无闻也。以重发汗，虚故如此。

耳聋者，手少阳之阳虚，而足少阳之阳败，耳痈者，手少阳之火陷，而足少阳之火逆也。欲升三焦，必升己土，欲降甲木，必降戊土，中气不运，不能使浊降而清升也。

### 柴胡芍药茯苓汤

芍药三钱　柴胡二钱　茯苓三钱　半夏三钱　甘草二钱　桔梗三钱

煎半杯，热服。

治耳内热肿疼痛者。热甚加黄芩，脓成加丹皮、桃仁。

### 苓泽芍药汤

茯苓三钱　泽泻三钱　半夏三钱　杏仁

三钱　柴胡三钱　芍药三钱

煎半杯，热服。

治耳流黄水者。

### ❀参茯五味芍药汤

茯苓三钱　半夏三钱　甘草二钱　人参三钱　橘皮三钱　五味一钱　芍药三钱

煎半杯，温服。

治耳渐重听者。

**耳病柴胡芍药茯苓汤三方按语：**

按此三方无偏处，惟论中谓聋者手少阳之阳虚，而足少阳之阳败一节，不甚显明。盖足少阳之阳足，则降气旺而上焦清，手少阳之阳足，则土气有根。中气旋转，肺、胆、胃三经之气，俱能下降，故耳窍自无填塞也。

# 鼻口根原

鼻口者，手足太阴之窍也。脾窍于口而司五味，肺窍于鼻而司五臭。人身之气，阳降而化浊阴，阴升而化清阳，清则冲虚，浊则滞塞，冲虚则生其清和，滞塞则郁为烦热。上窍冲虚而不滞塞，清和而不烦热者，清气升而浊气降也。浊降而清升，故口知五味而鼻知五臭。

而口鼻之司臭味，非第脾肺之能也，其权实由于心。以心窍于舌，心主臭而口主味，鼻之知五臭者，心也。口之知五味者，舌也。心为君火，胆与三焦为相火，三焦升则为清阳，胆木降则为浊阴。三焦陷而胆木逆，清气降而浊气升，则鼻口滞塞而生烦热，臭味不知矣。

而清气之升，由鼻而上达，浊气之降，自口而下行。盖鼻窍于喉，口通于咽，鼻者清气之所终，口者浊气之所始也。喉通于脏，咽通于腑，喉者地气之既升，咽者天气之初降也。浊气不降而清气下陷，则病见于口；清气不升而浊气上逆，则病见于鼻。故鼻病者，升其清而并降其浊；口病者，降其浊而兼升其清。

升清之权，在于太阴，太阴陷则乙木不能升其清；降浊之机，在于阳明，阳明逆则辛金不能降其浊。得升降之宜，则口鼻之窍和畅而清通矣。

## 鼻病根原

鼻病者，手太阴之不清也。肺窍于鼻，司卫气而主降敛。宗气在胸，卫阳之本，贯心肺而行呼吸，出入鼻窍者也。肺降则宗气清肃而鼻通，肺逆则宗气壅阻而鼻塞。涕者，肺气之熏蒸也。肺中清气，氤氲如雾，雾气飘洒，化为雨露，而输膀胱，则痰涕不生。肺金不清，雾气瘀浊，不能化水，则凝郁于胸膈而痰生。熏蒸于鼻窍而涕化，痰涕之作，皆由于辛金之不降也。

肺金生水而主皮毛，肺气内降，则通达于膀胱，肺气外行，则熏泽于皮毛。外感风寒而皮毛闭秘，脏腑郁遏，内不能降，外不能泄，蓄积莫容，则逆行于鼻窍。鼻窍窄狭，行之不及，故冲激而为嚏喷。肺气熏腾，淫蒸鼻窍，是以清涕流溢，涓涓而下也。

肺气初逆，则涕清。迟而肺气堙郁，清化为浊，则滞塞而胶黏；迟而浊郁陈腐，白化为黄，则臭败而秽恶。久而不愈，色味如脓，谓之鼻痈。皆肺气逆行之所致也。其中气不运，肺金壅满，即不感风寒而浊涕时下，是谓鼻渊。鼻渊者，浊涕下不止也。《素问》语。肺气之郁，总由土湿而胃逆，胃逆则浊气填塞，肺无降路故也。

### ❧ 桔梗元参汤

桔梗三钱　元参三钱　杏仁三钱　橘皮三钱　半夏三钱　茯苓三钱　甘草二钱　生姜三钱

煎半杯，热服。

治肺气郁升，鼻塞涕多者。

### ❧ 五味石膏汤

五味一钱　石膏三钱　杏仁三钱　半夏三钱　元参三钱　茯苓三钱　桔梗三钱　生姜三钱

煎半杯，热服。

治肺热鼻塞，浊涕黏黄者。胃寒，加干姜。

### ❧ 黄芩贝母汤

黄芩三钱　柴胡三钱　芍药三钱　元参三钱　桔梗三钱　杏仁三钱　五味一钱　贝母三钱，去心

煎半杯，热服。

治鼻孔发热生疮者。

### ❧ 苓泽姜苏汤

茯苓三钱　泽泻三钱　生姜三钱　杏仁三钱　甘草二钱　橘皮三钱　紫苏叶三钱

煎半杯，热服。

治鼻塞声重，语言不清者。

**鼻病桔梗元参汤四方按语：**

按此方无偏处。

## 口病根原

口病者，足阳明之不降也。脾主肌肉而窍于口，口唇者，肌肉之本也。《素问》语。脾胃同气，脾主升清而胃主降浊，清升浊降，则唇口不病，病者，太阴己土之陷而阳明戊土之逆也。阳明逆则甲木不降而相火上炎，于是唇口疼痛而热肿，诸病生焉。

脾胃不病，则口中清和而无味。木郁则酸，火郁则苦，金郁则辛，水郁则咸，自郁则甘。口生五味者，五脏之郁，而不得土气，则味不自生，以五味司于脾土也。心主五臭，入肾为腐。心为火而肾为水，土者水火之中气，水泛于土则湿生，火郁于土则热作，湿热熏蒸，则口气腐秽而臭恶。

太阴以湿土主令，阳明从燥金化气，脾病则陷，胃病则逆。口唇之病，燥热者多，湿寒者少，责在阳明，不在太阴。然阳明上逆而生燥热，半因太阴下陷而病湿寒，清润上焦之燥热，而不助下焦之湿寒，则得之矣。

### ❧ 甘草黄芩汤

甘草二钱　黄芩二钱　茯苓三钱　半夏三钱　石膏三钱

煎半杯，热服。

治湿热熏蒸，口气秽恶者。

### ❧ 贝母元参汤

贝母三钱　元参三钱　甘草二钱　黄芩二钱

煎半杯，热嗽，徐咽。

热甚，加黄连、石膏。

治口疮热肿。

### 桂枝姜苓汤

芍药四钱　桂枝二钱　干姜三钱　茯苓三钱　甘草二钱　元参三钱

煎大半杯，温服。

治脾胃湿寒，胆火上炎，而生口疮者。

## 舌 病

心窍于舌，舌者，心之官也。心属火而火性升，其下降者，胃土右转，金敛而水藏之也。胃逆而肺金失敛，则火遂其上炎之性，而病见于舌，疼痛热肿，于是作焉。

火之为性，降则通畅，升则堙郁，郁则苔生。舌苔者，心液之瘀结也。郁于土，则苔黄；郁于金，则苔白，火盛而金燥，则舌苔白涩；火衰而金寒，则舌苔白滑。火衰而土湿，则舌苔黄滑；火盛而土燥，则舌苔黄涩。五行之理，旺则侮其所不胜，衰则见侮于所胜。水者火之敌，水胜而火负，则苔黑而滑；水负而火胜，则苔黑而涩。凡光滑滋润者，皆火衰而寒凝；凡芒刺焦裂者，皆火盛而燥结也。

心主言，而言语之机关，则在于舌。舌之屈伸上下者，筋脉之柔和也。筋司于肝，肝气郁则筋脉短缩，而舌卷不能言。《灵枢·经脉》：足厥阴气绝，则筋绝。筋者，聚于阴器而脉络于舌本，脉弗荣则筋急，筋急则引舌与卵，故唇青舌卷卵缩。足太阴气绝，则脉不荣其唇舌，脉不荣则舌萎人中满。《素问·热论》：少阴脉贯肾，络于肺，系舌本，故口燥舌干而渴。足三阴之脉，皆络于舌，凡舌病之疼痛热肿，

则责君火之升炎。若其滑涩燥湿，挛缩弛长诸变，当于各经求之也。

### 苓连芍药汤

黄芩三钱　黄连一钱　甘草二钱　贝母二钱，去心　丹皮三钱　芍药三钱

煎半杯，热服。

治舌疮疼痛热肿。

### 桂枝地黄汤

桂枝三钱　芍药三钱　生地三钱　阿胶三钱　当归三钱　甘草二钱

煎大半杯，温服。

治肝燥舌卷者。

若中风强舌语拙，或杂证舌萎言迟，皆脾肾湿寒，不宜清凉滋润，勿服此方。

**舌病苓连芍药汤二方按语：**

按此方无偏处，末言脾肾湿寒一节尤为切要。

## 牙 痛

牙痛者，足阳明之病也。手阳明之经，起于手之次指，上颈贯颊而入下齿，足阳明之经，起于鼻之交频，下循鼻外而入上齿。手之三阳，阳之清者，足之三阳，阳之浊者。浊则下降，清则上升，手阳明升，足阳明降，浊气不至于上壅，是以不痛。

手阳明以燥金主令，足阳明以戊土而化气于燥金，戊土之降，以其燥也。太阴盛而阳明虚，则戊土化湿，逆而不降，并阻少阳甲木之经，不得下行。牙床者，胃土所司，胃土不降，浊气壅迫，甲木逆

冲，攻突牙床，是以肿痛。甲木化气于相火，相火失根，逆行而上炎，是以热生。牙虫者，木郁而为蠹也，甲木郁于湿土之中，腐败蠹朽，故虫生而齿坏。

牙齿为骨之余气，足少阴肾水之所生也。水盛于下而根于上，牙者，水之方芽于火位而未盛者也。五行之理，水能胜火而火不胜水，水火一病，则水胜而火负，事之常也。而齿牙之位，以癸水之始基，微阴初凝，根荄未壮，一遭相火逆升，熏蒸炎烈，挟焦石流金之力而胜杯水，势自易易。以少水而烁于壮火，未可以胜负寻常之理相提而并论也。

### ❀ 黄芩石膏汤

黄芩三钱　石膏三钱　甘草二钱，生半夏三钱　升麻二钱　芍药三钱

煎半杯，热服，徐咽。

治牙疼龈肿。

### ❀ 柴胡桃仁汤

柴胡三钱　桃仁三钱　石膏三钱　骨碎补三钱

煎半杯，热服，徐咽。

治虫牙。

**牙痛黄芩石膏汤二方按语：**

按此方无偏处，惟牙痛亦有服六味地黄丸而愈者，亦有服肾气丸而愈者，亦有服鹿茸而愈者，亦有服清表之药而愈者。服六味地黄丸者，土湿、阴虚、风动也。服肾气丸者，土湿、阴虚、风动而水寒也。服鹿茸者，肾中阳弱也。服清表药者，外感风寒，经络郁阻也，病不一端，必形于脉，审脉之症庶不误也，但齿为肾

之余气，其筋脉深细，服药如达不到，可针合谷穴，立即见效。

## 咽　喉

咽喉者，阴阳升降之路也。《灵枢·经脉》：胃足阳明之脉，循喉咙而入缺盆。脾足太阴之脉，挟咽而连舌本。心手少阴之脉，挟咽而系目系。小肠手太阳之脉，循咽而下胸膈。肾足少阴之脉，循喉咙而挟舌本。肝足厥阴之脉，循喉咙而入颃颡。五脏六腑之经，不尽循于咽喉，而咽为六腑之通衢，喉为五脏之总门，脉有歧出，而呼吸升降之气，则别无他经也。

六腑阳也，而阳中有阴则气降，故浊阴由咽而下达；五脏阴也，而阴中有阳则气升，故清阳自喉而上腾。盖六腑者，传化物而不藏，不藏则下行，是天气之降也；五脏者，藏精气而不泄，不泄则上行，是地气之升也。地气不升则喉病，喉病者，气塞而食通；天气不降则咽病，咽病者，气通而食塞。先食阻而后气梗者，是脏完而腑伤之也；先气梗而后食阻者，是腑完而脏伤之也。

而总之，咽通六腑而胃为之主，喉通五脏而肺为之宗。阳衰土湿，肺胃不降，浊气堙郁，则病痹塞，相火升炎，则病肿痛。下窍为阴，上窍为阳，阴之气浊，阳之气清。清气凉而浊气热，故清气下陷，则凉泄于魄门，浊气上逆，则热结于喉咙也。

### ❀ 甘草桔梗射干汤

甘草二钱，生　桔梗三钱　半夏三钱

射干三钱

　　煎半杯，热嗽，徐服。

　　治咽喉肿痛生疮者。

### ❀ 贝母升麻鳖甲汤

　　贝母三钱　升麻二钱　丹皮三钱　元参三钱　鳖甲三钱

　　煎半杯，热嗽，徐服。

　　治喉疮脓成者。

### 咽喉甘草桔梗射干汤二方按语：

　　按咽喉之病。有单服炙甘草而愈者，有单服生甘草而愈者，有服大黄、芒硝少许研末嚼咽而愈者，有单服阿胶而愈者。

　　服炙甘草者，中虚而升降不灵，经脉壅阻也。服生甘草者，经脉热也。服硝、黄者，升气太过，经热上冲也。服阿胶者，阴液不足，经脉枯燥也。咽喉之病，常有致死者，非此病易于死人。医药伤败中气，相火上炎，误为实火，不知养中气以降之，只徒用寒药之故也。

　　后世喉病诸书，不知升降之理，只凭疑似之见，议论百出，繁难无绪，殊可悯也。凡咽喉之病，纵然成脓，亦不要紧，但服炙甘草一钱，生甘草一钱养住中气，并清经热，脓溃自然肌生，便无馀事。若作脓痛急之时，误为火毒，肆用凉药，祸事起矣。

　　大凡咽喉之病，至于人死者，皆中虚上热下寒之证，若是真真热证，虽肉烂筋缩不至于死。黄氏二方清热而不伤中，不过于咽喉应有之病，应有之药尚未全耳。

　　凡咽喉之病而见发热恶寒或体痛者，须看脉象，有无外感，如脉无束迫不舒外感之象，切不可用治外感之药，仍照上列各方，审病用之。缘咽喉为阴阳升降综会之地，病则阴阳不和，荣卫郁阻，故证似外感，而脉无束迫不舒之象，此不可含混从事，慌张处方也。

　　凡咽喉之病，服药而病反重者，皆虚实未能分清之故，欲分虚实，可用炙甘草二钱，浓煎热服，如系虚证，服后立觉减轻。如系实证，服后渐渐加重，虽服炙甘草加重，却不妨事，微用清凉即可解除。实证皆真热，虚证皆假热。此病至于人死，皆假热误服寒药，败了中气，真热证，虽肉烂筋缩不至于死也。

## 声　音

　　声音者，手太阴之所司也。肺藏气，而气之激宕则为声，故肺病则声为之不调，气病则声为之不畅。而气之所以病者，由于己土之湿。手阳明主令于燥金，手太阴化气于湿土，阳明旺则金燥而响振，太阴盛则土湿而声瘖。譬之琴瑟箫鼓，遇晴明而清越，值阴晦而沉浊，燥湿之不同也。燥为阳而湿为阴，阳旺则气聚而不泄，气通而不塞。聚则响而通则鸣，唇缺齿落而言语不清者，气之泄也；涕流鼻渊而声音不亮者，气之塞也。

　　然声出于气而气使于神。《灵枢·忧恚无言》：喉咙者，气之所以上下者也。会厌者，声音之户也。口唇者，声音之扇也。舌者，声音之机也。悬雍者，声音之关也。颃颡者，分气之所泄也。横骨者，神气所使，主发舌者也。盖门户之开阖，机关之启闭，气为之也。而所以司其迟疾，时其高下，开阖适宜，而启闭中节者，神之所使也。是故久嗽而而音哑者，病在声气；中风而不言者，病在神明。声气病则能言而不能响，神明病则能响而不能言。声气出于肺，神明藏于心。四十九难：肺主五声，入心为言。缘声由气动，而言以神发也。

闻之妇人在军，金鼓不振，李少卿军中有女子，击鼓起士而鼓不鸣。然则调声音者，益清阳而驱浊阴，一定之理也。

### 茯苓橘皮杏仁汤

茯苓三钱　半夏三钱　杏仁三钱　百合三钱　橘皮三钱　生姜三钱

煎半杯，热服。

治湿旺气郁，声音不亮者。

### 百合桔梗鸡子汤

百合三钱　桔梗三钱　五味一钱　鸡子白一枚

煎半杯，去滓，入鸡子清，热服。

治失声喑哑者。

**声音茯苓橘皮杏仁汤二方按语：**

按此二方无偏处，虽有热象，然不湿不哑。曾治一音哑而热之人，用茯苓、生姜，热平音出，盖生姜温降肺气，流通湿气，湿气流通，热下降。曾见失音服诃子而更加唾者，诃子性毒，湿再遇毒，湿愈不能流通故也。

# 须　发

须发者，手足六阳之所荣也。《灵枢·阴阳二十五人》：手三阳之上者，皆行于头。阳明之经，其荣髭也，少阳之经，其荣眉也，太阳之经，其荣须也。足三阳之上者，亦行于头。阳明之经，其荣髯也。少阳之经，其荣须也。太阳之经，其荣眉也。凡此六经，血气盛则美而长，血气衰则恶而短。

夫须发者，营血之所滋生，而实卫气之所发育也。血根于上而盛于下，气根于下而盛于上，须发上盛而下衰者，手足六阳之经气盛于上故也。《灵枢·决气》：上焦开发，宣五谷味，熏肤，充身，泽毛，若雾露之溉，是谓气。冬时阳气内潜，而爪发枯脆，夏日阳气外浮，而爪须和泽。缘须发之生，血以濡之，所以滋其根荄，气以煦之，所以荣其枝叶也。

宦者伤其宗筋，血泄而不滋，则气脱而不荣，是以无须，与妇人正同。然则须落发焦者，血衰而实气败，当于营卫二者，双培其本枝则得之矣。

### 桂枝柏叶汤

首乌三钱　桂枝三钱　丹皮三钱　生地三钱　柏叶三钱　生姜三钱　人参三钱　阿胶三钱

煎大半杯，温服。

治须落发焦，枯燥不荣。

黄涩早白，加桑椹、黑豆。阳衰土湿者，加干姜、茯苓。肺气不充，重用黄芪，肺主皮毛故也。

**须发桂枝柏叶汤按语：**

按此方无偏处。

# 疮疡解

## 痈疽根原

痈疽者，寒伤营血之病也。血之为性，温则流行，寒则凝涩。寒伤营血，凝涩不运，卫气郁阻，蓄而为热，热盛则肉腐为脓。脓瘀不泄，烂筋而伤骨，骨髓消烁，经脉败漏，熏于五脏，脏伤则死矣。

痈病浅而疽病深，浅则轻而深则重。痈者，营卫之壅于外也；疽者，气血之阻于内也。营卫之壅遏，有盛有不盛，故肿有大小。穴腧开而风寒入，寒郁为热，随孔窍而外发，故其形圆。疽之外候，皮夭而坚，痈之外候，皮薄而泽，阴阳深浅之分也。

《灵枢·痈疽》：寒邪客于经脉之中则血涩，血涩则不通，不通则卫气归之，不得复反，故壅肿。寒气化为热，热盛则腐肉，肉腐则为脓。痈成为热，而根原于外寒，故痈疽初起，当温经而散寒，行营而宣卫。及其寒化为热，壅肿痛楚，于此营卫遏闭之秋，仍宜清散于经络。至于脓血溃洗，经热外泄，营卫俱败，自非崇补气血，不能复也。如其经络阴凝，肿热外盛，气血虚寒，脓汁清稀，则更当温散而暖补之，不可缓也。若夫疮疖疥癣之类，其受伤原浅，但当发表而泻卫，无事他方也。

### 桂枝丹皮紫苏汤

桂枝三钱　芍药三钱　甘草二钱　丹皮三钱　苏叶三钱　生姜三钱

煎大半杯，热服，覆取微汗。

治痈疽初起。

《金匮》：诸脉浮数，应当发热，而反洒淅恶寒，若有痛处，当发疮痈。痈疽因外感寒邪，伤其营血。营伤而裹束卫气，卫气郁阻，不得外达，故见恶寒。卫郁热发，肉腐脓化，则成痈疽。

初起经络郁遏，必当发表。表解汗出，卫郁透泄，经络通畅，则肿痛消除，不作脓也。若不得汗，宜重用青萍发之。表热太盛，用地黄、天冬，凉泻经络之郁。卫气太虚，用黄芪益其经气。

### 丹皮黄芪汤

桂枝三钱　桃仁三钱　甘草二钱　桔梗三钱　丹皮三钱　生姜三钱　元参三钱　黄芪三钱，生

煎大半杯，热服。

治皮肉壅肿，痈疽已成者。

热盛，重用黄芪、天冬、地黄。

### 排脓汤

甘草二钱，炙　桔梗三钱　生姜三钱　大枣三枚

煎大半杯，温服。

治脓成热剧，皮肉松软者。

### 桂枝人参黄芪汤

人参三钱　黄芪三钱，炙　桂枝三钱　甘草二钱，炙　当归三钱　芍药三钱　茯苓三钱　丹皮三钱

煎大半杯，温服。

治脓泄热退，营卫双虚者。

### 黄芪人参牡蛎汤

黄芪三钱　人参三钱　甘草二钱　五味一钱　生姜三钱　茯苓三钱　牡蛎三钱

煎大半杯，温服。

治脓泄后溃烂，不能收口。洗净败血腐肉，用龙骨、象皮细末少许收之，贴仙灵膏。

### 仙灵膏

地黄八两　当归二两　甘草二两　黄芪二两　丹皮一两　桂枝一两　麻油一斤　黄丹八两

熬膏，入黄蜡、白蜡、乳香、没药各一两，罐收。

脓后溃烂，久不收口，洗净贴。一日一换，计日平复。

### 大黄牡丹汤

大黄三钱　芒硝三钱　冬瓜子二钱　桃仁三钱　丹皮三钱

煎大半杯，热服。

治疽近肠胃，内热郁蒸者。

### 参芪苓桂干姜汤

人参三钱　黄芪三钱　甘草二钱　茯苓三钱　桂枝三钱　干姜三钱　丹皮二钱

煎大半杯，温服。

治阴盛内寒，及脓清热微者。甚加附子。

### 仙掌丹

斑蝥八钱去头翅，糯米炒黄用，去米。川产者良，余处不可用　前胡四分，炒　乳香一钱，去油　没药一钱，去油　血竭一钱　元参四分　冰片五分　麝香五分

研细，瓶收。

凡阳证痈疽初起，针破疮顶，点药如芥粒，外用膏药贴之，顷刻流滴黄水，半日即消。重者一日一换，一两日愈，神效。脓成无用，阴证不治。

**痈疽桂枝丹皮紫苏汤九方按语：**

按此方无偏处。疮科诸书，其理不过如是，所以医学须简明概括为主，繁则杂乱无系矣。论中寒气化为热一语，乃受寒之后，荣卫郁遏。卫气逼住荣气，荣卫故发热也。

# 瘰疬根原

瘰疬者，足少阳之病也。足少阳以甲木而化气于相火，其经自头走足，行身之旁，起目之外眦，上循耳后，从颈侧而入缺盆，下胸腋而行胁肋，降于肾脏，以温癸水。相火降蛰，故癸水不至下寒，而甲木不至上热。而甲木之降，由于辛金之敛，辛金之敛，缘于戊土之右转也。戊土不降，少阳逆行，经气壅遏，相火上炎，瘀热抟结，则瘰疬生焉。

肝胆主筋，筋脉卷屈而壅肿，故磊落历碌，顽硬而坚实也。《灵枢·经脉》：胆足少阳之经，是动则病口苦，心胁痛，缺盆中肿痛，腋下肿，马刀挟瘿。马刀挟瘿者，足少阳之脉，循缺盆，挟胸膈，而走胁肋，其经弯如马刀，而瘿瘤挟生也。《金匮》：痹挟背行，若肠鸣，马刀挟瘿者，皆为劳得之。此以劳伤中气，戊土逆

升，少阳经脉降路壅阻，相火郁蒸，故令病此。

病在筋而不在肉，故坚而不溃，溃而不敛，较之诸疮，最难平复。而相火升炎，上热日增，脾肾阳亏，下寒日剧。久而阳败土崩，遂伤性命。非伤于血肉之溃，乃死于中气之败也。法当培中气以降阳明。肺胃右行，相火下潜，甲木荣畅而归根，则疮自平矣。

### ❧ 柴胡芍药半夏汤

柴胡三钱　芍药三钱　元参三钱　甘草二钱　半夏三钱　丹皮三钱　牡蛎三钱　鳖甲三钱

煎大半杯，热服。

上热甚者，加黄芩、地黄。血虚木燥，加首乌。肿痛，加贝母。脓成，加桔梗。

**瘰疬柴胡芍药半夏汤按语：**

按此方无偏处。

## 癞风根原

癞风者，风伤卫气，而营郁未尽泄也。卫性收敛，营性发扬，风伤卫气，闭其皮毛，风愈泄则卫愈闭，其性然也。卫闭则营血不得外发，于是郁蒸而生里热。六日经尽，营热郁发，卫不能闭，则肿透皮毛，而见红斑。斑发热除，则病愈矣。若卫闭不开，斑点莫出，营热内遏，脏腑蒸焚，则成死证。

风以木气而善疏泄，其卫气之闭者，风泄之也，其卫气之闭而终开者，亦风泄之也。初时感冒，经热未盛，则气闭而风不能泄，经尽之后，营热蒸发，则风泄而气不能闭，是以疹见。风有强弱之不同，气有盛衰之非一，风强而气不能闭，则斑点尽出，气盛而风不能泄，则斑点全无。

若风气相抟，势力均平，风强而外泄，气盛而内闭。风强则内气不能尽闭，气盛则外风不能尽泄，泄之不透，隐见于皮肤之内，是谓瘾疹。气之不透，泄郁而为痒。痒者谓之泄风，又曰脉风。泄风者，风之未得尽泄，而遗热于经脉之中也。泄风不愈，营热内郁，久而经络蒸淫，肌肉腐溃，发为痂癞，是名癞风。

肺司卫气而主皮毛，卫气清和，熏肤，充身，泽毛，若雾露之溉焉，则皮毛荣华。卫气郁闭，发肤失其熏泽，故肤肿而毛落。肺窍于鼻，宗气之所出入。宗气者，卫气之本，大气之抟而不行，积于胸中，以贯心肺，而行呼吸者也。卫气闭塞，则宗气蒸瘀，失其清肃，故鼻柱坏也。

大凡温疫中风，发表透彻，红斑散布，毫发无郁，必无此病。

法宜泻卫郁而清营热，决腐败而生新血。经络清畅，痂癞自平矣。

### ❧ 紫苏丹皮地黄汤

苏叶三钱　生姜三钱　甘草二钱　丹皮三钱　芍药三钱　地黄三钱

煎大半杯，热服。覆衣，取汗。

若不得汗，重用青萍发之，外以青萍热汤熏洗，以开汗孔。汗后用破郁行血之药，通其经络，退热清蒸之剂，清其营卫。腐去新生，自能平愈。

但凉营泻热之品，久服则脾败，当

酌加姜、桂行经之药，不至内泄脾阳，则善矣。

**癞风紫苏丹皮地黄汤按语：**

按此病热在脉中，是以难愈。杨梅疮毒亦热在脉中，且入骨髓，是以难愈也。今西医发明六百零六药针注射，谓能洗净血脉之毒，故见效云。黄氏此方，论理甚精细，用药能效与否，尚未可定。清血分之热，泄卫气之闭，自是正法，因此病能愈者少故也。

# 痔漏根原

痔漏者，手太阳之病也。手之三阳，自手走头，足之三阳，自头走足。手三阳之走头者，清阳之上升也；足三阳之走足者，浊阴之下降也。足三阳病则上逆而不降，手三阳病则下陷而不升。

《素问·气厥论》：小肠移热于大肠，为虑瘕，为沉痔。五行之理，升极必降，降极必升，升则阴化为阳，降则阳化为阴。水本润下，足少阴以癸水而化君火者，降极则升也；火本炎上，手太阳以丙火而化寒水者，升极则降也。手太阳病则丙火下陷，不上升而化寒水，是以小肠有热。五脏六腑，病则传其所胜，以丙火而化庚金，是以移热于大肠。魄门处大肠之末，丙火传金，陷于至下之地，是以痔生于肛也。

然病在于二肠，而究其根原，实因于脾。《素问·生气通天论》：因而饱食，筋脉横解，肠澼为痔。以过饱伤脾，脾气困败，不能消磨，水谷莫化，下趋二肠，而为泄利。泄则脾与二肠俱陷，丙火陷于肛门，此痔病所由生也。

气统于肺，而肺气之降者，胃土之右转也；血藏于肝，而肝血之升者，脾土之左旋也。凡经络脏腑之气，皆受于肺；凡经络脏腑之血，皆受于肝。戊土一降，而诸气皆降，己土一升，则诸血皆升。脾土湿陷，则肝木下郁而血不上行，故脱失于大便。凝则为虑瘕，流则为沉痔。沉虑者，皆肝血之下陷，无二理也。

《灵枢·邪气脏腑病形》：肾脉微涩，为不月、沉痔。血流于后，则为沉痔，血凝于前，则为不月，不月即虑瘕也。《金匮》：小肠有寒者，其人下重便血，有热者，必痔。痔与下重便血，皆丙火之下陷。火衰而陷者，则下重便血而不痔；火未衰而陷者，则下重便血而痔生。

要之，痔家热在魄门，而脾与小肠，无不寒湿。缘丙火不虚则不陷，陷则下热而中寒。丙火上升而化寒水者，常也。下陷而不化寒水，是以生热。陷而不升，故热在魄门而不在肠胃也。

此病一成，凡遇中气寒郁，则火陷而痔发。无论其平日，即其痔发肛热之时，皆其寒湿内作之会，而医工不知也。经血陷流，习为熟路，岁久年深，时常滴漏，则为漏病，譬如器漏而水泄也。

## ✿ 茯苓石脂汤

茯苓三钱　丹皮三钱　桂枝三钱　芍药四钱　甘草二钱　干姜二钱，炒　赤石脂三钱　升麻一钱

煎大半杯，温服。

治痔漏肿痛下血。肛热加黄连，木燥加阿胶。

**痔漏茯苓石脂汤按语：**

按此方无偏处。惟论中手太阳以丙火而化寒水者，升极则降二语，学者不可误认为手太阳之经下降。盖升极则降是指君火而言。足少阳甲木、手厥阴心包相火，二经承君火之气下降，然后手太阳丙火能化膀胱之气，手太阳小肠丙火与手少阳三焦相火，皆主下焦，温脾胃而化膀胱，手太阳经主升，不主降，故病则下陷也。

# 妇人解

## 经脉根原

经脉者，风木之所化生也。人与天地相参也，与日月相应也。《灵枢经》语。男子应日，女子应月，月满则海水西盛，鱼脑充，蚌蛤实，经脉溢；月晦则海水东盛，鱼脑减，蚌蛤虚，经脉衰。月有圆缺，阴有长消，经脉调畅，盈缩按时。月满而来，月亏而止者，事之常也。

金主收敛，木主疏泄。金敛而木不能泄，则过期不来，木疏而金不能敛，则先期而至。收敛之极，乃断绝而不行，疏泄之甚，故崩漏而不止。木郁或中变为热，水郁则始终皆寒。其重者，亡身而殒命，其轻者，绝产而不生，非细故也。

其凝而不解者，水寒而木郁也。肾肝阴旺，经脉凝冱，既堙郁而腐败，乃成块而紫黑。调经养血之法，首以崇阳为主也。

盖经水之原，化于己土，脾阳左旋，温升而生营血，所谓中焦受气取汁，变化而赤，是谓血也。《灵枢经》语。血藏于肝而总统于冲任，阴中阳盛，生意沛然，一承雨露，煦濡长养，是以成孕而怀子。譬之于土，阳气冬藏，水泉温暖，春木发扬，冻解冰消，暖气升腾，故万物生焉。使冬无地下之暖，虽有阳和司令，亦成寒谷不生矣。

后世庸工，全昧此理，滋阴凉血，伐泻生阳，变膏腴之壤，作不毛之地，摧后凋之木，为朝华之草。目击此风，良深永叹！仲景垂温经一法，吹邹子之暖律，飘虞地之熏风，古训昭然，来者当熟复而详味也。

## 闭结

经脉闭结，缘于肝木之郁。血者，木中之津液也，木性喜达，木气条达，故经脉流行，不至结涩，木气郁陷，发生不遂，则经血凝滞，闭结生焉。

乙木既陷，甲木必逆，乙木遏陷，温气不扬，则生下热；甲木冲逆，相火不归，则生上热。经脉燔蒸，而升降阻格，内无去路，则蒸发皮毛，泄而为汗。汗出热退，皮毛既阖，而经热又作。热日作而血日耗，汗日泄而阳日败，久而困惫尪羸，眠食废损。人知其经热之盛，而不知其脾阳之虚，误以凉营泻热之药投之，脾阳颓败，速之死矣。其肝胆固属燥热，其脾肾则是湿寒，治当分别而调剂之，未可专用清凉也。

盖木生于水而长于土，乙木之温，即脾阳之左升也。水寒土湿，木气不达，抑郁盘塞，则经脉不通，以其生气失政而疏泄不行也。未有脾阳健运，木陷而血瘀者。其肝木之陷，咎在于脾；其胆木之逆，咎在于胃。己土不生，则戊土不降，中气莫运，故四维不转，非第肝胆之过也。若见其闭结，辄用开通，中气已亏，再遭攻下，强者幸生，弱者立毙，十全二三，甚非良法也。

### ❦ 桂枝丹皮桃仁汤

桂枝三钱　芍药三钱　丹皮三钱　桃仁三钱　甘草二钱　茯苓三钱　丹参三钱

煎大半杯，温服。

上热，加黄芩。中寒，加干姜。中气不足，加人参。血块坚硬，加鳖甲、䗪虫。脾郁，加砂仁。

### 经脉闭结桂枝丹皮桃仁汤按语：

按论中调经养血之法，首以崇阳为主一语，阳固宜崇，阴却不可抑，不过不可过用凉润之药，败火滋湿而已。此方不用炙甘草以顾中气者，炙甘草性壅，不宜闭结之病。然中气无力旋转，则经气升降亦难成功。学者当审脉而酌之。经闭之病，行血药不可骤用，缘闭结之因，无不由中气薄弱，旋转升降停滞而来，终得审明虚实寒热，徐徐调之。清风润木，养中培土，兼而行之，俟脉象渐转和平，中气渐旺，然后加行血之品，较为妥也。

### 崩漏

经脉崩漏，因于肝木之陷。肝木主生，生意畅遂，木气条达，则经血温升，不至下泄。生意郁陷，木气不达，经血陷流，则病崩漏。

木气疏泄，血藏肝木而不致疏泄者，气举之也。气性降而血性升，气降于下，又随肝木而左升，血升于上，又随肺金而右降。血之在上者，有气以降之，血之在下者，有气以升之，是以藏而不泄也。肝木郁陷，升发不遂，气愈郁而愈欲泄。木欲泄而金敛之，故梗涩而不利；金欲敛而木泄之，故淋漓而不收。金能敛而木不能泄，则凝瘀而结塞；木能泄而金不能敛，则滂沛而横行。

其原全由于土败。土者，血海之堤防也，堤防坚固，则澜安而波平，堤防溃败，故泛滥而倾注。崩者，堤崩而河决；漏者，堤漏而水渗也。缘乙木生长于水土，水旺土湿，脾阳陷败，不能发达木气，升举经血，于是肝气下郁，而病崩漏也。后世庸医崩漏之法，荒唐悖谬，何足数也。

### ❦ 桂枝姜苓汤

甘草二钱　茯苓三钱　桂枝三钱　芍药三钱　干姜三钱　丹皮三钱　首乌三钱

煎大半杯，温服。

治经漏。

### ❦ 桂枝姜苓牡蛎汤

甘草二钱　茯苓三钱　桂枝三钱　芍药三钱　干姜三钱　丹皮三钱　首乌三钱　牡蛎三钱

煎大半杯，温服。

治血崩。气虚，加人参。

**崩漏桂枝姜苓汤二方按语：**

按此二方皆用干姜者，以土败为致病之由也。但此病有由于土败者，有不由于土败者。缘疏泄之气，动气也，木主之，收敛之气，静气也，金主之。动气属阳，静气属阴，阴气不足，收敛不住，于是阳动而疏泄之气偏盛，则病崩漏。若服姜、桂热药，疏泄将愈甚矣。须分别脉象，土败者右脉较左脉小弱，并非土败而系阴虚者，左脉必较右脉小弱。阴虚而病崩漏，法宜重用阿胶以平疏泄，崩漏自止。崩漏之病，多病于四十以后，盖人生渐老，阴气即见衰也，若系下焦气虚，宜重剂独参汤，凉服以补下焦，下焦气足，则能上升，崩漏自止也。

## 先期后期

先期者，木气之疏泄，崩漏之机也；后期者，木气之遏郁，闭结之机也。其原总由于脾湿而肝陷，木气郁陷，不得发扬，则经血凝瘀，莫能通畅，无论先期后期，血必结涩而不利。

其通多而塞少者，木气泄之，故先期而至。以经血上行，则血室不见其有余，必月满阴盈而后来，血陷则未及一月，而血室已盈，是以来早。其塞多而通少者，木不能泄，则后期而至。以木气郁遏，疏泄不行，期过一月，而积蓄既多，血室莫容，然后续下，是以来迟也。

### ❦ 桂枝姜苓汤

丹皮三钱　甘草二钱　茯苓三钱　首乌三钱　干姜三钱　桂枝三钱　芍药三钱

煎大半杯，温服。

治经水先期。

### ❦ 姜苓阿胶汤

丹皮三钱　甘草二钱　桂枝三钱　茯苓三钱　干姜三钱　丹参三钱　首乌三钱　阿胶三钱

煎大半杯，温服。

治经水后期。

**先期后期桂枝姜苓汤二方按语：**

按此方姜、桂二味，当审明脉象之寒热分别缓急轻重用之。

## 结瘀紫黑

经水结瘀紫黑，血室寒冱而凝涩也。血之为性，温则行，寒则滞，滞久则堙郁而腐败，是以成块而不鲜。此以土湿水寒，木气郁塞之故。庸工谓之血热，据其木郁生热，而昧其水土之湿寒，祸世非小也。

### ❦ 苓桂丹参汤

丹皮三钱　甘草二钱　干姜三钱　茯苓三钱　桂枝三钱　丹参三钱

煎大半杯，温服。

**结瘀紫黑苓桂丹参汤按语：**

按土湿、水寒、木郁，病之本也，木热者病之标也，木热正盛，姜、桂宜缓用为是。

## 经行腹痛

经行腹痛，肝气郁塞而刑脾也。缘其水土湿寒，乙木抑遏，血脉凝涩不畅。月满血盈，经水不利，木气壅迫，疏泄莫遂，郁勃冲突，克伤脾脏，是以腹痛。

中气不运，胃气上逆，则见恶心呕吐之证。血下以后，经脉疏通，木气松和，是以痛止。此多绝产不生。温燥水土，通经达木，经调痛去，然后怀子。

其痛在经后者，血虚肝燥，风木克土也。以经后血虚，肝木失荣，枯燥生风，贼伤土气，是以痛作也。

### ❧ 苓桂丹参汤

丹皮三钱　甘草二钱　丹参三钱　干姜三钱　桂枝三钱　茯苓三钱

煎大半杯，温服。

治经前腹痛。

### ❧ 归地芍药汤

当归三钱　地黄三钱　甘草二钱　桂枝三钱　茯苓三钱　首乌三钱　芍药三钱

煎大半杯，温服。

治经后腹痛。

**经行腹痛苓桂丹参汤二方按语：**

按此方无偏处。惟经前腹痛，炙甘草、姜、桂宜轻用，不宜重用耳。

## 热入血室

经水适来之时，外感中风，发热恶寒，七八日后，六经既遍，表解脉迟，热退身凉而胸胁痞满，状如结胸，语言谵妄，神识不清，此谓热入血室也。

以少阳之经，下胸贯膈而循胁里。少阳厥阴，表里同气，血藏于厥阴，热入血室，同气相感，自厥阴而传少阳。甲木逆升，经气不降，横塞胸胁，故状如结胸。君相感应，相火升炎而烁心液，故作谵语。肝主血，心主脉，血行脉中，血热则心病也。

盖经下之时，血室新虚，风伤卫气，卫气闭敛，营郁热发，热自经络而入血室，势所自然。宜清厥阴少阳之经，泻热而凉血也。

### ❧ 柴胡地黄汤

柴胡三钱　黄芩三钱　甘草二钱　芍药三钱　丹皮三钱　地黄三钱

煎大半杯，温服。

表未解者，加苏叶、生姜。

**热入血室柴胡地黄汤按语：**

按此方无偏处。

# 杂病根原

妇人之病，多在肝脾两经。土湿木郁，生气不达，奇邪淫泆，百病丛生。而阳虚积冷者多，阴虚结热者少，以其燥热在肝胆，湿寒在脾肾，土湿木郁而生表热者，十之八九，土燥水亏而生里热者，百无一二也。

## 带下

带下者，阴精之不藏也。相火下衰，肾水渐寒，经血凝瘀，结于少腹，阻格阴精上济之路，肾水失藏，肝木疏泄，故精液淫泆，流而为带。带者，任脉之阴旺，带脉之不引也。

五脏之阴精，皆统于任脉，任中阳秘，带脉横束，环腰如带，为之收引，故精敛而不泄。任脉寒冱，带脉不引，精华流溢，是谓带下。水下泄则火上炎，故多有夜热骨蒸，掌烦口燥之证。

而下寒上热之原，则过不在于心肾，而在于脾胃之湿。盖气根于肾，坎之阳也，升于木水火而藏于肺；血根于心，离之阴也，降于金水而藏于肝。金性收敛而木性生发，金随胃降，收敛之政行，离阴下潜而化浊阴，是以气凉而水暖；木从脾升，生发之令畅，坎阳上达而化清阳，是以血温而火清。阳不郁则热不生，阴不郁则寒不作也。土湿则脾胃不运，阴阳莫交，阳上郁而热生于气，阴下郁而寒生于血。血寒，故凝涩而瘀结也。

仲景温经一汤，温中去湿，清金荣木，活血行瘀，诚为圣法。至于瘀血坚凝，则用土瓜根散，精液滑泄，则用矾石丸，法更密矣。

### ❀ 温经汤

人参三钱　甘草二钱　干姜三钱　桂枝三钱　茯苓三钱　丹皮三钱　当归三钱　阿胶三钱　麦冬三钱　芍药三钱　川芎二钱　茱萸二钱

煎一杯，温服。

治妇人带下，及少腹寒冷，久不受胎，或崩漏下血，或经来过多，或至期不来。

阴精流泻，加牡蛎。瘀血坚硬，加桃仁、鳖甲。

### 带下温经汤按语：

按带下之病，阴精不藏一语尽之矣。阴精不藏，由于土湿中虚，木气偏于疏泄，金气收敛不住，此理之至正，而事所常有，必至不藏之甚，然后相火浮逆，不能归根，乃可言到水寒。仲景温经一方，达木滋风，以止疏泄，温中去湿，以运升降，立法固备，但须审查究竟何气偏盛。为中气偏寒，则用干姜，木气偏燥，则归、芍、胶、冬，不可照方搬用。用经方而见过者，不审病情现在何气偏盛故也。如从稳妥普通四字立方，莫妙重用山药，兼用阿胶、茯苓、白果、白糖补肺气之收敛，止下焦之疏泄，去湿、调中、养木为妙，见效甚速。

### 骨蒸

骨蒸者，肝木之不达也。肝木生于肾水，阳根在水，春气一交，随脾土左升，则化肝木。木气升发，和煦温畅，及臻夏令，水中之阳，尽达于九天，则木化而为火。木火生长，是以骨髓清凉，下热不生。水寒土湿，肝木不升，温气下郁，陷于肾水，则骨蒸夜热，于是病焉，以肾主骨也。

肝木郁陷而生下热，则胆木冲逆而生上热。肝木下陷，必克脾土，胆木上逆，必克胃土。脾胃俱病，上不能容而下不能化，饮食减损，肌肉消瘦，淹滞缠绵，渐至不起。

庸医不解，以为阴虚，率以滋阴泻热之剂，愈败土气，土败阳伤，无有不死也。是宜燥土暖水，升达木气。木郁条达，热退风清，骨蒸自愈。原非阴虚血热之证，清凉之品，未可过用，以伐中气也。

### ❀ 苓桂柴胡汤

茯苓三钱　甘草二钱　丹皮三钱　桂枝三钱　芍药三钱　柴胡三钱　半夏三钱

煎大半杯，温服。

热蒸不减，加生地、黄芩。蒸退即用干姜、附子，以温水土。

**骨蒸苓桂柴胡汤按语：**

按骨蒸之病，虽由于水寒土湿，然当木郁热生及骨髓之时，阴液亏耗，土气薄弱，用药极多窒碍。茯苓去湿亦能伤津，芍药、丹皮清热，亦能败火，半夏降胃逆以生阴，而燥烈反伤胃液，炙甘草能补中土而壅满之性，不宜木枯之家。桂枝疏泄又妨收敛之气。皆土气薄阴液耗之故也。此方未能见效且恐见过。仍宜重用山药兼糯米、白糖、绿豆常常食之，俟中气渐复，土气渐旺，肺气渐充，收气渐足，热气渐退，然后用药调理为妥，盖土气薄阴液亏者，多不受药也。

# 胎妊根原

胎妊者，土气所长养也。两精相抟，二气妙凝，清升浊降，阴阳肇基。血以濡之，化其神魂，气以煦之，化其精魄。气统于肺，血藏于肝，而气血之根，总原于土。土者，所以滋生气血，培养胎妊之本也。木火以生长之，金水以收成之，土气充周，四维寄旺，涵养而变化之，五气皆足，十月而生矣。

土衰而四维失灌，脏气不厚，则木不能生，生气不厚，则火不能长，长气不厚，则金不能收，收气不厚，则水不能成。生长之气薄，则胎不发育，收成之气薄，斯胎不坚完。木火衰乃伤堕于初结之月，金水弱乃殒落于将成之时。

血生于木火，气化于金水，而土则四象之中气也，故养胎之要，首在培土。土运则清其火金而上不病热，暖其水木而下不病寒。木温而火清，则血流而不凝也；金凉而水暖，则气行而不滞也。气血环抱而煦濡之，形神巩固，永无半产之忧矣。

## 结胎

胎妊之结，生长资乎木火，收成藉乎金水。土者，四象之母，其绢缊变化，煦濡滋养，全赖乎土。脾以己土而主升，升则化阳而善消；胃以戊土而主降，降则化阴而善受。胎之初结，中气凝塞，升降之机，乍而堙郁，冲和之气，渐而壅满。其始胃气初郁，滋味厌常而喜新。及其两月胎成，则胃气阻逆，恶心呕吐，食不能下。迟而中气回环，胃土续降，然后能食。

胃土降，则心火下行而化水；脾土升，则肾水上交而化火。胎气在中，升降不利，乃水偏于下润而火偏于上炎。水润下者，火不交水而坎阳虚也；火炎上者，水不济火而离阴弱也。是故妊娠之证，下寒而上热，妊娠之脉，尺微而寸洪。

仲景《金匮》：妇人得平脉，阴脉小弱，其人渴，不能食，无寒热，名妊娠。寸为阳，尺为阴，阴脉小弱者，尺之微也。《素问·平人气象论》：妇人手少阴脉动甚者，妊子也。手少阴之经，循臑内后廉，而走小指，脉动在神门，神门，在掌后锐骨之中。虽非寸口，然太阴之左寸，亦可以候心，神门脉动者，寸口必动。手少阴脉动者，寸之洪也。推之，左寸脉动者，右寸必动，男胎动于左寸，女胎动于右寸，亦自然之理也。

十九难：男脉在关上，女脉在关下。

男子寸大而尺小，女子寸小而尺大者，常也。胎气一结，虚实易位，大小反常，缘于中气之壅阻也。阴阳郁格，最易为病，法宜行郁理气为主，未可遽用填补之剂也。

### ❀ 豆蔻苓砂汤

白蔻一钱，生，研　杏仁二钱　甘草一钱　砂仁一钱，炒，研　芍药二钱　丹皮三钱　茯苓三钱　橘皮一钱

煎大半杯，温服。

治胎孕初结，恶心呕吐，昏晕燥渴。

证缘中气郁阻，胃土不降，以此开郁降浊，清胆火而行肝血。内热加清凉之味，内寒加温暖之品，酌其脏腑阴阳而调之。

**结胎豆蔻苓砂汤按语：**

按此方豆蔻、杏仁、砂仁、橘皮行气之药太多宜减之。

## 堕胎

胎之结也，一月二月，木气生之，三月四月，火气长之，五月六月，土气化之，七月八月，金气收之，九月十月，水气成之，五气皆足，胎完而生矣。而土为四象之母，始终全藉乎土，土中阳旺，则胎气发育，十月满足，不至于堕。

盖胎妊之理，生发乎木火，收藏于金水，而四象之推迁，皆中气之转运也。阳蛰地下，左旋而化乙木，和煦温畅，万物资生者，己土之东升也；阴凝天上，右转而化辛金，清凉肃杀，万宝告成者，戊土之西降也。木升火化而胎气畅茂，金降水生而胎气坚完。生长之气衰，则胎堕于初

结，收成之力弱，则胎殒于将完，其实皆土气之虚也。土生于火而克于木，火旺则土燥而木达，火衰则土湿而木郁。乙木郁陷，而克己土，土气困败，胎妊失养，是以善堕。

胎妊欲堕，腰腹必痛，痛者，木陷而克土也。木生于水而长于土，土湿水寒，乙木乃陷。三十六难：命门者，诸精神之所舍，原气之所系，男子以藏精，女子以系胞。命门阳败，肾水渐寒，侮土灭火，不生肝木，木气郁陷，而贼脾土，此胎孕堕伤之原也。

### ❀ 姜桂苓参汤

甘草二钱　人参三钱　茯苓三钱　干姜三钱　桂枝三钱　丹皮三钱

煎大半杯，温服。

腹痛，加砂仁、芍药。

**堕胎姜桂苓参汤按语：**

按此方宜加阿胶以养木气而助收气较妥。姜、桂燥动于收成之气，不无妨碍也。

## 胎漏

结胎之后，经水滋养子宫，化生血肉，无有赢余，是以断而不行。其胎结而经来者，必有瘀血阻格。缘胎成经断，血室盈满，不复流溢。肝脾阳弱，莫能行血，养胎之余，易致埋瘀。瘀血蓄积，阻碍经络，胎妊渐长，隧道壅塞。此后之血，不得上济，月满阴盈，于是下漏。按其胎之左右，必有癥块。或其平日原有宿癥，亦能致此。

若内无瘀血，则是肝脾下陷，经血亡

脱，其胎必堕。若血下而腹痛者，则是胞气壅碍，土郁木陷，肝气贼脾也，《金匮》名为胞阻。

宜疏木达郁，而润风燥，漏血腹痛自止。

### ❀ 桂枝地黄阿胶汤

甘草二钱　地黄三钱　阿胶三钱　当归三钱　桂枝三钱　芍药三钱　茯苓三钱　丹皮三钱

煎大半杯，温服。

治妊娠下血腹痛者。

### ❀ 桂枝茯苓汤

桂枝三钱　茯苓三钱　甘草二钱　丹皮三钱　芍药三钱　桃仁三钱

煎大半杯，温服。

治妊娠下血，癥块连胎者。

轻者作丸，缓以消之。

**胎漏桂枝地黄阿胶汤二方按语：**

按此二方无偏处。

# 产后根原

产后血虚气惫，诸病丛生，病则永年毕世，不得平复。弥月之后，

气血续旺，乃可无虞。盖妊娠之时，胎成一分，则母气盗泄一分，胎气渐成，母气渐泄，十月胎完，而母气耗损十倍。寻常不过数胎，而人已衰矣。母气传子，子壮则母虚，自然之理也。

但十月之内，形体虽分，而呼吸关通，子母同气，胎未离腹，不觉其虚。及乎产后，胎妊已去，气血未复，空洞虚

豁，不得充灌，动即感伤，最易为病。胎时气滞血瘀，积瘀未尽，癥瘕续成者，事之常也。气血亏乏，脾虚肝燥，郁而克土，腹痛食减者，亦复不少。而痉、冒、便难，尤为易致，是谓产后三病。

血弱经虚，表疏汗泄，感袭风寒，是以病痉。痉者，筋脉挛缩，头摇口噤，项强而背折也。气损阳亏，凝郁内陷，群阴闭束，是以病冒。冒者，清气幽埋，不能透发，昏溃而迷罔也。津枯肠燥，阴凝气结，关窍闭涩，是以便难。便难者，糟粕艰阻，不得顺下，原于道路之梗塞，非关阳旺而火盛也。

总之，胎气生长，盗泄肝脾，土虚木贼，为诸病之本。土气不亏，不成大病也。

### ❀ 桃仁鳖甲汤

桃仁三钱　鳖甲三钱　丹皮三钱　丹参三钱　桂枝三钱　甘草二钱

煎大半杯，温服。

治瘀血蓄积，木郁腹痛者。

内热，加生地。内寒，加干姜。

### ❀ 桂枝丹皮地黄汤

桂枝三钱　芍药三钱　甘草二钱　丹皮三钱　地黄三钱　当归三钱

煎大半杯，温服。

治脾虚肝燥，木郁克土，腹痛食减，渴欲饮水者。

气虚，加人参。水寒土湿，加干姜、茯苓。

### ❀ 桂枝栝楼首乌汤

桂枝三钱　芍药三钱　栝楼根三钱　首乌三钱　生姜三钱　大枣三枚　甘草二钱

煎大半杯，温服。

治风伤卫气而病柔痉，发热汗出者。

### ❧ 葛根首乌汤

桂枝三钱　芍药三钱　甘草二钱　葛根三钱　麻黄一钱　首乌三钱　生姜三钱　大枣三枚

煎大半杯，温服。

治寒伤营血而病刚痉，发热无汗者。

### ❧ 桂枝茯苓人参汤

人参三钱　甘草二钱　茯苓三钱　桂枝三钱　生姜三钱　大枣三枚

煎大半杯，温服。

治阳虚郁冒。

### ❧ 苁蓉杏仁汤

甘草二钱　杏仁二钱　白蜜一两　肉苁蓉三钱

煎大半杯，入白蜜，温服。

治津亏木燥，大便艰难。

### ❧ 姜桂苓砂汤

茯苓三钱　甘草二钱　干姜三钱　桂枝三钱　芍药三钱　砂仁一钱

煎大半杯，入砂仁末，温服。

治饮食不消。

**产后桃仁鳖甲汤七方按语：**

按方中惟桂枝一味，疏泄动阳，产后血虚，宜轻用为妥。

# 可靠十三方和中医五行解篇

## 霍乱方

用百龄机一二片，化水服下即效。如服下只见效一半者，可认明寒热，寒证用理中丸三钱，服下即效。热证用三黄汤，大黄、黄连、黄芩各一钱，捣碎开水泡服即效。购不出百龄机之处，可用擦背心法，擦法详后。

霍乱一证，无论寒热皆有滞气，百龄机通理滞气，无微不到。力大性平，不伤元气，承祖用百龄机通滞，极效极稳，不过微伤津液耳。滞气一通寒热自和，故服下百龄机后，多有愈者。若不痊愈者，必寒热甚重，非理滞所能奏功，故用理中丸以温寒证，用三黄汤以清热证。万不可用藿香正气散，耗伤元气，以致不救。分别寒热之法，可凭外证分之。口鼻气热，大渴大饮，舌有干黄苔者为热证。口鼻气平，微渴不饮，舌无干黄苔者为寒证。热证误服理中丸，以三黄汤救之，容易挽回，寒证误服三黄汤，一泻而脱，以理中

丸救之，恐来不及也。舌有干黄苔者为热，舌无干黄苔者为寒，系单指时行外感之病而言，如内伤阴虚，多有舌白而内热者，法当清润之品以养之为要。

## 水泻方

平胃散三五钱，服二三次即效。

水泻之病，惟此最灵。因其温通滞气，不伤正气之故。

## 痢疾方

初病速服立见功效，久病不宜服。

罂粟壳、生大黄、条黄芩、川乌头、杏仁、生甘草各一钱。

共研细末四分重为一剂，白开水送下立效。

此方大升大降，以理滞气，服后小便通畅即愈，寒热并治。初病即须速服。如病痢疾日久，不可服也。因久痢内脏虚损，须酌用补法。凡每年夏天必病痢

疾者，亦内脏虚损可用黄雌鸡一只，不着盐，加绍兴黄酒少许，煮熟连汤淡吃，即效。

如初病服罂粟壳一方，见效之后仍发作者，此为肝阳不足，可用椿树叶煮浓汁热服，再用此叶垫在肛门，小便自利而愈。如无椿树叶，用淡鸡连汤吃亦佳。

如痢疾大热大渴者，宜服三黄汤，其脉必洪大而实矣。

## 疟 疾 方

生龙骨、云母石、常山根各三钱，研细末，病发前一点钟开水送下，分三日服完。

此方系通刷脊骨两旁大动脉管大静脉管，以开阴阳升降之路之法。此两脉管为一身升降之总机关。升不上来则作寒，降不下去则发热，此处停有垢腻，故升降不通而病疟，此方通刷之力甚大，故见奇效，不论虚实寒热皆宜。

## 时行温热证发热不退方

乌梅白糖汤一茶碗热服。酸菜汤热服更妙。此二方如不发热而反恶寒者忌用。

此方稳妥而有神效。如舌上有干黄苔者一二块者，须加生大黄末一二钱，分三次吞下乃效。因其热已在胃，非大黄清胃热不可。如舌无干黄苔而热不退，是热不在胃而在荣卫。酸味之品，最解荣卫之热故也。此等病证误服寒凉，腹泻不止则死。承祖以酸菜汤乌梅汤治愈温热病甚

多。此病忌寒凉药与伤津液之药。

此方治久晴不雨之时证发热，十有九效。如雨多之时证发热，不尽见效。因久晴气散，药宜酸收，久雨气聚，不宜酸收，且宜凉散矣。气散病虚，气聚病实，天人同气之故。

## 喉 证 要 诀

病重而神色清明者，此中气大虚，用党参炙甘草可挽回，一沾凉药，必一泻而脱。病重而神色昏垢者，此有肺热，宜清肺热，虽清肺热，亦须顾着中气，不可使泻，方不误事。因人身上焦之气，不可一息不降，下焦之气，不可一息不升，而中气为升降之轴，中气不足，故降不下去而病喉证，所以喉证服炙甘草多愈者，中气大虚，并无火邪，故喉证病重而神色清明也。虽神色昏垢为热，亦因中虚不降之故，故清热亦宜顾中。清热不顾中，所以服养阴清肺汤后常有腹泻热加而人死者，腹泻何以热加？因人身相火，由上降下，腹泻则中气全脱，尚在下降之相火亦全行不降，火不下降则现热，故先热加而后死耳，所以承祖谓凡病发热，因服凉药清热热反加者，急须以补中药救之，此要诀也。

## 喉 证 方

喉证须分寒热，不可都用养阴清肺汤。分寒热的方子可用炙甘草一二钱，煎服试探，服后觉痛减者，为寒。服后觉痛加者，为热。如是寒证，再服炙甘草一二

钱，荆芥五分即愈。如是热证，须再分舌上有无干黄苔。舌上有干黄苔者，用生大黄末五分，吹痛处，另用芒硝、大黄各一钱或二钱煎服即愈。舌上无干黄苔者，不可用硝黄，此为阴虚肺热，可单用阿胶三五钱，蒸水分服，多服数次即愈。此即养阴清肺汤之证。而阿胶不寒中气，故较养阴清肺汤有益无损。养阴清肺汤之坏坏在寒中气而不知也。凡发热服凉药，热反加者，皆中气受伤之故，速用理中汤少加凉药以救之。

此病误治甚多，承祖对于此病经过多少困难，始立出此方。甚见功效。如因服养阴清肺汤以致腹泻热加者，以理中汤救之甚效。理中汤用生白术，生党参各三钱，炙甘草干姜各五分煎服。大概雨少风多之时，多炙甘草证。雨多风少之时多大黄证。与时证发热之理相同。此病无论寒热，治法总以不伤中气为要。

此三方乃治普通常见之喉证也。若是夹风夹湿诸证，须请医家诊断为妥。不过是服了凉药，热反更加，须补中之方救之一层，病家须提出向医家商量才好。因喉证是火四字，几乎众口一词，误认实在太多亦。擦背法亦能减痛。

## 遗　精　方

已病数年半月必遗者更见效。无梦者不宜服，初病未及二年者去麻黄。

桂枝、麻黄蜜炙透，炒杭白芍各一钱，炙甘草五分，大枣三枚去核，冰糖一钱。

临卧前水煎服，如服后出汗者，麻黄减半用。立夏后秋分前，七日服一剂，寒露后谷雨前，两日服一剂，服后腹内有声响者即效，腹内发热者加枯黄芩三钱。作丸药亦可。

遗精之病，人谓精满自遗，非也。遗精既久，经脉道路必有干塞之处。半月一遗者，至期必遗。一月一遗者，至期必遗。精乃饮食所化，积精化气，精气化神，升降变化，无有满时。经脉有干塞之处，饮食所化之精，积至习惯遗出之时，为经脉干塞之处所阻。不能升降化气，是以如期遗出。此方专在调通经脉，滋润经脉，培养中气以助升降，使血管之升降全通，使精全能化气，故愈也。万不可用涩药补药。越涩越滞，越补越滞，越滞越遗，无愈期矣。人身中气如轴，经脉如轮，中医之理根于河图，河图者中气运于中央，四维之气运于上下左右，盈虚变化，一气循环。仲景医法，全本此旨。人生一小天地，河图者，天地气化升降之代表。此方本此立法，故治遗精有独效之奇妙。承祖治遗精之病，几欲术穷，近年来始于此方得奏全功。临卧前擦背心以助药力更妙，三日一擦。如遗精虚惫者，一面服药，一面阿胶炖黄雌鸡。黄雌鸡一只，阿胶一两，黄芩三钱，绍兴黄酒四两，水一大碗，微火炖，加葱姜盐料，空腹吃，分作三日吃完，多洗澡擦背尤妙。

## 便　血　方

擦背心法亦可兼用。

侧柏叶、黑荆芥穗、当归、川芎、炒杭白芍、猪苓、干生地各三钱，研末蜜制为丸，空腹服三钱，白开水送下。

此方养血药中，有升降开合之法，能将血管理通，极稳极妙之方。承祖用之极效。如每年立冬前后必发者，可于立冬前三四日，服此方之外加服附子理中丸一二钱。但附子理中丸只可服一二次即止。此方须服一月半月也。立冬空气转寒，压力甚大，人身血管，受空气的压力，往下收缩，便血乃血管不通之病，加以收缩，愈觉不通，故立冬必复发。附子理中丸，温升之力可以制寒缩之偏，故愈。附子理中丸，燥热伤血，故不可多服。

## 妇人调经方

擦背心法宜兼用。

沉香、檀香、草蔻、白蔻、肉桂、附片、细辛、干姜、生大黄、枳实各一钱，黄芩二钱，生地一两，泽兰叶、炙甘草各七钱，共研细末，蜜制为丸，每丸一钱重，每日晚饭后服一丸，临卧前服一丸，白开水送下。

月经之病，不外一个滞字，经脉一滞，升降不通，上则偏热，下则偏寒，血液渐枯，中气遂败，中气一败便难治矣。此方通滞养中，寒热并治，故见殊效。妇科药方。多用当归川芎，不知温补之害，于调经调法大不相宜。承祖用此方以来，十有九效。其功甚大，不可轻视。凡有滞涩之病，不分何病，不分男女，皆可服。

## 女子调经方

黑豆一把，煮水代茶天天服之即效，

鲍鱼汤亦效，上列便血方亦可煎服。擦背心法兼用亦妙。

现代女子，俱是天足。气血流通，血分之病，当较从前少矣。

## 妇人带证方

饮食如常者，单用枯黄芩一味，泡水代茶，热吃即效，饮食减少者，单用生山药一味，煮成稀粥，温吃即效，服一星期，无不效者。服山药后，嗳酸者，此有肝肺邪热可用黄芩茶解之。太空之气，寒则收敛，热则疏泄，人身之气，亦复如是，带证即收敛不住之病，黄芩最清肝肺之热，热退即收，山药之性收而不涩且补肺胃，故均见效。此病不可用除湿之药，以伤津液。

## 妇人血漏方

月事常常漏下，饮食减少者，每日用鲍鱼两个，煮熟连汤服数日即效。

此方奇效，用此物补肝血之力大，又能通滞气也。如饮食如常此非虚证，乃肝肺有热，可单用黄芩代茶，热服即效。或单服阿胶即效。

## 小儿发热方

小儿发热，实证甚少，虚证甚多，须数日不大便，便则干黄者，方是实证，实证单用生大黄二三分，煎服便润即愈。此千百人中难见一个。此外皆中气虚之证也。虚证用炙甘草五分，乌梅一枚，薄荷叶一片，煎服得微汗即愈，十四五岁以内皆宜，可加数倍用之。

小儿为纯阳体，这句话杀了小儿不知多少，认小儿为纯阳，一见发热，便用凉药，脾胃一伤，大事去矣。小儿乃嫩阳，非纯阳也。如保赤散、回春丹，皆服后作泻，变证百出，万不可服。最好是莫服药，用擦背心法，极稳极效，不发热者忌乌梅。如因停食者，擦背之法尤妙，大便白色有渣与吐奶者，皆停食之证。

# 四十岁后失眠方

芝麻油一两　　白面一两

加水一小碗，煮成稀糊，搅千百下，搅至水油不分，加白糖一勺，每早空腹吃一碗即效，如吃后嗳酸者，是胃间有热，用枯黄芩一钱，开水泡服即效。

老来失眠，乃经脉干枯，阳气下降之路阻塞之故。芝麻油滑利补益，同麦糊搅匀，其功用有不可思议之处。此方亦治虚劳血枯诸证，并治噎证，噎证第一忌酒，因酒伤胃液之故，人身水分与脂肪，和合则治，分离则病，水分属水，脂肪属火，中医谓失眠证为心肾不交，按之实际，即水分与脂肪不能合和，上下升降之路不通，故心气与肾气不能交和也。少年失眠，多属中气不足，于此方中，重加冰糖即效。承祖制此方治愈血枯胃弱不足诸证，不计其数，用代牛乳有益无损。牛乳鸡蛋，害人不少。此方吃后，总须热吃黄芩代茶，勿使胸中宽舒，不嗳酸味油味，方无流弊也。

# 擦背心法

背心在两膀架子骨（即肩胛骨）中间，不可靠下，先用大毛笔浇凉水，抹十余下，用干手巾擦之，左向上擦，右向下擦，作长形。两架子骨亦要擦，用力不轻不重，须在皮肉之间，匀匀地擦。脊骨宜轻擦少擦脊膂宜重擦多擦。擦至数十下，再抹凉水，连番十余次，擦后静卧，能睡着更妙。此法无论外感内伤，百病皆宜。因人身五脏六腑皆系于脊，正当背心地位神经中枢，大动脉大静脉总干皆在此处。此处如机器之总机关，全身神经血管，如各处小轮，此处擦动，则全身皆通，升降流利，复其自然，故诸病皆效也。如无大毛笔，用妇女理发用之软毛刷亦佳。法兰绒干手巾须未曾着过水者，方柔和适宜，否则将皮擦痛，不便再擦矣。先抹凉水，后再擦热，擦热之后，又抹凉水，抹凉水后，又再擦热，其中有再造之妙，欲研究卫生长寿者，以身试之，便了然也。

## 附出门养生方

早起刮舌恶心最伤真阴，人之暗受其害者不少。

夜卧不寐者，阳气亢也。夜卧不寐觉肢体有酸胀之处者，亦阳亢也。夜卧梦压者，咬牙者，梦中遗精者，睡着口流涎者，亦阳亢也。阳亢之病并非阳气有余，乃肝肺有热，灼伤津液，经脉干滞，阻碍阳气下降之路之故，可用失眠方（方在后）以滋津液，再用枯黄芩代茶热吃，以清肝肺之热，再用盐醋制川大黄，多蒸多晒，就枕时嚼吃黄豆大一二粒，以通滞塞，兼擦背心，自然阴阳调和，精神畅旺，百病不生，出门养生之良方也。妇人有此病者，亦可照此调理。

## 热极宜吃党参

晴多雨少多虚证，雨多晴少多实证。晴多而又极热，精神饮食因之减少者，气虚也，用生党参二三钱，嚼吃即愈。《内经》谓虚者气出也，实者气入也。晴多则气出，雨多则气入。此出入二字，即是散聚二字之意。承祖尝治天晴猛热而两手发生红疙瘩成片奇痒者，令吃生党参二三钱，即愈。可见《内经》虚者气出之证，但总宜凭脉断证。

## 五行名称之解释

以下六段乃承祖辛酉年在山西中医改进研究会附设医专学校所编中医系统学原理篇讲义，摘录于此。

五行者，春夏秋冬空气升降作用之名词也。夏季空气，其性浮热，有宣明之作用。冬季空气，其性沉寒，有封藏之作用。春季空气，其性温升，有疏泄作用。秋季空气，其性凉降，有收敛之作用。夏秋之间为长夏，长夏空气，其性居浮沉升降之交，具热寒温凉之全，位居中央，有运化之作用。以一日言，则卯应春，午应夏，酉应秋，子应冬。以四方言，则东应春，南应夏，西应秋，北应冬。宇宙之最往上浮者，莫如火，故古人以火为空气浮热之代名词。宇宙之最往下沉者，莫如水，故古人以水为空气沉寒之代名词。宇宙之最疏泄者，莫如木，故古人以木为空气疏泄之代名词。宇宙之最收敛者，莫如金，故古人以金为空气收敛之代名词，白金分两极重。宇宙之最居中运化者，莫如土，故古人以土为空气运化之代名词。由名词以求作用，由作用以求作用之性，无非升降变化而已。吾人向阳而立，上南下北左东右西，合宇宙之一身，潜心领会，自然明白也。人身之气，即宇宙之空气，人死曰断气者，断了空气也。初生下地，呱呱一声，即空气与人生元气相接之时，故曰：天人一气。

## 五行相生之理

春气由冬气而来，故曰水生木。夏气由春气而来，故曰木生火。长夏之气由夏气而来，故曰火生土。秋气由长夏之气而来，故曰土生金。冬气由秋气而来，故曰金生水。行者运化也。一气运行而有先后之分，故曰五行相生也。

## 五行相克之理

收敛之气制疏泄之气，故曰金克木。沉寒之气制浮热之气，故曰水克火。浮热之气制收敛之气，故曰火克金。疏泄之气制运化之气，故曰木克土。运化之气制沉降之气，故曰土克水。一气运行，而有对待调节之作用，故曰五行相克也。河图以顺序言则相生，以对待言则相克。

## 人身之金木水火土

万物秉空气而生，人为万物之灵者，

人秉空气五行之全也。人身胸上应夏、应南，脐下应冬、应北，身右应秋、应西，身左应春、应春，胸脐之间应长夏、应中央。故火明于上，心气应之。水藏于下，肾气应之。木升于左，肝气应之，肝虽偏右气行于左。金降于西，肺气应之。胸脐之间为中央，土运于中，脾气应之。故曰肝属木，心属火，脾属土，肺属金，肾属水。此人身之五行也。太空之五行，太空一气之浮沉升降也。人身之五行，人身一气之浮沉升降也。行者运行之称，非有形之物质，故五行又称五运，左升右降，是圆的不是直的。

## 空气之中气与人身之中气

太阳地球向背一周，空气之浮沉升降于是全备。中气者，浮沉升降中交之气，物类有生之祖气也。人秉受造化之空气以生，实先秉受空气之中气然后生也。已发芽未出土之果核，发根之芽由上转下，发干之芽由下旋上，乃作环抱之圆体，此即感受空气升降之中气所生而成。空气之中气在地面之际，人身之中气在胸之下脐之上。太空之气，先有升降后又中气，人身之气先有中气后有升降。此先天后天之分也，非中气全亡不死。

## 中气旋转经气升降

人身有十二经气，六经主升，六经主降。升者由下而上，降者由上而下。升者由左而右，降者由右而左。降气由升气而来，升气由降气而来。上下左右之间，中气也。中气如轴，经气如轮，轴运轮行，轮滞轴停。中气左旋右转，经气即左升右降。经气不能左升右降，中气不能左旋右转。初结之胎有回纹环绕，便是旋转升降之雏形，动脉经脉一来一往，便是旋转升降之表示。不过气上行则血下行，气下行则血上行，故动干脉在左，静干脉在右。阳性明而阴性暗，故动脉之色赤，静脉之色蓝也。中气左旋右转，经气左升右降，是为平人。平人者升降和平，无病之人也。若经气当升者不升，当降者不降，是为病人。当升不升名曰下陷，当降不降名曰上逆。经气上逆下陷，皆中气旋转衰弱之故。始因中气旋转衰弱，以致经气不能升降，继因经气不能升降，中气乃欲不能旋转，中气少一分，即病重一分，中气全亡，人遂死矣。治病之法，无非辨别何经不升，用升何经之药升之，何经不降，用降何经之药降之，兼顾中气。中气不足兼养中气，中气之旋转复原于内，经气之升降复原于外。病自愈也。病者虚实寒热之分，治有补泻温清之法，而皆统于升降之中。经气升降左右皆同，但升经之主干力在左，降经之主干力在右。

空气之中有轻气，炭气，养气，淡气。轻气性往上浮，能自己燃烧，炭气性往下沉，能灭燃烧，养气能助燃烧，性亦上升，淡气能节制养气，性往下降。轻养淡炭四气和合谓之中性，中性者，不见为养，不见为轻，不见为淡，不见为炭，中和之气，万物之生气也，即中医所谓之中气也。四气分离，各见其偏，则为毒气。伤寒病死，肠必先破，中气消灭，只有毒气故也。时行病证，人死甚速，空气之中气少，毒气发现故也。空气之五行不可见，可于养轻淡炭见之。（整理者注：养气即氧气，轻气即氢气，淡气即氮气，炭气即二氧化碳类。既是整理，就要完全的显现彭子益先生当年的全貌。）

一个物体有一个宇宙，旋转升降是也，曰气涨，曰气压，曰离心力，曰向心力，曰疏泄，曰收敛，约而言之，亦升降而已。曰气涨，曰离心力，曰疏泄，皆升浮之意，春夏之意，木火之意也。曰气压，曰向心力，曰收敛，皆沉降之意，秋冬之意，金水之意也。木火金水，对待而不循环则毒，对待而又循环则中，故河图之数，水下火上，木左金右，土主中央，而木火金水四气之中，皆各含有中土运化之气，如无中土运化之气，则木火金水，各自分离，而成为毒气，宇宙之造化息矣。伤寒时行病证，数日即能死人，因空气不和，一气偏胜，气偏则毒，人身之中气弱者，感受太空之偏气，将人身旋转升降圆匀太和之中气，侵剥消亡，故死耳。其虽病而复愈者，人身之中气，虚弱不甚，感气偏离，医药能调之以归于中，故不死耳。其不病者，时行之空气虽偏，而本身之中气甚旺，不随空气以俱偏，故不病耳。

近世生物学家，研究生物原素，惊为毒素所成，盖已死之物，无有中气，故仅见毒素也。由毒气以求中气，中医之真乃出，中西之学乃通。

以上三段摘录中医系统学就西证中篇讲义。

丁卯春由灵石调署新绛，地方人士来问病求方者，日不暇给。因就普通最多病证中检出平日所用可靠十三方，并将拙著中医系统学原理篇就西证中篇，摘录数则，付诸石印，以资病家参考。

中华民国十六年丁卯夏至日
彭承祖并识于山西新绛县署

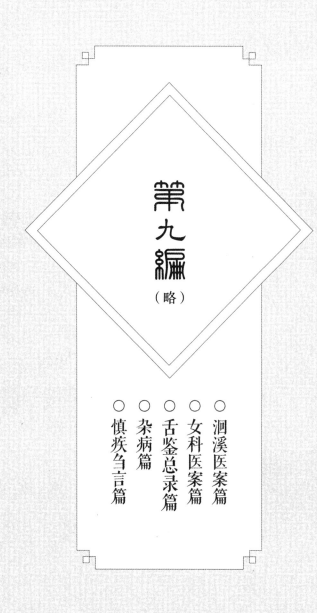

第九編

（略）

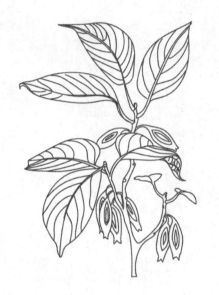

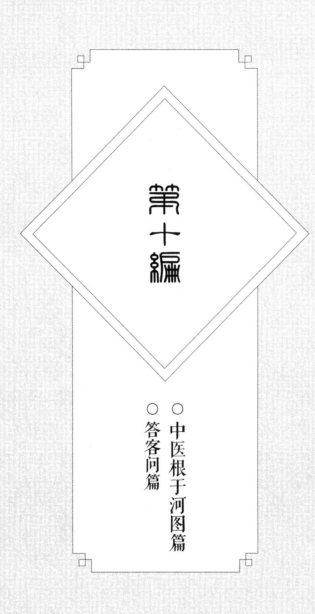

第十編

○ 中医根于河图篇

○ 答客问篇

# 目录

第十編

## 中医根于河图篇

## 答客问篇

## 医学丛谈十编续编 ·········································· 548

# 中医根于河图篇

中医的理法出于《内经》《难经》《金匮》《伤寒》四经。其根源实出于河图，但一说到河图，都以为迂谈，并非医理，医法的根源，此亦无可如何者矣，如因一般无意识的议论便阻止吾人向前研究之心，是吾人亦不免无意识矣。承祖讲演系统学以来，同学之赞成者已有十分之七八，研究有得者已有十分之五六，都以未得畅阅中医系统根于河图之理为憾。因为数图附说以明之。

哲学言空理，科学重物质，世界的物质什么为大，自然是太阳与地球为最大耳。这河图就是这两个大物质相合起来发生的作用之代表。

太阳与地球相合的作用可分为直线作用与平线作用，直线就是子午线，平线就是卯酉线。

子午线是子午线的作用，卯酉线却也是子午线的作用。

## 第一图：造化太空之图

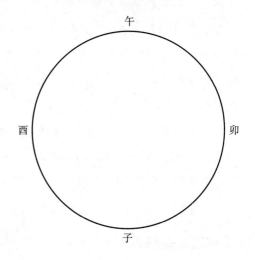

## 子午线与卯酉线的作用

太阳到午线的时候，地球面上就生热气，太阳到了子线的时候，地球面上就生寒气，这热气就是地球与太阳相向所生的作用，这寒气就是地球与太阳相背所生的作用。这热气是往上浮的，这寒气是往下沉的。

这平线，卯酉的时候，就是子午线到了一半的时候。太阳由子线到午线到了一半就是卯线，太阳由午线到子线到了一半就是酉线，由子线到卯线就是升的作用，由午线到子线就是降的作用。这升的作用，就是热气的本性，这降的作用就是寒气的本性。故午热子寒，卯温酉清。热者气之由下上升极于上者也。寒者气之由上下降极于下者也。温者气方升者也，清者气方降者也。由温而热，由热而清，由清而寒，由寒而温，此太阳与地球相合之作用也。上午下子，右酉左卯，上下左右之间名曰中央，此河图之所由来也。

## 第二图：河图

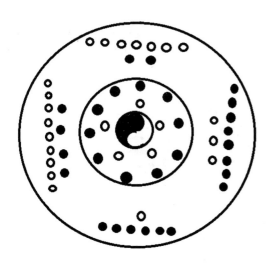

河图之数曰：天一生水，地六成之，地二生火，天七成之，天三生木，地八成之，地四生金，天九成之，天五生土，天数五地数五。

曰天者，阳性之代词。曰地者，阴性之代词。曰水者，寒气下沉之代词。曰火者，热气上浮之代词。曰木者，升发之气之代词。曰金者，降敛之气之代词。曰土者，浮沉升降之气之中枢之代词。

曰天一生水，地六成之者，一为水之代数，五为土之代数，言水生必得土气乃能成水，阳生必得阴成。一之水数加五之土数，故曰天一生水，地六成之也。

曰地二生火，天七成之者，二为火之代词，五为土之代词，言火必得土气乃能成火，阴生必得阳成。二之火数加五之土数，故曰地二生火，天七成之也。

曰天三生木，地八成之者，三为木之代数，五为土之代数，言木生必得土气乃能成木。阳生必得阴成，三之木数加五之土数，故曰天三生木，地八成之也。

曰地四生金，天九成之者，四为金之代数，五为土之代数。言金生必得土气乃能成金，阴生必得阳成，四之金数加五之土数，故曰地四生金，天九成之也。

曰天五生土，天数五地数五者，五为土之代数，土气俱有阴阳，然后有生有成也。

世界之最往上浮者莫如火，故河图以火代表上浮之气。世界之最往下沉者莫如水，故河图以水代表下沉之气。世界之最升发者莫如木，故河图以木代表升发之气。世界之最降敛者莫如金，故河图以金代表降敛之气。世界之最旋转运化者莫如土，故河图以土代表旋转运化之气。河图之中名曰太极。

太阳与地球相合的作用可统而言之曰：动静作用。白昼之时相近之声亦听不清楚。深夜之际甚远亦听得明白。白昼之气动动，故听不清楚，深夜之气静静，故听得明白。

这动时的气是从地面里升了上来，静时的气是从地面上降了下去。地面上的气一升一降，这就称之曰太极。太极者，动静二气所旋转，旋由左升，转由右降，即太阳与地球发生的作用所造化而成也。

这动静之气的根源亦系太阳与地球相合的作用。子半之时，太阳由地球之下东升起来，地面上的气随着太阳的升气就动上来。午半之时，太阳由地面之上西降下去地面上的气随着太阳的降气就静下去。

午线子线以一日计之，午为一日之中，子为一夜之中，卯为由夜到日之半，酉为由日到夜之半。午线子线以一年计之，午为夏至，子为冬至，卯为春分，酉为秋分，皆太阳与地球的作用也。无论一日一年上下左右之间皆有太极的作用名曰中气。中气者，万物生命之母气。

# 先天后天

先天者，太阳与地球未发生作用之称。后天者，太阳与地球已经发生作用之称。所称后天云者，地面之上已有造化之气之称，即万物已各秉受一个生命的中气之称也。中气者，上下升降之气即空气也。

### 第三图：天人一气之图

中太极者也，上下阴阳之定位也。左右阴阳之道路也。太极者，中气也。大气如轮，中气如轴，中气右转则气之在上者

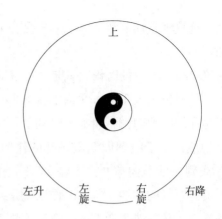

降而交下，中气左旋则气之在下者升而交上。上之交下由右行，下之交上由左行也。太极图之在天者，在地面之际。在人者，在胸下脐之上也。造化之气，由上升降以制造太极，人得太极之气而后上下之气乃能升降。太极旺上下升降之气乃旺，故中气为四维之气之根本也。

### 第四图：此亦天人一气阴阳相抱生化之图

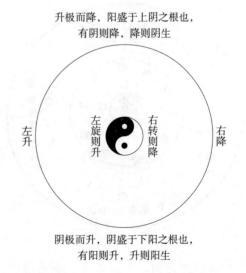

此图言"阴阳"二字为中医根本，此二字人人都说是空虚的，其实并不空虚，亦由太阳与地球发生出来的。太阳到了卯

时东方就生阳气，到了酉时西方就生阴气。太阳到卯时是升的作用，太阳到酉时是降的作用。是"阴阳"二字即由太阳与地球升降所产生。人秉造化升降之气以生，故人身亦是气升则生阳，气降则生阴，但是一层阴阳本对付亦是相抱的。升到上面的气就是降下来的根子，降到下面的气就是升上来的根子。阴中有阳，阳中有阴，阴阳若是分离那就成了病气了，太阳在地面上一方面见的是降，一方面就见的是升，却无一降都降、一升都升之时，所以地面之上也是阴中有阳，阳中有阴，这就名为阴阳相抱。如是阴阳不相抱，空气之中或是纯阴或是纯阳，那就不能生长万物了。不过太阳与地球的气一升一降之交，万物都在这气交之中生活，此则天人之气同，之中略有不同耳。虽然不同，不过是先后之分，太阳与地球的升降作用在先，人与万物得这升降作用的中气，然后自身的气亦随太阳地球升降的气升降起来，所以人无空气则死，这就是人本是得了这升降的空气才生所生，无了空气就死。此空气与自身的气就是一个气，并非两个气，所以学中医的气化须先学太阳与地球的气化，然后能学得成功也。

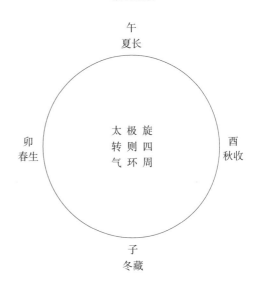

太极旋转则四气环周

## 第五图：一年如此，一日亦如此，人身亦如此也四时环周之图

太阳距离地球一年之中有远有近，地面之上有寒有热，寒热乘除因成一岁。春分之时，太阳距离地面由远而近。秋分之时，太阳距离地面由近而远。夏至之时太阳距离地面由近而极，冬至之时太阳距离地面由远而极。故夏至以前空气多动，动则上升，因地面之上阳气多而阴气少故也。冬至以前空气多静，静则下降，因地面之上阴气多而阳气少故也。故春气主乎升发，秋气主乎降敛。夏气主乎浮宣，冬气主乎沉藏。夏日地面气热而井水凉者，阳气浮于上也，冬时地面气寒而井水温者，阳藏于下也。而太阳距离地球近时，气升而热。太阳距离地球远时，气降而寒，升降循环，太极成焉。故人身之气亦降升降浮沉，而升降浮沉之枢机，中气为之主也。太极者人身之中气也。

## 第六图：此亦天人合一五行土气之图

太阳升于地面之方，疏泄之气、升发之气、浮动之气，阳气也。太阳降于地面之方，收藏之气、降敛之气、沉静之气，阴气也。故东方为木，西方为金也。浮动至极之方为南方也，故南方属火。沉静至极之方北方也，故北方为水，所谓木生、火长、金收、水藏者，太阳与地球相合发生之作用是也。人受阳气而生身体之气，

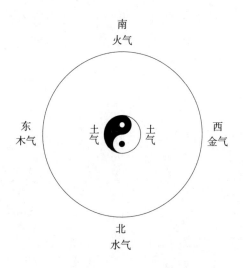

上应南、下应北、左应东、右应西，而上下左右东南西北之中是为中土。中土者，升降之气之中枢也。土气之在造化者，在地面之际。土气之在人身者，在胸之下脐之上也。造化之气升降作用因成土气，所谓太极是也。人秉太极之气而后上下之气升降起来，未升由左行，降由右行也。

### 第七图：此亦天人一气，中气旋转不力，升反为陷，降反为逆之图

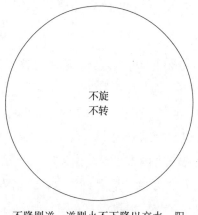

不升则陷，陷则水不上升以交火，阴化为寒，阳根以伤

不旋
不转

不降则逆，逆则火不下降以交水，阳化为热，阴根以伤

太阳与地球旋转升降之后，地面上的空气就旋转升降起来，所以成曰：时生万物。人受此气生活之后，此气之升降旋转有一息不合常规就要生病，全不合常规人就死了。是升降反常便是死门，升降复原就是生路。造化之气断未有全行升降反常之日。倘或略有升降反常便成时行病症。其甚者，夏日当热反寒便是空气中的升气反常。冬日当寒反热便是空气中的降气反常。此时人身中气中的原素也就减少了。中气减少，则偏升偏降，因成疫病。盖人人皆与空气相通，故中气不足之人，遇疫症发生，无有不病。医家知中气之理，因中气的药起死回生易如反掌。如不知此理，再用破坏中气的药，一药下咽，病势立增，再延一二日，中气全消，人遂死矣。

### 第八图：此人身之气化，经气升降之表示也

十二经气升降之图，只取大意，勿泥形迹，以上六图贴着身体寻想便合

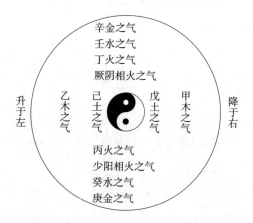

造化之气，上火下水，左木右金中土。言升降之作用如是，故河图之数以金木水火土代表之。而金木水火之中得土气

则成,如无土气虽生亦不能成。明示五行之中俱含土气之意。土气者,造化后天之气生气也。故中医系统根于中气,先圣之妙理定法如此而已。系统学之五行作用无非本造化升降之气而来。但十二经气则五行之中各有阴阳,阴阳升降之中皆有配偶,此脏腑之所以相表里也。第一图为中医之开始,此图为中医之结束。天人一气之系统根于河图如此而已。

# 答客问篇

问曰：夏至冬至病药与中气之关系何如？

曰：夏至以后小暑以前，此一节之中，太阳开始偏南，地面之上阳气顿减，阳气顿加人身气化应之，每病下寒之病，世医见天气炎热，往往用寒凉之药，以为火气当令，只有病热无有病寒之理。岂知人之生也，生于父母赋予之中气与造化中之空气。人秉受中气以后，中气之消长其权操之本身，惟空气则本身无变更之能力，悉听天时之变化。所谓时行病症者，皆空气之病也。故一交夏至节后，民病痢疾者甚多，即平日谨慎饮食之人，亦多不免病发之时，忽然日下数十次，里急后重，兼下红血，不思饮食或兼发热脉象微弱，服理中汤，重用干姜者立见大效。服清凉药者，往往不起。盖空气之中阳气忽减，阴气忽加，人身中下应造化之气而病寒，肝脾二经升不上去故病寒也。必待节交小暑空气渐归自然而后时行痢疾可以消减。至于冬至以前大雪以后，太阳偏南几乎走到极端，地面空气阳气极微，人身应之，此时若不下雪，必多感冒之病或不感冒，自觉气短心慌或稍动作便满身出汗，此种感冒绝不可用发散之药，使之汗多生变，须清解勿伤中气为主，缘人身此时中气甚虚故也。至于并不感冒气短心慌动则汗出，此为中气虚使然，更明白无疑此时若服破气伤中之药，易致死也。必待冬至以后，太阳由南而北，雪气之中阳气复生，人身中下之气渐旺，然后以上诸病乃不发生。盖夏至后阳气初减，冬至后阳气初上故也。但是一层，此系夏至无雨、冬至无雪，人身乃生如此病症，若夏至后得雨，冬至前得雪，天地气交，虽阳气减少而天地之气交合深透空气中之中气充足，人身之气亦应之而足，故无病也。得雨得雪必天地一人降，地气上升，天地升降气足，空气中之中气乃足故也。所以夏至之后民病痢疾，必是气热无雨之故，故一得雨则痢疾立见消减，所以冬至以前易于感冒、气短、汗出必是温暖无雪之故，故一见雪则诸病全消也。夏至冬至阴长阳消，尔进化之自然年年如是，何至成病？惟当雨不雨，当雪不雪，升降有乖，太极气弱，一当阴长阳消之时，空气即偏，人气应之，然后为病耳。

在天地阴阳偏胜之际，只要雨雪适宜，升降气和即无时行病，发生是太极（太极者即空气中之中气也）即空气自疗之药。人当天地阴阳偏胜之时，病阴阳偏胜之病，中气能复病即能愈是中气即治时行病之本。是夏至冬至之时行病虽因夏至冬至而来，实因天人之中气不足而起。河图之数土气在中而四维成数皆有土气，土气者中气也，四维之土气中气所流布也。此河图所以为造化之代表，中医理法所以根于河图也。人身下部属太空之北，上部属太空之南，左部属东，右部属西。冬日北气极寒，故便血之家冬日发作，以寒水不能生木，木气陷故病便血。仲景黄土汤，用附子以治便血，所以温北气之寒。中医理法系统根于河图其所以然处，可于冬日便血黄土汤之附子来求之，水病于下，火病于上，金病于右，木病于左，土病于中，人身气化之常可类推而得也。

## 问曰：伏羲画卦泄造化之奇，卦有否卦泰卦何也？

曰：天地否，地天泰，否卦者死卦也，泰卦者生卦也。

### 问曰：死卦奈何？

曰：否卦者，天上地下，天气本上，地气本下，上者不下，下者不上，上下脱离，否塞不通是以死也。

### 问曰：生卦奈何？

曰：泰卦者，地上天下，天气本上而能下，地气本下而能上，上下交泰，生生不已，是以生也。

### 问曰：上下交泰何气使然？

曰：上下之间，中气也。中气旋转，故上下交泰。中气者，太极也。

## 问曰：易有太极是生两仪，两仪生四象何也？

曰：太极者，中气也。在上下左右之间也。太极左旋则化阳，右转则化阴。阳升于上，则化火也。阴降于下则化水也。阳之半升则化木，阴之半降则化金也。上火下水，左木右金四象之谓也。中气者，土也。左右旋转两仪之谓也。左旋则化木火，右转则化金水。故曰：土为四象之母也。

## 问曰：天地之气上降下升，升降之交在地面之际，名曰太极。太极者，造化之中气，生物之气也，可得而证实之乎？

曰：凡谷实、果实种入土之后，萌芽之始发根之芽由上转下，发幹之芽由下转上，此太极旋转之证明也。农家勤于锄地者收成必多，于懒于锄地者收成必少。盖地面土皮动锄则土质疏松，空气升降无所阻格，受太极之气足，故收成多。懒锄则土质硬，空气升降不能畅通，地下之气升不上来，地上之气降不下去。受太极之气少，故收成少，此其大概也。

**问曰：土火木金水名曰五行，其名实奈何？**

曰：行者，运行也气也，非形也。金者，气之收也。水者，气之藏也。火者，气之长也。木者，气之生也。土者，四气之母居中央而运四维，左旋则木生火长，右旋则金收水藏也。五行之实，五气之运行也。土火木金水者，五行之名称也，非物质也，言气非言形也。

**问曰：五行相侮，侮反自伤何也？**

曰：己旺而侮人，泄气既多，己气终虚，故自伤也。

**问曰：五行相生，其气平均，五行相克相侮不能平均何也？**

曰：金能克木者少，木能侮金者多。造化之气恬静时少，燥动时多也。土能克水者少，水能侮土者多，土气本湿，水气本润也，土能克水者，土燥乃能克水，土湿则易为水侮也。

**问曰：土为四维之母，其证明何如？**

曰：此造化之气，其他不可见，惟于色见之。土色黄，木色青，金色白，水色黑，火色赤。黄色者，青赤白黑之所合。青赤白黑者，黄色所分也。

**问曰：春秋者，夏冬之事何也？**

曰：阳位于上而根于下，冬至一阳生。冬至者，阴之极阳之根也，降极而生也。阴位于下而根于上，夏至一阴生，夏至者，阳之极阴之根也，生极而降也。秋气主降，一阴生于上而盛于夏者，秋气之降也。春气主升，一阳生于下而盛于上者，春气之升也。春气不升，阳无升路则下陷也，秋气不降，阴无降路则上逆也。阳陷而成阴则阳根绝于下也。阴逆而成阳则阴根绝于上也。冬气夏气之交换皆春秋二气之升降为之，故曰：春秋者，夏冬之事而实中气之事也。中气左旋则春气升，中气右转则秋气降也。

**问曰：易有未济之卦，有既济之卦。既济之卦者平人之象，未济之卦者病人之象，何也？**

曰：既济之卦水上火下，未济之卦火上水下也。火位于上，水位于下，夏至阴生则火中胎水，冬至阳生则水中胎火。火中胎水则阴生而右降，水中胎火则阳生而左升。火之胎水得金气之右降也，水之胎火得木气之左升也。木升金降中气之旋转为之，火不下降责在金气之不收水，水不上升责在木气之不升。金木之不升不降责在中气之不旋不转。既济之卦水能上升火能下降，未济之卦水不上升火不下降也。水火交济，不寒不热，故为平人之象。水火分离不相交济，上热下寒，故为病人之象也。

**问曰：人身一小宇宙，何也？**

曰：宇宙之气，春温、夏热、秋凉、冬寒，此五行之气，运化之常也。人受天地之中气以生，得五行之气之全。万物得五行之气之偏也。盖身半以上火气所在，身半以下水气所在，身半之右金气所在，身半之左木气所在。上下左右之中太极之气土气所在也。水火之交济，木金之升降，中土之旋转与造化之气无殊也。故身半以下以候冬气，身半以上以候夏气，身半之右以候金气，身半之左以候春气，身之正中以候太极之气，太极之气左旋则升而化阳，右转则降而化阴，天人一气也。

问曰：肝胆属木，木气居左，何以肝胆皆居右也？

曰：膀胱居下，其经自头走足，大肠经不居上，其经自手走头，言脏腑者，指一部之形质，言气化者，指全身之运用也。

问曰：人身无非气血而已，何以又有荣卫也？

曰：气血之与荣卫一而二，二而一者也。气血者，荣卫之本体，荣卫者，气血之运用也。荣卫者，阴阳寒热之会合，行经络而司一身之表，故伤寒温病外感之传变只责荣卫，不责气血也。

问曰：外感之病得寒则解，是外来之邪已入人身，得汗则邪从内而出也，然乎？

曰：不然也。外感之所以发热恶寒，恶寒者中气虚而荣卫郁也，得汗则解者，中气复而荣卫和也。荣卫相和则津液生而汗出也。荣卫相和是以病解也。风寒之中人如器伤人，伤人者器，受伤者人。受伤之人自己痛苦，非器之已入人身也。风寒中人亦由是也。不求本身之荣卫而求身外之风寒，所以外感之病，误于搜风提寒，重发其汗者多也。以为风寒未去而发其汗以去之。此大误也。仲景《伤寒论》桂枝汤之用意，因荣卫郁而发热，用芍药泄荣郁以交卫耳。麻黄汤之用意因卫郁，恶寒用麻黄泄卫气以交荣耳。不然同是人也，风寒岂有入甲之身内不入乙之身内之理乎？

问曰：外感之病既非外邪中入人身，何以伤寒温病死人之速如此也？

曰：人之生也，六气之悉备也。人之不病也，六气之调和也。人之病伤寒温病也，六气之失调也。人之死于伤寒温病也，死于一气独胜也，一气独胜则诸气败退，六气不全是以死也。六气之调和，中气之事也。一气独胜则中气先亡而诸气无复生之基，是以死也。

问曰：温病何以剧于伤寒也？

曰：伤寒之病，人身之气病，而天地之气不病也。风伤卫气则荣气不能交卫而荣郁。荣郁则热胜。寒伤荣气则卫气不能交荣而卫郁，卫郁则寒胜。表证未罢，一汗而解，未经汗解里气方动，里气一动，然后入里，里热然后入腑，里寒然后入脏。其入腑也，脏阴未绝不至于死也，其入脏也，腑阳未绝，不至于死也。温病不然，风伤卫气，荣郁为热，初病急须汗解，初病不解，里气即动，里气一动，有热无寒，脏气之阴并成腑气之阳，无论何脏何腑皆成有热无寒之气。阴阳本自平匀，到此时则阳盛阴衰，是以重于伤寒也。其不死者，脏阴未亡而渐复也。此缘天地之气先病也。天地之气春生夏长，当春之时，风作火热，升腾太过，收藏不住，根木动摇，人受天地之中气以生，原于天地同气，此时人身之气亦收藏少而发泄多，中气早亏，故一病即重，病重者重在中气亏而阴弱也。故温病取汗忌桂枝，忌麻黄。因受藏气少，发泄气多，中气早亏，不可再事宣通也。温病忌下者，因中气早亏，不可再事攻泄也，中气不亏，虽天地风热偏胜，本身收藏之气不衰，阴气足以济之，故不病也。故治伤寒之法，随证治之，治温病之法，始终救阴，勿伤中气也。

**问曰：冬春之交，雪少风多，天气忽温，疫疠之作又甚于春之温病，何也？**

曰：春之温病时令上之正病也。春月之气本自温升，不过温升太过，故人病温耳。人身中气旋转不衰，收藏之气旺者，原不受病。中气不足，随时令之气以俱升，失其升降之平，收藏之气又弱，不足以济之，乃感而病作也。冬时疫疠之病不然，一病则荣卫外散，再迟则中气内脱，病之险者，险于荣卫外散，死之速者，死于中既内脱，无法挽救也，此天地根本之气，拔泄使然也。

**问曰：何云乎天地根本之气拔泄使然？**

曰：二十四节气对待而行，夏至一阴生，阴生则降，降则生凉，而夏至之后则小暑也大暑也，小暑大暑者，热气生长之极也，热气愈盛长则阳根愈厚也。冬至一阳生，阳生则升，升则升温，而冬至之后则小寒也大寒也，小寒大寒者，寒气闭藏之至也，寒气愈闭藏则阳根愈密也。如冬至之时，雪少风多，严寒之时忽变温暖，闭藏不住阳根，尽泄冬至一阳岁气之根，根气初胎即被拔泄，元阳失根，变为疠气，人与天地同气，水中之火，中气之

根也，冬至一阳水中之火之初气也，人当此时中下空虚，中下既虚荣卫必弱。荣卫者根于内而固于外者也，荣卫虚弱，感而即病，但觉身疼、头疼、急应照顾中气以和荣卫，中气不脱，荣卫不散，自然病愈而人安。故春之病温为春令之正病。冬春之交之病疫疠亦温病之属，但根气初胎即被拔起为病最厉，故曰：此天地根本之气拔泄所致也。其得病而头疼、目赤、鼻干、唇焦、发热等症全是中虚上逆之象。天地之根气拔泄而不下藏，故人身之气逆而不降。中气不虚但事降逆，病亦能愈。中气已虚，当天地根气拔泄之时故易于内脱也。治此病者，不知顾中气和中气，尽用一派寒凉之药，似恐中气不早脱而故助之使脱者，可悲矣。此种疫疠发生之时，邪从地起，鼠穴地而居，感气在先，故先人而死。世之称鼠疫者此也。西北人民居住屋宇向来不通空气，隆冬多雪之年，天地之气收敛闭藏，不过人身炭气不得出去耳。冬时雪少，寒变为温，地下元阳化邪上升，屋内邪气停留充塞，人身之中气早为邪气所侵散，故一受病即陷危境。清洁人家受病较少者此也，善防疫者，清洁屋宇，流通空气。培养中气以固荣卫，庶乎有济此气化，所关之最大者也。

**问曰：身半以下诸病阳陷而病寒者多其陷而病热者，何也？**

曰：下陷而病热者，病于足厥阴乙木之郁，木本生火，火气本热，其外虽热，其内则寒也。

**问曰：身半以上诸病阴逆而病热者多其逆而病寒者，何也？**

曰：身半以上为阳胜之地，火位之方

不应病寒，逆而病寒，此阴盛乘阳，水胜克火，上部既寒，中下更必寒也。

### 问曰：其治之之法奈何？

曰：治中上皆寒者，益火补土，治下陷病热者，清热勿犯中下，治外热而里寒者，温内寒兼清外热，故仲景黄连干姜并用之方皆救危之要剂也。

### 问曰：十二经气，六经主降六经主升，阴经则降，阳经则升，何以阴经亦有升者，阳经亦有降者？

曰：阴阳之气皆含清浊，清则升而浊则降也。

### 问曰：小便短赤是否小肠热甚也？

曰：小肠为手太阳丙火与手少阳三焦相火之气，同主下焦以暖水脏而温中土，其性主升是其常也，膀胱之水气化则出其热，而短者是丙火相火之下陷也，二火下陷膀胱乃热，膀胱既热，肾水与中土必寒，如小便短赤而涩痛则属乙木郁陷所生之热，水道热瘀，木气疏泄不遂，是以短赤而涩痛也。木陷生热而内寒已起，则温清并用，木陷热生而内寒未起则只清热可也。

### 问曰：手少阴心丁火，手厥阴心包相火之病热，何也？

曰：心与心包俱属阴脏，阴中之火常见不足，难见有余，无论有余，无论不足，其病热者，皆不降也，然不降之因，关于辛金甲木之逆，戊土之虚者十居八九，盖二火之下行也，戊土降于前，辛金敛于后，甲木导于中。辛金与甲木戊土不降是以逆而病热也，然非中虚不病此。

### 问曰：热入心包何以难治也？

曰：心包相火随辛金甲木戊土下行为下焦温气之根。无一息不降，降则阴生，本不病热。其热入心包者，下伤中气戊土，右转之枢轴停，热无降路也。戊土右转之力不竭，热有去路，清而降之并不费事。中气已脱，心包之热乃降不下去益热甚，永不下降则热尽而人死矣，死于热入心包实死于中气之亡也，故难治也。

### 问曰：手阳明庚金，手太阴肺辛金之病燥病湿奈何？

曰：金生于土，土性本湿。病燥者少。其病燥者约有二因，有因火土俱盛而病燥者，有因土气过湿而病燥者。火土俱盛而病燥者，庚金本属燥金，土旺则金燥也。土气过湿而病燥者，土主中气，土气过湿，中气不运，燥湿不相交济，金气自现本气也。中气不运而病燥者多，火土俱旺而病燥者少。土旺之人则不病也。其病湿者，辛金生水，其性主降，辛金不降，不降则郁，郁则水凝而湿生，其咳嗽痰黄者，相火逆升是以痰黄，故痰现黄色，不可指为火旺，盖凝痰夹火最易伤金，清火之中不可伤害土气也。

### 问曰：肺经辛金较大肠庚金病多，何也？

曰：肺气降敛由右下行，中有心包之火气，又有胆木之化相火，火主动，其性上升，适与辛金下降之气相反，故辛金多病也。大肠庚金者，辛金降则上升，辛金逆则下陷，本气之病极少，他如痔疮便血则土木瘀陷所致，与大肠以发其端耳。

**问曰：足厥阴乙木足少阳胆经甲木其病寒病热奈何？**

曰：木气之病，全由肾水之虚而来，未有肾精不伤而木病者。其病寒者其本，其病热者其标也。乙木之生于水也，相火下藏，水气温暖，水中温和之气上升而化木，乙木之温气足，上升之性遂，既不病寒亦不病热。病寒病热皆本气之郁，郁则或现其母气而病寒，或现其子气而病热也，乙木不病者，甲木必不病。盖乙木之气旺者必水气固藏相火不泄也。水气能藏，全赖辛金之收敛，相火不泄，全赖甲木之下行，故乙木不病者，甲木必不病也。

**问曰：足太阳膀胱壬水足少阴肾癸水之病寒病热奈何？**

曰：膀胱病热者多，肾经病寒者多也。膀胱壬水之经自头走足，君相二火随之下行，藏于癸水之中，故癸水温固而壬水清通。人之生也，火能全藏于水中者甚少，火既出于癸水之外必泄于壬水之中。癸水寒而壬水热矣，其有癸水之中火泄而病热者，全是乙木之事，水寒则木枯，木枯则风作，盗汗泄精液煽火灼水，遂成阴虚之证，何尝是癸水之病热耶，医家不息风木以养肾精，徒用败土之药，以填肾精，土败人亡，可浩叹也。

**问曰：足阳明胃戊土足太阴脾己土之病燥病湿者奈何？**

曰：土之为病，必有木邪也。胃土病必有胆木之邪，脾土病必有乙木之邪。缘土气之旋转与木气之升降常合而不分，胃土右转之力弱，甲木不能下降必郁而克胃土，脾土左旋之力弱，乙木不能上升，必郁而克脾土。土气被克，旋转益滞，木气益不能升降，于是木土俱病，胃土病燥，脾土病湿。燥湿分离，中气坏矣。故仲景虚劳方中土木兼治，小健中汤重芍药必兼培土之品。胃土之病燥，胃属阳明以戊土而化气于燥金，甲木又化气于相火也。脾土之病湿，脾为阴土，土气本湿也。脾土亦病燥者，则阴气之将败，胃土亦病湿者，则阳气必渐消也。

**问曰：手太阳小肠丙火手少阴三焦相火之病寒病热奈何？**

曰：小肠丙火三焦相火者，下焦之火也。人身下焦之气主升，上焦之气主降，中焦之气左旋右转为上下升降之枢轴。上焦之火以降为顺，下焦之火以升为顺。气化流行无息或停。不上升则下陷，不下降则上逆。火性本热，上焦之火不热者，因其降也。下焦之火不热者，因其升也。上焦之火降则中焦阳中有阴，下焦之火升则中焦阴中有阳。中气冲和，诸火得位，故不病热。上焦之病热者，上焦之火逆而不降也，下焦之病热者，下焦之火陷而不升也。三焦相火、小肠丙火不陷，肾气固藏，膀胱气化，土气有根，中下之病不作。其病寒者，阴盛于下，人身之气不进则退，寒气进则火气自退也。二火病热之症除小便淋赤外，他症甚少。但既陷而病热于外必本位火少而寒生于内。人见小便之热，不知内寒已生，于是清火之药愈服而小便益赤而内寒益增，遂致火灭人死者多矣。下焦之火从无有余而可清者，所谓有余者皆陷之误解也。其有火陷而宜用凉药者惟乙木郁陷之热宜之，清木气之热，正所以舒木气之郁，木气不郁则上升而化清阳即不下陷而化邪火也。至于小腹发热之病，系阴虚木枯，精气虚耗，并非二火之旺，养阴润木是为正法，切忌清火，火去则土败，土败则人死也。故热入心包而人死者，中气先伤，火无降路。心包本是相火，相火不降则逆而见其本气，本气现完，人遂死也。并非何经之热入于心包也。如下焦病热，过服寒凉以致病加而人死者，火气先绝，土气后败也。

# 医学丛谈十编续编

问曰：仲景《金匮》妇人胎前产后均有方药，独于临产阙如方，今文明日进，东西洋均重产科，中医对于临产发生危难，其治法何如？

曰：临产发生危难者，皆由人自招，非临产必有危难也。瓜熟自落，自然之事，生产乃人事之常，何至有危难发生？有危难者，一由于忍不住疼痛，一由于临盆太早，一由于轻易动手，但后二项之危难皆由首一项而来。如产母忍得住痛则忍到无可如何之时自然生产下来，一切问题皆可无有。

但忍痛亦有甚难之处，缘产期一到胞浆先破，胞浆既见，产门坠胀，有急欲小便之势，初产之妇以为此系胎儿降产，赶紧临盆，用力下催，此时胎儿尚未转身过来，一被产母用力一逼，便横住不下延时既久，产母气乏，遂以为非动手不得下来，于是乎就动了手矣。一经动手，产母心惊气乱，血不归经，便生危险。胎儿被医生硬行拖出，产母子宫必受损伤，胎儿拖下，产母气泄，各经之血随气下脱，产母遂致不救，虽产科高明之医手法轻利，然轻利在医生之手法，胎儿脱离产母时之关系并不轻利也。

须知已到临盆之时，产母身体内外皆证据，面目红热，手中指头跳动，此外证据也。腹痛一阵比一阵加紧，此内证也。

到了这个时候，乃可临盆，自然无难产之事，疾病腹痛体觉寒，临产腹痛则体觉热，因产乃生机也。

手厥阴心包相火与手少阳三焦相火相表里，一降一升合为一气。三焦相火藏于右肾，右肾者，命门也。命门者，男子以藏精女子以系胞胎，胞胎之不下坠者，三焦相火之气上升也。胎足降产，胞胎离了命门，手少阳三焦相火之经气突然上升有余，手厥阴心包相火之经气充盈而动，手中指头属手厥阴心包相火之经故也。肝主血而开窍于目，临产则血中阳气勃发故痛极而面目红热也。痛一阵比一阵紧者，胎儿转身欲下也。

但能忍痛，俟内外证都见，一临盆即产矣。如其腹痛一阵比一阵减轻，面目必不红热，手中指头必不跳动，此便是产母平日体虚，胎儿之气亦弱，此时产母只须放心安睡，自然气足，自然痛紧面红指跳，如睡醒仍不能见内外三证或竟睡不成，只须服药助气，助气气血便行，方如下：

当归二钱　川芎二钱　党参一钱　炙甘草五分

若此方服后，仍然如故，可连服二三剂，自然痛加紧，面目红，中指跳，一临盆即下也。

又方：

洋参一钱　龙眼肉四两

煎浓汤温服。

此方无论现象好与不好，临产时服一剂宜甚有益，洋参益气，龙眼肉益血故也。

还有一种，胞浆来了不少，腹虽痛，不加紧，此却是危险的事，因胎儿不腹内转身与出产门时全赖浆多滑利方得快利。今胞浆去多，产时尚早，到了产时则干涩不下矣，如见此种现象，可服归芎参草一方，必可登时浆多易产，此方大益气血，奇效无比。

凡腹痛不加紧，面目不渐渐红热或反四肢发冷，此身体素弱，可将前方参草加与归芎一样等份，浓煎热服即可转危为安。但此等千百之一耳，缘生产本是造化赋人的生机，哪有既怀胎足月忽然虚惫之理也。

### 归芎参草方解释

川芎入血分，性极升，当归补血温而滑利，党参补气，炙甘草补中，缘生产之生理，肝阳上升，下焦之气向上而行，下焦松和胎儿转得其自然生产，自然顺利。凡临产而生危险者，除不能忍痛临盆太早，轻易动手之外，皆是肝经与下焦之气不能上升之故。不上升则下陷，上升则下焦气机灵活，下陷则少腹气血阻塞，阻塞故难产也。归、芎补血液而助升气。参、草补中气以助生机，譬如热酒一壶，酌酒不出，将壶盖一揭，酌酒即出，盖气升则酒出也。胎产好书有《达生篇》《大生要旨》皆经验之说，可看也。

总而言之，酒壶酌酒的比喻就是难产唯一的真理，无论一日二日或三日生不下

来，只须将归芎参草一方，频频进之，产母安卧勿动，那药力将下焦的气补起升了上来，下焦松缓，自然产下，千万不可着急轻动手就好了。

若忍痛心里实在难受，产母面色不发红热，可服归芎参草汤少许，若其面目红热难忍不住，亦不必吃药，因临盆腹痛系胎儿转身，摩擦产母血肉之故，并非加疾病之痛，在产母本气也。

山西产妇还有一事须改良，即是生产后不吃饱是也。产后血去人衰，全赖饮食滋养初产之一二日，血去经虚，固然不可吃饱致生消化不良之病，三日后即可一饥即吃，吃八分饱，三日以后软面条即可吃，何必一定只吃小米清稀粥，使产妇受饥饿之伤乎，如产后不可吃鸡，诚是矣。鸡动肝风，山西空气偏于疏泄，产后血虚易于生风故也。南方产后之能食鸡者，南方空气温多燥少，风木疏泄之气不偏胜故也。产妇三日后不吃饱，风气使然，并无若何关系，徒使妇女一产之后身体皆亏，此不可不改良也。

### 问曰：人之死也，腰间温气后绝，何也？

曰：腰间为小肠之部，小肠者，空肠也，空肠者，先天之起点，后天之终点也。有胎以后产生以前，是为先天，产生以后是为后天。腰之前面为脐，脐者，先天祖气之所入空肠者，储蓄祖气以行于周身之腑也。人当未产生之前，虽有消化器官，并不消化。虽有循环器官并不循环，虽有排泄器官并不排泄，虽有呼吸器官并不呼吸。产生以后，呱呱一声，然后呼吸

起来，呼吸之后，于是循环器官、排泄器官、消化器官以及五官百体都随着呼吸发生作用，这呱呱一声乃后天先天交接之关键也。产生之后，空气由鼻孔压入肺脏，下通空肠与祖气相接，人之第一吸即因空气压空肠而起，人生第一呼即空肠之祖气与新压人之造化空气相合，压满而出而来。经此一呼吸的作用，中气乃随之旋转起来，十二经之升降乃随之升降起来，以后中气便旋转不已，经气便升降不停矣。

空气由鼻孔压入，肺脏过中宫达空肠，中气因之右转，空气达到空肠与祖气相接气满复出，由空肠过中宫出肺脏，中气因之左旋，中气第一旋转由空气出入空肠之第一呼吸而来，而肺脏之第二呼吸即由中气之第二呼吸而生，人之将死，呼多吸少者，中气右转之力将竭，不能行使呼吸故也。人死日短期者，中气之旋转告终，空肠之祖气与空气断绝也，空肠之际名曰气海者，空肠为储气之腑也。中气之旋转旺，呼吸空气能与气海息息相接，则气海之气愈足而中气益旺。盖气海为水位，手少阳三焦相火与手太阳小肠丙火之气居之，上焦足少阳甲木又化相火，随手少阴心经丁火、手厥阴心包相火降于水位，气海之中，水气在外，火气在内，水旺火足，又生气焉。中气属土，土生于火，土生于火者即生于水中之火也。人身生火如一部机器，中气者，名机轮旋转之总机关，空肠者，储气之锅炉也，中气之旋转终了，空气不复再入空肠，故人死空肠为水火之位，祖气之根，人身温气之腑。人死之后，全身之气俱绝，空肠之气而后散，故腹间后凉也。或曰成胎以后未

产以前，有呼吸器并不呼吸，有明证乎？

曰：已通空气之胎儿肺脏肉质有海绵体，未通空气之胎儿肺脏肉质无海绵体，解剖可验也。再浅言之，胎儿在胎衣之中，四面俱是胎水，如其呼吸岂不将胎水吸入，尚能活乎？

## 问曰：《山西考究中医办法》议何为录于丛谈后也？

曰：欲同学知医学考究之难与得闻系统学之幸也，议中第一期办法理事长以其胎缓不以为然，承祖亦何尝不知其太缓必办不到而必以惟如此不可者，因无第一期办法，惟一系统之医学讲义无法产生出，盖人能到所治皆效，所见皆同，必系了解唯一系统学之医生。不过办到所治皆效，所见皆同，恐怕办十年亦不能到，何也？人才难得故也。《丛谈》初编为系统学，研究会无人以为然者，可知惟一系统学之讲义非经第一期办法然后编出不能见用。承祖固早料其必如此，故明知第一办法迟缓难办仍不能不作如此主张也。不意诸同学聆听系统学后皆能重视而共守之，且实体验证而愈信之。一年以来，凡遇问题主张一致是第一期办法十年尚难办到者，乃一年之间且并第一期、第二期同时办到，此机会乎，亦中医将由山西昌明矣。

此三问，第一第二问应即在中医办法议之前，第三问应即在中医办法议之后因检稿。

遗漏故列为续编，此外尚有防疫说与喉症治法列入杂说者，应并入此编。

# 上山西督军兼省长阎公书

昨以鼠疫发生具陈管见，以此证系中气虚、肺气逆、脉象必虚不可服发汗泻下寒凉等药。近日细阅关于疫症报章一则曰：西医研究无法治。再则曰：中医尚无把握。又曰：服雷击散甚效。又曰：服雷击散不效。昨读洗心社印发药方并述病情曰：其症皆热无寒，赤眼、发颐、顶肿、颈长结核、咳嗽，无非热毒迫血所致，而不及于脉象。夫赤眼、发颐、顶肿、颈长结核、咳嗽皆为肺气上逆之症，已明白无疑。结核则中气虚极、血脉壅塞结而不散，故核见耳。此论关系极大之处即在皆热无寒，无非热毒一语，使果皆热无寒，从来只有中虚气脱致死最速，断无病热证而死速者。即系热证则清热之药甚多，何以服之亦不见效？承祖以为此病要点全在要分别究竟是虚证，究竟是实证，究竟是真热证，究竟是假热证，脉息究竟如何。现象虚实真假分别清楚。则服雷击散既有治愈之人，可见此病断无不治之理矣。所难者分别不出耳。热心人愈多，救治之方药愈杂。指南无针进行何所凭借乎？承祖昨在介休任内闻民间病白喉多服养阴清肺汤后，腹泻烧加，昏迷而死者，承祖亲到民间诊视，脉息皆浮薄而虚，乃刻方数万张，只炙甘草一味，病轻者三五分钱，病重者三五两，服者下咽立效。承祖更以刻方分寄霍县汾西，今调查霍县汾西春初病白喉症服炙甘草一味者，无不立效。人见上部之实，不知下部之虚，见外部之热，不知内部之寒，比比皆是。阴阳升降之理，气化回旋之机，本极隐微，加以天地邪气戕贼为灾。

固无怪中医歧途之多也！

西医不求气化之学，其视此症为无治法，本无足论。大凡疫症发生时，天地之气既偏，人身中气断无不虚之理，白喉症服炙甘草立愈，此理已显明可知矣！养阴清肺汤寒凉之药，中虚者服之下咽即泻，一泻而热加，再泻而脉促，此时眼红、舌焦、唇裂、鼻黑、气喘、身烧、昏迷烦躁，医家伙见此，盖用凉药，不知下部根本之火悉逆于上部，中气复为凉药所伤，不能回旋，一入此境，遂至无药可治，不过一日即死。承祖在介休所亲验者也。西医谓疫症重时热度增高，脉息增数。热度增高则下部必寒，脉息增数则中虚将脱，与承祖所见亦甚相合。

承祖谓分别究竟是真热、究竟是假热，究竟是实证，究竟是虚证，实为现时治疫惟一无二，宜急解决之点，解决明白，治法易易耳。此病初起之日现症如何？脉象如何？次日现症如何？脉象如何？临死现症如何？脉象如何？服药方后见效者现症如何？脉象如何？服某方后病加重者现症如何？脉象如何？报章所载皆不详细，无可考证究竟是实是虚是寒是热，大家含糊不思，彻底研究以拯民命可乎哉！西医谓为肺瘟，承祖谓为肺气逆亦差不甚远，何以瘟热在肺即无治法耶？中医伤寒温病千奇百怪皆有治法，明知瘟气在肺即谓为无治法然乎哉！此病以解剖学考之，人死之后肺部自有瘟热证据，至于中医所谓肺气上逆因而生热之理与肺气上逆源于中虚之理，惟据脉象乃可考证而辨别，脉象又无人人共见共信之据。人死之后剖解寻求气已消灭，脉更无存此。西医所以不信中医而中医之道所以若存若亡，使今日罹疫人民陷于不必医治之惨境也。是不可不作确切之调查，为确切之研究，立确切之定论，示确切之治法。纵不能施治于病重之后，何至不能施治于初病头痛之时。现届立春尚未得雪，正疫症盛行之会，慨叹民生何辜遭此。承祖前曾从事于北京民政部医院见中医最确之理最效之方皆沦亡于似是而非之境，年来徒抱隐忧，今日想象疫地人民不得一为援手，切肤之痛，仰天吁嘘，承祖不揣固陋，拟恳赏派前往有疫地方，切实调查与医家商量寻出确切办法，以冀谋得救治之助。如蒙俯霍县地方安靖，一切政治均已筹备就绪，承祖往返不过两月，日行事件即承审员仇翰垣代行，承祖为保卫民命起见，临颖不胜迫切待命之至！

## 上山西洗心社赵次陇先生书

近日迭奉省宪防疫命令并细阅关于疫症报章防之之法，诚善矣！何竟以西医无法治一言，并不于防之之外，设法探求，而亦付诸不必再治之列，使病疫之人无复生望也，阴阳互根之理，太极变化之妙，四时迭乘之序，五气分合之道，无凭无据玄而又玄。剖解求之更无痕迹，西医所斥，夫复何言中医对于此症立论立方又多，脚痛治脚、头痛治头之习，于气化原理少有了解。承祖郁郁于中，窃以欲治疫症，其治法全在阴阳气化之间也。一年十二节气，冬至而后曰小寒曰大寒，天地之气寒则收藏，大寒之时藏之至也。以《内经》六气考之，此时正寒气司令之时，《内经》曰冬伤于寒，春必病温，言初阳之气于当藏之时宣泻，拔起不能蛰闭，伤其冬日潜藏之气，阳气先时而升，一近春令变成邪热，于是春日感冒遂成温病，历来医家均把冬伤于寒之“寒”字认为风寒之“寒”字，以为寒气久伏交春始发，凡诊此症皆用散剂，又以为发热眼红是火，又用凉剂，又以为毒在肠胃且用下剂，药一下咽，热加脉数，遂成不治之症，白喉症之义亦与此同。而世间治白喉症之误亦与治温证之误无殊，推而及之于治今日所谓百斯笃，所谓鼠疫之误亦犹是也，盖皆冬至之后藏气不足，初阳之气宣泄于外，冬时阳气内藏乃次年藏气之本！阳气伐削，本气空虚，天人同气，人到此时中下之气率多不足，天气不降而升气过之，空气之中全是天地之病气，人感天地之病气，惟中气强足之人回旋建运升降得平不至受病，中气不足，触犯此升发偏胜之气，以类相从，有感斯通下部之气悉壅于上部，下部命门之火亦腾于上部，上实下虚得病之初头痛怕冷、身酸、恶心呕吐，发热表里皆郁。表郁则身酸头痛、怕冷发热，里郁则恶心呕吐。此时中气被迫无力旋转，下部之气外腾于上，肺本主降，体质清虚，肺气降得下去则逆升之气与逆升之火登时降而归原，中气松缓徐亦复旧，中气过虚不能转运，肺无降路，肺不降则益逆，于是逆腾之火集于肺家，有升无降眼红如醉，顶肿发颐，口渴衄血咳嗽，病遂渐入险境，险者肺逆中虚。中气能复，肺气能降，下部根本之大腾而上者尚能降而复原，到此时间难复原也。如中气虚竭，肺逆不降，下部收藏之气全行灭绝，命门之火悉数逆升，酝于肺部，中下之气又合并而逆于上部，此时中部下部之气既灭遂成死症。凡烦躁目瞑、鼻黑舌裂唇焦、吐血昏迷，一观此症中气已亡，无法可医，不过一日即死。未现死症之先将入险境之时，补中降逆尚赶得及，不使中下之气悉腾于上，必不至死，若初病之时，一见头痛怕冷，立刻调中降逆，不使中气益虚，肺气益逆，强中御外，立刻无事，决不到遽入险境。惟疫症既感天地之偏气，一病之后中气必因之益虚，转症甚速，致死极易，易于死者死于中气之脱也。中医治此等症不解中虚肺逆之理，下部之火逆升之，故以为是火，尽用一派凉药，以为是毒，又用一派霸药，中虚而用凉药霸药未有不死者也。西医不明气化只以形质求之，本是气化之病于形质求

之，求之不得则曰无有治法。中医方药又不本中虚肺逆之理，凡凉药、散药、下药皆足使中气益虚，致死益速，遂亦不敢断为确有治法。承祖于中医学术幸承家传窃有昌明医学之志。昨曾具禀省长，肯作确切调查以立救治之标准，非得已也，夫雪多年不病疫症者何也。天地之气交合深透，元气深藏不失其正，人身之气亦已强固也。立得透雪而疫症即灭者何也？宣泄之元气复而潜藏深固故不病也！故春温、白喉、鼠疫无非虚证，然本虚而标未尝不实，治此症者知其虚以求其实，是为上工，治其实不犯其虚是为良工，治其实以益其虚至死不解何故则庸工也。病原菌者，因病生菌，非菌生病也，不明致病之由，并不知世界有气化之学，第据有形质之菌，遂将古圣人不可磨灭之理，不可磨灭之法，一笔抹然，可惜殊甚！西医原无治法，故以为无治法也，中医原有治法，而治之者不得其法，遂以谓无治法也。邪气由地上升，鼠先感受，故鼠先死，乃谓由鼠传染而来，何以朝见鼠疫于口外暮即传至天津也？承祖以民命所关，既有所见何忍不言，而言皆迂腐，告语无门，晓渎之咎不敢辞也，总之疫症亦伤寒之一，伤寒因天时人事之偏，而天人之元气未伤，故虽病不即死。疫症固天时人事之偏而天人之元气已伤，故一病即易死，甫觉头痛即吐血而亡者，得病即脱也，既经头痛经数日而亡者，数日始脱也，连日综核报章公牍所载疫症病状，按之此理无处不合，谨拟防治方法另函呈阅。

# 喉证治法问答

今年夏本县酷热甚于往年，民病喉痛，予诊视命服大黄芒硝各五分，研末噙咽未尽剂痛即止。又有喉痛者予诊视命煎服阿胶三钱，次日亦愈。

**或问曰：冬日病喉何以不用硝黄不用阿胶而用炙甘草？夏日病喉何以不用炙甘草而用硝黄阿胶？**

**答曰：**皆热逆也，热逆脉细有力中气不虚，故用硝黄以降逆，仅用五分噙咽，中病则止，不下大便，不使损伤中气致生他变也，热逆而脉气干枯故用养血之阿胶以润之，热逆而中气虚败，故用炙甘草以补中气。中气者，阴阳升降之枢府，气血变化之根本，人身之生命力也。造化之气，春生夏长，秋收冬藏，春温夏热秋凉冬寒。夏时喉痛为顺冬时，喉痛为逆，顺者中气不亏，逆者必中气先败，未有中气不败而病重者，服药下咽腹泻病加而人死者，皆中气为医药所铲除也。

**问曰：既用芒硝大黄阿胶何以不用养阴清肺汤？**

**答曰：**养阴清肺汤错点有二，药力伤耗胃气，易生他变，错点一。喉证根源不在肺而治肺，错点一。硝黄寒下仅各用五分研末噙咽，中病则止不攻大便，热退而胃气不伤。阿胶滋润不伤胃气，其用意虽与养阴清肺汤同，其有益无损处，养阴清肺汤实所不及。如其喉痛四五日不大便，芒硝大黄加倍用之，更加阿胶五钱或至一两，大便微动即止，不令再便，取效亦较养阴清肺汤稳妥。至若喉痛而气逆心慌脉气薄弱，不急用炙甘草以补中降逆，而用寒滑以泄中气，未有不腹泻热加以至于死者。大概冬日喉痛亦有用硝黄阿胶者，用炙甘草时较多。夏日喉痛亦有用炙甘草者，用硝黄阿胶较多。但硝黄禁用汤剂，汤剂过病易生腹泻致蹈危险也。问曰喉证何以忌发汗也？

**答曰：**无论何种喉证皆为热逆，热逆者津液必亏，若再发汗则津液竭而人死也。

# 山西考究中医办法议

督军令教育科文曰：人为国本，医学为发育人类保障人命之必要，是以先进诸国无不以医学为首务而特重视之。我国维新多年而医学进步独后。鄙人自秉政以来，调查所及人类之误于无医与庸医而死者，不知凡几。固人类之大悲实学术之缺点所疑难者学习中医乎，学习西医乎？学习中医则既无专精之教员，又无有系统之学术。西医则尽舍己从人，难造普及之药科。且历年以来观中医之适于中人者甚多，特少分科研究。亦以不学无术者滥竽充数，以致误人也。今拟以西医之精神改进中医之学术，特设专校分科研究。学生按区保送，学成而后归服务，以期普及。希该科妥拟办法进呈核夺。知事窃喜，数千年黄岐绝学将有复明于世之希望也，岂非盛事哉！知事之愚以为：今日考究中医，实为古今世界之一大难事。一症也，甲以为寒，乙以为热，丙又以为风。一药也，甲曰入肝经，乙曰入脾经，丙又曰入肺经。一脉也，甲见为浮，乙见为缓，丙又见为虚。如此之类不可胜纪。群医聚谈言人人殊，相习成风，不求甚解。即有相合之处，大都仿佛疑似。无惟一系统。傅青主先生为极有学问之人，所著医书亦只曰：某用某药，并无精确之说明。近代诸家以及元明金宋诸家之说明者，又皆凭个人之聪明，彼此互异，不归大本。《灵枢》《素问》已非原书，《神农本草经》又不足信，旷揽古今从何下手？汉之张仲景得黄帝、岐伯、扁鹊薪传，著《金匮》《伤寒》两经，始立中医治内伤外感，病脉方药之准，示后学津梁之路。中西医家称仲景为医中之圣。仲景之书散失于兵燹之余。晋王叔和搜集而编之。篇次紊乱，后世之读仲景《伤寒论》者皆读篇次已乱之本也。篇次已乱为非，上哲自难索解。后世医书如此之多，持论如此之杂，无真正系统，无精确之说明殆始于此。后此则日趋日下矣。督军欲设校分科后事研究，何异乘无罗针之船航行大海而求东西南北乎？此知事所以疑此举为大难也。历代皆有召修医书考究医学之事，人才之众，款项之多，规模之宏，莫如前清乾隆年间召修《医宗金鉴》为极盛。《医宗金鉴》集医书之大成，亦只能从参考之助，仍无真正之系统精确之说明，不能作教科书之用。光绪年间，北京设立医学堂，派大臣陆凤石先生管理之。宣统初前迤两巡抚柯逊安先生请设武昌医学馆，皆以政府之力量办理。至今仍无成效。不过多选几部文理优秀之书令学生读记而已。光绪三十二年，山西按察使丁衡甫先生在省城创设中西医学馆，招中西医学生八十名。五年毕业，靡款十万亦不见效。督军欲举唐宋以来考究无效之学术以西医之精神改进之，无论人才、款项无修《医宗金鉴》之时多，即有之不过又出一部《医宗金鉴》而已，于学术仍无补也。不过设一处北京医学堂而已，武昌学馆而已，于学术仍无补也。况陆柯两公皆以能中医名者乎。分科考究以图改进一节，知事意见更不敢以为然。东西哲学家尝谓近世治病分开部分为不合生理矣。又谓治物质机械的方法不合治内体矣，又谓治病之直接原因在元气并不在微菌矣。中医学理根据气化，人受气则生，气滞则病，气绝则死。气绝之后仅存形质。舍自然之气化凭部分之形质，西医治内科不及中医之故全在乎此考究西医于解剖求之，考究中医须于脉气存在之时求之阴阳五行之称。无非气化作用之代名词。精理妙用亘古不磨。学人讥之不足辩也。不惟身体部分原是一气不宜分科考究，分科则考究不出也。督军果欲设校考究，知事请分三期办理。

第一期办法先设大医院一处，召集知

名医生凡有病症照西医院办法住院医治，承医医生具承医状，担负完全责任。不具状者不得承医。凡治一病一人主治众人参考，看护之役医生分任，一药下咽脉相如何变动，证候如何转移，医案如何应验大家实地研求，如伤寒之脉紧即大家实地研究脉紧之真相，如伤寒用麻黄汤即大家实地研求麻黄汤之药性，如伤寒项强恶寒即大家实地研求项强恶寒之病理，如《金匮》治虚劳用建中汤，建中汤以苦寒之芍药为主即大家实地研求虚劳何以重用芍药之义。互相问难反复证明各就经过事实录成笔记，一病一脉一药务以达到所见皆同所治皆效，明确定一而后已。医生之文理优秀有所发明治愈之病独多立论皆验者为上等随时比较，三月一选，一年一大选，尤优者推为院长，上等者副之，不列上等者不得留院，愿在院学习者听之留院者担负编定教课书的责任。

第二期办法除第一期办法照常外取最行世之医书以本院经过辨脉辨证辨药正验确定之记录为标准编订山西医院中医内科教科书两部，文话者一部，白话者一部。白话者一部务取统系一致，说明精准，一洗从前纷杂疑似之陋。仲景《金匮》《伤寒》两经为医方之鼻祖，病症悉备，用药只二百四十品，常用之药不过百品，较后世收入药性一千八百八十品仅十分之二。教科书于药性一门皆取《金匮》《伤寒》所有及近时普通常用者为限，不必遽事繁多致滋分歧。文话者以能发古圣妙义为旨，白话者以普通人能看得了者为归。

第三期办法，教科书编就之后，仍由各县考选学生，每县数人住院学习至明白医理娴熟，医法无病不能治愈方予毕业，令其回县组织养病医院，凡向来业医之人就各地医院抽入考验，能造就者留院学习，不堪造就者不准行医。第一期办法最难，如第一期办不到则第二期便无办法，一期二期办不到则第三期更无办法。不先办第一二期而遽招生，学习何以异于乘无罗针之船航行大海东西南北不知而曰：我能引尔走不错路，走得到家乎？甲辰冬陆公管理北京医学堂时，赵次珊先生曾荐知事入堂以备咨询，庚戌春武昌医学馆成立柯逊庵先生亦招知事商取意见，知事皆以分三期办法为请，皆以为难不蒙采纳。此知事所以疑督军考究医学之举为大难也。知事业师张铁青先生官内务部知事，来晋时京师白喉症渐起，知事曾留治白喉症说明书以备卫生科采用。大概谓白喉症如病热热脉必重按轻按皆有力，虽肉烂筋缩不至于死，清热之药少进即愈。如病寒热脉必虚细，重按无有，气逆心慌，其死甚速，宜大补中气。若服寒凉，药下咽即危。知事到晋时一月，师病白喉，气逆心慌，医者进一寒凉腹泻而逝。知事上年署介休县时，白喉症流行甚厉，民间因服养阴清肺汤死者甚多。知事下乡为民间诊视，见脉皆中虚，并无肺热，乃用《千金》方炙甘草一味广为示谕，南乡龙凤村村长在公社煎备炙甘草汤，病者到社取饮，立愈。该村有某孙童病已十日，服炙甘草至数两亦得保全。介休龙凤村实调查可得也。如照第一期办法则炙甘草何以能愈白喉，养阴清肺汤何以服之反死？便可就病症脉象药性，医生聚于一处，实体研求穷其原委。去年山西防疫事起各国医学大家考究皆谓疫有防法无治法，知事曾上督军治疫书说病理方法言之极确。时旅长孔云先生带兵驻霍，见知事治愈病兵甚多，旅长叹曰：惜治疫一书不见也。如照第一期办法，中医究竟能否治疫便可明白，共见便可少死有病不得医治之若干人民也。航海而无罗针无以辨东西南北，今日之考究中医是亦不先求罗针而求东西南北也。知事所拟办法第一期求罗针也，第二期定航线也，第三期教航行也，夫而后走不错路也，夫而后走得到也。中医之坏坏在分，又坏在不踏实，如设养病医院，令病人医生药性医书聚于一处，实地研求，务必达到所见皆同，所治皆效而后已。分者合之，不踏实者实之。气化虽虚，不难共信医理，虽深不难揭出。西医之精神改进中医之学术不如以西医之精神进求中医之真之为得也。中国医学非科学盖哲学也。知事尝考西医诸书，有美国纽约大学教授医学博士史得朋君之言曰：于事实上医师经验愈久者愈致疑于药之效用。英国医学博士奈倍尔君于1867年6月27日在伦敦医学专门学校讲演曰：余自为医师二十七年，可自白曰医学在诸学中最暧昧不明之学问。美国市俄古大学教授窦比斯博士之言曰：余自白衷心30余年之日月所得医学上之原理皆不真确，余今可断定人身组织中不能起化学的变化用药必无益处。世界名医悲观医学前途之言类比者甚多。盖已见徒求物质之非，而将消息于中医气化之征矣。

督军政治进行坚持无懈，令人敬服，今欲设专科学校以考究中医，如照知事所拟办法办去向之诉病。中医为毫无确据者自然处处解见确据。以督军之诚心毅力，行见数千年黄岐绝学放大光明于山西照耀于世界也，岂非盛事哉！非然者，盲以导盲，中医不能存在于世界之论调固无怪其日炽也。

霍县知事彭承祖谨议<br>
民国七年十月<br>
全篇终

# 后 记

经过多年的奔波与收集，彭子益先生早期所著的《医学丛谈》已完整地展现在世人面前，在这里我们可以看到彭子益先生的初衷，可以找到他后来所著《圆运动的古中医学》的前身面貌。

古中医理论是中医的王道之法，而非后世某个门派可以去囊括全部的。后世中医的一些门派自立而恰恰只是古中医学的某个方面。在这几年对古中医理论的整理和发掘之中，我对古中医理论的理解以及对中国传统文化的认知越来越清晰，中国古文明的神奇与长青使我如醉如痴，不能释手。没有中国文化，中华民族就不可能蕴育而出，离开了中医文化的保驾护航，我中华民族也无法繁衍生息跨越上下五千年。据可靠历史记载，中华民族人口数量在漫长的历史长河中远远多于其他世界各个民族，几千年来历经无数次的重大传染疫情，均在中医的治疗之下而迅速得到控制和治疗。根植于中国人心中、融于中国人的平常生活中、流淌交融于中国人血液之中的中医文化是中华文化的重要组成部分。随着中华文化的复兴，作为中华文化核心之一的中医文化也必将迎来伟大复兴。

古中医圆运动的道理来源于宇宙之理、万物之理，太阳、月亮的有形运行，年、月的无形运行，千万年来一直循环往复，生生不息，有着严格的规律与原则性，《素问》以自然之理来合于人身探讨天人合一和疾病根源，《灵枢》以天人一体来论气血经络，反复多次出现的一个词语"如环无端"，这就是中医根源于对自然天体运动的观察和认识，并依据自然之理而创出的无形的却时刻以有形于人的圆运动的古中医学。如果我们的中医教育远离了《内经》，也就离开了中医的源头所在，也就使得现今的中医教育模式成了无源之水，无本之木，失去了中医的真正基础源头。回不到源头，《内经》如何讲明白？《内经》之中的阴阳五行、五运六气、四时八节如何论得明白？离开了《内经》，中医人才的培养又将如何继续下去？不明《内经》真谛，何以知疾病之所以然？不明所以然，如何去正确地诊疗疾病，提高中医疗效呢？对这些基础理论的掌握将决定着中医传承的方向和方法。

古中医的理论与天地运行规律同源，古中医的方法可无限重复且有着严格的规律性。古中医的源头古老而清澈，古中医的思路清晰而永恒，古中医的方法简单而高效，古中医的实践多彩而富有哲理，古中医的将来长青而辉煌。完善古中医的理论体系是振兴中医的基础所在，真正的中医基础必须以古中医理论为源头。现今中医疗效饱受诟病，不是中医的理论与方法不行，而是古中医理论的传承发生了变质、偏离了方向。探索中医振兴之路，在当代尤为重要，还原古中医理论本色成了当务之急。近代以来，多少有志之士都在苦苦寻觅中医振兴之路，彭子益先生更是其中的佼佼者，恩师李可老更是穷毕生精力跋涉于振兴古中医的征途之上，下面是恩师亲笔所书。

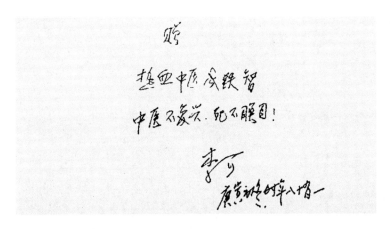

恩师的呐喊幽远而震耳发聩，师言亦我志，恩师的言行一直是我心头的一座灯塔，是我行动的标杆，恩师的夙愿更是我毕生奋斗的方向。在本书即将出版之际，回想收集本书的经历，不禁感慨万千，与徒豪杰上下求索而终得回报，在此感谢所有帮助过我的每一位智者，感谢中国医药科技出版社的大力支持，我将尽毕生精力去探索古中医之路，为完整再现古中医的真实面貌而奋斗！

张宗祥

2018 年 2 月 22 日

戊戌年甲寅月乙酉日

（农历正月初七）于济水之源